柯雪帆 著

伤寒论临证发微

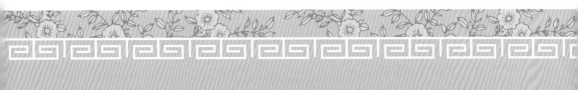

人民卫生出版社
·北京·

图书在版编目（CIP）数据

伤寒论临证发微 / 柯雪帆著 . —北京：人民卫生
出版社，2020.9（2024.5重印）
ISBN 978-7-117-30350-7

Ⅰ. ①伤… Ⅱ. ①柯… Ⅲ. ①《伤寒论》- 研究
Ⅳ. ①R222.29

中国版本图书馆 CIP 数据核字（2020）第 146307 号

人卫智网	www.ipmph.com	医学教育、学术、考试、健康，购书智慧智能综合服务平台
人卫官网	www.pmph.com	人卫官方资讯发布平台

伤寒论临证发微
Shanghanlun Linzheng Fawei

著　　者：柯雪帆
出版发行：人民卫生出版社（中继线 010-59780011）
地　　址：北京市朝阳区潘家园南里 19 号
邮　　编：100021
E - mail：pmph @ pmph.com
购书热线：010-59787592　010-59787584　010-65264830
印　　刷：保定市中画美凯印刷有限公司
经　　销：新华书店
开　　本：710×1000　1/16　印张：27　插页：2
字　　数：470 千字
版　　次：2020 年 9 月第 1 版
印　　次：2024 年 5 月第 2 次印刷
标准书号：ISBN 978-7-117-30350-7
定　　价：98.00元

打击盗版举报电话：010-59787491　E-mail：WQ @ pmph.com
质量问题联系电话：010-59787234　E-mail：zhiliang @ pmph.com

著 者 简 介

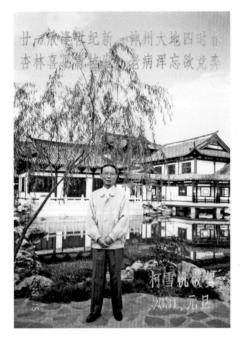

柯雪帆（1927—2009），江苏常熟人。17岁从师学医。1956年考入上海中医学院（现上海中医药大学）深造。1962年，作为上海中医学院首届毕业生留校任教。历任上海中医药大学教授、专家委员会委员、伤寒论教研室主任、名师工作室导师，中华中医药学会仲景学说专业委员会委员、顾问，中医药类规划教材编审委员，上海市中医药学会副理事长兼内科分会主任委员等职。曾获部级科技进步奖二等奖，享受国务院政府特殊津贴。

主要著作有《医林掇英》《中医辨证学》《中医外感病辨治》《疑难病证思辨录》《伤寒论临证发微》，以及《伤寒论选读》（普通高等教育中医药类规划教材）。

柯雪帆的主要学术思想与学术贡献：对《伤寒论》提出新的研究方法，主张运用古今中外精华理论解释《伤寒论》，结合临床实际理解并运用《伤寒论》；对《伤寒论》内容提出新的理解和临床运用经验；对仲景的药物剂量作考证，提出独到的换算律。

《医林掇英》出版后，深受广大读者欢迎，广为传播。1981年在日本《中医临床》杂志按期译载。1983年，《医林掇英》20回本由湖南科学技术出版社出版。1984年在台湾出版，受到台湾中医界欢迎。

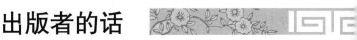

出版者的话

在我国近现代，中医界曾经活跃过一大批学验俱丰，在当时享有盛誉、产生过重要影响的中医大家，为中医事业的发展贡献了毕生精力。他们既熟通旧学，又勤修新知；既提倡继承传统中医，又不排斥西医诊疗技术的应用，在中医学发展过程中起到了承前启后的作用。他们在临证之余也多有著述，或医案，或医论，或医话，集中反映了他们毕生所学和临床经验之精华，并且对我国现代中医学术的发展发挥了积极的推动作用。

柯雪帆先生便为现代颇负盛名的中医学家，重点研究《伤寒论》，同时进行《伤寒论》教学，并在临床较多应用《伤寒论》的方药；所著《伤寒论临证发微》，立意新颖，堪称中医、中西医结合医师提高临床疗效、融会贯通中医经典的优秀学术专著，亦可作为医学院校师生学习、研究《伤寒论》的不可多得的参考书。

然而，《伤寒论临证发微》由于出版时间已久，今已很难见到。为促进中医临床和中医学术水平的提高，我们决定将《伤寒论临证发微》重新整理出版，以飨读者。

为使读者能够原汁原味地阅读原著，我们在编辑时尽可能保持原书原貌，只对原著中有欠允当之处、疏漏之处等进行必要的修改。为不影响原书内容的准确性，避免因换算等造成的人为错误，对部分以往的药名、病名、医学术语、计量单位、现已淘汰的临床检测项目与方法等，均未改动，保留了原貌。对于原著中犀角等现已禁止使用的药品，本次编辑也未予改动，希冀读者在临证时使用相应的代用品。[原文]部分，方药组成选用楷体字，作者自注内容选用仿宋体字。

此外，我们将十卷本《伤寒论》的22篇原文制作成二维码，附于书末，读者通过扫描二维码，即可随时随地诵读经典原文。

人民卫生出版社

2020 年 6 月

自　序

　　余从医 60 载，1964 年始，师从金公寿山翁，重点研究《伤寒论》，同时进行《伤寒论》教学，并在临床较多应用《伤寒论》的方药。至今已历 40 余载，略有心得。20 世纪 90 年代曾主编全国规划教材《伤寒论选读》，限于教材体例，更为集体编写，未能尽抒己见。前年，上海科学技术出版社建议编写中医经典著作的临证发微，使中医经典著作与临床相结合，善莫大焉。余虽老病，未敢推辞，年来咯血频频仍未撤笔，勉力于龙华医院病房中草成初稿。

　　本书之写作绝非旧稿翻新，而是力求创意。与过去注解《伤寒论》的著作相比，有以下几个特点。

　　第一，将历代《伤寒论》注家的优秀传统提纯浓缩，融化在本书"发微"一栏之中，虽大多不再引用其原注，但仍保留其精粹。

　　第二，较多引用温病学家对《伤寒论》理法方药广泛应用的经验与认识。如明清时代的吴又可、叶天士、吴鞠通，近代当代的丁甘仁、蒲辅周等名家的医案、医话。这不仅在临床实践的层次上融冶了寒温两派的相关学说，并推进了中医药学的进展。《临证指南医案》中应用三泻心汤的医案约有 80 则，真是琳琅满目，集大成者。《蒲辅周医案》中应用《伤寒论》方的案例，数量虽不多，但极为精彩。其中治疗急性中毒性菌痢呈半昏迷状　例，中医辨证为里实表郁，用桂枝加葛根汤先表后里，令人叹为观止。

　　第三，大量引用近代当代的临床实际经验，用以验证、阐明过去认为难以理解或有歧义的《伤寒论》中的某些证候，如蓄血、结胸、少阴三急下、厥热胜复等等，使古老的汤方证论治在现代临床重现生机。

　　第四，结合临床实践、实验研究以及与日本汉方医观点的对比，对一些方药的基本功能、配伍理论提出新的看法。

　　本书出版受上海市重点学科建设项目资助（项目编号：T0305）。本书所引《伤寒论》原文依据刘渡舟《伤寒论校注》（人民卫生出版社，1991 年 6 月第1 版）。

　　笔者学识有限,掌握的资料不多,虽有求新之意而深感力不从心。不当之处,请海内外同道多多赐教。草成之际,略陈微意,并赋小诗四首,为序作结。

题《伤寒论临证发微》

一

八十衰年意未除,汉王笔底写长沙。

东洋四度传经去,老树春深更着花。

二

千载医林自有知,伤寒一脉仍当时。

医家齐仰南阳圣,杏苑年年吐嫩枝。

三

芳华杏苑发新枝,卅载掇英酿蜜时。

一瓣心香求创意,《发微》十卷献金师。

四

轻云远树四方宽,世代医林放眼看。

汩汩源头流活水,古砚新墨写《伤寒》。

柯雪帆

2007 年元月 10 日于龙华医院干部病房

目 录

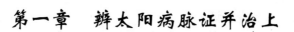

第一章 辨太阳病脉证并治上

第二章　辨太阳病脉证并治中

第三章 辨太阳病脉证并治下

第四章　辨阳明病脉证并治

第五章　辨少阳病脉证并治

第六章　辨太阴病脉证并治

第七章　辨少阴病脉证并治

第八章　辨厥阴病脉证并治

第九章　辨霍乱病脉证并治

第十章　辨阴阳易差后劳复病脉证并治

第一章

辨太阳病脉证并治上

第一节 太阳病概论

本节 11 条原文为太阳病的最基本的内容。包括太阳病的主症、主脉；太阳病的分类；太阳病是否发生传变；指出外感病初起，阳证与阴证的鉴别要点；太阳病的传经；推测太阳病的欲解时以及判别太阳病的两个主症——发热与恶寒的真假。

第一 太阳病的主症主脉

[原文]

太阳之为病，脉浮，头项强痛而恶寒。（太阳病上篇第 1 条）

[发微]

（一）主旨

本条原文指出了太阳病的主脉与主症（一般称为提纲）。主脉是浮脉。主症是头痛项强而恶寒。这是风寒表证的一般常见的初起阶段的脉症。可见太阳病是风寒表证初起阶段的总称。

（二）本条原文中为什么没有发热

本条原文中为什么没有发热这个症状？这个问题颇有探讨之处：第一，只有恶寒而没有发热表示此证是风寒表证的早期。第二，发热这一概念古代与现在不同，现代是指体温计测定的体温高于正常。古代没有体温计，发热与否或根据医生触摸病人的皮肤的感觉，如《伤寒论》中所说的"身灼热""身无大热"等，或根据病人的自我感觉，如烦热。但病人自觉有热感，体温未必升高，而病人感到恶寒时体温可能已经升高。因此本条原文虽无发热二字，但病人未必无发热。在风寒表证的最早期也可能出现只有轻微恶寒而无发热的见症。

明确古代与现代对发热这一概念有不同的认识，这对理解整部《伤寒论》都有意义。不要因为原文中没有发热二字而认为病人体温不高，见烦热二字便认为体温升高。热字在中医学范围内是一个多义字，或指体征，即体温升高；或指自觉症状，即烦热；或指热证，或指热邪，根据具体条件作出不同的解释。

总之，本条原文没有提出发热，一是病人尚未感到发热，二是医生尚未发现明显的热象，但此时病人的体温可能已经升高，也可能尚未升高。

（三）本条浮脉的含义

一般认为浮脉主表证,但浮脉的含义较广。《金匮要略·脏腑经络先后病脉证》说:"病人脉浮者在前,其病在表;浮者在后,其病在里。"前是指病的早期,后是指病的后期。可见,外感病早期的浮脉才是主表证,如在外感病的中期浮脉可能是指里热证,在外感病的后期可能是主里虚证。《伤寒论》中有许多相关的条文,细读便知。

可见单凭浮脉是不能决定表证的,要与病程先后及恶寒发热、头痛等症状结合起来才能决定这是表证。这叫做"脉症结合辨证法",是《伤寒论》中的一种重要的辨证方法。

总之,本条原文中的浮脉提示正气欲驱邪外出,恶寒提示病邪的性质是寒邪,头项强痛提示病变的主要部位在太阳经的上部。有此三者,太阳病的辨证便能成立。

第二 太阳病的分类

［原文］

太阳病,发热汗出,恶风脉缓者,名为中风。（太阳病上篇第2条）

太阳病,或已发热,或未发热,必恶寒,体痛,呕逆,脉阴阳俱紧者,名为伤寒。（太阳病上篇第3条）

太阳病,发热而渴,不恶寒者为温病。若发汗已,身灼热者,名风温。风温为病,脉阴阳俱浮,自汗出,身重……（太阳病上篇第6条）

太阳病,关节疼痛而烦,脉沉而细者,此名湿痹。湿痹之候,小便不利,大便反快,但当利其小便。（《金匮要略·痉湿暍病脉证治》第7条）

太阳中热者,暍是也。其人汗出恶寒,身热而渴也。（《金匮要略·痉湿暍病脉证治》第14条）

附:太阳中热者,暍是也。汗出恶寒,身热而渴,白虎加人参汤主之。（《金匮要略·痉湿暍病脉证治》第27条）

［发微］

（一）主旨

从以上5条原文可以看出外感病早期可以分成5种类型。区分的主要根据是所感受的病邪的性质,感受风邪的称为中风,感受寒邪的称为伤寒,感受温邪的称为温病,感受湿邪的称为湿痹（也可称为湿病）,感受暑热病邪的称为中暍（现在称为中暑）。

（二）5 种太阳病证的脉症对比

中风证的主脉是缓脉，主要是与伤寒证的紧脉相对比，提示寒邪较少，以风邪为主，发热不太高。这里的缓脉并不单纯指脉率缓慢，还包含脉浮而较软。《辨脉法》第 8 条："阳脉浮大而濡，阴脉浮大而濡，阴脉与阳脉同等者，名曰缓也。"伤寒证的主脉是紧脉，提示寒邪甚重，但并不排除体温已经明显升高。之所以不提数脉，是为了强调寒邪，避免误认为证已化热。温病的主脉是浮脉，并且是寸部尺部俱浮，提示有发热与明显的热象。湿病的主脉是沉细脉，提示人体阳气被湿邪所阻遏。中暍有不同的证候，因之也就有不同的脉象，上文所引的白虎加人参汤证的脉象应是浮滑，提示表里俱热。（中暍的其他脉症从略）

中风证的主症是发热、汗出、恶风，其中有对比意义的是微微汗出。伤寒证的主症是恶寒、无汗、发热（也可能尚未发热，但迟早是要发热的），其中有对比意义的是无汗。有汗无汗是中风证与伤寒证的主要鉴别点。温病的主症是发热不恶寒（或有轻微而短暂的恶寒），同时有口渴、舌红等热象，其中有对比意义的是发热不恶寒并兼有一定的热象。湿病的主症是发热恶寒、关节疼痛、小便不利，其中有对比意义的是关节痛（或身重、身痛）与小便不利。中暍的主症随所感受的暑邪的性质而有异，感受暑热者如上文所提出的白虎加人参汤证，则其主症为发热有轻微恶寒或不恶寒、汗出热不退，其中有对比意义的就是上述两个症状，而汗出热不退一症尤为重要。

（三）5 种病证的病机的对比

从病机来看，五者都属于表证，这是五者的共同点。其不同点是中风证的基本病机是外感风寒（以风邪为主），体表的营卫不和。伤寒证的基本病机是外感风寒（以寒邪为主），体表的卫气被遏、营气郁滞。温病的基本病机是感受温邪，温热之邪性质属阳，人体阳气因抗邪而亢奋。湿病的基本病机是感受外来的湿邪（或兼寒邪或兼风邪），体表阳气被轻度阻遏。中暍的病机（如属暑热之邪）是暑热病邪由表入里、表里俱受邪，人体阳气与之相争而亢奋，出现表里俱热。暑邪比较复杂，可能夹有寒湿，因而中暍证的表证比较复杂，但主要是里热证。以上 5 个证候主要都属于实证。过去注家曾有中风证属表虚、伤寒证属表实之说，但这只是中风与伤寒二证相对而言，中风证卫气受遏阻较轻、营不内守，时而微微出汗，这并不是正气明显不足的虚证。中暍与湿病可能夹有轻微的虚证。

（四）5 种病证的基本治法的对比

中风证的基本治法是祛风解肌（这里的解肌是指轻微的解表）、调和营卫。伤寒证的基本治法是辛温解表、宣肺发汗。温病的基本治法是辛凉透热。湿病的基本治法是散寒化湿或祛风化湿、通阳利水。中暍（暑热证）的基本治法是解暑清热（其他暑证另有不同治法）。

以上将太阳病分为5种证型与《难经·五十八难》所说的"伤寒有五，有中风，有伤寒，有湿温，有热病，有温病"相符合。可见张仲景对前人的成果是认真继承的。

第三　太阳病的传变

[原文]

伤寒一日，太阳受之，脉若静者，为不传；颇欲吐，若躁烦，脉数急者，为传也。（太阳病上篇第4条）

伤寒二三日，阳明、少阳证不见者，为不传也。（太阳病上篇第5条）

[发微]

（一）主旨

以上2条原文是说明在太阳病早期辨别病证之传与不传。传是指病证按一般情况发展，而不是严重的变化，严重的变化称为"变"。传与变都是指病证有发展，但二者的性质是不同的。

（二）太阳病早期证候发展的脉证

脉静是指脉率比较缓慢，提示证情稳定。脉数急是指脉率快速，急是急促，是紧张而快速，提示证情可能有发展。外感病病程已有二三日，但没有病邪由表入里的阳明病或少阳病的见症，仍是太阳病的见症，这提示证情没有发展。如出现呕吐或烦躁等病邪入里的症状则提示证情已有发展。

第四　阴证阳证的鉴别要点

[原文]

病有发热恶寒者，发于阳也；无热恶寒者，发于阴也。发于阳，七日愈。发于阴，六日愈。以阳数七、阴数六故也。（太阳病上篇第7条）

[发微]

（一）主旨

本条指明外感病初起是阳证（指太阳病）还是阴证（指少阴病）的主要鉴别点。

（二）发热恶寒与无热恶寒是阴证、阳证的鉴别要点

发热恶寒是外感病初起人体正气能与风寒外邪作斗争的主要临床表现，所以说是阳证，病在太阳阶段。无热恶寒则提示病人正气明显不足，无力与外

邪斗争,所以说是阴证,大多是指少阴病。这是在外感病初期必须十分重视的辨证要点。

（三）对"发于阳,七日愈。发于阴,六日愈"的初步解释

七是奇数属阳,六是偶数属阴。殷周时代就认为"奇偶"对应天地、日月、男女、冷暖等等。这种思想起源极早,是阴阳学说的萌芽。各个数字各有其象征性意义。仲景继承古代理论,自然地将奇数偶数的日子与阳病、阴病的可能有好转联系起来,但从《伤寒论》全书来看,仅在概论中提及,全书并不拘泥于此。（《中国思想史》）

第五　太阳病的传经

［原文］

太阳病,头痛至七日以上自愈者,以行其经尽故也。若欲作再经者,针足阳明,使经不传则愈。（太阳病上篇第8条）

风家,表解而不了了者,十二日愈。（太阳病上篇第10条）

注:家,人们。风家是指感受风邪的病人。了了,神清气爽。

［发微］

（一）主旨

以上2条原文说明外感病发展的阶段性。《伤寒论》以六日为一个发展阶段。太阳病如果没有发展,到第7日就有可能自愈。轻度的感冒病就可能这样。如果病程拖延到第二个阶段,便可能到第12日才愈。

（二）关于外感病天数的分析

《伤寒论》中有许多条文以天数分析证情的发展,除了以六日为一个发展阶段之外,还有如上述第4条原文所说的"伤寒一日,太阳受之"、第5条所说的"伤寒二三日",这一日是指初起,这二三日是指病情已发展到一定阶段,并非指具体的日数。而"三日"往往是指太阳病容易发生传变的时期,在以后的条文中还会出现。至于"伤寒十三日不解"是指病程较长、已超过两个发展阶段。总之,原文中的天数对临床是有辨证意义的。虽然有些病证可能超出这些天数,这是特殊的情况,天数决非毫无意义。

第六　六经病的欲解时

［原文］

少阳病,欲解时,从寅至辰上（3:00—9:00）。（少阳病篇第272条）

太阳病,欲解时,从巳至未上（9:00—15:00）。（太阳病上篇第9条）

阳明病,欲解时,从申至戌上(15:00—21:00)。(阳明病篇第193条)

太阴病,欲解时,从亥至丑上(21:00—3:00)。(太阴病篇第275条)

少阴病,欲解时,从子至寅上(23:00—5:00)。(少阴病篇第291条)

厥阴病,欲解时,从丑至卯上(1:00—7:00)。(厥阴病篇第328条)

[发微]

不同的外感病,其好转的时辰,在一日从早到夜有细微的差别。这是由于从早到夜自然界的阴气阳气有盛衰的变化,与人体病证的阴气阳气的变化相对应,对病情的好转起一定的影响。这是六经病各有欲解时的依据,临床有一定的参考价值。

如太阳病为风寒外感早期,巳至未时,正当中午,阳气旺盛有利于发散风寒,故为太阳病的欲解时。阳明病热邪与人体阳气均较旺盛,申至戌时,已是傍晚,自然界的阳气较衰,如此时病情不加重则阳明病可能好转。少阳病正气略微不足,寅至辰时,太阳初升,自然界阳气开始上升,有利于人体正气的恢复,此时少阳病可能有所好转。三阴病都是人体阳气有明显的不足,阴气较盛,其欲解时都在夜半至天明,此时阴气渐渐消退、阳气渐渐上升,三阴病在此时可能有所好转。

第七 寒热真假之辨

[原文]

病人身太热,反欲得衣者,热在皮肤,寒在骨髓也;身大寒,反不欲近衣者,寒在皮肤,热在骨髓也。(太阳病上篇第11条)

[发微]

本条提出了临床辨证中的寒热真假问题。但本条的文字内容是比喻,皮肤指浅表、指表面现象,骨髓指内部、本质。其基本精神在于教人要透过现象看本质,不要被表面现象所迷惑。又教人要见微知著,身大热为何反而要加衣被? 身大寒为何反而要掀开衣被? 如对这种矛盾的现象加以分析思考,便有可能得知其本质,从而得出正确的辨证结论。

发热与恶寒是外感病的最重要的症状,在其早期太阳病阶段,对发热恶寒加以深入的辨析,无疑是有十分重要意义的。

辨别临床见症的真假,掌握其内在本质,无论对何种疾病都有重要的诊断价值。在古代只能根据病人的感觉作为判断真假的根据。现在还可以根据现代医学检查的结果作为判断真假的根据。

第二节 桂枝汤证治

本节主要论述太阳病中风证,具体阐述桂枝汤证的主症、主脉、基本治法以及桂枝汤的方药、煎服法等。

[原文]

太阳中风,阳浮而阴弱。阳浮者,热自发;阴弱者,汗自出。啬啬恶寒,淅淅恶风,翕翕发热,鼻鸣干呕者,**桂枝汤**主之。(太阳病上篇第12条)

桂枝三两,去皮 芍药三两 甘草二两,炙 生姜三两,切 大枣十二枚,擘

上五味,㕮咀(切碎)三味,以水七升,微火煮取三升,去滓,适寒温,服一升。服已须臾,啜热稀粥一升余,以助药力。温覆令一时(2小时)许,遍身漐漐微似有汗者益佳,不可令如水流漓,病必不除。若一服汗出病差(病除),停后服,不必尽剂。若不汗,更服依前法。又不汗,后服小促(促,缩短)其间(间,间隔)。半日许,令三服尽。若病重者,一日一夜服,周时(24小时)观之。服一剂尽,病证犹在者,更作服。若汗不出,乃服至二三剂。禁生冷、粘滑、肉面、五辛、酒酪、臭恶等物。

太阳病,头痛,发热,汗出,恶风,桂枝汤主之。(太阳病上篇第13条)

[发微]

(一)主旨

阐明太阳病中风证(适宜用桂枝汤治疗者)的脉症、病机、方药及桂枝汤的煎服法。

(二)桂枝汤证的主症与病机

桂枝汤证的主症是发热、恶风、有汗。具体地说是中等度或轻度发热,轻度恶风,微微有汗。桂枝汤证的病机是外感风邪,人体卫气与病邪作斗争而浮盛于外(同时卫气也受外邪之阻遏),营气内守功能减弱。这就是原文所说的"阳浮而阴弱",也称为"营卫不和"。卫气既浮盛又被遏,故而发热恶风;营气内守功能减弱,故而汗出。桂枝汤证的脉象以浮脉为主,可见浮弱、浮缓、浮数等,脉象比较多样,曾有人说桂枝汤证无定脉。

(三)桂枝汤的配伍

桂枝汤虽然只有五味药,但配伍十分精密。桂枝辛甘温,能温通卫阳,发散风寒,发汗解热。芍药微酸微苦微寒,能和营益阴,减少汗出,也有解热的功

能。桂枝配甘草,辛甘相配,既能温振阳气又能温通阳气,是一首小方,名为桂枝甘草汤。芍药与甘草相配,能和阴益营,柔肝缓急,也是一首小方,名为芍药甘草汤。桂枝与芍药这两种基本性能相反的药物合在一个方剂中,这种配伍方法从方法论的角度说,可称之为"相反相成"配伍法。生姜与大枣既有辅助作用称为"使药",又有矫味作用,使药汁的口味较好。

(四)桂枝汤的煎服法

桂枝汤方后所提出的煎服法有重要的临床意义。用水较多(1 400ml),煎煮时间较长,煎成的药汁较多(600ml)。只煎头汁不煎二汁。分三次服。病情较重的一日之内可以煎服二三剂药,即在一日之内服药 6~9 次,白天服,夜间继续服药。这便与现代某些西药每 8 小时或每 4 小时服药 1 次的方法相同。这对外感病是非常必要的。目前服中药不论病情如何,都是 1 剂药煎二汁,一日服 2 次,这对某些病证是会影响疗效的。

(五)桂枝汤服药后的护理

桂枝汤方后提出的服药之后的护理方法是卧床休息、适度保暖、避免卧床温度过高而大汗淋漓、饮食宜清淡。这不仅是对桂枝汤,对其他汤方也有参考价值。

(六)桂枝汤的临床应用

桂枝汤的临床应用面很广,除了治疗太阳病中风证之外,在阳明病、少阳病、太阴病、差后复热等病证中也有应用,且在《伤寒论》中用桂枝汤的条文就有 18 条。在内伤杂病中也多有应用。其应用面可归纳为以下几个方面:①证情与太阳中风证相同的发热,如普通感冒、流行性感冒、高热之后的低热。②气血不和导致的皮肤病,如冻疮、荨麻疹、过敏性皮炎等。③营卫不和导致的汗出异常、时寒时热等。④气血不和导致的痉挛性脘腹疼痛、血管疾患及妇科疾患。⑤阴阳失调引起的心烦、夜眠不安等。从清代温病学家吴瑭将桂枝汤用于温病早期之有轻微恶寒者,可见其应用面之广。桂枝汤也无愧于被后世医家尊称为"群方之冠"。

在临床应用桂枝汤时应掌握其主要功能为调和营卫、调和气血、协调阴阳。其主要见症是微热、微寒、微微有汗。因此,可以把原文第 13 条看做是桂枝汤证主症的小结。

(七)桂枝汤的实验研究

当代对桂枝汤的作用做了许多实验研究,主要内容可归纳为以下 4 点:①对大鼠的体温有双向调节作用。②对大鼠或小鼠的汗液分泌也有双向调节作用。③对免疫功能有双向调节作用。对免疫功能下降的感染流感病毒的小鼠,予桂枝汤后,外周血 T 细胞比值等 3 项指标有明显改善。而对给免疫抑制剂的小鼠,用桂枝汤后,可使明显上升的以上 3 项免疫指标降低或达到正常。④改善消化系统功能,有抗胃溃疡及修复胃黏膜的作用,对幽门螺杆菌有一定的抑制作用。

［医案医话选］

（一）桂枝汤治太阳病中风证

吴氏,二十三岁。二月二十一。头项强痛而恶寒,脉缓,有汗,太阳中风,主以桂枝汤。

桂枝三钱,白芍二钱,炙甘草二钱,生姜三钱,大枣(去核)二枚。水五杯,煮二杯。头杯服后即啜稀热粥,令微汗佳。有汗二杯不必啜粥,无汗仍然。(《吴鞠通医案·伤寒》)

（二）桂枝汤治感冒低热

病人女性,40 岁。头痛,腰背痛,肢酸乏力,微自汗出,恶风寒,鼻塞流清涕,微咳,腹痛,大便溏,舌淡红,苔薄白,脉浮缓。体温 37.5℃。此属伤风,宜桂枝汤。

川桂枝 10g,赤白芍各 4.5g,炙甘草 6g,生姜 10g,红枣 10 枚(擘开)。服 1 剂,微似有汗,全身温暖舒适,各症均除。(《伤寒论方运用法》)

（三）桂枝汤治感寒肌肤麻木

族侄柏堂,二十一岁时,酒后寐中受风,遍身肌肤麻痹,搔之不知痛痒,饮食如常。时淮阴吴鞠通适寓伊家,投以桂枝汤,桂枝五钱,白芍四钱,甘草三钱,生姜三片,大枣二枚。水三杯,煎二杯,先服一杯,得汗止后服,不汗再服。并嘱弗夜膳,临睡腹觉饥,服药一杯,须臾啜热稀粥一碗,复被取汗。柏堂如其法,只一服,便由头面至足,遍身得微汗,汗到处,以手搔之,辄知疼痒,次日病若失。观此医案,知欲用桂枝汤原方发汗者,必须啜粥,若不啜粥,即能发汗,恐亦无此功效。(《医学衷中参西录》)

（四）桂枝汤治产后外感风寒

白某,女,23 岁。素体弱,产后 10 余日,衣着单薄,感受风邪,头痛发热,汗出恶风,厌油食减。某医用银翘散辛凉疏表,一二剂病无进退,第 3 剂加重剂量投之。至夜汗出不止,内衣湿透,心悸难耐。舌质淡,苔薄白,脉浮缓。此本桂枝证,非银翘证也,产后得此亦可用之……

处方:桂枝 9g,白芍 9g,炙甘草 6g,生姜 3 片,大枣 6 枚。药进 1 剂即热解汗止,2 剂则外感痊愈。(《中国现代名中医医案精华》熊寥笙医案)

（五）桂枝汤加减法选要

1. 愚用桂枝汤时，恒加黄芪以补其胸中大气，加薄荷以助其速于出汗，不至如方后所云，恒服药多次始汗也。（《医学衷中参西录》）

2. 青防风与炒白芍同用，微辛微温配微苦微寒，用于内伤病可以调和肝脾，用于外感也有调和营卫之意。（《疑难病证思辨录》）

（六）桂枝汤的应用要点与适应病证

桂枝汤的应用要点有表证的发热、脉浮、头痛、恶寒而微微有汗。桂枝汤的适应病证：体力虚弱或一时体力下降情况下的外感病初期；卡他性肠炎初期；产后下利；不明原因的低热；妊娠恶阻见多汗、恶心。（《汉方概论·药方解说》）

第三节　桂枝汤证的兼证

本节叙述3个桂枝汤证的兼证，兼项背强几几、兼微喘与兼漏汗不止。所谓兼证是指在原有证候的基础上出现了一两个症状，新增加的症状虽有一定意义，但并不改变原有证候的基本性质。加味所加的药物也不改变原有方剂的基本性质。由于第18条原文无具体方药，故将太阳病中篇第43条移到本节，以便探讨。

［原文］

太阳病，项背强几几（几几，颈项强直的样子），反汗出恶风者，**桂枝加葛根汤**主之。（太阳病上篇第14条）

葛根四两　麻黄三两，去节　芍药二两　生姜三两，切　甘草二两，炙　大枣十二枚，擘　桂枝三两，去皮

上七味，以水一斗，先煮麻黄、葛根，减二升，去上沫，内诸药，煮取三升，去滓。温服一升，覆取微似汗，不须啜粥，余如桂枝法将息及禁忌。臣亿等谨按：仲景本论，太阳中风自汗用桂枝，伤寒无汗用麻黄，今证云汗出恶风，而方中有麻黄，恐非本意也。第三卷有葛根汤证，云无汗、恶风，正与此方同，是合用麻黄也。此云桂枝加葛根汤，恐是桂枝中但加葛根耳。

笔者注：《伤寒论》原文在桂枝加葛根汤条文之后所出的方剂是葛根汤。历代注家均认为有误，应是桂枝汤原方但加一味葛根。

喘家，作桂枝汤，加厚朴杏子佳。（太阳病上篇第18条）

太阳病，下之微喘者，表未解故也，**桂枝加厚朴杏子汤**主之。（太阳病中篇

第43条)

桂枝三两,去皮　甘草二两,炙　生姜三两,切　芍药三两　大枣十二枚,擘　厚朴二两,炙,去皮　杏仁五十枚,去皮尖

上七味,以水七升,微火煮取三升,去滓,温服一升,覆取微似汗。

太阳病,发汗,遂漏不止(汗出不停),其人恶风,小便难,四肢微急,难以屈伸者,**桂枝加附子汤**主之。(太阳病上篇第20条)

桂枝三两,去皮　芍药三两　甘草三两,炙　生姜三两,切　大枣十二枚,擘　附子一枚,炮,去皮,破八片

上六味,以水七升,煮取三升,去滓,温服一升。本云桂枝汤,今加附子,将息如前法。

[**发微**]

(一)主旨

以上原文所论的三个证候都是桂枝汤证的兼证,所用方剂都是桂枝汤加味。

(二)方证分析

1. 桂枝加葛根汤证是在桂枝汤证的基础上,项强这个症状范围扩大了、程度加重了,而太阳病中风证的基本病机不变,所以基本方桂枝汤不变,只是加一味葛根。葛根有升津舒筋的作用,能舒缓项背部肌肉筋脉,又有一定的解表退热的作用,可以加强全方的效能。

2. 桂枝加厚朴杏子汤证是在桂枝汤证的基础上,增加了气喘与咳嗽两个痰气阻肺的症状。两条原文说明导致喘咳二症的两个不同的原因:一是原有咳喘旧疾,再感外邪而有太阳中风证;二是先有太阳中风证,因用攻下法之后,外邪入肺而出现喘咳,但太阳中风证未变。故而桂枝汤原方不变,加杏仁宣肃肺气、化痰止咳,加厚朴降肺气、平喘化痰。杏、朴二味药药性微温,适用于病证尚未化热者。从表里辨证来看,本证已明显影响到肺,已略兼里证。

3. 桂枝加附子汤证是在桂枝汤证的基础上,主要增加了汗出不止这个症状,还增加了小便难、四肢轻微拘急、活动不利等阳气、阴津不足的症状。桂枝汤证的证情有一定改变而基本未变。改变的是汗出过多,卫阳(体表的阳气)受损,调节汗液分泌功能减弱。因此,必须在桂枝汤中加炮附子一枚以温振阳气,并将炙甘草的用量由二两加至三两,以增强益气的功能。

本条原文中有恶风一症。对此有两种不同的理解:一种认为恶风是桂枝汤证中原有的症状,即恶风发热,属于太阳表证,故而治疗仍以桂枝汤解表为基础;另一种认为此恶风是体表阳气虚的表现,已非桂枝汤证中原有的恶风。

本证治疗虽用桂枝汤,其目的已不在解表,而在于调和营卫以减少汗出。并且在桂枝汤中加多了炙甘草、加入了炮附子,也稍微减弱了解表之功,增加了温阳益气之效。总之,本证虽列入兼证但已接近变证。

本证的主要病因是汗出过多,丧失体液。现在可以用静脉输液的方法,很快见效。古代没有静脉输液法,大量饮水往往不能很快吸收,反而可能出现恶心呕吐。由于这种实际情况,故而提出了治疗这种病证不能单纯饮水,应该用温振阳气、温通阳气的药物,以增强人体吸收水分与减少汗出的功能,同时适当给予饮水。古人提出了"阳密则漏汗自止""阳回则小便自利、四肢自柔"(《古今名医方论》)等理论。这些理论不是否定补充水分,而是更有效地吸收水分。可见对古人的阴阳理论要结合临床实际情况加以理解。千万不要因其失水而就用大量养阴药,因为滋腻的养阴药更加影响阳气的流通,减弱胃肠的吸收功能。失水与阴津不足这两个概念,不是等同的,二者既有联系又有区别。

[医案医话选]

(一)桂枝加葛根汤治偏颈

吴某,女,5 岁。代诉:玩耍时不慎落水,裤子打湿,头身未见损伤,亦未诉任何不适。傍晚发现患儿颈项向左偏斜,不能转动,诉颈项疼痛。经手法及药物外敷治疗八日,白天嬉戏如常,暮夜即感不适。骨科排除骨折,局部皮色不变、不发热,但肌肉强硬,有压痛。头汗多,口渴,二便无异常,苔白,脉浮。治当解肌祛风,舒利经脉。

桂枝 10g,白芍 15g,葛根 24g,甘草 3g,生姜 10g,大枣 12 枚,天花粉 18g。1 剂汗止,3 剂颈不偏。上方加秦艽 15g、丝瓜络 12g,再服 2 剂而活动自如。(《伤寒论方医案选编》)

(二)急性中毒性痢疾用桂枝加葛根汤先表后里

陈某,男,4 岁半。9 日前突然发热,恶心呕吐,4 小时内抽风 2 次,昏迷而由急诊入院。大便呈脓血样,有里急后重,当时诊为急性中毒性痢疾,用冬眠药等措施……尚能食半流质,腹胀不硬,不呕吐,无汗,四肢清冷,神志不清,呈半昏迷状态,膈部扇动,呼吸促,面色灰暗,小便黄,脉右沉濡、左弦大急,唇淡,舌质不红,苔薄白腻,由暑湿内伏,新凉外加,里结表郁,以致升降阻滞,营卫不通,病已 8 日,而午前寒战,午后高热无汗,若单治里,伏邪不得外越,必然内结,邪愈结而正愈虚,正虚邪实,已至严重阶段,幸胃气尚存,急宜升阳明、和营卫,开肌表汗孔之闭,达邪外出,以解里急,拟用桂枝加葛根汤。

处方:粉葛根二钱,桂枝一钱,白芍一钱,炙甘草一钱,生姜二片,大枣二枚。慢火煎180ml,每 4 小时服30ml,服 1 剂。另用炒粳米加荷叶煮稀粥,药后服。

仿桂枝汤法以助汗。

二诊：服药后，是夜漐漐汗出，从头部至上肢、手心达大腿，但小腿以下仍无汗，体温渐降，四肢转温和，今晨已无寒战，午后又发热39.6℃，大便昨天共22次，为脓血，有里急后重，呼吸仍促，头部有微汗，胃纳尚可，小便黄而少，脉转沉数，舌淡苔薄白腻，此表气略通，因正虚不能达邪，以致汗出不彻，邪不透达。治宜扶正祛邪，表里合治（表里合治方药以及第三步用生津益胃、通阳利湿等的方药，参见第二章太阳病中篇第七节表里先后辨）。（《蒲辅周医案·内科治验》）

（三）桂枝加厚朴杏子汤治疗腺病毒肺炎

初某，男，3个月。发热4日，咳嗽，气促，抽风二次……（3日后）请蒲老会诊，当时高烧40℃，仍无汗，面色青黄，咳而喘满……脉浮滑，指纹青，直透气关以上，舌质淡，苔灰白，胸腹满。此属感受风寒，始宜辛温疏解，反用辛凉苦寒，以致表郁邪陷，肺卫不宣。治拟调和营卫，透邪出表，苦温合辛温法。用桂枝加厚朴杏子汤加味。

处方：桂枝五分，白芍六分，炙甘草五分，生姜二片，大枣二枚，厚朴五分，杏仁十粒，僵蚕一钱，前胡五分。1剂。

药后有微汗出，体温渐退，精神好转，喉间有水鸡声，腹仍满，膈动微减，吃奶已好转（改用射干麻黄汤治疗，具体内容从略）。（《蒲辅周医案·儿科治验》）

（四）桂枝加厚朴杏子汤用于麻疹后肺炎后期

黄某，女，9个月。麻疹后肺炎。初诊属大青龙汤证，因麻后正伤，用葱白代桂枝。

二诊：前方去麻黄、石膏，加射干、豆豉，成为加味葱豉汤。

三诊：出现痰热壅肺，改用《千金》苇茎汤加百合、大枣。

四诊：（距初诊4日）时症见发热见退，体温38.8℃，无汗，面浮肿，仍青黄色，稍喘，痰黏稠，膈扇，大便日4次深绿色量少。脉浮数无力，舌红少津厚腻苔。治宜宣肺理痰。

处方：桂枝五分，白芍八分，炙甘草五分，杏仁一钱，厚朴八分，生姜二片，大枣三枚，法半夏一钱，化橘红五分。2剂。体温逐渐退而渐愈。（《蒲辅周医疗经验·儿科案例》）

（五）桂枝加厚朴杏子汤治疗肺部感染恢复期低热

昌某，老年男性，高热3日，咳嗽，咯痰不爽，经治后，高热已退，但低热1周不退（37.6~38.0℃），轻微怕冷，出些汗，热就退一些，仍有咳嗽，咯痰少，精神软，胃口不太好。继续用抗生素，低热还是不退。脉缓，舌色正常，苔薄白腻。

处方：桂枝12g，白芍12g，炙甘草9g，制川朴6g，杏仁9g，生姜12g，红枣

12枚。3剂。

药后,发热退,诸症消除而出院。(《疑难病证思辨录(增订评释本)》)

(六)俞根初论伤寒表证兼咳喘

自汗而咳者,先调营卫以治咳,桂枝橘皮汤加杏仁、前胡。无汗而喘者,先疏肺气以定喘,新加三拗汤加减。此后痰稀咳甚者,小青龙汤去麻黄加杏仁、橘红。痰多咳甚者,越婢加半夏汤宣肺定喘。(《通俗伤寒论》)

(七)桂枝加附子汤治太阳中风漏汗

唐氏,三十八岁。太阳中风漏汗,桂枝加附子汤主之。

桂枝六钱,焦白芍四钱,生姜三片,炙甘草三钱,熟附子三钱,大枣(去核)三枚。煮三杯,分三次服。

十七日,中风漏汗,兼之肾水上凌心,心悸腹痛。昨用桂枝加附子汤,诸症悉退(继续用桂枝汤加减调理,内容从略)。(《吴鞠通医案》)

(八)用麻黄汤后,卫阳受伤,继用桂枝加附子汤

某,四十余岁。头项强痛而恶寒,脉浮而紧,无汗,的系伤寒,法当发汗,何得妄谓冬温而恣用凉药。

麻黄(去节)六钱,杏仁四钱,甘草四钱,桂枝五钱。煮三杯,先服一杯,复被令微汗周身佳。得汗止后服,不汗再服。尽剂而汗始至足。

复诊伤寒与麻黄汤,头项强痛已解,脉不浮紧,胃亦开,但受伤太重,阳虚体痛畏寒,与温太阳经脉。

桂枝六钱,焦白芍四钱,甘草三钱,熟附子三钱,生姜五片,大枣(去核)二枚,杏仁泥三钱,广皮四钱。煮三杯,分三次服(注:第2日脉症仍旧,照前方加附子,再服1帖。第3日,痹证身痛大减。之后用药从略)。(《吴鞠通医案》)

(九)桂枝加附子汤加味治老年阳虚感冒

李某,男。老年人各部功能皆形衰减,稍有感冒,遂困惫异常,冷汗如沈。予桂枝汤加附,咳加紫菀,苔腻加草果。

桂枝5g,炮附子5g,杭芍12g,粉草3g,生姜3片,大枣7枚,白芥子5g,炙紫菀9g,煨草果6g,桑寄生12g,白芷9g。(《章次公医案·内科感冒》)

(十)汉方医论桂枝加附子汤的适应证

桂枝加附子汤的适应证:①过汗之后的小便不利、四肢不灵活、微热恶风;②各种关节炎、神经痛、腓肠肌抽筋、肌肉痛及产后漏汗;③以运动麻痹为主的中枢性或末梢性的神经疾患,如半身不遂、小儿麻痹等;④急性胃肠炎剧烈吐泻所致的手足冷、小便不利、肌肉痉挛;⑤手足冷,不能在水中洗冰冻物件,即使夏天也不能不穿袜子;⑥肩周炎。(《汉方概论》)

第四节 桂枝汤证的变证

本节包括桂枝汤证的4个变证——桂枝汤证出现气上冲、脉促胸满及微恶寒、脉洪大与反烦热不退。或证虽有变而仍用桂枝汤，或作相应变化。

第一 气上冲仍用桂枝汤

[原文]

太阳病，下之后，其气上冲者，可与桂枝汤，方用前法；若不上冲者，不得与之。(太阳病上篇第15条)

[发微]

(一) 主旨

指出桂枝汤能治气上冲症。

(二) 本条气上冲是攻下之后的一种变证

本条原文指出，太阳病表证误用攻下法之后，发生了变证，其变证并不严重，只是病人自觉腹部有气上冲。这是攻下的药物影响了肠胃，造成肠胃功能紊乱，气机上逆。用桂枝汤治疗，主要取其具有平降冲逆之气的功能。

(三) 桂枝汤具有较好的平降冲逆之功能

桂枝汤具有祛风解肌、调和营卫的功能。方中桂枝能平冲降逆，对肠胃道的冲气上逆、肺气上逆或心脏病引起的气上逆，均有一定的疗效。芍药配甘草有柔肝缓急的功能，因此，桂枝汤具有较好的平降冲逆之功能。

本证如果表证未罢，桂枝汤又能祛风解表，一方二用，更为确当。有些注家认为，"气上冲"表示表证未解，是病机而不是症状。此说不全面。

(四) 在仲景著作中，用桂枝治疗"气上冲"的方剂

仲景著作中，用桂枝治疗"气上冲"的方剂很多，举例如下：治疗心脏性气喘的如木防己汤证中有"喘满"一症，枳实薤白桂枝汤证中有"胁下逆抢心"一症。治疗肺源性气喘的如小青龙汤证中有"咳逆倚息"一症，桂苓五味甘草汤证中有"气从小腹上冲胸咽"一症。治疗消化道气上冲的如苓桂术甘汤证中有"心下逆满、气上冲胸"一症。治疗神经性气逆的如桂枝加桂汤与苓桂草枣汤能治疗奔豚病气从少腹上冲心之症。可见桂枝的平降冲气的功能是多方面的。

[医案医话选]

（一）桂枝汤治痢疾攻下后气上冲

天津张某，年四十五岁，得冲气上冲兼奔豚证。初秋之时，患赤白痢证，医者两次用大黄下之，其痢愈而变化为此证。每夜间当丑寅之交，有气起自下焦挟热上冲，行至中焦觉闷而且热，心中烦乱，迟十数分钟其气上出为呃，热即随之消矣。其脉大……两尺稍浮，按之不实。

桂枝尖四钱，生杭芍四钱，甘草二钱，生龙骨四钱，生牡蛎四钱，清半夏四钱，生怀山药一两，生芡实六钱，生麦芽三钱，生鸡内金二钱，黄柏二钱。

将药煎服2剂，病愈强半……连服三剂全愈。（《医学衷中参西录·医案》）

（二）一味桂枝治肝气上逆气上冲

一妇人，年二十余，因与其夫反目，怒吞毒物，已经救愈。忽发喘逆，迫促异常，须臾又呼吸停顿，气息全无，约十余呼吸之顷，手足乱动，似有蓄极之势，而喘复如故，若是循环不已……余诊视其脉，左关弦硬，右寸无力，精思良久，恍然悟曰：此必怒激肝胆之火，上冲胃气……并迫肺气亦上逆……《神农本草经》载，桂枝主上气咳逆，结气，喉痹，吐吸。其能降逆气可知，其性温而条达，能降逆气，又能升大气可知。遂单用桂枝尖三钱，煎汤饮下，须臾气息调和如常。（《医学衷中参西录·医方》）

（三）汉方医论桂枝的主治

桂枝主治冲逆也。旁治奔豚、头痛、发热、恶风、汗出、身痛。（《药征·桂枝》转引《汉方概论·主要药方解说》）

第二　桂枝去芍药汤证与桂枝去芍药加附子汤证

[原文]

太阳病，下之后，脉促（急促或有歇止）胸满（胸闷）者，**桂枝去芍药汤**主之。（太阳病上篇第21条）

桂枝三两，去皮　甘草二两，炙　生姜三两，切　大枣十二枚，擘

上四味，以水七升，煮取三升，去滓，温服一升。本云桂枝汤，今去芍药，将息如前法。

若微寒（微恶寒）者，**桂枝去芍药加附子汤**主之。（太阳病上篇第22条）

桂枝三两，去皮　甘草二两，炙　生姜三两，切　大枣十二枚，擘　附子一枚，炮，去皮，破八片

上五味，以水七升，煮取三升，去滓，温服一升。本云桂枝汤，今去芍药加附子。将息如前法。

[发微]

（一）主旨

以上 2 条原文提出了外感病初起，攻下之后，人体阳气受损的轻重两种证候及其相应的治法方药。

（二）证治分析

1. 脉促　脉促有 3 种可能——热盛、阳虚与阳气流通受阻。本条从治疗用药与上下文相联系来看，不是热盛，而是阳虚或阳气流通受阻。故而用桂枝与甘草相配，温振阳气、温通阳气。何以要去芍药？一般认为是因芍药微酸微寒，不利于阳气之流通。更是张仲景用药的经验。纵观《伤寒论》中 35 首用芍药的方剂，其所治证候中均无胸满这个症状。

2. 微寒　第 22 条的"微寒"，从上下文联系及治疗方药来看，是脉促、胸闷而同时兼有轻微的恶寒，我们一见阳虚应及时应用附子温阳，慎勿延误。

3. 桂枝汤去芍药的其他方剂　在《伤寒论》与《金匮要略》中，有桂枝汤去芍药的方剂共有 4 首，除本节 2 首之外，还有桂枝去芍药加蜀漆牡蛎龙骨救逆汤与桂枝去芍药加麻黄细辛附子汤。这 4 个汤证都有阳气不足与阳气被阻遏的证候。可见去芍药不是偶然的而是有法可循的。

4. 胸闷去芍药的相对性　胸闷去芍药是相对的，不是绝对的，由阳虚与气滞所导致的胸闷不宜用芍药。胸闷兼有胸痛如由于瘀血导致的冠心病，咳嗽咯痰胸闷，由肺气不宣所导致的哮喘、慢性支气管炎等，临床上一般并不禁用芍药。

[医案医话选]

（一）桂枝去芍药汤治感寒咳嗽 2 例

1. 某，四十四，寒热咳嗽，当以辛温治之。桂枝汤去芍加杏仁。

2. 某，五十，形寒咳嗽，头痛、口渴。桂枝汤去芍加杏仁、花粉。（《临证指南医案·咳嗽门》）

（二）桂枝去芍药加附子汤治产后痹痛

病人 34 岁，产后半月，体胖面白，乳汁稀薄，大便溏，日行二三次，小便少，纳尚可。全身关节酸楚，肌肉触痛，时时汗出。东北风或下雨时疼痛加重，辗转反侧不能安卧，吹南风时稍减。舌质淡，苔白滑，脉弦而重按无力。病得于产期用电风扇过甚。粤人惯于饮凉茶而畏桂附。再三劝说，同意试服下方：

桂枝 12g，制附子 15g，炙甘草 9g，生姜 9g，红枣 10g。服 2 剂。病减大半，续服 5 剂而愈。（《伤寒论方运用法》）

（三）桂枝去芍药加附子汤治寒邪内结腹痛

刘某，男，30 岁。服泻药之后，身体恶寒，腹胀满痛，不大便 2 日，脉浮大而缓。显系……误用硝黄攻下……以致寒气凝结,上下不通,故不能大便……用桂枝去芍药加附子汤以温行之。

处方:桂枝尖3g,黑附子3g,炙甘草1.5g,生姜3g,大枣2枚。服药后未及10分钟,即腹泻两次,恶寒腹胀痛均除。(《伤寒论方医案选编》《全国名医验案类编》)

(四)桂枝去芍药加附子汤治胸闷气短

王某,男,36岁。胸中发满,有时憋闷难忍,甚或疼痛。每逢冬季则更甚,兼见咳嗽气短、四肢不温、畏风寒等症,脉来弦缓,舌苔白。辨为胸阳不振,阴寒上踞,心肺气血不利之证,治当通阳消阴。

处方:桂枝9g,生姜9g,炙甘草6g,大枣7枚,附子9g。服5剂,胸闷气短诸症皆愈。(《刘渡舟临证验案精选·胸满》)

第三　服桂枝汤后脉变证不变与变为白虎加人参汤证

[原文]

服桂枝汤,大汗出,脉洪大者,与桂枝汤,如前法……(太阳病上篇第25条)

服桂枝汤,大汗出后,大烦渴不解(发热不退),脉洪大者,**白虎加人参汤**主之。(太阳病上篇第26条)

知母六两　石膏一斤,碎,绵裹　甘草炙,二两　粳米六合　人参三两

上五味,以水一斗,煮米熟汤成,去滓,温服一升,日三服。

[发微]

(一)主旨

对比服桂枝汤之后的两种不同变化,说明辨证必须全面,不可只凭个别脉症。

(二)脉同证异,治法方药完全不同

以上2条原文有明显的对比意义,二者都在服用桂枝汤之后,出现大汗出、脉洪大,而治法方药完全不同,第25条用桂枝汤,第26条用白虎加人参汤。其证候的差别在于:第25条是服桂枝汤后护理不当,汗出过多,原有的太阳中风证不解,短暂出现脉洪大,证候未变,所以能继续应用桂枝汤。第26条不仅有大汗出,脉洪大,并且汗出之后非但发热不退,并且出现严重的烦热口渴,以上这四个脉症结合在一起,提示证候已发生了重大的变化,由太阳中风表寒证转化成为阳明经证里热证。治疗必须作相应的改变,改用清气分大热的白虎汤,并加人参。(关于阳明病气分大热证与白虎汤的方证分析见太阳病下篇,此处从略)

（三）脉证全面对比

从以上 2 条原文的对比中可以看出,决定一个证候是否已经发生传变,慎勿仅凭一脉一症便轻易作出决断,而应采取脉症结合的方法,这是《伤寒论》辨证的一种重要的方法。回顾太阳病上篇第 4 条就是以脉数急与烦躁、呕吐相结合而决定已经发生传变的。我们在临床上也应该按这一方法进行辨证。

（四）注意温邪内伏

从第 26 条原文可知,始起发热恶寒有汗,似桂枝汤证,但已有邪热内伏,因此,服用桂枝汤之后,迅速出现气分大热证。王孟英《温热经纬》将这条仲景原文称为"伏气温病"。对此临床须早有明察,避免发生严重变证。

[医案医话选]

脉洪而数虽可用桂枝汤,但应注意传变:史,三十二岁。脉浮洪而数,头痛身痛,恶寒有汗,此为太阳中风。但中风脉缓,今洪数有力,恐传经也,桂枝汤主之。

桂枝六钱,炙甘草三钱,大枣(去核)三枚,白芍四钱,生姜五钱。煮二杯,先服一杯,即啜稀粥一碗,复被令微汗佳,得汗止后服,不汗再服。

第二日,脉之洪大已减,头痛身热恶寒俱减,余邪陷入少阳,干呕口苦,与小柴胡汤(以下用药从略)。(《吴鞠通医案》)

第四 反烦不解,针药同用

[原文]

太阳病,初服桂枝汤,反烦不解(发热不退)者,先刺风池、风府,却与桂枝汤则愈。(太阳病上篇第 24 条)

[发微]

服桂枝汤第一服之后,发热不退,更加烦躁不安,属于极为轻微的变证,基本证情未变,所以继续服用桂枝汤,烦躁因发热较高所致,加用针刺祛风解热。这种方法目前临床少用。关于针刺与穴位,请参阅相关文献,此处从略。

第五节　桂枝汤禁忌证及坏病处理原则

桂枝汤禁忌证原文提出脉浮紧、发热汗不出、嗜酒内生湿热与热毒内蕴三点。笔者补充了出血倾向与明显的阳亢见症两点。坏病处理原则,原文明确指出为"观其脉证,知犯何逆,随证治之"。

[原文]

太阳病三日,已发汗,若(或者)吐、若下、若温针,仍不解者,此为坏病,桂枝不中(不确当)与之也。观其脉证,知犯何逆,随证治之。桂枝本为解肌,若其人脉浮紧,发热汗不出者,不可与之也。常须识此,勿令误也。(太阳病上篇第16条)

若酒客病,不可与桂枝汤,得之则呕,以酒客不喜甘故也。(太阳病上篇第17条)

凡服桂枝汤吐者,其后必吐脓血也。(太阳病上篇第19条)

[发微]

(一)主旨

论述临床常见的桂枝汤的禁忌证。

(二)桂枝汤的禁忌证的简单归纳与分析

从上列3条原文来看,桂枝汤的禁忌证有发热脉紧无汗、嗜酒内生湿热与热毒内蕴三点。从目前的临床实际来看,可以归纳为以下4点:①高热无汗脉浮紧应该用重剂麻黄汤迅速发汗解热,如用桂枝汤解肌(轻微发汗)是耽误病情,加速其化热入里,甚至产生严重变证。但此等证候并不完全忌用桂枝这一味药,麻黄汤中就有桂枝。②比较明显的细菌感染,症见咽喉肿痛、咯脓性痰、尿赤混浊(热毒、湿热、脓毒)等。③出血倾向。凡有活动性出血须止血者,忌用桂枝,有反复出血病史者亦宜慎用桂枝,有明显瘀血须活血化瘀者例外。但并不忌用芍药。④出现明显的阳亢见症(烦躁易怒、面红升火、头晕头痛、脉弦紧等症状)者,慎用桂枝,因桂枝能升发阳气。这也并不忌用芍药。可见忌用一个方剂与忌用某一味药,是两个不同的概念。

(三)处理坏病的原则性与灵活性

坏病是被误治而导致的变证,与一般的六经传变所出现的证候不同。因此,不能按六经传变的常规来治疗。原文把坏病治疗的原则归纳为"观其脉证,知犯何逆,随证治之"12个字。观其脉证就是仔细观察病情,知犯何逆就是要分析误治的机制,随证治之就是根据病情灵活用药。从方法论来说,就是了解具体情况、掌握基本原则、灵活处理3个步骤。可见,这12个字既有临床指导意义又具有哲理性。

[医案医话选]

(一)热证误用桂枝而吐血

徐灵胎谓,受风有热者,误用桂枝则吐血,是诚确当之论。忆曾有一媪,年六旬，春初感冒风寒，投以发表之剂，中有桂枝数钱，服后即愈。其家人为其方灵，贴之壁上。至孟夏，复受感冒，自用其方取药服之，遂致吐血，经医治疗始愈。盖前所受者寒风，后所受者热风，故一则宜用桂枝，一则忌用桂枝，彼用桂枝汤以治温病者可不戒哉！（《医学衷中参西录·药物·桂枝解》）

（二）素有湿热不喜甘

张某，仲景谓太阳至五六日，太阳症不罢者，仍从太阳驱出，宜桂枝汤。现在头与身仍微痛，既身热而又仍恶风寒，的确是太阳未罢，理宜用桂枝汤。但其人素有湿热，不喜甘，又有微咳，议于桂枝汤内去甘药，加辛燥，服如桂枝汤法。

桂枝六钱，白芍四钱，陈皮三钱，半夏四钱，杏仁三钱。水八杯煮成三杯，先服一杯，即啜热稀粥令微汗佳，有汗二三杯不必啜粥，无汗仍然。（《吴鞠通医案·伤寒》）

第六节 太阳病小发汗证

太阳病小发汗证亦称太阳病轻证，其证虽轻，但发热恶寒而无汗，治疗不仅宜用小量桂枝汤调和营卫，更应加小量麻黄以促使其汗解。根据不同证治设有3个汤方证，作详细的辨证论治。

第一 桂枝麻黄各半汤证

［原文］

太阳病，得之八九日，如疟状，发热恶寒，热多寒少，其人不呕，清便（大小便）欲自可，一日二三度发。脉微缓（稍为缓慢）者，为欲愈也；脉微而恶寒者，此阴阳（内外）俱虚，不可更发汗、更下、更吐也；面色反有热色者，未欲解也，以其不能得小汗出，身必痒，宜**桂枝麻黄各半汤**。（太阳病上篇第23条）

桂枝一两十六铢，去皮 芍药 生姜切 甘草炙 麻黄各一两，去节 大枣四枚，擘 杏仁二十四枚，汤浸，去皮尖及两仁者

上七味，以水五升，先煮麻黄一二沸，去上沫，内诸药，煮取一升八合，去滓，温服六合。本云桂枝汤三合，麻黄汤三合，并为六合，顿服。将息如上法。臣亿等谨按：桂枝汤方，桂枝、芍药、生姜各三两，甘草二两，大枣十二枚。麻黄汤方，麻黄三两，桂枝二两，甘草一两，杏仁七十个。今以算法约之，二汤各取三分之一，即得桂枝一两十六铢，芍药、

生姜、甘草各一两,大枣四枚,杏仁二十三个零三分枚之一,收之得二十四个,合方。详此方乃三分之一,非各半也,宜云合半汤。

[发微]

（一）主旨

本条原文有两个内容:一是太阳病病程较长,已有八九日,超过了一个发展阶段,发生了一些变化,无论变化轻重,都应进行仔细的辨证。二是桂枝麻黄各半汤证的证治方药。

（二）太阳病病程八九日之后的三证比较

太阳病病程八九日之后,主要是发热恶寒变成间歇性的,时发时止,较前略有轻减。有病邪由表入里的见症,对此不能忽视。此时辨证有 3 种可能:①如脉象和缓,提示病将好转。②如脉象明显地无力,同时有畏寒怯冷的,很可能是正气虚衰,是表气里气都虚,不能再用发汗、攻下等可能损伤正气的治疗方法。③如果在此前见症的基础上,见面色微红,没有虚弱或缓慢的脉象,则是在表的风寒之邪尚未完全祛除,临床除轻度的、间歇的发热恶寒之外,必然无汗,或发热时无汗、热退时微汗。这才可以用桂枝麻黄各半汤小发汗。总之,桂麻各半汤证的辨证要点是轻度的间歇性的发热恶寒,无汗,无明显虚证表现。

（三）桂枝麻黄各半汤的分析

本方是 1/3 剂量的桂枝汤与 1/3 剂量的麻黄汤的合方。总剂量仍明显小于原来的桂枝汤或麻黄汤。本方发散风寒的力量则明显小于麻黄汤,麻黄剂量由麻黄汤的三两减为一两,又与等量的芍药同用,所以称为"小发汗"。本方又不同于桂枝汤,在小量的桂枝汤中加入了麻黄,便有一定的发汗力量,已改变了桂枝汤的解肌的性能。

[医案医话选]

桂枝麻黄各半汤治产后感冒:刘某,女,30 岁。产后感冒,一直发热不解,已延 30 余日,迭经多种药物治疗无效。头痛恶风,厌油纳呆,精神倦怠,四肢乏力,每热退之前出微汗,汗后热退身适。二便正常,夜眠较差。舌质淡,苔薄白,脉微而缓。此产后体虚外感,延久失治,风邪怫郁于表不解之故……桂枝麻黄各半汤主之。

处方:桂枝 4.5g,白芍 4.5g,生姜 3g,炙甘草 3g,麻黄 3g,大枣 4 枚,杏仁 3g。1 剂后发热顿解,2 剂后诸恙悉瘳。(《中国现代名中医医案精华》熊寥笙医案)

第二　桂枝二麻黄一汤证

[原文]

服桂枝汤,大汗出,脉洪大者,与桂枝汤,如前法。若形似疟,一日再发者,汗出必解,宜桂枝二麻黄一汤。(太阳病上篇第25条)

桂枝一两十七铢,去皮　芍药一两六铢　麻黄十六铢,去节　生姜一两六铢,切　杏仁十六个,去皮尖　甘草一两二铢,炙　大枣五枚,擘

上七味,以水五升,先煮麻黄一二沸,去上沫,内诸药,煮取二升,去滓,温服一升,日再服。本云桂枝汤二分,麻黄汤一分,合为二升,分再服。今合为一方,将息如前法。臣亿等谨按:桂枝汤方,桂枝、芍药、生姜各三两,甘草二两,大枣十二枚。麻黄汤方,麻黄三两,桂枝二两,甘草一两,杏仁七十个。今以算法约之,桂枝汤取十二分之五,即得桂枝、芍药、生姜各一两六铢,甘草二十铢,大枣五枚。麻黄汤取九分之二,即得麻黄十六铢,桂枝十铢三分铢之二,收之得十一铢,甘草五铢三分铢之一,收之得六铢,杏仁十五个九分铢之四,收之得十六个。二汤所取相合,即共得桂枝一两十七铢,麻黄十六铢,生姜、芍药各一两六铢,甘草一两二铢,大枣五枚,杏仁十六个,合方。

[发微]

(一)主旨

本条原文阐明太阳病服桂枝汤之后两种不同证候的辨证及桂枝二麻黄一汤证的证治方药。

(二)服桂枝汤后大汗出的3种不同证候

包括:①脉象虽由典型的浮缓一时变为洪大脉,但证未变,可以仍用桂枝汤治疗(详见本章第四节桂枝汤证的变证第三,原文第25条)。②服桂枝汤,大汗出后,出现间歇性的发热、恶寒、无汗,间歇时间较长,一日只发2次。提示证情比桂麻各半汤更为轻减。但证候的性质未变,仍为风寒表证未罢,仍须辛温解表,适用小剂量的麻桂之剂。③服桂枝汤之后,大汗出,脉洪大,同时出现大烦渴与高热不退,提示病证已由太阳风寒表证转化为阳明里证,必须改用白虎加人参汤。(详见本章第四节桂枝汤证的变证第三,原文第26条)

(三)桂枝二麻黄一汤证的证治方药

本证与桂麻各半汤证基本相同,同为太阳表证病程已较长,同为证情已经轻减,而本证较桂麻各半汤证更轻,同为风寒表证未罢,均须用小量麻桂之剂小发汗。本方与桂麻各半汤均为桂枝汤与麻黄汤的合方,所用药味相同,然本方的主要药物的剂量较桂麻各半汤更轻。本方的基本性质仍为辛温发汗,而其发汗力量较桂麻各半汤更小。

第三 桂枝二越婢一汤证

[原文]

太阳病,发热恶寒,热多寒少。脉微弱者,此无阳也,不可发汗。宜**桂枝二越婢一汤**(太阳病上篇第27条)。(注:宜桂枝二越婢一汤应接在"热多寒少"句之下。脉微弱者以下三句为插入句)

桂枝去皮 芍药 麻黄 甘草各十八铢,炙 大枣四枚,擘 生姜一两二铢,切 石膏二十四铢,碎,绵裹

上七味,以水五升,煮麻黄一二沸,去上沫,内诸药,煮取二升,去滓,温服一升。本云当裁为越婢汤、桂枝汤,合之饮一升。今合为一方,桂枝汤二分,越婢汤一分。臣亿等谨按:桂枝汤方,桂枝、芍药、生姜各三两,甘草二两,大枣十二枚。越婢汤方,麻黄六两,生姜三两,甘草二两,石膏半斤,大枣十五枚。今以算法约之,桂枝汤取四分之一,即得桂枝、芍药、生姜各十八铢,甘草十二铢,大枣三枚。越婢汤取八分之一,即得麻黄十八铢,生姜九铢,甘草六铢,石膏二十四铢,大枣四枚,合方。旧云,桂枝三,今取四分之一,即当云桂枝二也。越婢汤方见仲景杂方中,《外台秘要》一云起脾汤。

[发微]

(一)主旨

本条原文主要阐明桂枝二越婢一汤证的证治及小发汗三汤证的呼应比较。

(二)证候特点

桂枝二越婢一汤证也是太阳病病程较长,病情已有轻减,而风寒表证仍未全除的证候。这是本证与桂麻各半汤证、桂二麻一汤证的共同之处,所以这三个汤证一般合称为太阳病轻证,或合称为小发汗证。本证的特点在于"热多寒少",即在发热恶寒这个症状中,发热比较明显,恶寒已很轻微。这一微小的变化,提示风寒表证已出现由寒化热的趋势,也可以认为有轻微的里热。

(三)方药分析

桂枝二越婢一汤这个方剂的药物是由桂枝汤与越婢汤二方合成。但所用剂量极轻,只有桂枝汤的 1/4,越婢汤的 1/8,桂枝与麻黄的用量不到一两,只有一两的 3/4。本方发散风寒的力量是比较轻的。方中有小量的石膏,故而有一定的清里热的作用。本方的配伍特点是,辛温解表的麻黄、桂枝与辛寒清里热的石膏同用。这一配伍特点与大青龙汤相同,但二方的麻桂用量差距极大,大青龙汤中麻黄的用量是本方麻黄用量的 8 倍。本方配有芍药,减缓麻桂的发散作用,大青龙汤中无芍药,故二方的发汗解表力量轻重悬殊。但是,本方的基本性质仍属于辛温发汗解表之剂,对于体质十分虚弱的病人仍当慎用,如果

发热恶寒不是表证而是虚证,则不宜用本方。所以原文明确指出"脉微弱者,此无阳也,不可发汗"。

(四)桂麻各半汤证、桂二麻一汤证与桂二越一汤证3个方证的比较

1. 上述3个汤方证与麻黄汤证、桂枝汤证相比较,三者都属于轻证。但上述三个汤证之间又有轻重之别。桂麻各半汤证发热恶寒一日二三度发,桂二麻一汤证发热恶寒一日只发2次,后者证情较轻于前者。桂二越一汤证发热恶寒、热多寒少,证情更轻于桂二麻一汤证。三者的轻重次序很清楚。

2. 上述3个汤方证有缓慢地化热的趋势,桂麻各半汤证属风寒表证,尚无热象可见。桂二麻一汤证的原文并没有提到化热,但从方中用药剂量与桂麻各半汤比较,芍药的剂量略有增加,麻黄剂量明显减少来看,可能已有轻微的化热趋势。桂二越一汤证原文明确提出热多寒少,方中加入辛寒清热的石膏,本证基本上仍属风寒表证,其化热虽不严重,但已很明显。

3. 上述3个方剂所用的药物,桂二麻一汤与桂麻各半汤用药完全相同,桂二越一汤中加入石膏,减去杏仁,其变化适应化热的趋势,分析已见上文。

4. 上述3个方剂的用药剂量的变化与证候的变化相适应,细述如下:① 3个方剂均属用量较轻的方剂,从3个方剂相比较来看,桂二麻一汤与桂麻各半汤的总剂量相近,桂二越一汤的总剂量明显减轻。② 3个方剂的麻黄与桂枝的用量逐步减少,桂麻各半汤中桂麻二药的用量为64铢,桂二麻一汤中为57铢,桂二越一汤中只有36铢。其辛温发汗功能无疑也会相应减弱。③再看3个方剂中药性偏于寒凉的芍药与石膏的剂量,桂麻各半汤中用芍药24铢,桂二麻一汤中用芍药30铢,桂二越一汤中用芍药虽仅18铢,但加入了石膏24铢,可见3个方剂的清热药的剂量是逐渐增加的。

(五)比较小发汗3个汤方证的指导意义

1. 张仲景也用复合性的方剂,经方并非都是简单的方剂,我们尽可以把几个方剂结合应用,以适应比较复杂的临床证候。

2. 张仲景也用小剂量。桂二越一汤中石膏用一两,而白虎加人参汤中用石膏一斤(16两),差距达1∶16。桂二麻一汤中麻黄用十六铢,而大青龙汤中麻黄用六两(144铢),差距达1∶9。可见仲景用药剂量有小有大,根据病情需要而定,认为仲景方都是药味少、剂量大是不全面的。

3. 从认识论的角度来看,小发汗3个汤方证的比较,是在相似的证候中求其不同之处,也就是同中求异。这是认识事物的普遍规律,是符合辩证法的。此外,服桂枝汤大汗出后的3种证候(脉变证不变、变为白虎加人参汤证、变为桂二麻一汤证,见原文第25、第26条)也是同中求异的辨证方法。

[医案医话选]

(一)桂麻合剂治外感发热多日

侯男。热六日,未得畅汗,腰部酸楚不可耐,头为之痛。

生麻黄3g,桂枝5g,杭白芍5g,杏仁泥9g,甘草3g,羌活6g,蔓荆子9g,川芎5g,香白芷9g。(《章次公医案》)

(二)桂麻各半汤治感寒发热

某女,34岁。病已3日,病人盖厚被两条犹冷,无寒战。昨日下午三时及今日上午九时,皆忽然恶寒特甚,卧床,盖被两条而不觉热。面色红,身上似发荨麻疹样发痒,身痛,骨痛,不渴,不呕,大小便正常,体温38℃,舌苔薄白,脉浮数。病由数日前冒风雨,自服阿司匹林片,有汗而热不退。此等症状颇类桂麻各半汤证……有表证,无少阳证,先解表,当不误。

桂枝6g,白芍6g,炙甘草6g,生姜6g,红枣6g,生麻黄5g,杏仁6g。服1剂。

次日再诊,见病人坐起,笑谈如无病者。舌脉如昨,面红色退,身不痒。昨下午二时服头煎,三时服二煎,服二煎后周身汗出,各症均减。今日未再恶寒发热。再服桂枝汤一剂。(《伤寒论方运用法》)

(三)桂二越一汤治外感风寒,内有郁热

某,35岁。因劳动过剧,内蓄郁热,新寒外束而患病。病初自觉发热恶寒,头痛心烦热,体痛,有时汗出,口干舌燥,面红耳赤,脉象紧而数,曾服辛凉解表剂加味银翘散,汗未出,病不解,而寒热加剧。察此证本属内热为外寒所闭,辛凉之银翘等品,其解表之力甚微,不能宣散表寒,疏达郁热。用麻黄汤虽能疏散,而其辛温之性,助内热而增躁烦。于清热之中而能宣散表邪者,非得桂枝二越婢一汤不能。加味桂枝二越婢一汤与之。

桂枝5g,芍药10g,麻黄8g,连翘12g,生石膏15g,生姜6g,甘草6g。

服2剂后,遍身微微汗出,发热恶寒已解,身觉轻松,头已不疼,惟心中仍觉烦热,身倦食少,后以清热和胃疏解之品,连进2剂,诸症霍然而解。(《伤寒论临床实验录》)

(四)桂枝二越婢一汤治伤寒夹燥

王某,女,20岁。3日前接触冷水,即感寒意,次日,头痛,恶寒发热,寒多热少,伴咳嗽,痰白而黏。今晨体温38.2℃,微汗恶风,咳痰转赭色,咽痛而干,口渴不多饮……苔薄黄而滑,手足欠温,脉滑数。应作伤寒太阳证治,但燥气内伏,又当变其制,拟桂二越一、麻杏石甘汤二方并用。

桂枝9g,白芍9g,麻黄6g,杏仁6g,甘草6g,生石膏48g,生姜6g,大枣3枚。服1剂,诸症悉除。(《伤寒论方医案选编》)

（五）汉方医论桂枝麻黄各半汤的适应证

包括：①感冒、流感、风疹等疾病有轻咳、微热、恶寒、汗出、头痛、脉紧者合适。②荨麻疹、皮肤瘙痒症之汗少而面红者。（《汉方概论》）

第七节　桂枝汤证疑似证

本节3条原文论述近似，但实非桂枝汤证的证候及治法方药。包括桂枝去桂加茯苓白术汤证、甘草干姜汤证、芍药甘草汤证等。

第一　桂枝去桂加茯苓白术汤证

[原文]

服桂枝汤，或下之，仍头项强痛，翕翕发热，无汗，心下满微痛，小便不利者，**桂枝去桂加茯苓白术汤**主之。（太阳病上篇第28条）

芍药三两　甘草二两，炙　生姜切　白术　茯苓各三两　大枣十二枚，擘

上六味，以水八升，煮取三升，去滓，温服一升，小便利则愈。本云桂枝汤，今去桂枝，加茯苓、白术。

[发微]

（一）主旨

辨明桂枝去桂加茯苓白术汤证的疑似。

（二）证候辨析

本证原为外感水湿停留中焦之证候，与桂枝汤证有相似之处，如头项强痛、翕翕发热等症。但实非桂枝汤证，发热无汗不可用桂枝汤，本证服桂枝汤是误用。心下满微痛与小便不利，是水湿停留中焦，气化不利之证，不是可下之证。误用之后，并无严重变证，故仍可用桂枝去桂加茯苓白术汤治疗。

（三）方药配伍

桂枝去桂加茯苓白术汤，除姜、枣之外，为白术、茯苓、芍药、甘草四味药所组成。白术健脾利水；茯苓健脾和胃、淡渗利水；芍药也有利水作用，如《神农本草经》指出芍药能"利小便"，《名医别录》指出芍药能"去水气，利膀胱、大小肠"。综合来看，以三味利水药为主，以甘草为佐使，用姜枣矫味。本方无疑是一首以健脾利水功能为主的方剂。方中芍药有退热作用。芍药配甘草有缓急止痛、解肌肉痉挛的作用，可以解除颈项强痛、翕翕发热等症状。芍药在方中

所起作用最重要,所以列在首位,作为君药。

（四）简析桂枝去桂加茯苓白术汤在《伤寒论》利水方中的地位

《伤寒论》中有许多利水方剂,可按其功能排成系列,有温振肾阳以利水的,有温通脾阳以利水的,有疏肝理气以利水的,有宣肺清热利水的,有滋阴利水的,有泻下实热以利水的,也有综合性的利水方剂。本方白术微温,芍药微寒,全方药性平和,具有轻度的健脾柔肝、淡渗通阳的功能。在利水方剂系列中,属于平和轻缓的利水方剂。白术、茯苓、芍药这三味药可以再与其他药物配伍,组成不同性质的利水方剂。

（五）为什么有些注家对本方去桂枝不理解

桂枝是桂枝汤的主药,因而对本方去桂枝产生疑问。如成无己《注解伤寒论》违避去桂,按桂枝汤加茯苓白术论述。《医宗金鉴》则力主留桂去芍,这可能与此书是清朝皇帝授意编写的,编者怎敢去除桂枝这味方中的君药。20世纪80年代初有一本《伤寒论》教科书,将本条原文中"无汗"改为"汗出",再加"恶寒"一症。将本方改为不去桂枝,既改原文,又改方药,以迎合自己的观点,这样对待中医古典著作的态度是不够严肃的。

（六）本方去桂与不去桂有何区别

本方不去桂就是桂枝汤加茯苓白术,与本方相比只多一味桂枝,在功能上,二方都有利水、化湿、化痰饮的功能;但二方有温凉之别,桂枝汤加茯苓白术有温通阳气以行水湿的作用,而本方主要是健脾行水,温阳作用极为微弱。近年临床报道有将二方混为一谈者,具体应用时宜仔细区别。

[医案医话选]

（一）王肯堂论去桂加茯苓白术汤

此非桂枝证,乃属饮家也。夫头项强痛既经汗下而不解,心下满而微痛,小便不利,此为水饮内蓄,邪不在表,故云去桂枝加茯苓白术,若得小便利,水饮行,腹满减而热自除,则头项强痛悉愈矣。(《证治准绳·伤寒·太阳病》)

（二）去桂加茯苓白术汤治疗胃脘痛200例

炙甘草 15~30g,茯苓、白术、白芍、生姜各 50g,大枣 30g(去核)。加水 1 500ml,煎至 500ml,分 3 次服。共治疗 200 例胃脘痛(胃炎、胃十二指肠溃疡等)病人,痊愈 189 例,好转 6 例,无效 5 例。(《中国医药学报》)

（三）刘渡舟提出的两个去桂加茯苓白术汤的医案

1. 陈修园在清代嘉庆戊辰年间,曾治吏部谢芝田先生令亲的病。症状是头项强痛,身体不适,心下发满。问其小便则称不利。曾吃过发汗解表药,但并不出汗,反增加了烦热。切其脉洪数……谛思良久,恍然而悟,知此病前在太阳无形之气分,今在太阳有形之水分。但使小便一利,使水邪去而气达,则外证自解,而所有诸证亦可痊愈。乃用桂枝去桂加茯苓白术汤,服一剂而瘥。

2. 陈慎吾治低热一例:陈生前曾治一低热不退,久治无效。切其脉弦,视其舌水,问其小便则称不利。陈老辨此证为水邪内蓄,外郁阳气不得宣达的发热证。乃疏桂枝去桂加茯苓白术汤,三剂小便畅利,发热随之而愈。[《名老中医之路(第一辑)·学习中医的点滴体会》]

第二　虚证汗出恶寒误用桂枝汤后的随证救治

[原文]

伤寒脉浮,自汗出,小便数,心烦,微恶寒,脚挛急,反与桂枝,欲攻其表,此误也。得之便厥,咽中干,烦躁吐逆者,作甘草干姜汤与之,以复其阳;若厥愈足温者,更作芍药甘草汤与之,其脚即伸;若胃气不和,谵语者,少(少量)与调胃承气汤;若重发汗,复加烧针者,四逆汤主之。(太阳病上篇第29条)

注:①《伤寒论》中的厥是指手足逆冷,不是指昏迷。②《伤寒论》中的谵语指病人睡梦中说胡话,未必神志不清。

甘草干姜汤方

　　甘草四两,炙　干姜二两

上二味,以水三升,煮取一升五合,去滓,分温再服。

芍药甘草汤方

　　白芍药　甘草各四两,炙

上二味,以水三升,煮取一升五合,去滓,分温再服。

调胃承气汤方

　　大黄四两,去皮,清酒洗　甘草二两,炙　芒消半升

上三味,以水三升,煮取一升,去滓,内(加入)芒消,更上火微煮令沸,少少温服之。

四逆汤方

　　甘草二两,炙　干姜一两半　附子一枚,生用,去皮,破八片

上三味,以水三升,煮取一升二合,去滓,分温再服。强人可大附子一枚、干姜三两。

[发微]

(一)主旨

阴阳俱虚,分轻重缓急。或然变证,当随证救治。

（二）虚证实证之辨析

本条服桂枝汤之前,是虚证而非表证。脉浮可见于表证亦可见于虚证,其辨在于脉之有力无力,病程之初期晚期。自汗出与微恶寒可见于表证亦可见于气虚或阳虚,其辨主要在于是否同时有发热。发热、恶寒、汗自出三者同时出现则为桂枝汤证,无发热则为虚证。心烦、脚挛急多见于阴虚。小便数一症的单独辨证意义不大,宜结合同时出现的症状进行辨析,就本证而言,阴虚阳虚均能导致小便数。因此,本证用桂枝汤解表,为误治。

（三）温阳、和阴之治的先后之辨

误用桂枝汤之后所出现的变证,实际上是阴阳两虚证。手足厥冷无疑是阳虚,呕吐气上逆是中焦阳虚、胃气上逆,脚挛急与咽中干是阴虚,烦躁则阴虚阳虚均可出现。而治疗则先用甘草干姜汤温中焦阳气,阳气恢复之后再用芍药甘草汤和阴缓急。这是因为厥冷、呕吐证情较急,急者先治。脚挛急证情较缓,可以后治。

（四）或然变证,随证救治

胃热导致的谵语,不是重证昏迷谵妄,可以用少量调胃承气汤清泄胃热。如果反复误用发汗解表法,或用烧针火熏发汗,严重损伤阳气,则必须用四逆汤回阳救逆。以上这两种证候与治法,只是一种提示,或为实热,或为虚寒,辨明证候,随证救治,未必是误用桂枝汤之后的常见变证。调胃承气汤与四逆汤两个方剂的解释见后文,此处从略。

（五）甘草干姜汤与芍药甘草汤简析

这两个方剂方中都只有两味药,属于小方,作用单一。干姜与甘草相配为辛甘化阳配伍法,能温振中焦阳气,可用于胃或肺的轻度虚寒证候。芍药与甘草相配为酸甘化阴配伍法,能柔肝和中、舒筋缓急,可用于腹中急痛、筋肉挛急等症。这两个方剂药味虽少,而用量不小。甘草与芍药均用四两,略大于一般常用量,才能发挥其应有的作用。

[医察医话选]

（一）甘草干姜汤加味治麻后伤阳

史某,1岁。病程已越1月,初起由发热10日始出麻疹,但出之不顺,出迟没早,因而低热久稽不退,咳嗽微喘,咽间有痰,不思饮食,大便日行二三次,稀水而色绿,面色黯而颧红,肌肉消瘦,皮肤枯燥,脉沉迟无力,舌淡唇淡,无苔,奄奄一息,甚属危殆。此由先天不足,后天营养失调,本体素弱,正不足以胜邪,所以疹出不透,出迟而没速,余毒内陷肺胃,又因苦寒过剂,以致脾胃阳衰,虚阳外浮。救治之法,以急扶胃阳为主,若得胃阳回复则生。

处方:炙甘草二钱,干姜(炮老黄色)一钱,党参一钱,粳米(炒黄)三钱,大枣(擘)二枚。2剂。每剂煎取120ml,分6次服,4小时1次。

二诊:服1剂,稍有转机,开始少思饮食,脉稍有力,舌苔亦渐生。服2剂,手足见润汗,仍咳喘有痰,脉沉迟,舌淡苔薄白。此胃阳渐复,正气尚虚,仍宜益气温阳(注:改用理中汤加味而愈)。(《蒲辅周医案·儿科治验》)

(二)甘草干姜汤治胃痛泄泻

病人男性,32岁。胃脘胀满疼痛并有冷感,全腹部亦时胀满,按之微痛,恶寒不发热,手指不温,微咳,不渴,口中淡腻,每日呕吐多量黏涎1~2次,尿频色清量多,大便溏泄不畅,日二三次。舌淡白湿润,脉沉迟。证属胃寒肺冷。(经钡餐造影确诊为十二指肠溃疡)宜甘草干姜汤:炙甘草20g,干姜10g。服2剂,胃痛减半,后以理中汤收功。(《伤寒论方运用法》)

(三)甘草干姜汤加味治遗尿、鼻衄

病人男性,11岁。夜间遗尿,自幼及今……近两年来,时患鼻衄……病儿面色㿠白,手指冷,小便清长,每周遗尿三四次,时常鼻衄,曾服四生丸半月,鼻衄七八次,血色鲜红,鼻衄遇冷反剧,非血热妄行,遗尿服四生丸反频,说明寒凉药不对症。舌质淡,苔薄白,脉沉细。试用甘草干姜汤加阿胶、艾叶。干姜用9g,余三味各6g。服3剂,未见再衄;续服5剂,遗尿亦止。获效出乎意料。(《伤寒论方运用法》)

(四)甘草干姜汤治脘腹胀痛2例

1. 某男,39岁。脘部膜胀多年,时泛酸水,脉迟(58次/min)。服甘草干姜汤5剂,胀消、脉平而愈。

2. 某女,42岁。腹胀多年,服宽中下气药无效,改服甘草干姜汤4剂,腹胀大减,嘱继续服此汤调理。[朱颜.甘草干姜汤治疗寒证34例报告.中医杂志,1965(11):6]

(五)汉方医论甘草干姜汤的适应证

甘草干姜汤的适应证:①支气管炎、哮喘、肺结核等疾病中出现寒性稀薄痰,短气;②小儿流涎、唾液多而并无胃脘不适;③夜尿症、遗尿、老年性尿频而表现为寒性者;④吐血、咯血、衄血、子宫出血等表现为胃气虚弱而寒性者;⑤痢疾、肠炎等无热象而疼痛颇剧者。(《汉方概论》)

(六)芍药甘草汤治温病热退后便溏

一童子年十五六岁,得温病,经医调治,大热已退,而心犹发热,怔忡莫支,小便不利,大便滑泻,脉象虚数,仍似外邪未净,为疏方:生杭芍二两,炙甘草一两半。煎汤一大碗徐徐温饮下,尽剂而愈。夫《神农本草经》谓芍药益气,元素

谓其止泻利,即此案观之洵不误也。然必以炙草辅之,其功效乃益显。(《医学衷中参西录·药物》)

(七) 芍药甘草汤治疗盆底痉挛综合征

芍药甘草汤具有明显的解痉、镇痛作用,被广泛应用于消化、运动、神经系统及骨伤科、肿瘤科以疼痛或抽搐挛急为特征的病证。牛氏用芍药甘草汤合白头翁汤治疗盆底痉挛综合征致顽固性排便困难 13 例,治愈 4 例,显效 7 例。(《经方临床应用与研究·试论"伤寒论"对急症学的贡献》)

(八) 芍药甘草汤治手臂疼痛、筋挛

黄某,男,51 岁。左手臂经常疼痛,痛甚筋挛,酵药欠效。诊脉沉微,舌质淡红。二便无异常,左手臂色紫有青筋,痛时畏近火,得火则痛剧。

处方:杭白芍 30g,赤芍 24g,甘草 15g。服药 3 剂,疼痛遂愈,1 年后随访未复发。(《伤寒论方医案选编》)

(九) 汉方医论芍药甘草汤的适应证

芍药甘草汤的适应证:①实证少虚证多的各种疼痛性疾病,伴有两腹直肌紧张,横纹肌、平滑肌的紧张及疼痛;②神经痛、风湿、各种腹痛、肾结石、子宫痉挛等情况下加入饴糖效更好。(《汉方概论》)

[原文]

问曰:证象阳旦,按法治之而增剧,厥逆,咽中干,两胫拘急而谵语。师曰:言夜半手足当温,两脚当伸,后如师言,何以知此? 答曰:寸口脉浮而大,浮为风,大为虚,风则生微热,虚则两胫挛,病形象桂枝,因加附子参其间,增桂令汗出,附子温经,亡阳故也。厥逆咽中干,烦躁,阳明内结,谵语烦乱,更饮甘草干姜汤,夜半阳气还,两足当热,胫尚微拘急,重与芍药甘草汤,尔乃胫伸,以承气汤微溏,则止其谵语,故知病可愈。(太阳病上篇第 30 条)

笔者注:①阳旦:此指阳旦汤证,亦即桂枝汤证;②本条原文是对第 29 条原文的解释。故不再详解。

第二章

辨太阳病脉证并治中

第一节　葛根汤证及其由表入里的转变

本节 4 条原文论述 4 个证候,项背强几几的太阳病葛根汤证、兼自下利的太阳阳明合病葛根汤证、兼呕吐的太阳阳明合病葛根加半夏汤证与表证攻下后利遂不止的葛根黄芩黄连汤证。以上四证体现了由表入里的转变。

第一　葛根汤证

[原文]

太阳病,项背强几几,无汗恶风,**葛根汤**主之。(太阳病中篇第 31 条)

葛根四两　麻黄三两,去节　桂枝二两,去皮　生姜三两,切　甘草二两,炙　芍药二两　大枣十二枚,擘

上七味,以水一斗,先煮麻黄、葛根,减二升,去白沫,内诸药,煮取三升,去滓,温服一升。覆取微似汗,余如桂枝法将息及禁忌。诸汤皆仿此。

太阳与阳明合病者,必自下利,葛根汤主之。(太阳病中篇第 32 条)

太阳与阳明合病,不下利,但呕者,**葛根加半夏汤**主之。(太阳病中篇第 33 条)

葛根四两　麻黄三两,去节　甘草二两,炙　芍药二两　桂枝二两,去皮　生姜二两,切　半夏半升,洗　大枣十二枚,擘

上八味,以水一斗,先煮葛根、麻黄,减二升,去白沫,内诸药,煮取三升,去滓,温服一升。覆取微似汗。

[发微]

(一)主旨

论述葛根汤证与葛根加半夏汤证的 3 种证治。

(二)证候分析

葛根汤证在太阳病表证中是一个很不典型的证候。原文记载的症状比较简单,发热是太阳病的常见症,本证热象不明显,故而被省略,但并非本证体温不高。项背强几几曾见于桂枝加葛根汤证,无汗恶风则与桂枝汤证不符,而接近于麻黄汤证。项背强几几,病邪已侵入筋肉,较之邪在皮毛,略有深入。发热无汗作为本证的主症而论则本证基本上属于太阳病伤寒证之列,治疗应以发散风寒为主。

（三）方药分析

本方方名葛根汤，一般认为葛根是本方的主药。但葛根在本方中的作用是全面而并非突出。葛根有一定的（辛凉）解表作用，又有较好的清热作用，还有可靠的舒缓肌肉的作用。此外，葛根还有升阳气以治腹泻的功能。本方麻黄与桂枝相配，是发散风寒的主要药对，其用量与麻黄汤中麻桂的用量相同，可见本方有较强的解表之力。但本方又配用芍药二两，虽然减缓了本方的解表功能，但增加了本方的清热作用，而芍药与甘草相配又增强了舒缓肌肉的作用。总之，本方是一首以发散风寒、解表退热为主的综合性多功能的方剂。本方虽有剂量相等的桂枝与芍药同用，由于方中有足量的麻黄，因此，不能认为本方有桂枝汤那样的调和营卫的功能。

［医案医话选］

（一）葛根汤治疗太阳阳明同病

马某，男。形寒畏冷，遍身骨楚，头项强痛，泛泛作恶，小溲短少，脉紧急，苔白腻。太阳阳明两经同病，急与葛根汤散其寒邪，不致缠绵是幸。

粉葛根一钱五分，桂枝五分，麻黄五分，茯苓三钱，炒谷芽三钱，姜半夏三钱，佩兰一钱五分，陈皮一钱五分，炒香豉三钱，煨姜二片。1 剂。

昨进葛根汤，得汗甚多，头项痛、骨楚均舒，作恶已止，身热头眩，口干欲饮，脉弦数，苔薄腻黄，舌质红。太阳之邪已解，阳明之热内炽。今与桂枝白虎……（方药从略）（《孟河四家医集·丁甘仁医案·痉症案》）

（二）葛根汤加味治外感误用攻下

某男，30 岁。伤寒二候未解，今仍发热恶寒，头项强痛，六脉浮紧，舌苔薄白。误服大量芫花，利下不止，日行 3~6 次……宜用葛根汤发汗解表，升津舒筋。葛根 15g，桂枝 8g，白芍 10g，炙草 6g，生姜 10g，麻黄 6g，白术 18g，党参 15g，山药 30g，大枣 10 枚。此方连服 3 剂而瘳。（《伤寒论方证辨析与新用》）

（三）葛根加半夏汤治外感泄泻

病人男性，22 岁。前日暴食西瓜及酒菜，食后假寐乘凉，夜间即泄泻水样便，一夜 6 次兼有呕吐。迄今 2 日吐泻未止。发热 39℃，恶寒，头痛腰痛，项背强急，口渴喜饮，无汗，舌苔薄黄微燥，脉浮数，腹硬满拒按。虽有里证，当先解表。

葛根 15g，麻黄 10g，桂枝 6g，芍药 10g，炙甘草 10g，生姜 10g，红枣 12 枚，半夏 10g。

二诊：昨日上午服药 2 次，下午 3 时测体温 37.5℃，泄泻已止，仅感腰尚疼痛，其余各症均除。舌苔薄黄，不渴，热退净。前方去半夏，剂量减半，再服 1 剂，

痊愈。(《伤寒论方运用法》)

(四)汉方医论葛根汤的适应证

包括:①感冒、流感、肺炎、丹毒、扁桃体炎、中耳炎等热性病的初期;②肠炎初期;③轻症假性脑膜炎、脊髓空洞症、小儿阵发性痉挛;④哮喘、神经痛、风湿、夜尿症。(《汉方概论》)

第二　葛根黄芩黄连汤证

[原文]

太阳病,桂枝证,医反下之,利遂不止,脉促(脉率快)者,表未解也;喘而汗出者,**葛根黄芩黄连汤**主之。(太阳病中篇第34条)

葛根半斤　甘草二两,炙　黄芩三两　黄连三两

上四味,以水八升,先煮葛根,减二升,内诸药,煮取二升,去滓,分温再服。

[发微]

(一)主旨

下利表证未解与表证已解的比较及葛根黄芩黄连汤证的证治法药。

(二)桂枝汤证误用下法之后的变证的比较

本条原文叙述的是桂枝汤证误用下法之后的变证,虽然都有比较严重的下利,但证情有表里寒热的明显不同,应仔细辨证。虽然脉率较快,提示体温较高,但太阳风寒表证未罢,虽有下利,治疗仍宜以辛温解表为主,可按原文第32条太阳与阳明合病的治法,用葛根汤。如果出现"喘而汗出",提示肠胃里热炽盛,即使有表证也很轻微。里热上熏于肺也会出现气喘,汗出热不退提示表证已罢,宜改用葛根芩连汤治疗,以清肠胃里热为主,适当照顾表证。

(三)葛根黄芩黄连汤方的配伍与功能

方中葛根,用量最大,具有甘平清热、升脾阳以治下利及解肌透发的作用,无疑是本方的主药。但是,黄芩与黄连的作用绝对不能忽视。二药的用量合计为六两,从治疗下利的作用而论,是强于葛根的。当然,葛根与芩连虽然都能治疗下利,但其作用机制是有明显不同的,甚至可以说是对立的。葛根是甘平而润,升脾胃之阳气;芩连是苦寒而燥,降胃肠之湿热(黄芩黄连的这种作用也可以称为"坚阴",阴是指肠胃)。本方四味药,黄芩、黄连与葛根、甘草相配,显然是为了减少黄连、黄芩苦燥伤阴的副作用。方中甘草的作用也不仅仅是调和诸药,因甘草甘平,守中缓急,故对下利也有一定的治疗作用。可见,方中四味药,各以其不同的机制达到治疗下利之目的,而又通过配伍减少其副作用。这是仲景方配伍用药的精妙之处。

（四）对葛根解表作用的认识

古人强调葛根的解肌作用而不言其发汗，葛根能解热而发汗作用轻微。与麻黄、桂枝比较，不仅在于平性与温性之异，还在于解肌与发汗之别，临床上不能用葛根代替麻桂的发汗解表作用。虽然有许多注家认为本方是表里双解，具有辛凉解表的作用。但是，温病学家既不善用葛根，更加慎用芩连，所以本方与温病学派所提倡的以桑菊饮、银翘散为代表方的辛凉解表法是有明显区别的。温病学派是不敢轻易应用性升、味苦的药物的。

（五）本方何以能用大剂量的葛根

一是葛根性平无毒，可以大量应用；二是葛根对本证有多方面的作用，扩张皮肤血管，解肌退热，缓解平滑肌痉挛而治腹泻；三是减少黄连苦燥伤阴的副作用，所以宜用大剂量。

［医案医话选］

（一）桂枝汤、麻黄汤、葛根汤三方主症的比较

恶寒为太阳主症，不恶寒为阳明主症，仲景于此分之最严。恶寒而无汗用麻黄，恶寒而有汗用桂枝，不恶寒而有汗且恶热者用葛根。阳明之葛根即太阳之桂枝也，所以达表也。葛根黄芩黄连汤中之芩连，即桂枝汤中之芍药也，所以安里也。桂枝协麻黄治恶寒之伤寒，葛根协芩连治不恶寒之温热，其方为伤寒温病之分途，任后人审其病之为寒为热而分用之。尤重在芩连之苦不独可降可泻，且合苦以坚之之义，坚毛窍可以止汗，坚肠胃可以止利，所以葛根黄芩黄连汤又有下利不止之治，一方而表里兼清，此则药借病用，本不专为下利设也。乃后人视此方若舍下利一症外，更无他用者何也！（《医学衷中参西录·医论》）

（二）葛根黄芩黄连汤能治肺热

在这一病变过程中，里证是以阳明病为中心，症见下利呕吐，是为肠胃受病，然从经络角度看，肺与大肠相为络属，病变可互相影响，如第34条所述下利而兼喘，临床亦可表现为以肺热为主，症见喘咳、痰稠或兼有下利，葛根黄芩黄连汤仍为适用方剂。（《伤寒经纬·辨太阳病脉证并治中》）

（三）葛根黄芩黄连汤加味治小儿消化不良泄泻

李幼。平素人工营养，消化最易障碍，今便溏日十数行，色绿质黏，色绿当予葛根黄芩黄连汤，质黏当予痛泻要方。葛根9g，姜连1.2g，炒白芍12g，黄芩6g，陈皮6g，炒防风9g，焦白术12g，陈红茶6g。（《章次公医案·儿科》）

（四）葛根黄芩黄连汤加味治中毒性菌痢

幼女，6岁。昨夜发热，口渴，呕吐，嗜睡，肛温40℃，急诊入院……今日仍高热不退,嗜睡,谵语,失水面容,轻度痉厥,一日一夜无大便,细询其家属,知昨日上午吃过进口葡萄干。腹诊,右下腹压痛明显,灌肠化验大便,有大量脓细胞、红细胞,疑为中毒性菌痢。大便培养分离到痢疾杆菌。舌绛苔黄腻,脉沉细,手指不温,肌肤胸腹灼热。中医诊为邪热内陷,急予葛根芩连汤加味:葛根 12g,黄芩 6g,黄连 5g,甘草 6g,生大黄 3g,服 1 剂。另加清心开窍丸药 1 粒,化服,饮以西瓜汁。

二诊:昨夜服中药两煎后清醒,大便两次,肛温 38℃,索饮水,手指温,能进食流质。续服上方 1 剂,停用丸药。药后热退出院。(《伤寒论方运用法·泻心汤类方》)

第二节　麻 黄 汤 证

本节 3 条原文论述麻黄汤证的主症、可能出现的伴有症以及太阳病表证病程虽较长,但可能仍属麻黄汤证。

[原文]

太阳病,头痛发热,身疼腰痛,骨节疼痛,恶风无汗而喘者,**麻黄汤**主之。(太阳病中篇第 35 条)

麻黄三两,去节　桂枝二两,去皮　甘草一两,炙　杏仁七十个,去皮尖

上四味,以水九升,先煮麻黄,减二升,去上沫,内诸药,煮取二升半,去滓,温服八合。覆取微似汗,不须啜粥,余如桂枝法将息。

太阳与阳明合病,喘而胸满者,不可下,宜麻黄汤。(太阳病中篇第 36 条)

太阳病,十日以去,脉浮细而嗜卧者,外已解也。设胸满胁痛者,与**小柴胡汤**。脉但浮者,与麻黄汤。(太阳病中篇第 37 条)

柴胡半斤　黄芩　人参　甘草炙　生姜各三两,切　大枣十二枚,擘　半夏半升,洗

上七味,以水一斗二升,煮取六升,去滓,再煎取三升,温服一升,日三服。

[发微]

(一)主旨

麻黄汤证的主症与证候虽略有兼夹或病程虽然较长,但仍宜用麻黄汤的辨证。

（二）麻黄汤证的基本病机与主要见症

麻黄汤证是典型的风寒束表、卫阳被遏的证候,是经常发生在多种外感病早期的证候。其临床主要见症有发热、恶寒(或恶风)、无汗。此外,常伴有比较明显的头痛、身痛、腰痛、骨节疼痛,这是寒邪阻滞营气所致;还可能伴见气喘,这或由风寒之邪束肺,肺气不宣所致,或由发热较高间接影响肺气的正常宣肃所致。麻黄汤证常见于外感病的早期,极易发生变证,须加注意。如有上述诸症之外的症状出现,应仔细进行辨证;如上述 8 个主要见症中,某一个症状特别严重,如发热过高、严重寒战、腰痛拒按、骨节红肿活动受限等也应重视,以免误诊误治。

（三）麻黄汤证的病程

麻黄汤证发生在外感病的早期,可能很快就会发生传经变化。麻黄汤证在临床上延续时间的长短不一,短的数小时就发生传变,长的可以延续一经(六日)或一经以上,证情仍属风寒束表,仍见发热恶寒无汗,仍可用麻黄汤发汗解表。但这种情况比较少见,临床表现多不典型,辨证用药须加慎重。原文第 37 条就是指的这种证候,病程已经超过 10 日,经过脉症辨析,排除了入里化热成为小柴胡汤证,也不是邪去正虚病将痊愈,才能确诊为风寒表证未罢(原文脉浮表示表证尚在,但浮提示只有表证),才可以用麻黄汤发汗解表。

（四）为什么目前临床上较少应用麻黄汤

麻黄汤证在外感病早期是经常发生的证候,但目前临床上却较少应用麻黄汤,其原因有以下三个方面:一是目前中医临床以门诊为主,中医病房慢性病较多。外感病早期出现麻黄汤证时,大多自购西药解热药或去急诊用西药治疗,中医用麻黄汤的机会就少了。二是中医学生开始学医时过多地接受误用辛温发汗造成严重变证的教育,因此,不少中医即使碰到麻黄汤证也不敢用麻黄汤治疗。实际上,外感病早期发热恶寒,变化很多,一时难以作出明确的诊断,用药是有不少困难。因此,过去中医界有"伤寒难看开头,虚劳难看末尾"的说法。三是目前有些青年中医既缺少正确应用麻黄汤的授业,又缺少实际应用麻黄汤的经验,即使碰到麻黄汤证也不会用麻黄汤去治疗。

（五）是否稍有热象便非麻黄汤证,便不可用麻黄汤辛温解表

麻黄汤证是风寒束表所致,属于表寒证,临床表现以寒象为主,这是没有疑问的。临床上确实也有发热无汗,体温虽高但只感到恶寒,并无热感,面色苍白,口不渴的麻黄汤证,但并非稍有轻微热象便是化热入里,如发热恶寒无汗的病人,或见颜面发红,或诉怕热,欲揭衣被,或有轻度心烦,或轻度咽红,或伴有荨麻疹,或血白细胞计数略为偏高,经过仔细辨证,排除禁忌,仍可按麻黄

汤证论治,可以适当加味变化。

(六) 麻黄汤方的分析

麻黄汤中以麻黄为主药,辛温发汗解表,宣肺平喘。桂枝温通卫阳,协助麻黄解表。单用麻黄也有发汗作用,配以桂枝可以加强其发汗作用,因此一般认为麻黄汤是辛温发汗的重剂。甘草有多方面的辅助作用:①协助桂枝辛甘通阳;②以其甘平之性减少麻桂的辛燥;③润肺化痰止咳。杏仁能协助麻黄宣肺平喘。麻黄汤中麻黄、桂枝、甘草、杏仁这四味药的配伍,完全符合"君臣佐使"这一方药配伍的理论。

(七) 麻黄汤方证与桂枝汤方证的比较

麻黄汤证与桂枝汤证并不是两个完全对立的证候,二者是同多异少。两个方剂也有共同之处。麻黄汤证与桂枝汤证都是太阳病表寒证(主要是初起阶段),都有风寒束表、卫阳被遏这一病机,都有发热恶寒这一主症。所不同的是,麻黄汤证因卫阳被遏的同时有营阴被郁而无汗,桂枝汤证则因营气内守功能不足而微微有汗。此外,恶风与恶寒、脉缓与脉紧、身痛的轻重、喘咳的有无是量的差别,不是质的不同,对辨证均有参考意义,而发热的高低也有一定的参考价值。麻黄汤与桂枝汤方中均有桂枝配甘草这一药对,用于宣通卫阳、发散风寒。麻黄汤中麻桂相配且重用麻黄,辛温之性、发汗之功均明显强于桂枝汤,还能解除营气之郁滞。桂枝汤中桂枝甘草药对与芍药甘草药对同用,在宣通卫阳的同时又能加强营气的内守功能,这是麻桂二方的主要不同之处。麻黄汤中用麻杏相配宣肺平喘,桂枝汤无此功能,二者是有无之别,没有对比意义。

(八) 麻黄汤中麻黄的剂量

临床上畏忌用麻黄汤者有之,或有虽用麻黄汤而麻黄之用量极小(一般为3g左右)者,而《伤寒论》中原用剂量颇大,根据作者的考证,麻黄汤原方麻黄的剂量为46.875g,先服1/3,药后汗出热退,可停下一服。二者的差距较大。近年有临床报道提出,小儿用麻黄汤原方的剂量:1~3岁儿童四味药各6g,4~7岁儿童各8g,8岁以上儿童各10g。分2次服。本人认为,成人用麻黄汤,方中麻黄的剂量可增加至15g,与《伤寒论》原方的剂量接近,供参考。至于近人有报道用特大剂量麻黄治疗类风湿关节炎[辽宁中医杂志,1984(7):29],又当别论。

[医案医话选]

(一) 麻黄汤加味治感寒发热

魏男。热骤然而起,无前驱症,腰腿剧痛,苔白薄满布,非温散不可。

生麻黄 3g,川桂枝 5g,羌独活各 6g,秦艽 9g,西河柳 9g,杏仁泥 12g,粉甘草 3g,六曲 9g。(《章次公医案·内科》)

(二)张锡纯论麻黄汤加减

1. 麻黄加知母汤　原方止此四味(麻黄、桂枝、甘草、杏仁),而愚为加知母者,诚以服此汤后,间有汗出不解者,非因汗出未透,实因余热未清也。佐以知母于发表之中,兼寓清热之意,自无汗后不解之虞。此乃屡经试验,而确知其然,非敢于经方轻为加减也。(《医学衷中参西录·治伤寒方》)

2. 麻黄汤加黄芪　上所论者,麻黄汤原宜加知母矣。而间有不宜加者,此又不得不斟酌也。间有其人阳分虚者,又当于麻黄汤中加补气之药助之出汗。

一人年近四旬,身体素羸弱,于季冬得伤寒证,医者投以麻黄汤,汗无分毫,求为诊治,其脉似紧而不任重按,遂于麻黄汤中加生黄芪、天花粉各五钱,一剂得汗而愈。

一人亦年近四旬,初得外感,经医甫治愈,即出门做事,又重受外感,内外俱觉寒凉,头疼,气息微喘,周身微形寒战,诊其脉六部皆无,重按亦不见,愚不禁骇然,问其心中除觉寒凉外别无所苦,知犹可治,不至有意外之虑,遂于麻黄汤原方中为加生黄芪一两,服药后六脉皆出,周身得微汗,病遂愈……此二证皆用麻黄汤是不宜加知母,宜加黄芪者也。(《医学衷中参西录·太阳病麻黄汤证》)

3. 吐血宜去桂枝　麻黄汤证,若遇其人素有吐血病者,虽时已愈,仍宜去桂枝以防风二钱代之,再加生杭芍三钱。(《医学衷中参西录·太阳病麻黄汤证》)

(三)麻黄用量因时、因地、因人细为斟酌

按古之一两约折为今之三钱,且将一次所煎之汤分作三剂,则一剂之中当有麻黄三钱。然又宜因时、因地、因人细为斟酌,不必定以三钱为准也。如温和之时,汗易出少用麻黄即能出汗。严寒之时,汗难出必多用麻黄始能出汗,此因时也……南方所出医书有用麻黄不过一钱之语。至黄河南北,用麻黄约可以三钱为率。至东三省人……将麻黄加重始能得汗,此因地也。至于地无论南北,时无论寒燠,凡其人之劳碌于风尘,与长居屋中者,其肌肤之厚薄强弱原自不同,即其汗之易出不易出,或宜多用麻黄,或宜少用麻黄,原不一致,此因人也。用古人之方者,岂可胶柱鼓瑟哉!(《医学衷中参西录·医论》)

(四)麻黄汤治疗小儿发热

用麻黄汤治疗小儿发热 167 例,总有效率 94%。38~39℃者 134 例,39℃以上者 33 例。血白细胞正常者 89 例,1.1×10^9/L 以上者 65 例。伴有扁桃体肿大者 44 例,腮腺肿大者 4 例,有荨麻疹者 4 例,有咳嗽者 9 例,有鼻衄者 4 例。

中医分为三型:发热恶寒型、发热恶热型、发热不恶寒不恶热型。三型均发热无汗、口不渴、脉浮数。麻黄汤中四味药的用量:1~3 岁各 6g,4~7 岁各 8g,8 岁以上儿童各 10g。[李凤林,刘广芳.麻黄汤治疗小儿发热一六七例疗效观察.新中医,1985(9):28]

(五)麻黄汤与桂枝汤药理作用的比较

麻黄汤降低兔肛温作用较缓慢,而桂枝汤降低兔肛温作用迅速而强大;麻黄汤对正常小鼠皮肤温度影响快,而桂枝汤则慢。[田安民,蔡遂英,张玉芝,等.麻黄汤与桂枝汤药理作用的比较.中医杂志,1984(8):63]

第三节　麻黄汤证的兼证

本节 4 条原文包括麻黄汤证的两个兼证——大青龙汤证与小青龙汤证。前者为风寒束表严重,可能化热入里,或兼有水饮;后者为风寒束表兼肺有寒饮。

第一　大青龙汤证

[原文]

太阳中风,脉浮紧,发热恶寒,身疼痛,不汗出而烦躁者,大青龙汤主之。若脉微弱,汗出恶风者,不可服之。服之则厥逆,筋惕肉眴(肌肉跳动),此为逆也。**大青龙汤**方。(太阳病中篇第 38 条)

麻黄六两,去节　桂枝二两,去皮　甘草二两,炙　杏仁四十枚,去皮尖　生姜三两,切　大枣十枚,擘　石膏如鸡子大,碎

上七味,以水九升,先煮麻黄,减二升,去上沫,内诸药,煮取三升,去滓,温服一升,取微似汗。汗出多者,温粉粉之。一服汗者,停后服。若复服,汗多亡阳遂一作逆虚,恶风烦躁,不得眠也。

伤寒脉浮缓,身不疼但重,乍有轻时,无少阴证者,大青龙汤发之。(太阳病中篇第 39 条)

[发微]

(一)主旨

大青龙汤证的主症、禁忌。见症虽略有变化而主症未变,仍可用大青龙汤的辨证。

（二）掌握大青龙汤证的主症与病机

第 38 条原文提出了大青龙汤证的 6 个症状,第 39 条原文又提出了 4 个不同的脉症,两相核对,可以清楚看出,大青龙汤证脉象不一定是浮紧,也可以是浮缓。不一定有身疼痛,也可以不痛,只有身重。发热不一定是持续高热,也可以发热时高时低。经过对比可以看出,大青龙汤证必见的主要脉症是发热恶寒,无汗,烦躁,脉浮而有力。其基本病机是风寒外束、营卫被郁、阳郁有化热之象。

（三）大青龙汤证中烦躁一症的分析

太阳病上篇第 4 条原文指出,太阳病表证出现烦躁提示证情有由表入里的传变。但大青龙汤证中的烦躁,只是体表阳气(卫阳)被寒邪所郁而致,只是化热入里的一种趋势,尚未完全化热入里,基本上仍属于表证范围。治疗应该及时解表发散风寒,适当照顾郁热,不宜过用寒凉。从临证角度看,大青龙汤证的烦躁是由高热引起的,高热无汗会影响心神,出现烦躁不安,甚至谵语,汗出热退就会消失。这种烦躁与热入阳明、热入营血或阴证虚寒所出现的烦躁有明显的轻重之异。由此可以悟出寒邪侵袭可以损伤人体的阳气而出现虚寒之证,也可以郁遏阳气而出现发热恶寒或烦躁不安等热象。

（四）第 39 条原文中脉缓、身不痛但重与发热乍有轻时的分析

脉缓、身重是大青龙汤证兼有水气的表现。大青龙汤有宣肃肺气,通阳化水的功能,适当加入行水化湿药也是可以的。《金匮要略·痰饮咳嗽病脉证并治》有"水在脾,少气身重"及"病溢饮者,当发其汗,大青龙汤主之,小青龙汤亦主之"的原文,近年也有用大青龙汤治疗水气病的报道。发热时轻时重未必是病情好转,提示病情比表证加重的可能很大,如阳明腑证的日晡潮热、营分证的日轻夜重,证情都较为严重。为了防止出现严重的入里化热证候,宜用大青龙汤及时发汗退热。可见临证应用大青龙汤不必拘泥于脉之紧与缓、身痛之有无。

（五）大青龙汤方的配伍与剂量、作用与副作用

一般简单的看法,大青龙汤就是麻黄汤加石膏,这个看法没有错,从药物组成来看,主要是这五味药。但大青龙汤中麻黄的剂量是麻黄汤中的 2 倍,其辛温解表、发散风寒的力量明显增强。大青龙汤中所加的石膏的剂量,在《伤寒论》中属于中等偏小的剂量,为白虎汤中石膏剂量的 1/4,麻杏甘石汤中石膏剂量的 1/2。这一加一减是大青龙汤的配伍特点,体现了《伤寒论》与《黄帝内经》中的治疗思想是"先表后里""火郁发之"。大青龙汤证风寒束表严重,阳郁化热较轻,应该以解表为主,适当照顾清热。选择清热药,应避免苦寒直折

如黄连、龙胆之类,方中选用辛寒的石膏,有解肌作用,能使郁热外达,符合"火郁发之"这一治疗大法。这样的剂量与配伍,使大青龙汤具有迅速发汗解热的效能,同时又能解除郁热导致的烦躁。但是大剂量的麻黄也容易产生副作用。麻黄功能发越阳气,使人体阳气向上向外升散,阳气发越过分,可能出现两个方面的副作用:一是汗出过多损伤阳气,甚至汗多亡阳;二是阳气亢盛,出现烦躁、失眠,甚至抽筋。现代药理学发现,麻黄能升高血压、兴奋心脏、兴奋中枢神经。原文大青龙汤方后具体说明了这些副作用。因此,脉象微弱的平时畏寒多汗的阳虚病人与平时头晕、易怒、血压偏高的阳亢病人是禁用大剂量麻黄的,当然也就禁用大青龙汤原方。

(六)同是大青龙汤证,为什么原文第38条说是"中风",而第39条说是"伤寒"

对这个问题,方有执在《伤寒论条辨》中提出了"风伤卫,寒伤营,风寒两伤营卫"的学说,认为大青龙汤证属于风寒两伤营卫的证候。后人对此颇多不同看法,我对此说也曾持有异议,认为将风邪与寒邪割裂,不符合临床实际。现在看来,方氏之说有一定道理,它反映了营卫强弱可以转化,这一点对临床辨证有指导意义。原是营弱卫强的桂枝汤证复感寒邪,可以转化为营郁卫强的麻黄汤证或大青龙汤证;原是麻黄汤证经解表治疗之后,余邪未尽,营卫未和,可以转化为桂枝汤证。可见,前人的理论并不全是空洞的,结合实际进行探讨将有助于临床辨证论治水平的提高。

[医案医话选]

(一)论大青龙汤证条文原为温病论治

细思此节之文(原文第39条),知所言之证原系温病,而节首冠以伤寒二字者,因中风、温病在本书(指《伤寒论》)之定例,均可名为伤寒也……由此观之,是此节原为治温病者说法,欲其急清燥热以存真阴为先务也。至愚用此方治温病时,恒以薄荷代方中桂枝,尤为稳妥。(《医学衷中参西录·医论》)

(二)论温病学家对大青龙汤的化裁——合辛温与辛凉于一剂

温病学家师其法,化裁加减以治温病,发展新方甚多。其著者如刘河间之防风通圣散……陶华之三黄石膏汤……吴鞠通之银翘散,用豆豉、薄荷、荆芥代麻黄,用大力子、桔梗代杏仁,用苇茎、银花、连翘、竹叶代石膏,去桂枝、姜、枣。(《伤寒论方运用法·麻黄汤类方》)

(三)大青龙汤加味治小儿肺炎

白某,女,1岁。患儿出生后反复感染肺炎……此次发作,病已3日,发热,咳嗽,气急鼻扇,痰鸣。体温39.8℃(肛),急性病容,面色较苍白,肢冷,神委,环口青紫明显,极度烦躁,气促鼻扇,呼吸 40~50 次/min,心率 160 次/min,两肺密布细湿啰音及捻发音,肝在肋下约 3cm,舌苔薄白,脉细滑。诊断:毛细支气管炎,喘息型肺炎。风邪闭肺,痰浊中阻。治拟疏风宣肺豁痰。

麻黄 9g,杏仁 9g,甘草 9g,桂枝 9g,白芍 5g,石膏 30g,白芥子 9g,莱菔子 9g,葶苈子 18g,前胡 9g,防风 15g,姜半夏 15g,苍耳子 6g,桔梗 3g,夏枯草 15g,生姜 9g,大枣 4 枚。2 剂。热已降,咳减,气急鼻扇已平。苔白脉滑数,两肺啰音减少,但夜寐不安。再予宣肺豁痰。上方去夏枯草,加黄芩 9g、磁石 30g、夜交藤 30g,5 剂。三诊又用前方加减 7 剂而愈。(《历代名医医案精选·王玉润医案》)

(四)大青龙汤治痰饮化热

周,二十二岁。正月初七日。六脉弦紧,右脉沉取洪大。先从腰以上肿,舌白滑,喘而咳,无汗,从温饮例之大青龙法减甘药,为其重而滞也。

生石膏末一两,杏仁(去皮,留尖)五钱,桂枝五钱(炙),甘草二钱,细辛二钱,大枣(去核)二枚,麻黄(去节)六钱,生姜三钱。

煮成三杯,先服一杯,覆被令微汗佳,得汗即止后服,不汗再服第二杯,如上法。

十一日,溢饮,脉紧无汗,喘咳浮肿,昨用大青龙汗出肿消,喘咳减。与开太阳合阳明法。(《吴鞠通医案·痰饮》)

(五)大青龙汤治外感风寒肺有郁热证

病人男性,28 岁。体温 39.5℃,虽值炎暑,裹被单仍恶寒,肌肤干燥,烦躁不得眠,扬手掷足,频呼周身骨痛,胸口不适,头项强痛,不能转侧,渴喜热饮,面色赤,痰色白而质稠黏,咳不畅,口淡,舌苦尖白根薄黄,脉浮数有力,大便 3 日未行。方用:生麻黄 12g,桂枝 6g,杏仁 10g,炙甘草 6g,生石膏 30g(先煎),生姜 6g,红枣 12 枚。服 1 剂。上午 10 时服头煎,1 小时后汗出渐多,头面如蒸,衫裤尽湿,去盖身之被单,汗出渐减,停服二煎。夜安睡,晨醒,各症如失。(《伤寒论方运用法·麻黄汤类方》)

(六)大青龙汤加味治溢饮肺部感染

男孩,3 岁。半月前身发湿疮。某日,天气闷热,在户外玩耍,忽大风转凉,因而受寒。次日,湿疮收,发热,咳嗽。服中药数剂,无效。几日后,面目逐渐浮肿,气喘不得卧。头面目、四肢及阴囊均浮肿,腹膨有鼓水音,发热(肛温 39℃),无汗,厌食,烦渴,上气喘咳,不得平卧,颈间脉跳动显著,小便涩……舌苔白,舌尖红,脉沉弦而数。此风寒致湿疮内攻之溢饮,宜大青龙汤。为防虚,加防己、黄芪:生麻黄 6g,桂枝 3g,杏仁 6g,炙甘草 3g,生石膏 12g,先煎生姜

3g,红枣 12 枚,黄芪 10g,木防己 10g。服 1 剂。

二诊:服药后,从夜至晨,全身不断汗出,衣衫尽湿。药后 3 小时即见小便畅通,量多,一夜五六次,大便 2 次,咳喘除,能平卧,腹转松,全身浮肿消去大半……改方用(五苓散加味):猪苓 12g,赤苓 12g,泽泻 10g,生白术 12g,桂枝 6g,白芍 6g,知母 10g,木防己 10g。服 2 剂。又用黄芪 10g,红枣 10 枚,每日煎汤服之,调理 1 周而愈。(《伤寒论方运用法·麻黄汤类方》)笔者注:本证可能是急性肾炎。

(七)大青龙汤现代临床应用

主要用于治疗外感病,如流感、麻疹、肺炎、急性关节炎、急性肾炎等……翟氏以本方加附子治乙型脑炎 30 例,认为乙型脑炎患者有不少属太阳少阴并病,主症为壮热无汗,肢冷,舌润苔白,脉浮或细弱。(《伤寒经纬·辨太阳病脉证并治中》)

第二　小青龙汤证

[原文]

伤寒表不解,心下有水气,干呕发热而咳,或渴,或利,或噎,或小便不利、少腹满,或喘者,**小青龙汤**主之。(太阳病中篇第 40 条)

麻黄去节　芍药　细辛　干姜　甘草炙　桂枝各三两,去皮　五味子半升半夏半升,洗

上八味,以水一斗,先煮麻黄,减二升,去上沫,内诸药,煮取三升,去滓,温服一升。若渴,去半夏,加栝楼根三两;若微利,去麻黄,加荛花,如一鸡子,熬令赤色;若噎者,去麻黄,加附子一枚,炮;若小便不利,少腹满者,去麻黄,加茯苓四两;若喘,去麻黄,加杏仁半升,去皮尖。且荛花不治利,麻黄主喘,今此语反之,疑非仲景意。臣亿等谨按,小青龙汤,大要治水。又按《本草》,荛花下十二水,若水去,利则止也。又按《千金》,形肿者应内麻黄,乃内杏仁者,以麻黄发其阳故也。以此证之,岂非仲景意也。

伤寒心下有水气,咳而微喘,发热不渴。服汤已,渴者,此寒去欲解也,小青龙汤主之。(太阳病中篇第 41 条)

[发微]

(一)主旨

小青龙汤证咳与喘的辨证,以及不宜用麻黄的证候。小青龙汤方的配伍,麻黄、细辛的用法。

（二）小青龙汤证的辨证分析

小青龙汤证是由外感风寒而引起的水饮（痰饮）在肺的证候，简称"外寒内饮"；也就是慢性支气管炎或哮喘因外感风寒而发作，有发热恶寒、咳嗽气喘、咳痰稀白等症状，不是缓解期，也不是因继发感染而出现咳痰黄稠、舌红苔黄、发热恶热等痰饮化热的证候。可以说，在小青龙汤证之中，有一大部分是慢性支气管炎或哮喘的继发感染，但慢性支气管炎或哮喘的继发感染并不都是小青龙汤证。只有中医辨证属于外感风寒、肺有寒饮的才是小青龙汤证。

此外，应注意小青龙汤证是以咳嗽为主症，不是以气喘为主症的。咳而不喘的可以用小青龙汤，气喘为主症的要慎用小青龙汤，虚喘则不可用小青龙汤。《伤寒论》原文"若喘，去麻黄"就是指虚喘。还有一个容易被忽略的症状，剑突下即中上腹有痞闷感，也就是原文所说的"心下有水气"，古代所说的心下这个位置相当于剑突下及中上腹。这是肺有痰饮、肺气失于宣肃所致，有一定的辨证意义。

（三）小青龙汤的配伍

小青龙汤的配伍方法有 3 个层次的意义：

1. 包含了治疗痰饮咳嗽的 3 个基本方法　即辛以散之，用干姜、细辛散肺中之寒饮；酸以收之，用五味子收耗散之肺气；甘以缓之，用炙甘草缓肺气之冲逆。

2. 治疗寒饮的辛温升散与收敛和降相结合　即用干姜温散寒痰（适用于咳痰稀白者），用细辛温散风寒，温化水饮，止咳化痰。以上二味属于辛温升散。半夏温燥湿痰，和降肺胃之气（适用于痰多咳嗽，痰稠、口干者少用或不用），五味子敛肺气、纳肾气，能止咳定喘。以上二味属于收敛和降。

3. 既能治外感风寒又能治痰饮的四味药　麻黄与桂枝、甘草相配为麻黄汤的配伍法，桂枝与芍药、甘草相配是桂枝汤的配伍法，四味药合用可以温通阳气，发散风寒，治疗表证的发热恶寒，无汗或微微有汗均可应用，阳气虚而多汗者不宜。这四味药对痰饮也有治疗作用，麻黄能宣肺平喘祛痰，桂枝能通阳化饮、平降气机冲逆，芍药与甘草相配，通过柔肝缓急能平喘止咳，甘草能润肺止咳化痰。甘草在小青龙汤中有多方面的作用，通阳解表，温化痰饮，缓急平喘与润肺化痰止咳，不要简单地认为仅仅是调和诸药而已。总之，小青龙汤方的药物配伍是比较复杂而有精深意义的。

（四）小青龙汤方的药物剂量问题

在《伤寒论》原文中，小青龙汤 8 味药中麻黄、桂枝、芍药、甘草、细辛、干姜 6 味药的剂量都是三两，半夏用半升，约重 42g，五味子也用半升，约重 38g，均接近三两。近年有报道称,用小青龙汤,8味药的剂量以等量效果最好。这8味药的用量也可根据证情做适当调整:痰多者重用干姜、半夏,新咳甚者重用细辛,久咳甚者重用五味子,痰多气急重用麻黄,外感有汗用炙麻黄,虚喘不用麻黄,外感无汗可去芍药,有哮鸣音宜重用芍药、甘草,咯血宜去桂枝。目前临床上大都畏用细辛与五味子,试看《吴鞠通医案》,五味子治痰饮的用量,小量用一钱,中量用三钱,最大量用六钱,一般略小于芍药、桂枝。张锡纯用小青龙汤,方中麻黄、桂枝各用二钱,五味子用一钱半。至于细辛的用量下文将专题分析。

（五）细辛的毒性与剂量问题

《名医别录》与《本草纲目》均言细辛辛温无毒,《神农本草经》未言有毒。近年药理研究证明细辛有毒。王智华报道［上海中医药杂志,1987（9）:2］:细辛的有毒成分为黄樟醚,有很强的挥发性。煎煮10分钟留存1/4,煎煮20分钟留存1/12,煎煮30分钟仅存1/50。按照一般中药煎药方法,药汁中黄樟醚残留量极微,已不足以引起中毒。而细辛的有效成分甲基丁香酚的挥发性较低,煎煮30分钟,含量虽减仍有治疗作用。由此可知《伤寒论》中将较大剂量细辛用于汤剂是合理的。细读仲景著作,没有一个散剂用细辛,只有一个蜜丸方(《金匮要略·腹满寒疝宿食病脉证治》中的赤丸)用微量细辛(细辛量为丸方全量的1/11),一次服用量仅为麻子大三丸,取效不再服,十分慎重。

（六）后世何以畏用细辛

可能由于宋代陈承《本草别说》中记载了服用细辛粉末致人死命之事。《本草纲目·草部·细辛》引用上书:"若单用末,不可过一钱,多则气塞不通者死。近年开平狱中曾治此,不可不记,非本有毒,但不识多寡耳。"后人没有注意"单用末"三字,连煎汤也不敢超过一钱,"细辛不过钱"之说传诵习成,混淆了细辛研粉吞服与煎煮服汤的剂量的区别。

（七）小青龙汤方后的简单解释

1. 口渴故去温燥的半夏,加生津润燥的天花粉(即瓜蒌根)。

2. 微利是大便稀溏而不爽,是肠道有水饮而气机不利。麻黄松弛肠道平滑肌,不利于流通肠道气机,故去麻黄,加荛花既能泻水饮又能通利肠道气机。

3. 噎是指老年痰饮,久病气虚,胸部阳气不利所致,故去麻黄而加温阳的附子。

4. 小便不利、少腹满是有小便而排尿不畅,乃气化失司,水饮停留下焦,多见于老年阳虚患者,故去麻黄而加茯苓。

5. 此喘是指虚喘,故应去麻黄,加杏仁平喘效力显然不足。

（八）关于莞花

《本草纲目·毒草类》莞花条气味栏载:苦寒有毒。发明栏中载:"[时珍曰]莞花盖亦芫花之类,气味主治大略相近。[宗奭曰]张仲景《伤寒论》以莞花治利者,取其行水也。水去则利止,其意如此。"芫花条气味栏载:"辛温有小毒。"主治栏载:"咳逆上气,喉鸣喘,咽肿短气。"

[医案医话选]

（一）小青龙汤治痰饮

某氏,内饮招外风为病,既喘且咳,议小青龙法。

桂枝三钱,麻黄(蜜炙)一钱,炒白芍一钱五分,干姜三钱,细辛八分,半夏三钱,炙甘草一钱五分,制五味一钱,茯苓块三钱。煮三杯,分三次服。

痰饮喘咳,前用小青龙业已见效,但非常服之品。脉迟缓,议外饮治脾法。(改用苓桂术甘汤加味)。

笔者按:《吴鞠通医案·痰饮》有 15 个医案用小青龙汤,但其中 13 个医案去麻黄、细辛,1 个医案单去麻黄,用小青龙汤全方者仅此一案。

（二）小青龙汤加味治痰饮哮喘

任男,痰饮并发哮喘,痰饮已成宿疾,哮喘则有时发作,多作于春秋气候剧变之时。上海地滨大海,尤易发作。此二者,皆少根治之法。今予小青龙汤。

生麻黄 6g,淡干姜 4.5g,细辛 3g,川桂枝 3g,杭白芍 9g,五味子 6g,姜半夏 9g,粉甘草 3g,炙紫菀 9g,远志 4.5g,白芥子 9g,白果 9 枚(去壳)。

二诊:加味小青龙汤两服后,气平,咯痰仍薄。治痰饮者当以温药和之(改用其他温化寒痰之剂)。(《章次公医案·咳喘》)

（三）小青龙汤治外感诱发眼病宿疾

病人女性,30 岁。(10 余年前有左眼红肿宿疾)5 日前淋雨湿身,次日见咳嗽,咳时牵引两胁及少腹作痛,痰稀薄如水,色白。前日起左眼羞明,视物不清,大眦赤脉侵睛,角膜表面失去光泽,混浊而粗糙,略有痛感,眼屎少……口淡不渴,舌苔薄白而滑,中微黄,脉浮弦。证系风寒外感,水饮内停,诱发眼病宿疾,宜先用小青龙汤治其外,后治宿疾眼病。生麻黄 10g,干姜 10g,细辛 10g,五味子 10g,法半夏 10g,桂枝 10g,芍药 10g,炙甘草 9g。服 1 剂。(笔者按:方中 8 味药的用量基本相同)

二诊:服药当日晚上见灯光不甚羞明,泪水减少,夜睡得微汗。今晨觉咳畅痰顺,视物清,角膜混浊程度亦减,续予原方 1 剂。共服 3 剂,各症除。(《伤寒论方运用法·麻黄汤类方》)

（四）小青龙汤之药性偏温，宜加石膏论

而外感痰喘之证又有热者十之八九，是以愚用小青龙汤三十余年，未尝一次不加生石膏。即所遇之证分毫不觉热，亦必加生石膏五六钱，使药性之凉热归于平均。若遇证之觉热，或脉象有热者，则必加生石膏两许或一两强。（《医学衷中参西录·医论》）

（五）汉方医论小青龙汤的主治

主治因感冒引发宿病的哮喘性咳嗽，可用于急性浮肿、哮喘性支气管炎、支气管哮喘、百日咳、肺炎、湿性胸膜炎、肾病综合征、急性肾炎、关节炎、结膜炎等。（《现代日本汉方处方手册·小青龙汤》）

第四节　解表发汗方的辨证选用

本节 15 条原文，对一些虽然同属于外感风寒表证，而证情各有区别的证候，用对比的方法，辨析其可发汗或不可发汗，宜用麻黄汤，或宜用桂枝汤，或应该小发汗。

第一　宜用桂枝汤解外的脉证

[原文]

太阳病，外证未解，脉浮弱者，当以汗解，宜**桂枝汤**。（太阳病中篇第 42 条）

桂枝去皮　芍药　生姜各三两，切　甘草二两，炙　大枣十二枚，擘

上五味，以水七升，煮取三升，去滓，温服一升。须臾啜热稀粥一升，助药力，取微汗。

太阳病，下之微喘者，表未解故也，桂枝加厚朴杏子汤主之。（太阳病中篇第 43 条）

笔者按：本条的证候与方药，已见前第一章第三节桂枝汤证兼证。此处按照下之后表未解如何辨证选方进行综合分析，故仅录条文，处方不再重复。

太阳病，外证未解，不可下也，下之为逆，欲解外者，宜桂枝汤。（太阳病中篇第 44 条）

太阳病，先发汗不解，而复下之，脉浮者不愈。浮为在外，而反下之，故令不愈。今脉浮，故在外，当须解外则愈，宜桂枝汤。（太阳病中篇第 45 条）

[发微]

（一）主旨

在不典型的太阳病表证中,辨证选择适宜用桂枝汤的证候。

（二）不典型的太阳病表证适宜用桂枝汤

本节4条原文均属太阳病,有表证存在,均宜桂枝汤,但证候都不典型。第42条脉象不典型,脉浮弱提示正气略有不足,与大青龙汤证脉浮紧不同,虽应解表,但不可用麻黄汤、大青龙汤一类方剂,只宜用桂枝汤。第43条太阳病已经用泻下法治疗,其表证已不典型,其喘亦非风寒束表或寒饮在肺所致,所以也不可用麻黄汤、大小青龙汤一类方剂,而宜用桂枝汤加味。第44条已有一定的较轻的里实证候,但表证未罢,按先表后里治则宜先解表,这也是不典型的表证,除非风寒束表十分明显,一般宜用桂枝汤。第45条太阳表证先经发汗,又经攻下,正气已有不足,表证虽然未罢,证候已不典型,只宜用桂枝汤解表。

（三）从前后对比中看本节4条原文的辨证意义

1. 不同的太阳表证的比较　在此之前,原文中所论述的太阳表证是各具有代表性的表证。如风寒外袭、营卫不和的桂枝汤证,风寒束表、项背筋肉紧张的葛根汤证,风寒束表、卫强营郁、肺气失宣的麻黄汤证,风寒束表、阳郁化热的大青龙汤证,风寒束表、肺有寒饮的小青龙汤证,都各有其特性,本节所述是没有明显特性的不典型的或正气略有不足的太阳表证,这样的证候适宜用桂枝汤治疗。

2. 不同证候的喘的比较　本章第一节至第四节,均有气喘一症,有很好的比较意义。一是第34条葛根芩连汤证的喘而汗出,是病邪由表入里化热,热壅肺胃而致的喘,大多伴有汗出。治宜清泄里热,热去喘自能平。二是第35条的麻黄汤证的喘,是由风寒束表、肺气失宣所致,用麻黄汤既能解散在表之风寒,又能宣肺平喘,最为确当。三是第40条与第41条的小青龙汤证的咳而微喘,这是既有风寒表证又有寒饮在肺所致的咳喘,宜用小青龙汤表里兼顾。本节第43条的喘比较轻浅,或有咳喘宿疾,因外感风寒而引发,或外感风寒证用攻下法治疗之后,影响肺气的正常宣肃,导致喘咳,治疗也无需重剂,用桂枝汤调和营卫以解外邪,加厚朴、杏仁理肺气以平喘止咳。各用一个字简要归纳这四种喘:第34条是热,第35条是表,第40条是饮,第43条是轻。

（四）用桂枝汤是否一定要有自汗出

本节4条原文所述之证候均用桂枝汤治疗,但均未明言自汗出,因之,值得提出用桂枝汤是否一定要有自汗出这一问题。综观《伤寒论》全书,用桂枝汤的条文 20 条。其中明言汗出者 8 条,未明言汗出者 12 条,明言用桂枝汤发汗者 7 条,太阳病上篇第 16 条明确指出"若其人脉浮紧,发热汗不出者"不可用桂枝汤。仅凭原文的归纳难以作出明确的答案。古代《伤寒论》注家虽然承认桂枝汤的功能是有汗能止、无汗能发,但并不认为桂枝汤证可能无汗。清代以来对此问题开始有新的临床实践,提出新的看法。在《临证指南医案》风门与风温门各有 1 例用桂枝汤的医案,没有明言有汗,并未将自汗出作为主要辨证依据。在《吴鞠通医案·伤寒门》中也有 3 例医案用桂枝汤而未明言有汗,其用法与叶天士相同。近代医家张锡纯认为桂枝汤证有时有汗有时无汗。现代医家张志民则认为桂枝汤证可以无汗(详见下文医案医话选)。综合以上意见,结合本人经验,本人认为桂枝汤证不一定要有自汗出,低热微恶寒而无汗也可以用桂枝汤。

[医案医话选]

(一)叶天士的 3 个未明言有汗的桂枝汤证

1. 沈,虚人得感,微寒热。参归桂枝汤加广皮。(《临证指南医案·风》)

2. 某,五二。复受寒邪,背寒,头痛,鼻塞。桂枝汤加杏仁。(《临证指南医案·寒》)

3. 某,阴虚风温,气从左升。桂枝汤加花粉、杏仁。(《临证指南医案·风温》)

(二)桂枝汤证非时时皆出汗

桂枝汤证之出汗,不过间有出汗之时,非时时皆出汗也,故必用药再发其汗,始能将外感之风邪逐出。(《医学衷中参西录·医论》)

(三)皮肤之润与燥,是麻黄汤证与桂枝汤证的鉴别要点

(桂枝汤证)所述各症,不必悉具。可不发热,可无显著的自汗症,但其人皮肤必潮润,麻黄汤证皮肤干燥无汗,这是一鉴别要点。(《伤寒论方运用法·桂枝汤类方》)

(四)汉方医论桂枝汤证的有汗无汗

桂枝汤证是表虚证,即病邪在体表而体质虚弱。因此,汗自出,多为平素体质虚弱之人。这样的病人伴有汗多,服用解热剂时,出汗更剧而汗不止,热度即使下降,但身体疲乏,很难痊愈。另外,从《伤寒论》中可看出,桂枝汤证也不一定有自汗出,此时温服桂枝汤,加盖被褥,使其微汗出为宜。因此,桂枝汤具有自汗时止汗,无汗时发汗退热,使病向愈的效果。此功用在《伤寒论》中被称为解肌。(《现代日本汉方处方手册·桂枝汤》)

第二　证情略变仍可用麻黄汤的证候

[原文]

太阳病,脉浮紧,无汗,发热,身疼痛,八九日不解,表证仍在,此当发其汗。服药已微除,其人发烦目瞑,剧者必衄,衄乃解。所以然者,阳气重故也。麻黄汤主之。(太阳病中篇第46条)

太阳病,脉浮紧,发热,身无汗,自衄者,愈。(太阳病中篇第47条)

伤寒脉浮紧,不发汗,因致衄者,麻黄汤主之。(太阳病中篇第55条)

[发微]

(一)主旨

麻黄汤证病程较长,已过一经,或出现衄血,如主症未变,仍可用麻黄汤。

(二)麻黄汤证的病程

麻黄汤证绝大多数出现于风寒外感的早期,或在早期得汗而解,或很快发生风寒之邪化热入里的传变。但也有少数病证病程虽然较长,超过一经或10日以上,但依然表现为发热恶寒无汗的麻黄汤证。此时,原则上仍可用麻黄汤治疗。这一点在《伤寒论》原文中有明确的记载。如第37条"十日以去"仍有可能用麻黄汤,本节原文第46条"八九日不解"也用麻黄汤,阳明病篇原文第231条"病过十日"也有可能用麻黄汤。这样的条文虽有三处,但是,我认为只是提醒临床时注意这一点,不要错过发汗而解的机会,而这种机会是不多的,只能偶而一用,不能连续使用。

(三)麻黄汤证同时见衄血或衄血之后,能否仍用麻黄汤

对这个问题,在《伤寒论》中有互相矛盾的原文。本节第55条原文指出,只要伤寒脉紧无汗,衄血之后仍可用麻黄汤。而第86条原文说:"衄家不可发汗。"因此,后世注家提出了许多不同看法:柯琴坚决不同意用麻黄汤,把第55条原文改成"伤寒脉浮紧者,麻黄汤主之。不发汗,因致衄"。大多认为在一定条件下可以用麻黄汤,主要条件为:①发热恶寒无汗的麻黄汤证仍存在;②根据脉象,脉紧者可用,脉微者不可用;③根据衄血的量,量少者可用,量多者不可用。有大量衄血用麻黄汤一服,汗出血止的古代医案。也有用麻黄汤治疗吐血脉浮紧而数,一服汗出而愈的医案。(《证治准绳·伤寒·衄》及《名医类案》)

近现代很少从临床实际讨论这个问题,上海市五官科医院曾对100例鼻衄进行中医辨证分析,大多是肝火肝阳(属于慢性病)占55例,有外感风热8例,没有1例是外感风寒。五官科医院是大医院,轻证外感风寒鼻衄,在家庭也能压迫止血,不会上大医院就诊,需要中医辨证论治的更少。因此少见专题报道。

[医案医话选]

鼻衄用麻黄汤 1 例:参议李某,山东人。鼻血如热汤注下……余诊之,六脉洪大,举指弦紧,以麻黄汤一服,汗出血止。又不谓夺血者无汗也。(《意庵医案·鼻血注下》)

第三 二阳并病可以小发汗

[原文]

二阳并病,太阳初得病时,发其汗,汗先出不彻,因转属阳明,续自微汗出,不恶寒。若太阳病证不罢者,不可下,下之为逆,如此可小发汗。设面色缘缘正赤者,阳气怫郁在表,当解之熏之。若发汗不彻,不足言,阳气怫郁不得越,当汗不汗,其人躁烦,不知痛处,乍(忽然)在腹中,乍在四肢,按之不可得,其人短气,但坐以汗出不彻故也,更发汗则愈。何以知汗出不彻?以脉涩(涩而有力)故知也。(太阳病中篇第 48 条)

[发微]

(一)主旨

二阳并病,虽有轻微的阳明见症,太阳病证未罢者,可以根据具体证情,选用"小发汗"方法治疗。

(二)对"先表后里"治则的分析

《伤寒论》中比较强调先表后里,后世注家更加强调,把病证的发展大多归罪于早用下法或清法。这是由于当时的医疗条件所限制,对某些病证的发展难以作出早期的诊断,难以确定用何种方药治疗复杂多变的里证。遇到外感初起,发热恶寒,表现为表证的病人,先以解表退热,观察其变化,待基本掌握里证的性质之后,再用相应的治里证的方药。这是过去所以强调先表后里的历史原因。后代,中药清热解毒方药增多了,产生了温病学说。现代,有了抗菌药物之后,遇到外感发热病证,比较重视里证的诊断与治疗。对中医来说,"先表后里"仍然是一个治疗原则,但重视的程度已有所降低。

(三)小发汗治法的选用

本条原文只提出了"小发汗"这一治法,没有提出方药。参照太阳病上篇第 23 条、第 25 条与第 27 条原文,本条"面色缘缘正赤"一证可以用桂枝麻黄各半汤或桂枝二麻黄一汤,"其人躁烦"者可用桂枝二越婢一汤。本条原文用较多文字描述病人烦躁的具体表现,可以用烦躁二字概括。

（四）对并病的讨论

1. 并病的概念　在外感病发展过程中，一经之病未罢，又出现另一经之病的见症，可以称之为并病。在《伤寒论》原文中，只有二阳并病（指太阳阳明并病，见本节第 48 条与阳明病篇第 220 条）与太阳少阳并病（太阳病篇第 142 条、第 150 条与第 171 条）。没有阳明少阳并病的原文，没有三个阴经病之间并病的原文，也没有阳经病与阴经病之间并病的原文。后人认为，这些在《伤寒论》原文中没有提到的并病，实际上是存在的，存在于《伤寒论》中没有明言并病的条文中，存在于临床实际之中。后人将阳经与阴经之间的并病称为"两感"，将阴经病之间的并病称为"兼病"。我们在讨论中，有学者提出，杂病与外感病之间也有并病。这样，并病是一个内涵很复杂而广泛的概念。

2. 上海中医与日本汉方医讨论并病的概况

（1）日本汉方医习惯于一证一方，这种方法难以应对复杂多变的病证，因此，有经验的日本汉方医十分重视并病这一理论。而中医则灵活性很大，强调随机活法，对古方成方每多加减变化，每以临时自拟方自诩。因而中日双方讨论并病很有必要。推动日本汉方医采用多方同用或先后变方的治法，而不拘泥于一证一方；使中医避免过分的随意性，提高规范性。

（2）笔者曾两次与日本汉方医对并病作深入的专题讨论。第一次是 1982 年 1 月在东京与日本东洋医学会评议员藤平健做面对面的探讨（主持人山本胜旷，译员菅沼伸）。讨论内容载日本《中医临床》（1982 年 6 月号）。第二次是 1988 年 10 月在上海中医药大学，日方发言者为藤平健与福田佳弘，中方发言者为沈济苍、叶怡庭与柯雪帆。讨论内容分别刊登于日本《中医临床》。（《中国中医年鉴》）

（3）通过讨论，除一般分析之外，取得以下 5 点共识：①并病与合病在临床上是很常见的；②正确认识并病与合病，对理解《伤寒论》，对指导临床辨证论治有重要意义；③并病不仅存在于三阳病之间，也存在于阳病与阴病之间以及外感病与内伤杂病之间；④构成并病的两经的病证密切相关联，这是疾病发展的一种反映；⑤并病有一定的治疗法则，如先表后里、先急后缓、先外后内与合方同用（两经病证同治）。但对并病与合病的某些基本概念尚须进一步明确。

（4）在讨论中，认为保留以下几点不同看法是适宜的：①在一个比较复杂证候中同时存在两个性质不完全相同的证候，可以称为"复合证"，而不称为"并病"，这有利于区别"证"与"病"这两个不同概念；②三阴病之间的并病与其他并病略有差别，因为少阴病中本就包含着太阴病的部分见症，厥阴病也可能包含部分少阴病或太阴病的见症,故可称为"兼病";③如病史或病程记录不够具体细致,合病与并病在临床上难以明确区分。

[医案医话选]

大叶性肺炎病人太阳少阳并病:(小张医师与应医师)一起赶到病房,发现大叶性肺炎病人(X线片诊断)恶寒发热(40.2℃),皮肤灼热无汗,烦躁,咳嗽,胁痛,吐出物主要是二煎药汁。脉弦滑带数,苔白腻转微黄,大便未通,但腹部柔软无压痛……应医师说:已经传经了,但还没有离开太阳,不像传阳明,而是传少阳,属太阳少阳并病……处方如下:柴胡3g,黄芩12g,苍术12g,桂枝3g,净麻黄3g,枳实9g,陈皮4.5g,姜半夏9g,茯苓9g,杏仁12g,瓜蒌仁9g,生姜9g。1剂。《伤寒论》中没有这个方,是根据太阳表实证兼少阳证这个辨证结果,灵活运用而来的……病人服药后,全身微微有汗,到午夜体温退至39.1℃。第2日早晨体温退至37.6℃,大便自解,质软量多(以后用小柴胡善后)。(《疑难病证思辨录》第一回)

第四　以脉象为主,辨表证之可发汗与不可发汗

[原文]

脉浮数者,法当汗出而愈。若下之,身重心悸者,不可发汗,当自汗出乃解。所以然者,尺中脉微,此里虚,须表里实(充实),津液自和,便自汗出愈。(太阳病中篇第49条)

脉浮紧者,法当身疼痛,宜以汗解之。假令尺中迟者,不可发汗。何以知然?以荣气不足,血少故也。(太阳病中篇第50条)

脉浮者,病在表,可发汗,宜麻黄汤。(太阳病中篇第51条)

脉浮而数者,可发汗,宜麻黄汤。(太阳病中篇第52条)

[发微]

(一)主旨

以脉象为主,结合主要症状,以虚实为纲领,辨别表证之可汗与不可汗。

(二)从细微处辨析可汗与不可汗

这一小节4条原文所分析的证候是比较典型的或仅有轻微变化的太阳风寒表证,因为二者容易混淆而导致误辨误治。并不是指兼夹证十分明显的证候,如太阳阳明合病、太阳少阴两感等证候。本小节原文所说的不可发汗是指不可用单纯的辛温发汗剂,并非一切解表药都不可用。本小节以脉象为主结合相关症状辨表证之可汗与不可汗,其机制在于通过脉象反映正气驱除外邪能力的强与弱。

（三）脉数为什么仍可用麻黄汤发汗解表

数脉主热是一般而言、指多数而言。所有数脉并非全部主热,也有主寒或主虚。就张仲景的著作而论,在《伤寒论》中有 21 处提到数脉,其中有 14 处是指热、占 2/3,有 7 处是指寒、占 1/3;21 处数脉中有 2 处是虚热,2 处是虚寒,虚证约占 1/5。在《金匮要略》中共有数脉 28 处,其中 20 处属热,7 处属寒,1处属危重病寒热夹杂;28 处数脉中,18 处属实,9 处属虚,1 处属虚实夹杂。这是就中医辨证而论,如就临床症状而言,发热病人无论辨证属寒属热,大多脉数,体温愈高,脉率愈快。无论虚寒虚热,虚证也可见数脉。总之,麻黄汤证的脉率是快的,切勿受数脉主热所拘而不敢用麻黄汤辛温解表,坐失一汗而解的机会。

（四）出现浮脉未必都是表证

浮脉主表也是指多数而言。《伤寒论》中有 64 处浮脉,用中医辨证分析,其中 43 处为表证,15 处为热证,4 处为虚证,还有 2 处是指可用吐法的病机。在《金匮要略》中有 44 处浮脉,其中 15 处为表证,14 处为热证,13 处为虚证,还有 2 处也是指可用吐法的病机。

以上统计数字值得我们注意以下几点:①在外感病中有 1/3(在内伤杂病中则为 1/4)的数脉提示寒证而不是热证;②在外感热病中有 23%(在内伤杂病中则为 32%)的浮脉提示里热证而不是表证。

（五）运用脉症相结合与相关症状相结合的辨证方法,以确定能否发汗

原文第 49 条身重与心悸同时出现才能提示气虚或阳虚,如果孤立开来,单独的身重或单独的心悸,就没有重要的辨证意义,这是相关症状结合辨证法。同时,身重、心悸这两个症状又与尺中脉微相结合。原文第 50 条身疼痛这个症状如与浮紧脉联系在一起则提示风寒表证,如与迟脉联系在一起则为气血虚。这两点都是脉症结合辨证法。

［医案医话选］

（一）外感风寒,脉浮紧,可发汗

刘某,男,50 岁。隆冬季节,外出感受风寒,当晚即发高热,体温达 39.8℃,恶寒甚……周身关节痛无汗,皮肤滚烫,咳嗽不止。舌苔薄白,脉弦紧有力。此太阳伤寒表实之证……宜辛温发汗、解表散寒,用麻黄汤。

麻黄 9g,桂枝 6g,杏仁 12g,炙甘草 3g。服 1 剂,温覆衣被,须臾,通身汗出而解。(《刘渡舟临证验案精选·伤寒表实证》)

（二）阳虚感寒,脉沉,不可发汗

唐某,男,75 岁。冬月感寒,头痛发热,鼻流清涕,神疲,手足发凉,懒于言语,侧头欲睡,舌淡嫩而白,脉不浮而反沉。此为少阴伤寒,法当急温,与四逆汤。

附子12g,干姜10g,炙甘草10g。1剂精神转佳,再剂手足转温而愈。

(三)感温脉促数,虽有寒热不可发汗

曹,脉促数,舌白不饥,寒热汗出,初起腹痛,脐右有形,乃久伤劳倦,复感温邪,今病两旬又六,微咳有痰,并不渴饮,寒来微微齿疼。此营卫二气大衰,恐延虚脱,议固卫阳,冀寒热得平。

黄芪、桂枝、白芍、炙甘草、牡蛎、南枣。(《临证指南医案·温热》)

(四)脉弦大,劳伤营卫,不可发汗

张,五六。脉弦大,身热时作,汗出。良由劳伤营卫所致。经云:劳者温之。

嫩黄芪三钱,当归一钱半,桂枝木一钱,白芍一钱半,炙草五分,煨姜一钱,南枣三钱。(《临证指南医案·汗》)

第五 桂枝汤的灵活应用

[原文]

病常自汗出者,此为荣气和。荣气和者,外不谐,以卫气不共荣气谐和故尔。以荣行脉中,卫行脉外,复发其汗,荣卫和则愈。宜桂枝汤。(太阳病中篇第53条)

病人藏无他病,时发热,自汗出而不愈者,此卫气不和也,先其时发汗则愈,宜桂枝汤。(太阳病中篇第54条)

伤寒不大便六七日,头痛有热者,与承气汤。其小便清者,一云大便青。知不在里,仍在表也,当须发汗。若头痛者,必衄,宜桂枝汤。(太阳病中篇第56条)

伤寒发汗已解,半日许复烦,脉浮数者,可更发汗,宜桂枝汤。(太阳病中篇第57条)

[发微]

(一)主旨

论述不属于太阳病中风证,甚至并无外感见证,但适宜用桂枝汤治疗的证候。

(二)本节原文明确指出桂枝汤有调和营卫的功能

调和营卫是桂枝汤的基本功能,是通过方中桂枝甘草辛甘通阳与芍药甘草酸甘化阴相配伍而体现这一功能的。有调和营卫功能的方药效果最典型的是桂枝汤,还没有一个方剂能完全取代它。《疑难病证思辨录》曾提出防风与芍药相配也有调和营卫的功能。《蒲辅周医案·内科治验》用十味温胆汤为主方治疗心气虚痛（冠心病）亦称调和营卫。可见调和营卫这一功能已非桂枝汤所专有，桂枝汤的功能也非仅仅是调和营卫。对这一问题还可进一步探讨。

（三）本节4条条文均属于不典型的桂枝汤证

第53条是卫气虚、营卫不和导致的自汗。原文虽说"复发其汗"，服桂枝汤之后也可能会出一些汗，但最终能取得止汗的效果。第54条是卫气虚，感轻微外邪即发热而自汗出。用桂枝汤既能祛除外邪，又能调和营卫、温振卫气。临床上大多与黄芪同用，加强益气。本节4条原文都说"宜桂枝汤"，这就有加减变化、灵活应用的意思。第56条是伴有轻微里热证（不大便六七日）的表证一般宜用桂枝汤，除非辨证明确，慎用麻黄汤。这与本章第二节第36条"太阳与阳明合病"先表后里用麻黄汤，是对表里同病证候辨证论治的相互配合的两个方面。第57条风寒表证已经汗出热退，余邪未尽或复感外邪，重又发热恶寒。此时如果确实无汗，也可以用麻黄汤，但又应慎用麻黄汤，而宜用桂枝汤。这是因为余邪较轻或已经发汗，腠理较为疏松。

（四）太阳表证发热恶寒无汗，在一定条件下有可能用桂枝汤

本节4条原文中，第53条与第54条均强调自汗出，而第56条与第57条则只言发汗而不言汗出。本节之第一小节宜用桂枝汤解外已经论证表证发热恶寒无汗，有可能用桂枝汤，本节第56条与第57条再次提供了论据。

[医案医话选]

（一）营卫虚弱，汗出形寒，用桂枝汤甘温以生气血

某，二一。脉细弱，自汗，体冷，形神疲瘁，知饥少纳，肢节酸楚，病在营卫，当以甘温。

生黄芪、桂枝木、白芍、炙草、煨姜、南枣。（《临证指南医案·汗》）

（二）心力衰竭用调和营卫合温阳利水

舒某，女，48岁。（西医学诊为风湿性心脏病二尖瓣狭窄、慢性心力衰竭、肝肿大）经用洋地黄治疗，症状逐渐消失。但每年冬日易犯感冒而咳喘，有时天热亦发作……痰内有小血块……常有下肢肿胀……（已服温胆汤加味9剂、血府逐瘀汤加减6剂）近日月经来潮，距上次23日，小腹微胀，量稍多，色红。足仍浮肿，昨日稍有气喘，咳嗽无痰，食欲及二便正常，睡眠尚差。脉右沉濡，左沉微弦。舌暗、中心微有黄腻苔。根据脉象改用调和营卫、温阳利水。

桂枝八分（去皮），白芍一钱，炙甘草八分，生姜二片，大枣二枚，川熟附子八分，白术一钱，茯苓三钱，煅龙骨三钱，煅牡蛎二钱。3剂。药后腿肿消减较显著（因感冒发热而改方调治）。（《蒲辅周医案·内科治验》）

（三）桂枝汤治时发热自汗出

李某，女，53 岁。每日发热汗出二三次，病程 1 年。饮食二便尚可。曾按阴虚发热治，服药 20 余剂无效。脉缓软，舌淡苔白，证属营卫不和，为疏桂枝汤方。药后得汗而瘥。（《中国现代名中医医案精华》刘渡舟医案）

（四）外伤营血郁滞发热，用桂枝汤调和营卫

傅某，男，9 岁。从两米高处跌下，右眼眶及右腹股间出现皮下瘀斑，右髋部擦伤出血，伴头晕头痛，5 日后恶寒发热（最高达 41.0℃），干呕，至今将近 3 个月。西医拟诊为"反应性亚败血症"。中医认为是营分受伤，郁滞而发热，为营弱卫强，用桂枝汤加味。

桂枝 10g，白芍 12g，炙甘草 3g，大枣 10g，生姜 10g，法半夏 10g，制南星 10g，茯苓 12g，谷麦芽各 12g。连服 7 剂，面色红润，精神好转，发热渐退。调理而愈（原书按语摘要：本例是营分受邪而卫未受病，应属"营强卫弱"。"卫强营弱"与"营强卫弱"病机虽殊，而营卫不和则一，故均可用桂枝汤调而和之）。（《中国现代名中医医案精华》王文雄医案）

（五）桂枝汤对于汗液分泌的双向调节作用

现代研究证明，桂枝汤对于汗液的分泌有双向调节作用。富氏等经大鼠实验发现，桂枝汤对安痛定诱发汗腺分泌亢进的大鼠能降低其发汗，对汗腺分泌受抑的流感病毒感染的小鼠有促进发汗的作用。（《伤寒经纬·太阳病上篇》）

（六）用十味温胆汤调和营卫，补益心气

金某，男，52 岁。1 年以来发生心绞痛，一度严重，住某医院治疗 7 个月，诊为冠状动脉粥样硬化性心脏病……近来发作频繁，胸痛彻背，胸闷，心慌，血压偏高已多年，达 23.94/17.29kPa（180/130mmHg），现稳定在 17.29/10.64kPa（130/80mmHg）……面色灰暗，脉右沉濡，左沉弦细，舌正无苔。属心气不足，营气不调，治宜调和营卫，补益心气。处方：茯神二钱，党参一钱，枳实（炒）八分，炙甘草五分，法半夏一钱五分，远志（炒）一钱，九菖蒲八分，枣仁（炒）三钱，柏子仁一钱五分，浮小麦三钱，大枣（擘）三枚，7 剂。隔日 1 剂（服 14 剂之后，心慌已很轻微，心绞痛未发，易汤为膏，缓缓服之）。（《蒲辅周医案·内科治验》）

第五节　太阳病汗吐下之后的部分变证

《伤寒论》太阳病中篇第 58 条至第 82 条原文论述了 13 个汤方证。其条

文都以汗后、下后或吐后开头(过去注家称之为"冠首")。实际上这些证候的出现,有些确与汗出过多或泻下过猛,损失阴液、耗伤正气有关,但也有些是外感病自然发展的结果,或与病邪的性质有关,或与病人的体质有关,大多提示病情加重,脱离表证阶段,进入复杂多变的里证。只有少数为余邪未尽。这些证候的性质及其传变的过程,不是典型的由太阳病传变为阳明病或传变为少阳病,有些接近于少阴病,又不是典型的少阴病。但这些证候在临床上常见,其主治方药常用而有效,其辨证论治很有指导意义,故而按原文归纳为一节,称为太阳病汗吐下之后的部分变证。太阳病还有不少其他变证,见以下章节。

第一　汗吐下后辨寒热虚实的要点

[原文]

凡病若发汗、若吐、若下、若亡(失去)血、亡津液,阴阳自和者,必自愈。(太阳病中篇第58条)

大下之后,复发汗,小便不利者,亡津液故也。勿治之,得小便利,必自愈。(太阳病中篇第59条)

下之后,复发汗,必振寒,脉微细。所以然者,以内外(全身)俱虚故也。(太阳病中篇第60条)

发汗后,恶寒者,虚故也。不恶寒,但热者,实也,当和胃气,与**调胃承气汤**。(太阳病中篇第70条)

芒消半升　甘草二两,炙　大黄四两,去皮,清酒洗

上三味,以水三升,煮取一升,去滓,内芒消,更煮二沸,顿服。

[发微]

(一)主旨

太阳表证经治之后,发热不退或热虽退而病仍不解应仔细辨析其寒热虚实。

(二)辨析寒热虚实的要点

本节原文以外感病为基础,以恶寒与不恶寒但恶热作为辨寒证与热证的要点。这是符合风寒外感病证发展的基本规律的,其基本规律是由表入里、由寒化热。本节原文以脉象作为辨虚证与实证的要点。脉微细无力者为虚,相对而言,脉滑实有力者为实。这也是符合临床实际的。

(三)治疗过程中注意出血与丧失水液

汗法、下法与吐法都会丧失水液,如用出血疗法便会丧失血液,大量丧失会产生严重后果。因此,本节原文提出,对此必须加以重视。如果为了达到治

疗目的,少量的出血、少量的丧失水液,对人体影响很小,可以自行恢复。本节原文提出"阴阳自和"这一概念,作为观察水液和血液的丧失是否影响人体正常生理功能的标识。从临床辨证来看,"阴阳自和"是指发热退、脉和缓。从理论而言,过去《伤寒论》注家提出过许多不同的解释,我认为这里的"和"是指协调和谐,含有相反相成的意义,也就是说此时阴与阳不必完全处处相同,只要通过相反相成达到基本平衡,便能保障人体基本生命活动。

(四)对"阴阳自和"者慎勿盲目用药

阴阳自和,邪去正虚之际,可能出现尿少、口干、神疲等症状,大多能自行恢复,慎勿急于求治。原文提出勿用利水药而更伤津液,是举例而言。此时用温补、滋腻、苦寒等药均非所宜。

(五)小便利的辨证意义

观察重证病人的小便有重要的辨证意义。从没有小便到有小便,从小便不通畅到通畅,这反映了病人阳气的恢复、气机的通利与津液的增加,是提示病情有所好转的一个重要标识。

第二　干姜附子汤证

[原文]

下之后,复发汗,昼日烦躁不得眠,夜而安静,不呕不渴,无表证,脉沉微,身无大热者,**干姜附子汤**主之。(太阳病中篇第61条)

干姜一两　附子一枚,生用,去皮,切八片

上二味,以水三升,煮取一升,去滓,顿服。

[发微]

(一)主旨

攻下、发汗之后,出现阳气暴虚变证,用干姜附子汤急救回阳。

(二)本条原文虽不足40字,却巧妙地运用3种辨证方法进行辨证论治

1. 用动态辨证法分析由烦躁转变为安静　烦躁无论是实热还是虚寒,都是正邪斗争比较激烈的一种反映。病人由烦躁转变为安静,是病情发展的转折点,不可孤立地认为安静就是好转,应该以动态的角度分析其由烦躁转变为安静的病机,或为正胜邪退,或为正虚邪陷。

2. 用脉症结合辨证法推断本证为正虚邪陷、阳气暴虚　本证当时的临床见症较少,烦躁已消失,表现为安静,发热不高,关键的辨证依据是脉象,脉沉微与由烦转静相联系,才能作出虚寒证的判断。

3. 排除法　这是较少应用的一种辨证方法。本条原文用了4个否定词,不呕提示并未影响胆胃,不渴、无大热提示并非化热伤津,无表证提示病已入里。排除这些有可能出现的证候之后,才能确定为阳气暴虚之证。西医学诊断疾病常用排除法,而中医较少应用,常被忽视。在《伤寒论》中每有恰如其分的应用,特为提出供读者参照。

(三)干姜附子汤的方义分析

干姜附子汤只有两味药,所以是一个小方。本方用于急救回阳,作用单纯,所以又是一个急方。本方附子与干姜相配,温热力量很强,既能温振元阳,又能温散寒邪,是温法中作用突出的一个方剂。本方与四逆汤,有以下4点可以比较:①主药附子均用一枚,二方相同。②辅药干姜四逆汤用一两半,本方用一两,略少于四逆汤,但影响不大。③四逆汤除姜附之外还用炙甘草,作用较缓,本方不用甘草,作用较为迅急。④四逆汤煎煮之后分2次服,本方为顿服,服法不同。因此,两方的一次服用量有较大的差别,本方中附子的一次服用量为四逆汤的2倍,干姜的一次服用量亦大于四逆汤。由此可见本方温性之强、作用之急,也可知本方不宜重复服用,药后无论病情如何,宜重新审证用药。

第三 桂枝新加汤证

[原文]

发汗后,身疼痛,脉沉迟者,**桂枝加芍药生姜各一两人参三两新加汤**主之。(太阳病中篇第62条)

桂枝三两,去皮 芍药四两 甘草二两,炙 人参三两 大枣十二枚,擘 生姜四两

上六味,以水一斗二升,煮取三升,去滓,温服一升。本云桂枝汤,今加芍药、生姜、人参。

[发微]

(一)主旨

论述桂枝新加汤方证及身疼痛一症的辨证。

(二)**身疼痛的辨证**

本条用的也是脉症结合辨证法,即身疼痛与脉沉迟相结合。《伤寒论》中有14条条文提到身痛,除本条之外,12条是风寒在表,1条是阳虚、气血虚兼寒湿侵袭(第305条附子汤证)。在此之前已经读过的有身痛一症的条文有5条(第3条太阳伤寒证、第35条与第46条麻黄汤证、第38条大青龙汤证、第50条宜发汗解表之证),除第35条麻黄汤八症中没有记载脉象之外,还有4条都是浮紧脉,与本条沉迟脉正好相对。此外,宜用麻黄汤发汗的第52条与法

当汗出而愈的第49条都是脉浮数,与本条沉迟脉也是相对的。本条文字简单,只有一脉一症,但通过与此前读过的相关条文的比较,可以看出,本条的身疼痛不是发热恶寒无汗的风寒表证,与麻黄汤证相对立。再看已经读过的桂枝汤证的条文,第42条、第45条、第57条,其脉是浮、浮弱或浮数,与本条脉沉迟也是相对的。因此本条也不可能是外感风邪、营卫不和的桂枝汤证。再联系原文第50条,脉"尺中迟"是"荣气不足,血少故也"。

通过以上这些原文的比较,再结合桂枝新加汤的药物组成,可以论证本条身疼痛不再是表证,而是发汗后气血不足所致。

（三）桂枝新加汤方药分析

本方以桂枝汤为基础加味而成。加人参（三两）功能补益气血,针对本证的基本病机气血不足,人参又能健运脾胃。加重芍药的用量（由三两加至四两）减弱了桂枝汤原有的祛风解表作用,基本上保留了桂枝汤调和气血的作用,与甘草配合增加了缓急止痛的作用,主要用于治疗条文中所说的主症身疼痛。加重生姜的用量（由三两加至四两）的作用,不在于治疗身疼痛,而在于和胃气。《伤寒论》中生姜三两与大枣十二枚同用的有21个方剂,主要用于矫味,加重生姜用量（四两至半斤）的有8个方剂,其作用都在于和胃气、消痞满、止呕吐、治下利。因此,《现代日本汉方处方手册》认为,本方主治心下痞、腹痛与手足痛（桂枝加芍药生姜人参汤）。这既有文献依据又符合临床实际。

[医案医话选]

（一）桂枝新加汤治发汗热退后身痛

男性,33岁。昨日,病人自以为感冒,服发汗退热药片之后汗出,衣衫尽湿。今晨,反觉全身骨节酸痛,不愿行动,不发热,微恶风,全身有微汗,食欲不振,有胸痛宿疾,口淡。舌淡无苔,脉沉迟。拟新加汤加味:川桂枝6g,白芍12g,炙甘草6g,生姜10g,红枣12枚,党参12g,瓜蒌仁6g,打薤白12g。水煎,加白酒少许冲服。服1剂身痛愈半,服两剂身痛胸痛均除。（《伤寒论方运用法·桂枝汤类方》）

（二）桂枝新加汤治月经过多,气血两虚病人外感

饶某,女,33岁。恶风、身痛、鼻塞、汗出3日……月经过多,此次十多日未净。面色萎黄,少气懒言,步履艰难。脉缓弱而稍浮,舌暗淡苔薄白润。证属气血大虚,风寒外袭……治宜大补元气,调和营卫,补血收摄,以新加汤加减:红丽参9g（另炖）,黄芪30g,炙草6g,桂枝10g,白芍15g,当归12g,白术15g,云苓15g,党参30g,生姜15g,大枣6枚,煅龙骨牡蛎各30g。5剂,诸症均减（上方加减调理而愈）。（《伤寒论方证辨析与新用·太阳病本证》）

第四 麻黄杏仁甘草石膏汤证

[原文]

发汗后,不可更行桂枝汤,汗出而喘,无大热者,可与**麻黄杏仁甘草石膏汤**。(太阳病中篇第63条)

麻黄四两,去节 杏仁五十个,去皮尖 甘草二两,炙 石膏半斤,碎,绵裹

上四味,以水七升,煮麻黄,减二升,去上沫,内诸药,煮取二升,去滓,温服一升。本云黄耳杯。

下后不可更行桂枝汤,若汗出而喘,无大热者,可与**麻黄杏子甘草石膏汤**。(太阳病下篇第162条)

[发微]

(一)主旨

论述汗下之后向邪热壅肺转化的麻黄杏仁甘草石膏汤证。

(二)本证的辨证要点

本证的辨证要点是汗出热不退与喘,提示开始由表入里之转变。《伤寒论》六经病证的转变过程,并不都是一经的典型证候向另一经的典型证候直接转变,其中可能出现多种多样的不典型证候。我们已经读过的本章第一节葛根汤证中的太阳阳明合病(第32条与第33条)就是一例。本证也是由太阳病向阳明病转化过程中的一种不典型证候。经过发汗或攻下,太阳表证发生了变化。汗出而发热不退,这是病邪由表入里、由寒化热的一个辨证要点。病邪入里,侵入何脏何腑? 哪处经络? 喘提示邪热壅肺,肺失宣肃。但热象并不严重,不能看作已经完全转变为阳明病。如果出现阳明病证,麻杏甘石汤这个方剂的清热力量是远远不够的。如果已有肺热内郁之见症,而表证卫气郁闭,咳喘发热无汗者仍有应用本方之可能。总之,本证虽有肺热的见症,但只能看作是太阳病的一种变证。

(三)麻黄杏仁甘草石膏汤方的分析

本方四味药中,麻黄既能解表发汗解热,又能宣肺平喘祛痰,属于主药。但麻黄性温,不适用于本证的热象,而麻黄宣肺功能甚佳,不宜舍弃不用。最佳的方法是选取一味确当的清热药,与麻黄配伍同用。本方选用辛寒的石膏,用量较大,俾能监制麻黄的温热之性,又能清解郁于肺部之热,使之向外发越,本草书把石膏的这种功能称为"解肌"。这种清热作用与黄连、黄芩的苦寒沉降不同。麻黄与石膏寒温同用属于相反相成配伍法。二者都是本方的主药。杏仁宣肃肺气、化痰止咳辅助麻黄。炙甘草润肺化痰止咳亦为辅佐药。

[医案医话选]

(一)论本方发汗力不足

此方原治温病之汗出无大热者,若其证非汗出且热稍重者,用此方时,原宜因证变通,是以愚用此方时,石膏之分量恒为麻黄之十倍……遇有不出汗者,恐麻黄少用不致汗,服药后可服西药阿司匹林以助其汗。(《医学衷中参西录·医论》)

(二)麻黄杏仁甘草石膏汤加味治咽肿咳喘

天津马某,二十八岁。初因外出受风感冒甚微,医者用热药发之,陡成温病,而喉病喘病遂同时发现。表里俱壮热,喘逆咳嗽,时吐痰涎,咽喉左边红肿作痛,其外边项左侧亦肿胀,呼吸皆有窒碍……其舌苔白而薄,中心微黄。小便赤涩,大便四日未行。其脉左右皆弦长,右部重诊有力,每分钟九十六至。此为外感之热已入阳明之腑,而冲气又挟胃气肝火上冲也……拟治以麻杏甘石汤,兼加镇冲降胃纳气利痰之品以辅之。又宜兼用针刺放血以救目前之急。

处方:麻黄一钱,杏仁三钱(去皮,炒,捣),甘草一钱,生石膏二两(捣细),连翘三钱,牛蒡子三钱(捣碎),射干二钱,生赭石一两(轧细),生怀山药八钱。共煎汤二盅,分二次温服(同时用针刺穴位及咽部肿处出血,用硼砂水含漱,具体方法略。药后证情明显好转,改方清热通便而愈)。(《医学衷中参西录·医案》)

(三)麻黄杏仁甘草石膏汤加味治伏寒化燥

李某,女,47岁。平时易感冒及咳嗽,扁桃体常肥大,近3周来又因感冒而咽喉发痒,干咳无痰,头胀头昏,昨天起微有黄黏痰,食欲佳,睡眠较差……诊脉浮滑,舌正无苔,属外感凉燥挟伏暑,因早服凉涩之剂,病未减,治宜辛开(服杏苏散两剂,具体药物从略)。二诊:药后咳嗽尚剧,无痰,食纳佳,二便正常,脉转浮数,舌正红,苔薄白腻。改用辛凉淡渗法,凉燥伏暑并治。

处方:麻黄一钱,杏仁二钱,生石膏三钱,甘草五分,僵蚕二钱,前胡一钱五分,炒苏子一钱五分,桑皮二钱,桔梗一钱,莱菔子一钱五分,香薷八分,葱白三寸。服2剂。

三诊:咳嗽已基本消失,无痰,饮食、二便正常,脉转沉滑,舌淡苔白腻,凉燥伏暑已解,伏湿未清,治宜辛淡(改方调理2剂后痊愈)。(《蒲辅周医案·内科治验》)

(四)麻黄杏仁甘草石膏汤加味治温邪郁闭(腺病毒肺炎)

闻某,男,3个月。因高烧无汗而喘已5日,住院检查摘要:肺部叩诊有浊音,听诊有水泡音。血化验:白细胞计数1.41×10^9/L,中性0.46,淋巴0.54,体温40℃以上,肝脏肿大,呈堵塞性呼吸,Ⅱ度缺氧,神识昏迷,时而抽风。病程与治疗:曾予冬眠合剂、冰袋、氧气吸入等治疗。2日后请蒲老会诊,病儿仍高烧不退,灼热无汗,喘急气促,胸高膈扇,昏迷抽风,唇绀面赤,舌红苔白,脉浮数,此由风温犯肺,卫气郁闭,未出3日急宜解表,宜凉解之剂以解表开闭,并结合毛地黄化、补充血浆、输液及氧气吸入等措施。

处方:麻黄五分,杏仁一钱,生石膏三钱,甘草五分,前胡五分,桔梗五分,僵蚕一钱,牛蒡子一钱,竹叶一钱,葱白二寸。连服2剂。

复诊:病儿虽然仍高烧昏迷,喘促气促,但周身皮肤微润,抽风减少,舌仍红,苔转微黄,脉尚浮数。用原方减去桔梗、葱白,加钩藤一钱以息风,莱菔子一钱、炒苏子八分以降气。进1剂。

三诊:热渐降,喘渐平,神识昏迷亦渐清醒,已不抽风,惟咳嗽痰多,舌红减,苔亦稍退,脉不浮而数,由表邪已解,肺闭已开,但痰尚盛,继以泄热降气化痰之剂(服2剂后热退喘平,又调理2剂而愈,方药从略)。(《蒲辅周医案·儿科治验》)

(五) 麻黄杏仁甘草石膏汤治肺胃郁热

桂姓男孩。发热八九日,四末时冷,闷咳气促,清窍干燥,口渴不欲饮,时作呕恶,唇焦,烦躁,大便不通,舌苔黄,指纹沉紫。投以麻杏甘石汤加味。

处方:麻黄六分(炙),苦杏仁三钱(去皮尖,打),生石膏三钱(打碎),生甘草三钱,芦根四钱,浙贝母三钱,莱菔子二钱,旋覆花二钱(布包),白通草八分,灯心草八分,前胡三钱(服上方2剂,咳减,呕恶止,发热未减,大便未通。原方加生大黄一钱五分,玄明粉一钱五分冲化。服1剂,大便3次,诸症大减。再服1剂,身热渐退,咳嗽渐止。最后仍用麻杏甘石汤加味善后)。(《中国现代名中医医案精华》万友生医案)

(六) 麻黄杏仁甘草石膏汤加味治小儿肺炎

李某,1岁半。发热,咳嗽,痰多,已1周,气喘鼻扇1日而入院。体温39℃,呼吸60次/min,精神差,无汗,苔薄白,脉浮数。两肺广泛中细水泡音,心率160次/min。胸透:右肺卜野炎性病变。证属风温犯肺,方用麻杏石甘汤加味:麻黄3g,杏仁9g,甘草6g,生石膏12g,银花6g,连翘6g,桔梗6g,芥穗12g,鲜芦根30g。服药1剂,身热退(36.7℃),精神好转,咳痰减,舌苔黄白垢腻。表邪已解,余热未尽。前方加枳壳12g,去芥穗。服2剂,咳痰又减,食欲渐增,苔净。又用桑菊饮3剂善后,第6日出院。(《中国现代名中医医案精华》赵锡武医案)

(七) 麻黄杏仁甘草石膏汤加味治慢性鼻窦炎

林某,男,22岁。鼻塞、浓涕、涕臭已有10年左右。3年前曾施行上颌窦手术未愈。经服生麻黄 6g,杏仁 6g,生石膏 72g,生甘草 3g,地龙干 7 个。4 剂后症状显著好转,连服 16 剂后,症状全部消失。(《伤寒论方医案选编》)

第五　桂枝甘草汤证

[原文]

发汗过多,其人叉手自冒(按压)心,心下悸,欲得按者,**桂枝甘草汤**主之。(太阳病中篇第 64 条)

桂枝四两,去皮　甘草二两,炙

上二味,以水三升,煮取一升,去滓,顿服。

[发微]

(一)主旨

论述桂枝甘草汤方证及心悸的辨证。

(二)"汗多伤阳"的分析

本条原文指出,本证心悸的病因是发汗过多。为什么中医传统都认为"汗多伤阳"？出汗丧失了水液,为什么中医不强调汗多伤津液呢？这是因为大量汗出之后,当然丧失了大量水分,如果没有损伤阳气,喝水就能补充,无需治疗。古代没有静脉补液的方法,人体大量丧失水液之后,首先要解决的问题是宣通阳气,使病人喝水之后能够吸收。同时,大量丧失水分之后出现的一些症状,如本条所说的心悸,也需要用温通阳气的方法治疗,这就是"汗多伤阳"理论的由来。严重的丧失体液或病程较长便会出现伤阴的证候,这时就不能单纯用温通阳气的方法治疗了。

(三)心悸的辨证

本条原文还指出,本证心悸发作时,病人欲按压心下,这提示虚证的可能性较大,但并不是心悸辨证的主要内容。心悸怔忡的临床表现很复杂,前人论述繁多,本人认为主要可归纳为以下 6 点:①偶而出现,不伴有其他症状者病情轻微,可以观察,不一定要治疗。②与精神情绪密切相关者应从心主神明方面论治。本证心悸而欲得按,如按压后确能使心悸缓解,则说明与心主神明有关。与心主神明相关的心悸,或偏于阴虚,或偏于阳虚,或由其他因素所致。桂枝甘草汤有温振心阳、温通心阳的功效,适用于心悸之与心主神明相关而又偏于阳虚者。③心悸怔忡发生于外感病之同时或之后,则可能是外邪内舍心脏,病情较重,可参看本篇第三章太阳病下篇第 177 条炙甘草汤证。④心悸怔忡与水肿、咯痰同时出现,大多为肾阳虚衰,水饮凌心,病情较重,可能是慢性心力衰竭的重要表现。⑤心悸怔忡伴有胸闷胸痛,要考虑痰瘀阻络而导致的胸痹病证。临床要注意有冠心病的可能。《素问·痹论》有"心痹者,脉不通"之论,值得重视。⑥心悸怔忡与头眩同时出现,或因阳虚水泛,阻遏阳气上升清空(参见下文太阳病中篇第 82 条真武汤证),或因宗气虚衰,气血不能涵养脑髓。悸与眩同时出现,往往提示心脏功能欠佳,应予重视。

(四)桂枝甘草汤方药简析

桂枝甘草汤中只有桂枝、甘草二味药,属于小方。本方桂枝用量略大于桂枝汤中桂枝的用量,但是,桂枝汤一次只服 1/3(1 两),而本方为顿服,桂枝的一次服用量为 4 两,为桂枝汤中桂枝一次服用量的 4 倍。本方甘草的一次服用量为桂枝汤中甘草的 3 倍。因此,本方属于急方,是小方急用。本方功能单一,只有一味主药,属于奇方。本方的基本功能是温通阳气、温振阳气。这一功能不仅作用于心脏,而且能作用于全身各个脏腑与血脉筋骨皮肉。不少需要温通阳气的方剂,都将桂枝甘草这二味药组合在方中,故而本方又是一首重要的基础方。在此前已经读过的《伤寒论》方中,桂枝汤及其加味方、葛根汤、麻黄汤、大青龙汤、小青龙汤中均包含着本方。《伤寒论》112 方中有 35 个方剂的药物组成中有桂枝、甘草这二味药。在《金匮要略》中,除去与《伤寒论》重复之方,有 18 个方剂(另附方中有 3 个方)中有桂枝、甘草这二味药。可见本方应用之广。

[医案医话选]

(一)桂枝、甘草的有效成分

桂枝的有效成分桂皮醛有中枢性及末梢性扩张血管的作用,能增强血液循环。甘草的主要成分是甘草甜素、甘草次酸及甘草糖苷等,具有肾上腺皮质样作用,能提高机体的应激和抗病能力。这些药理作用可能是桂枝甘草汤温振阳气功效的基础。近年治疗病态窦房结综合征,应用温阳益气法,用较大剂量的桂枝、甘草(桂枝 12~18g,炙甘草 12~30g)合人参、附子、麦冬等,取得较好疗效。(《伤寒经纬》)

(二)桂枝甘草汤治疗畏寒心悸

病人女性,58 岁。消瘦,体弱。冬天在温暖室内仍需用被炉,如果突然把炉拿掉,就加重心悸,坐立不安,如果不躺下就会更加痛苦。投与桂枝末 0.6g、甘草末 0.3g。服后心跳渐渐平静,而且于 30 分钟后还能干活。这样情况不是一次而是数次。用桂枝甘草汤都收到又快又好的疗效。(《伤寒论方运用法·桂枝汤类方》)

(三)桂枝甘草汤加味治疗先天性心脏病并发肺炎

肖某,女,1 岁。因高烧喘急 5 日……住院检查摘要:血白细胞计数 3.11×10^9/L,中性 0.42,淋巴 0.58。肺水泡音,并有先天性心脏病。诊断:先天性心脏病并发肺炎。病程与治疗：3日来治疗未见好转，请蒲老会诊。病儿高烧无汗，喘促烦躁，咳不出声，短气不足以息，心下满，面浮色暗，舌淡苔腻微灰，脉沉数无力。此由先天不足，又感新邪犯肺，新旧合病，治宜强心为本，治肺为标。

处方：桂枝五分，炙甘草五分，远志一钱（炒），苏子一钱，杏仁一钱，化橘红一钱，生姜二片，大枣一枚。连服2剂。复诊：惟咳嗽减轻外，余证依然如前，于原方中去苏子、杏仁，加沙参二钱、天冬二钱、五味子十粒。再进2剂。结合补输血浆2次，高烧渐退，咳再减，已不烦喘。终以调和脾胃、强心益气善其后。（《蒲辅周医案·儿科治验》）

（四）桂枝甘草汤治疗心悸痛

林某，男，39岁。多日来，心悸而痛，喜按。时有汗出，大小便正常，六脉微缓，苔白滑。断为虚痛。用桂枝甘草汤。桂枝18g，甘草9g。顿服，服后痛即消失。（《伤寒论方医案选编》）

（五）桂枝甘草汤加味治疗体质性低血压

秦某，男，46岁。4年来血压一直偏低，伴有头晕眼花，失眠多梦，健忘，乏力，心悸，心前区压迫感，曾用过西药无效。体温36.4℃，血压11.30/7.71kPa（85/58mmHg），心率85次/min，律齐，未发现其他异常。诊断为体质性低血压。

处方：甘草15g，肉桂15g，桂枝15g，五味子25g。水煎，早晚分2次服。4日后血压有所上升，症状减轻，1周后血压14.63/11.305kPa（110/85mmHg），症状消失。巩固治疗1周后出院。后未复发。（《伤寒论方医案选编》）

第六 茯苓桂枝甘草大枣汤证

［原文］

发汗后，其人脐下悸者，欲作奔豚，**茯苓桂枝甘草大枣汤**主之。（太阳病中篇第65条）

茯苓半斤　桂枝四两，去皮　甘草二两，炙　大枣十五枚，擘

上四味，以甘澜水一斗，先煮茯苓，减二升，内诸药，煮取三升，去滓，温服一升，日三服。

作甘澜水法：取水二斗，置大盆内，以杓扬之，水上有珠子五六千颗相逐，取用之。

［发微］

（一）主旨

论述茯苓桂枝甘草大枣汤是治疗奔豚证之一法。

（二）浅论脐下悸与奔豚证

脐下悸是奔豚证的一个常见症状，又是奔豚证的先见症状，所以原文说"脐下悸""欲作奔豚"。奔豚证的主要临床表现为病人自觉有气从少腹上冲胸部甚至冲到咽喉，严重时令人无法忍受（发作欲死），呈发作性，较快恢复。《金匮要略》指出奔豚证的诱发原因"皆从惊恐得之"。发汗、攻下、烧针等具体因素也可能导致发作。古人也曾从病机的角度对奔豚证进行探索，有认为首发症状在脐下，脐下属肾经主管的部位，主治方剂的主药是茯苓，因而本证的基本病机是肾阳虚水气上逆。也有认为主要症状在心胸，基本病机为心阳虚冲气上逆。我认为奔豚证的基本病机是心神不安，同时可能伴有阳虚、阴虚、气血虚、肝郁、痰热等一二种相关因素。如本证则为发汗后心神不安，冲气上逆，偏于阳虚。其他奔豚证证治可参阅本章太阳病中篇第117条桂枝加桂汤证及《金匮要略·奔豚气病脉证治》。

（三）茯苓桂枝甘草大枣汤方义简析

本方用大剂量的茯苓（《伤寒论》中茯苓常用量为三两，本方用八两）作为安心宁神的主药，而桂枝既能平降冲逆之气，也能宁神。《神农本草经·牡桂》载："主上气咳逆结气。"《名医别录·牡桂》载："主……止烦。"对本证也能起重要的治疗作用。甘草与大枣以甘平之性以缓肠胃之急迫痉挛，也可益心气养心血，能承担辅佐之任务。

本方是仲景方中有桂枝茯苓相配伍的系列方的第一个方剂。在《伤寒论》中，以桂苓相配为主药的方剂有4首，都能在本章中读到。在《金匮要略》中有8首方剂含有桂苓相配这一药对。

[医案医话选]

（一）茯苓桂枝甘草大枣汤治发作性当脐腹痛

袁，四五。当脐腹痛，发于冬季，春辄愈，病发暖气，过饥劳动亦发，宜温通营分主治。

当归、肉桂、茯苓、炙草、南枣、炮姜。（《临证指南医案·腹痛》）

（二）茯苓桂枝甘草大枣汤加半夏治奔豚证

病人女性，60岁。初病呕吐清水，心下悸动，温熨则减，继之则脐下悸动明显，并且上冲胸咽，时发时止，精神恍惚，睡眠欠佳，肢体困倦，食欲不振，脉弱舌白，为病3个月……治宜温阳散寒，安胃降逆，化气行水，水去则冲气自平。仿小半夏加茯苓汤合苓桂草枣汤方意。

生半夏15g，生姜20g，茯苓20g，桂枝10g，炙甘草6g，大枣10枚。此方连服6剂而病除。（《伤寒论方证辨析与新用·太阳病兼变证》）

（三）茯苓桂枝甘草大枣汤治奔豚气

郭某，男，56岁。患奔豚气症，发作时气从少腹往上冲逆，至心胸则悸烦不安，胸满憋气，呼吸不利，头身出汗，每日发作两三次。尿少，有排尿不尽感。脉沉弦无力，舌质淡，苔水滑。证为水气下蓄，乘心脾阳虚而发为奔豚。

处方：茯苓30g，桂枝12g。大枣12枚，炙甘草6g。嘱病人以大盆贮水，以构扬之，水面有水珠五六千颗相逐（《伤寒论》甘澜水做法）时，用以煮药。服药2剂，小便通畅而奔豚不作。（《中国现代名中医医案精华》刘渡舟医案）

（四）日本汉方医论奔豚证

奔豚证相当于现在所说的癔病性心悸亢进。病人诉有从下腹部至胸中发作性激烈动悸，甚至感到似乎呼吸停止，时而不省人事，或时时发作性的剧烈腹痛。（《现代日本汉方处方手册·苓桂甘枣汤》）

第七　厚朴生姜半夏甘草人参汤证

[原文]

发汗后，腹胀满者，**厚朴生姜半夏甘草人参汤**主之。（太阳病中篇第66条）

厚朴半斤，炙，去皮　生姜半斤，切　半夏半升，洗　甘草二两　人参一两

上五味，以水一斗，煮取三升，去滓，温服一升，日三服。

[发微]

（一）主旨

论述朴姜夏草人参汤治疗疾病恢复期腹胀。

（二）腹胀满的概念与病机简析

古代，腹胀与腹满是两个不同的症状。腹胀不仅自觉腹部胀闷，还有客观可知的腹部胀大，即腹壁较正常略为紧张，形态略大于正常。满就是闷，腹满仅是自觉腹部胀闷，没有客观的腹部胀大。目前临床上都将古人所说的腹满称为腹胀。

腹胀满的直接病机是肠胃气机不利。但病变不限于肠胃，肝、脾、心、肺的病证均可影响肠胃气机而出现腹胀满。本条原文称"发汗后"，则是外感病发汗热退之后，恢复期所出现的腹胀满。证情比较简单，只是肠胃气机不利与邪去正虚。

（三）朴姜夏草人参汤方简析

本方用大剂量的厚朴为主药，功能下气利气，调理肠胃。配以较大剂量的半夏、生姜以和胃。再配小剂量的甘草、人参以益气。消、和、补三方面结合，属于消补兼施的方剂，从剂量来看是以消为主，以和为次，以补为辅。适用于

恢复期肠胃气滞、正气略有不足的证候。

（四）对本方主药厚朴的分析

1.《伤寒论》与《金匮要略》对厚朴的广泛应用　不同的中医学家对厚朴的认识有很大的差异。《伤寒论》中有 6 个方剂用厚朴。本方与人参同用，消补配合，调理肠胃。大小承气汤中与大黄同用，泻下阳明实热结聚。桂枝加厚朴杏子汤中与杏仁同用，治一般咳喘。《金匮要略》中，除与《伤寒论》方重复之外，有 8 个方剂用厚朴：厚朴麻黄汤中与麻黄、石膏同用，治肺热咳喘。枳实薤白桂枝汤中与瓜蒌、薤白同用，治疗胸痹（冠心病）见胸闷气逆等症。半夏厚朴汤中与半夏、茯苓同用，治疗咽中如有异物的梅核气。还有用于治疗疟母脾肿大的鳖甲煎丸，而用于治疗金疮的王不留行散中也配用厚朴。此外，厚朴三物汤、厚朴七物汤与厚朴大黄汤三方均为厚朴与大黄相配，与大小承气汤的作用及配伍方法基本相同。《名医别录》指出厚朴性大温，能温中益气，又能消痰下气，能治腹痛胀满、呕吐、泄利等症。干姜为之使。其基本观点与《伤寒论》相同。仲景方（丸散之外）中厚朴的用量是比较大的，1 剂汤药的用量在二两至八两之间。

2. 后世对厚朴的异议与温病学派对厚朴的赏用　金代张元素《洁古珍珠囊》曾提出孕妇忌用及虚弱人斟酌用之之说。《本草经疏》指出了厚朴的 16 点禁忌，认为凡小儿、老人、孕妇之腹胀泄泻呕吐，皆为禁忌。遂使后人十分畏忌厚朴，不敢大量应用。但温病学家将厚朴广泛应用于湿温、暑湿、痢疾、黄疸等病证。在《温病条辨》吴瑭的自制方中就有 24 首方配用厚朴。主要用于湿温病，主要代表方为三仁汤与 5 个加减正气散。但用量较小，每剂汤方中用一钱至二钱。叶桂《临证指南医案》中虽未见用朴姜夏草人参汤全方的医案，但厚朴与人参同用消补兼施的医案颇多，大多用于木乘土门、泄泻门与痰饮门。其用法继承中包含创新。

3. 现代药理学对厚朴的研究提要　实验证明厚朴具有广谱抑菌作用，对葡萄球菌、溶血性链球菌、肺炎球菌、痢疾杆菌、副伤寒杆菌及皮肤真菌均有抑制作用。这可能是历代中医之所以将厚朴广泛用于肠道、肺部等多种感染性疾病的原因，如阳明腑实证、湿温病等。实验证明厚朴对肠管呈双相调节作用，这是中医之所以既可用厚朴治疗泄泻痢疾，又可用厚朴治疗腹胀便秘的原因。药理实验还发现厚朴具有骨骼肌松弛作用，并对心脏搏动有一定的抑制作用。可见古人认为厚朴对虚弱人及小儿、老人应慎用或忌用之说也并非是无稽之谈。

[医案医话选]

(一)叶天士用朴姜夏草人参汤治胁腹胀痛3例

1. 程氏泻后腹膨。厚朴、人参、炮姜、生益智、茯苓、广皮、砂仁。(《临证指南医案·泄泻》)

2. 席,大便未结,腹中犹痛,食入有欲便之意。胃阳未复,肝木因时令尚横,用泄木安土法。

厚朴、人参、茯苓、青皮、木瓜、益智仁。(《临证指南医案·木乘土》)

3. 马,三四。肌肉丰溢,脉来沉缓,始发右季胁痛,汤饮下咽,汩汩有声,吐痰涎,头痛,此皆脾胃阳微,寒湿滞聚,年方壮盛,不必介怀,温中佐其条达运通为宜。

厚朴、淡姜渣、半夏、炙草、茅术、茯苓、陈皮、胡芦巴,姜汁泛丸。(《临证指南医案·痰饮》)

(二)朴姜夏草人参汤治感冒后腹胀

杨某,女,42岁。1周前患感冒,服药后好转……二便尚可。但3日来腹胀明显,下午尤甚,得矢气而快。脉缓稍弦,舌淡红苔薄白……即以厚朴生姜半夏甘草人参汤,益气健脾、行气宽中而病除。

处方:党参15g,白术12g,茯苓15g,半夏10g,川朴10g,生姜10g,陈皮10g,香附10g,炙草6g。3剂,水煎服。(《伤寒论方证辨析与新用·太阳病兼变证》)

(三)朴姜夏草人参汤治胃切除术后腹胀

叶某,男,39岁。胃次全切除术后,恢复良好,但出院后逐渐感觉胃腹痞满,嗳气频作,大便不畅,虽少食多餐以流质为主,病情仍日见明显。脉细弱,苔白润……用朴姜夏草人参汤加味:

党参12g,半夏9g,厚朴9g,枳壳6g,炙甘草6g,佛手片9g,广木香6g,生姜3片。5剂后症减,调理2个月症状消失。(《伤寒论方医案选编》)

(四)朴姜夏草人参汤治腺病毒肺炎热退后调理

初幼,男,3个月(患腺病毒肺炎,服用桂枝加厚朴杏子汤加味及射干麻黄汤加减之后)。体温已降至36.5℃,精神好转,全身潮润,足欠温,腹满已减,二便如前(便溏),面色青白。右肺水泡音较多,左肺较少。脉沉滑,舌淡苔退。乃表邪已解,肺胃未和。宜调和肺胃,益气化痰为治。仿厚朴生姜半夏甘草人参汤加味。

处方:西洋参五分,川朴七分,法半夏一钱,炙甘草五分,生姜二片,橘红五分。2剂。

药后仅有微咳,呼吸正常,食欲增进,大便日一二次成形,小便多,两肺呼吸音粗糙,少许干啰音,脉沉细而滑,舌正常,无苔。改用二陈汤加白前、苏子、枇杷叶、生姜,2剂。调理而愈。(《蒲辅周医案·儿科治验》)

第八　茯苓桂枝白术甘草汤证

[原文]

伤寒若吐、若下后,心下逆满,气上冲胸,起则头眩,脉沉紧,发汗则动经,身为振振摇者,**茯苓桂枝白术甘草汤**主之。(太阳病中篇第67条)

茯苓四两　桂枝三两,去皮　白术　甘草各二两,炙

上四味,以水六升,煮取三升,去滓,分温三服。

[发微]

(一)主旨

论述苓桂术甘汤主治中焦停饮证。

(二)苓桂术甘汤证证候分析

本证的基本病机是痰饮停留于中焦(指脾胃)。饮停中焦,气机逆乱,所以出现胃脘部(心下)胀闷,感到有气上逆,甚至上冲到胸部。阳气被水饮所阻,清阳难以上升,故出现起立则头眩。脉沉紧提示里有寒饮。本证误用发汗,更伤阳气,病情加重,由头眩发展为直立时身体摇晃。

(三)本证并非就是慢性支气管炎

近年临床上经常用苓桂术甘汤治疗慢性支气管炎,取得一定疗效。因此,有些医者便认为慢性支气管炎就是古代所说的痰饮,治疗痰饮病的主方之一是苓桂术甘汤。实则,本证可以出现于慢性支气管炎缓解期,还可出现于其他疾病,如慢性胃炎胃弛缓、神经性心悸、神经症等。本方也不仅能用于慢性支气管炎,还可以治疗不少其他疾病。中医传统所说的痰饮病也包括西医学许多疾病的某个阶段,不限于慢性支气管炎。总之,中医的病证名与西医学的病名可以分析联系,但不宜简单对号入座。

(四)本证的症状中何以没有咳嗽、咳痰

本证的基本病机是痰饮停留于中焦,苓桂术甘汤是治疗痰饮病的主方之一,治疗慢性支气管炎有较好疗效,但是本证的症状中何以没有慢性支气管炎的主要症状咳嗽与咳痰?这是由于本证仅仅出现于慢性支气管炎的慢性期,活动性炎症不明显,咳痰很轻微,所以未列入主症。而此时期的肺功能已有减退,呼吸不畅而可能出现胸闷、心下胀闷等症,因血氧饱和度不足而出现头昏目眩。如果咳嗽、咳痰严重,便不宜用本方温化痰饮,而宜用《金匮要略·肺痿

肺痈咳嗽上气病脉证治》宣肺清热化痰法,如射干麻黄汤等方。在仲景著作中,咯吐稀痰称"吐涎沫",吐稠痰称为"吐浊"。

(五)苓桂术甘汤的配伍

本方四味药配伍密切,都有其重要性,难分主次。从剂量上来看,茯苓、桂枝的剂量略大于白术、甘草。从仲景方的安排序列来看,本方属于苓桂系列方剂之一。由此可以认定茯苓桂枝为本方主药。苓桂相配通阳化水也是本方最基本的功能。方中苓术相配健脾利水,桂甘相配温通阳气、温振阳气,术甘相配健脾益气,由此可见本方配伍之细密。从而也可知本方的主要功能是通阳益气、健脾利水。本方的特点是微温而不燥,轻缓利水而不伤正气。也就是《金匮要略·痰饮咳嗽病脉证并治》所说的"病痰饮者,当以温药和之"。

[医案医话选]

(一)苓桂术甘汤治酒客胃脘痞痛

平,酒客。脾胃阳微,下午阴气渐漫,脘中微痛,不饥,服苦降重坠辛辣,愈加不适者,清阳再受伤触也。宗仲景圣训,以旋转胸次之阳为法。苓桂术甘汤。(《临证指南医案·痞》)

(二)苓桂术甘汤加味治痰饮咳喘

某氏,内饮招外风为病,既喘且咳,议小青龙法。二诊:痰饮咳喘,前用小青龙业已见效,但非常服之品。脉迟缓,议外饮治脾法。

茯苓块六钱,桂枝五钱,生於术三钱,制茅术四钱,炙甘草二钱,益智仁一钱五分,半夏六钱,生米仁五钱,生姜五片。煮三杯,分三次服。四帖。(《吴鞠通医案·痰饮》)

(三)苓桂术甘汤加味治慢性气管炎

施某,女。慢性气管炎古称痰饮,当以温药和之。温药皆能祛痰,苓桂术甘殆其代表剂。其痰活,其咳因之减少,若云根治,难矣。

川桂枝 2.4g,生白术 9g,云苓 9g,炙甘草 3g,旋覆花 9g(包),款冬 9g,紫菀 9g,细辛 2.4g,五味子 9g。(《章次公医案·咳喘》)

(四)苓桂术甘汤加味治咳痰与眼疾

男性,49 岁。病人面䀹唇白,语音低沉,言语不利,不发热恶寒,头晕,咳嗽痰多色白,质黏易咯出,小便清长。两眼视物昏花,羞明喜温,眼内有异物感及痒感,眼眵稀薄如浆,多泪水,眼睑不红不肿不痛。舌质润,苔淡白,脉濡细。此脾阳虚,水气上逆,拟苓桂术甘汤加味。

茯苓 15g,桂枝 10g,白术 15g,炙甘草 10g,车前子 15g,细辛 6g,黄连 1.5g。2 剂。

服药 2 剂,咳痰均减,两眼不羞明,眼内异物感及痒感均除,眼疾显著好转(因头晕、胃部不舒等症改用真武汤调理)。(《伤寒论方运用法·桂枝汤类方》)

(五)苓桂术甘汤加味治高血压、惊悸、心痛

李某,女,40 岁。素有高血压[(18.62~21.28)/(11.97~15.96)kPa],经常头晕眼花,近日心前区痛,每日发作数次,伴有气短、惊悸,后头脑痛,腰酸痛,肢体浮肿,大便带泡沫,小便短少。心电图示心肌劳损。舌淡苔少,脉细而弱。此属心脾阳虚,痰饮停积。治宜温阳补气,消痰利水,用苓桂术甘汤加味。

桂枝 12g,白术 15g,茯苓 18g,炙甘草 9g,党参 15g,当归 12g。3 剂。

二诊:前证稍作减轻,惟浮肿未消,并见呕吐,用苓桂术甘汤合小半夏汤。

桂枝 12g,茯苓 24g,白术 18g,炙甘草 9g,法半夏 12g,生姜 18g。3 剂。

三诊:惊悸、心痛次数均减少,浮肿消失,呕吐亦止……苓桂术甘汤加远志、天麻。3 剂。药后诸症消失,血压下降。(《中国现代名中医医案精华》刘赤选医案)

(六)汉方医论苓桂术甘汤的适应证

苓桂术甘汤的适应证有胃弛缓、起立性调节障碍、神经衰弱、神经性心悸亢进、眩晕、梅尼埃病、慢性球后视神经炎等。(《汉方概论》)

第九　芍药甘草附子汤证

[原文]

发汗,病不解,反恶寒者,虚故也,**芍药甘草附子汤**主之。(太阳病中篇第68 条)。

芍药　甘草各三两,炙　附子一枚,炮,去皮,破八片

上三味,以水五升,煮取一升五合,去滓,分温三服。疑非仲景方。

[发微]

(一)主旨

简要论述芍药甘草附子汤主治外感病热退之后的阳虚兼肌肉痉挛证。

(二)证候分析

原文过于简要,叙述证候只有 12 个字,加以诠释,可以说明以下几点:①外感病发汗后,发热虽退,其病尚有余症未愈。②发汗后,发热虽退,而病人自觉畏寒怯冷,提示可能转变为阳虚。③发汗热退后所余留的症状,用“以方测证”的方法推断,可能是肌肉痉挛所导致的脘腹疼痛或四肢肌肉疼痛痉挛。肌肉痉挛为人体宁静、弛缓功能减退,属于阴虚范围。肌肉痉挛也可能由津液丧失所导致,亦属于阴虚范围。所以传统多称本证为阴阳两虚。

(三)芍药甘草附子汤的方药、主治分析

本方由芍药、甘草与附子三味药组成。从性味配伍理论来看,芍药微酸微寒,附子辛温大热,属于相反相成,加甘平的甘草以调和之。再从功能配伍来看,芍药、甘草和阴缓急,附子温阳散寒,属于协调配合。由此可见,本方配伍在理论上是很精密的。再从主治证候来看,仲景方中含有芍药与附子两味药,或含有芍药、甘草与附子三味药的方剂共有 7 首(本方、桂枝芍药知母汤、桂枝加附子汤、真武汤、附子汤、乌头汤与乌头桂枝汤)。这些方剂的主治证候都为身体痛、骨节痛、四肢拘急疼挛及腹痛等,其性质都为阳虚。由此,本条原文所说的"病不解"的主症也就可想而知,本方的主治也就可以明确了。

[医案医话选]

(一)芍药甘草附子汤加味治痹病兼小腿抽筋

郑某,女,54 岁。右腿痛 10 余年,近日小腿发胀,挛急而痛……与气候有关,遇寒加重,脉弦,舌红苔薄黄。证属风寒湿痹,筋脉拘急,内有郁热……方用芍药甘草附子汤加味。

熟附子 7g,赤白芍各 20g,炙甘草 15g,木瓜 15g,乳香没药各 7g,生地 20g,威灵仙 15g,川断 15g,忍冬藤 30g,鸡血藤 30g。6 剂症减,减量续服 20 剂而愈。(《伤寒论方证辨析与新用·曾福海医案》)

(二)芍药甘草附子汤(粉末剂)治夜间腓肠肌痉挛

守某,女,87 岁。曾患胃下垂,体型消瘦,有贫血倾向,面色苍白……过去走远路脚部疲劳时,夜间常发生腓肠肌痉挛。近 1 个多月来并未过劳,却不知何故频繁地发生腓肠肌痉挛,有时一连几晚地发作,夜半常因疼痛难忍而起床。按压腓肠肌时,并不感到很硬,但病人却甚感疼痛,因而暂停常服的茯苓饮,改用芍药甘草汤提取物粉末剂 1.7g,并添加加工附子粉末 0.3g,共 2g,每日 2 次。服药 1 个月后,病人称,服药几日后,原来每晚都发生的腓肠肌痉挛,一下子就停止了,至今未再出现。(《汉方临床治验精粹·胃肠疾病》)

(三)芍药甘草附子汤治腰椎手术后疼痛

梅某,男,46 岁。稍有肥胖倾向……脉浮稍数,舌有薄白苔。3 年前患腰痛,2 年前因腰椎变形而做手术……但右腰部疼痛仍在,右足麻木,有时左侧也有轻度疼痛,站立不稳,动作迟钝,行动不便。腹部脂肪充盈而膨满,沿右腹直肌有线状紧张带,有压痛,左侧同样但较轻。腰痛部位在肾俞或志室下方。因病情趋于慢性化并有麻木感,故投芍药 9g、甘草 3g、白附子 1g 为 1 日量。服本方 2 周后,已持续 3 年之久的腰痛开始减轻,再服 1 个月后,步行已很顺畅,疼痛大为好转(第 2 年已能去海外出差 3 周)。(《汉方临床治验精粹·风湿、腰痛

等症》》

第十 茯苓四逆汤证

[原文]

发汗,若下之,病仍不解,烦躁者,**茯苓四逆汤**主之。(太阳病中篇第69条)

茯苓四两 人参一两 附子一枚,生用,去皮,破八片 甘草二两,炙 干姜一两半

上五味,以水五升,煮取三升,去滓,温服七合,日二服。

[发微]

(一)主旨

论述茯苓四逆汤主治汗下之后亡阳烦躁。

(二)亡阳烦躁的证候分析

1. 本条叙述证候的原文过于简单,只有7个字,只能以方测证。既然以四逆汤为主治方,可知其基本证候是亡阳重证。本证与上一条芍药甘草附子汤证都属于阳虚,但轻重程度悬殊,上条是阳虚轻证,本条是亡阳重证。治疗方药也有明显不同,详见下文方药分析。

2. 烦躁是心神不安的一种表现,许多病证能影响心神而出现烦躁。在此之前已经研读过的原文中有7种不同病证导致的烦躁:①太阳表证向阳明或少阳传变会出现烦躁;②太阳表证发热的桂枝汤证会出现烦躁;③太阳表证高热无汗的麻黄汤证或大青龙汤证会出现烦躁;④太阳阳明并病发热无汗也会出现烦躁,小发汗便能治愈;⑤表证完全入里化热,阳明气分热盛的白虎加人参汤证有因高热所致的烦躁;⑥有中焦虚寒,胃气上逆所致的呕吐烦躁,宜用甘草干姜汤治疗;⑦有攻下发汗之后,阳气暴虚的急症,由烦躁很快转变为安静,须用干姜附子汤急方顿服的。本证则由汗下之后,丧失大量津液,以致严重亡阳,心气心阳失去温养,心神不安而出现烦躁。就此8种不同证候烦躁的对比,可以清楚地看出其证治的区别。之后,在《伤寒论》中还有不少性质各异的烦躁,读者注意辨证,当能鉴别。

3. 对烦躁进行临床辨证时必须注意两个问题:①病人出现烦躁,大多提示病证可能有发展变化或病情较为严重。切忌把烦躁看做是病人的思想情绪问题而忽视,不予仔细诊察。②对烦躁的治疗不能一概用养阴柔肝宁心镇静药而忽视辨证论治。

(三)茯苓四逆汤方药简析

茯苓四逆汤由四逆汤中生附子、干姜与炙甘草三味药加上小剂量的人参与较大剂量的茯苓组成。四逆汤是少阴病主方,主要功能是回阳救逆。可见

本条原文所说的"病仍不解"可能是指脉沉微细、四肢逆冷的亡阳重证,而其突出的症状是烦躁,并非只有烦躁一症。本方用茯苓、人参是针对阳气虚所导致的烦躁。阳虚烦躁不能应用养阴宁静药物,也不能用苦寒清心药物更加抑制阳气,即使用重镇安神药也要慎重。选用甘平而淡的茯苓,此药不仅能淡渗利水,更能"安魂养神",治疗忧惊悸恐,几乎没有副作用。人参甘平微苦,不仅能大补元气,调理脾胃,还能"安精神、定魂魄、止惊悸"。选用这二味《神农本草经》列为上品、副作用极少的药物治疗阳虚烦躁是十分恰当的。

[医案医话选]

(一)茯苓四逆汤治亡阳烦躁

殷某,男。素体消瘦衰弱,病已年余,初起微烦头痛,剧则烦躁欲死以头撞墙,高声呼喊。屡用寒凉清热之剂,病反增剧。面色青黑,精神极惫,气喘,出冷汗,四肢厥逆,脉沉细欲绝。

处方:茯苓30g,高丽参30g,炮附子30g,甘草30g。急煎服之。药后烦躁止,减其量,服10余剂而愈。(《伤寒论方医案选编》)

(二)茯苓四逆汤治泄泻阴阳两虚

幼儿,2岁。麻疹第5日,泄泻,服凉药2剂,麻疹忽隐,发热,肛温39℃,咳嗽气急,神疲,渴喜热饮,饮后即泄泻,腹痛烦躁啼哭,哭声无力,小便甚少,肢冷,面㿠。舌质淡润而舌心光,脉细数无力。平时纳少便溏,脾虚体质,今又伤阴,拟茯苓四逆汤加味:茯苓30g,党参9g,制附子3g,淡干姜3g,炙甘草3g,生地9g,麦冬6g,当归6g。服1剂。

二诊:泄泻次数减半;小便利,肛温38℃,咳嗽哭声有力,肢转暖,疹点复现而色淡。舌淡润,舌心红,脉细数较昨有力。上方茯苓减为15g,加桔梗3g。服1剂。调理而愈。(《伤寒论方运用法·四逆汤类方》)

(三)茯苓四逆汤治阳虚痴呆

女性,41岁。因夫妻争吵而发病,初起喧扰不宁,躁狂打骂,动而多怒。服大剂大黄、芒硝泻下,转为沉默痴呆,语无伦次,心悸易惊,头疼失眠,时喜时悲,四肢厥冷,舌白多津,六脉沉微。方用:茯苓30g,党参15g,炮附子15g,干姜15g,甘草12g,牡蛎30g,龙骨15g。服3剂后神志清醒,头疼止,四肢温。改用苓桂术甘汤加龙骨、牡蛎,服10余剂而愈。[周连三医案。中医杂志,1965(1):29]

第十一 五苓散证

[原文]

太阳病,发汗后,大汗出,胃中干,烦躁不得眠,欲得饮水者,少少与饮之,

令胃气和则愈。若脉浮，小便不利，微热消渴者，**五苓散**主之。（太阳病中篇第71条）

猪苓十八铢，去皮　泽泻一两六铢　白术十八铢　茯苓十八铢　桂枝半两，去皮

上五味，捣为散，以白饮（米汤）和服方寸匕（容量约5ml），日三服。多饮暖水，汗出愈。如法将息。

发汗已，脉浮数，烦渴者，五苓散主之。（太阳病中篇第72条）

伤寒汗出而渴者，五苓散主之；不渴者，**茯苓甘草汤**主之。（太阳病中篇第73条）

茯苓二两　桂枝二两，去皮　甘草一两，炙　生姜三两，切

上四味，以水四升，煮取二升，去滓，分温三服。

中风发热，六七日不解而烦，有表里证，渴欲饮水，水入则吐者，名曰水逆，五苓散主之。（太阳病中篇第74条）

未持脉时，病人手叉自冒心，师因教试令咳而不咳者，此必两耳聋无闻也。所以然者，以重发汗，虚故如此。发汗后，饮水多必喘，以水灌之（用冷水冲洗）亦喘。（太阳病中篇第75条）

[发微]

（一）主旨

论述发汗丧失水分后，气化失司和水液的吸收、输布、排泄失衡所导致的五苓散证及其与之相似证候的鉴别。

（二）五苓散证证候分析

1. 五苓散证人体水液是多了还是少了？一般认为五苓散证是人体水饮停留，称为"蓄水"，或称"停水"，通过利尿排出多余的水。这个看法并不全面。五苓散证在人体某个部分可能有水液停留，但就全身来看，水液是缺少的。本组4条原文中所说的"发汗后大汗出""消渴""小便不利""多饮暖水"都表示人体水液之不足。除本组原文之外，《伤寒论》中还有3条原文是下利之后所出现的五苓散证，也是水液不足。因此，五苓散证的各个症状中，口渴最为重要，小便不利居第二位。《伤寒论》关于五苓散的8条原文中7条有渴，只有1条明确指出小便不利。

2. 既然丧失水液，为什么不用生津养阴药而用五苓散利水？五苓散证主要不在于水液之丧失，而在于大汗出、大下利丧失水液的同时，影响了人体气化。气化失司，气不化水，人体水液的吸收、输布和排泄都发生了障碍。吸收障碍所以"渴欲饮水，水入则吐"。如果没有吸收障碍那就"少少与饮之，令胃气和则愈"了。排泄障碍所以小便不利。输布失衡，津液不能上承则口渴，津

液不能下泄则小便不利,古人称为"膀胱蓄水"。还可能水停心下而出现"心下痞"。因此,本证的治疗不宜用滋腻的养阴药,如用大量黏腻滋阴药可能药入则吐,应该用通阳化气、健脾利水的散剂。

3. 五苓散证是否一定要兼有表证? 原文第71条与第72条说"脉浮""微热",均提示太阳病表证未罢。第74条则明确指出既有表证又有里证。可见本小节所论述的五苓散证,确实是太阳病表证未罢,部分外邪入里,影响气化而导致水液输布失常的里证。许多注家认为五苓散证是表里同病,就本小节而言是有根据也有道理的。但就《伤寒论》与《金匮要略》两书全书而言,就临床所出现的五苓散证而言,未必皆有表证。外感病外邪入里是发生五苓散证的主要病因,出现五苓散证时,表证可能已罢,可能未罢。五苓散证的基本证候是水液输布失常,是里证。表证仅是兼证。

4. 五苓散证与其相似证候的鉴别

(1) 外感病,大汗出,丧失水液,出现口渴、烦躁等症,但并无气化失司。给予适量饮水,自能吸收而愈。如大量饮用冷水,则可能一时不易吸收。

(2) 外感病,汗出之后,有心下痞或心下悸、不欲饮水等症状,但并无口渴。此证也可能伴有全身性的气化失司,但水饮仅停留于胃,所以没有口渴。此证与五苓散证同中有异,宜用茯苓甘草汤和胃通阳化水。二者的主要鉴别点在于渴与不渴。(茯苓甘草汤方证参阅厥阴病篇第356条,此处不作详解)

(3) 水气病也是气化失司,水液停留,与五苓散证的病机有相同之处。但水气病是全身性的水液停留,是一个或多个脏腑甚至全身气化失司,全身水液确有多余,因而出现全身性浮肿,但一般无口渴。病情较五苓散证严重。五苓散证全身水液并不多余,甚至缺少,但水液输布失常导致局部有水液停留,以口渴为主症,一般没有全身性水肿。

(4) 痰饮病也是阳气虚、气化失司,水液停留于局部(严重时可能发展成全身性水液停留),与五苓散证的病机基本相同。但是,痰饮病不是全身性的水液输布失常,大多是某一脏腑、某一部分的气化失司,水液停留于某一局部,如在肺则为咳痰喘急,在脾胃则为脘腹痞满、食少肠鸣呕逆,影响到心则心悸胸闷,影响阳气上升清空则眩晕,各有许多不同的临床表现。除非化热,痰饮病一般没有口渴;外感表证可以引起慢性痰饮病急性发作,但不是痰饮病发病的基本病因。可见五苓散证与痰饮病虽有许多相似之处,五苓散也可以用于治疗某一种痰饮病,但二者仍可在病机、症状、病因三方面进行辨别。

(5) 多次发汗,既失水液,又伤阳气,阳气一时难复,也可能出现因清阳不升及余留的外邪的阻滞而影响听力。《灵枢·邪气脏腑病形》认为,耳与全身有广泛的联系,听力要依靠十二经脉上输的"精阳气"的维护。这与五苓散证的病因相近而证候不同。

（6）发汗汗出之后,急于大量饮水而略感气急,或用冷水冲洗之后略感气急,是生理现象,与五苓散证不难鉴别。

（三）五苓散的剂型、配伍、功效与应用

1. 剂型　五苓散是用米汤送服的散剂。中药散剂有 3 种不同形式:一种是将药物捣研成粉末,用水、酒或米汤等液体送服。第二种是将药物捣研成粉末,加入适当辅料,如盐、醋、蜜糖等,敷抹涂擦于体表局部,属于外用药。如头风摩散、金黄散。第三种是将药物切成粗末,取一定量加水煎煮,去滓,服汤。是以散剂形式存放,实际服用的还是汤液,如四逆散、银翘散。五苓散属于第一种。口服散剂的吸收较汤剂略慢,但较丸剂为快。服用散剂时所需水分较少,适用于胃气不和,一时不适宜大量饮水的病证。如本方、《金匮要略》猪苓散及后世的诸葛行军散。

2. 配伍　五苓散中共有五味药,桂枝通阳利水,白术健脾利水,茯苓、猪苓淡渗利水,泽泻清热利水。这五味药虽有明显的利水的作用,但都作用和缓,没有明显的副作用。一般认为桂枝的主要作用是通阳,不是直接利水。现代药理研究证明,桂枝有明显的直接利水作用。白术之所以能利水,在于加强了肠道对水分的吸收。可以认为,五苓散集多种作用和缓的利水药于一方,从而达到通阳化气、输布津液之目的。需要说明的是,五苓散方中起通阳作用的药物不仅桂枝一味,茯苓、猪苓、泽泻等有利水作用的药物也有通阳作用。这就是叶桂在《温热论》中所说的"通阳不在温,而在于利小便"。此外,日本汉方医认为五苓散中五味药的剂量,以《伤寒论》中原方的比例效果最好。即泽泻、白术、猪苓、茯苓、桂枝之比为 5∶3∶3∶3∶2。

3. 功效与应用　一般都将五苓散归类于利水剂。如做深入探析,可以知道五苓散的基本功效在于通阳化气,恢复人体内水液的正常输布,从而出现消除停水的效果。《伤寒论》原文五苓散方后说"汗出愈",汗出提示阳气宣通。服用五苓散之后,也会出现小便通利,小便利也是阳气宣通的一种重要表现。但《伤寒论》原文没有说小便利则愈,表示应用五苓散的主要目的不在于排出人体多余的水分。现代药理实验发现,服用五苓散之后,细胞组织间隙潴留的水分返回血管,胃肠黏膜吸收水分的功能恢复。这时可以"多饮暖水",补充水分,水分输布正常,出现汗出与利尿。药理实验还发现五苓散对正常实验动物没有利尿作用,如果给实验动物皮下注射水液,造成机体内局部有多余水分,便能起利尿作用。可见五苓散不是一般的利尿剂。

由于以上所述的功效特点,五苓散主要应用于外感病中汗出或下利,大量水分丧失,轻度脱水的同时,气化失司,局部停水的证候,中医传统称为"蓄水证"。同时也能治疗慢性病中出现局部水液停留的病证,如脑积水、关节腔积水、视网膜或球结膜水肿、内耳迷路水肿导致的眩晕等,而对全身性水肿只能起辅助治疗作用。

[医案医话选]

(一)五苓散治疗腹泻引起的脱水症

用五苓散粉剂,成人6.0g,每日3次;小儿1.2~3.0g,每日3次。自由饮水。共计治疗116例,其中轻度脱水91例,中度脱水24例,重度脱水1例。治愈111例。平均治愈天数3.9日。与用SMZ-TMP口服加补液的116例比较,脱水严重程度相同,疗效优于、疗程短于西药组。[云南中医杂志,1987(8):1]

(二)五苓散治腰以下肿

陈某,二十六岁。脉弦细而紧,不知饥,内胀外肿,小便不利,与腰以下肿当利小便法,阳欲灭绝,重加温药以通。况今年燥金,太乙天符,《经》谓"必先岁气,毋伐天和"。

桂枝六钱,茯苓皮六钱,猪苓五钱,生茅术三钱,泽泻五钱,川椒炭五钱,广皮三钱,公丁香二钱,厚朴四钱,杉皮一两。煮四杯,分四次服。十日后,诸症皆效,知饥,肿胀消其大半……(《吴鞠通医案·肿胀》)

(三)五苓散治局部积液

山某,女,64岁。2个月前右足踝外侧下方肿胀约蛤蜊大小,呈圆形。肿处软而有波动,似为积水。经外科穿刺后,抽出透明液体。肿处不红不痛,抽后不久,再度积水肿胀,先后3次均如此,乃改来本院求治。触诊时确有波动,属局限性水分偏在,故投五苓散1个月量……服药后不到1个月,肿块日益缩小,迅速消失,迄今未再发。本例并无明显的小便不利或口渴表现,但投五苓散后,仍能奏效。(《汉方临床治验精粹·风湿……膝关节症及其他》)

(四)五苓散加味治尿崩症

林某,男,56岁。患垂体性尿崩症3年余,以往发作曾用西药控制。1个月前因劳累复发,仍用前药治疗不效……今见小便频数量多,每日达8 500ml,口干舌燥,渴欲多饮,伴神疲乏力,畏寒肢冷,腰膝酸软,肌肤枯皱,大便干结等。脉沉无力,两尺尤弱,舌质淡暗,苔白乏津。先用补肾缩小便药无效,乃改用五苓散加味:茯苓、猪苓、泽泻、白术各15g,桂枝10g,附子6g,益智仁12g。服2剂后尿量即减至每日2 000ml,口渴基本消失……又服4剂,病情稳定,小便正常,惟腰酸神疲,改用济生肾气丸加减调理,住院37日出院。1年后随访

未复发。[侯恒太,浙江中医杂志,1988(6):243]

（五）五苓散加附子治颅内积水

杨某,男,7个月。上月初开始发热,大便泄利,小便短少。目前体温正常,2周来囟门高突,纳呆作恶,大便干结,小便仍少,面色萎黄,神志清晰,夜睡尚安。舌苔淡白。证属肾阳不振,水饮阻结。治以五苓散加附子。

处方:桂枝3g,茅术9g,赤苓9g,猪苓9g,泽泻9g,淡附片6g,通草3g,炒谷芽9g。

5剂药后,小便通利,囟门已平,续以温化调理。(《中国现代名中医医案精华》董廷瑶医案)

（六）五苓散治癫痫

王某,男,18岁。患癫痫,虽屡用苯妥英等抗癫痫药,不能控制发作。自述发病前感觉有一股气从下往上冲逆,至胃则呕,至心胸则烦闷不堪,上至头则晕厥,不省人事,少顷,气下行则苏醒。小便少而频数。脉沉,舌淡嫩,苔白润滑。辨证为太阳膀胱蓄水,水气上逆,冒蔽清阳之"水痫"。治以利水下气,通阳消阴。

处方:茯苓30g,泽泻12g,猪苓10g,白术10g,桂枝10g,肉桂3g。

服药3剂,病发次数见减,小便通利。服药6剂,病除。(《中国现代名中医医案精华》刘渡舟医案)

（七）其他

若谓此方是利水而设,不识仲景之旨矣;若谓用此以生津液,则非渗泄之味所长也。邪水凝结于内,水饮拒绝于外,既不能外输于玄府,又不能上输于口舌,亦不能下输于膀胱。(《伤寒来苏集·伤寒论注·五苓散证》)

中医研究院中药研究所曾对五苓散的利尿作用进行研究,把五苓散水溶液注射到造成人工尿闭的动物模型,观察利尿作用。结果用仲景五苓散原量则利尿作用很强,等量则利尿作用减弱,颠倒药量则利尿作用更低。证实五苓散是一良好的利尿剂,且各药用量比例最为合适。(《伤寒论选读·辨太阳病脉证并治中》)

第十二　栀子豉汤证

[原文]

发汗后,水药不得入口为逆,若更发汗,必吐下不止。发汗吐下后,虚烦不得眠,若剧者,必反复颠倒,心中懊恼,**栀子豉汤**主之;若少气者,**栀子甘草豉汤**主之;若呕者,**栀子生姜豉汤**主之。(太阳病中篇第76条)

栀子豉汤方

　　栀子十四个,擘　香豉四合,绵裹

上二味,以水四升,先煮栀子,得二升半,内豉,煮取一升半,去滓,分为二服,温进一服,得吐者,止后服。

栀子甘草豉汤方

　　栀子十四个,擘　甘草二两,炙　香豉四合,绵裹

上三味,以水四升,先煮栀子、甘草,取二升半,内豉,煮取一升半,去滓,分二服,温进一服,得吐者,止后服。

栀子生姜豉汤方

　　栀子十四个,擘　生姜五两　香豉四合,绵裹

上三味,以水四升,先煮栀子、生姜,取二升半,内豉,煮取一升半,去滓,分二服,温进一服,得吐者,止后服。

发汗若下之,而烦热胸中窒者,栀子豉汤主之。(太阳病中篇第77条)

伤寒五六日,大下之后,身热不去,心中结痛者,未欲解也,栀子豉汤主之。(太阳病中篇第78条)

伤寒下后,心烦腹满,卧起不安者,**栀子厚朴汤**主之。(太阳病中篇第79条)

栀子十四个,擘　厚朴四两,炙,去皮　枳实四枚,水浸,炙令黄

上三味,以水三升半,煮取一升半,去滓,分二服,温进一服,得吐者,止后服。

伤寒,医以丸药大下之,身热不去,微烦者,**栀子干姜汤**主之。(太阳病中篇第80条)

栀子十四个,擘　干姜二两

上二味,以水三升半,煮取一升半,去滓,分二服,温进一服,得吐者,止后服。

凡用栀子汤,病人旧微溏者,不可与服之。(太阳病中篇第81条)

[**发微**]

(一) 主旨

论述栀子豉汤及其类方对太阳病发汗或攻下之后,余热停留于心胆胃脘(亦统称胸膈)证候的辨治。

(二) 栀子豉汤证证候分析

栀子豉汤证在《伤寒论》中是指外感病经治之后,高热虽退、余热停留的证候。不同的外感病病证,不同的病邪,其余邪可能影响到不同的脏腑。栀子豉汤证的证候主要在心、胆、胃脘,但其病变并不突出发生于某一个脏腑,因而后

人统称为"余邪留扰胸膈"。如仔细辨析,则虚烦不得眠、卧起不安、反复颠倒主要属心。心中懊憹属于心或胃。呕、心中结痛、心中窒属于胃或胆。腹满属于胃肠。身热不去则属于全身性的余热。总之,证属余热,病情较轻,是全身性的。但证情主要表现于膈肌上下。因此,后世温病学派将温邪由表入里,初入气分的轻证也用栀子豉汤主治。本小节 6 条栀子豉汤证原文虽列于太阳病篇,而此证还可出现于阳明病攻下后、厥阴病下利之后、差后复热等病证。凡符合轻度的无形邪热停留于胸膈上下者均可按本证辨治。

第 76 条原文所说的"虚烦"不是指阴虚、阳虚或气虚所致的烦躁,而是与实热所致的烦躁相对而言,是指仅有余热没有实邪结聚的烦躁。第 76 条原文所说的"发汗后,水药不得入口"与"吐下不止"的证候是发汗后的严重变证,不是余热留扰的栀子豉汤证。并列于此,与栀子豉汤证鉴别。

(三) 栀子豉汤类方的分析

1. 栀子豉汤的分析　栀子豉汤只有栀子与豆豉两味药,是一个小方。栀子 14 枚约重 7g,较目前临床常用量为轻。仲景用的是生栀子。宋代寇宗奭之后临床多用焦山栀,后者清热作用较弱,但止血作用较强,副作用较少。本方的主要作用即在于栀子的清热与豆豉的和胃。栀子能清三焦之热,也就是能作用于全身;主要是能清心火而起宁心作用,清胆火、胃热,还能清小肠火,较少用于肺热;能使邪热下泄,从小便而去。东汉时所用的豆豉即当时食用的豆豉,近代的豆豉发酵时加入不少药物,除和胃之外还有轻清透发的作用。可见,本方药虽二味而作用较为广泛。

2. 豆豉加工方法简介　入药的豆豉需用黑大豆发酵而成。豆豉有咸豉、淡豉之分,治病多用淡豉。《本草纲目》载:造淡豉时"桑叶盖厚三寸"。造咸豉则加盐、姜丝、椒、橘、苏、茴、杏仁。可见古代的咸豉性较温,入药的淡豉则性清凉。根据《中药大辞典》,现代豆豉制法也有两种,均作药用。一种发酵时用桑叶、青蒿二味煎汤与黑大豆拌匀;另一种用辣蓼、佩兰、藿香、苏叶、麻黄、羌活、川芎、白芷、柴胡、青蒿、葛根、赤芍、桔梗、甘草等药,或煎汤或研粉,与黑大豆拌匀,待其发酵。上海药材公司用的豆豉是后一种加工方法,具有一定的发汗解热、化湿、解热清热等作用,与葱白配合可作为解表轻剂用,与栀子配合更适用于外感病初入气分,亦可用于余热。

3. 栀子豉汤的类方　在栀子豉汤基础上加味的类方,在《伤寒论》与《金匮要略》中有 4 个:栀子甘草豉汤加炙甘草,用于本证兼有疲乏少气者;栀子生姜豉汤加生姜五两,用于本证兼有呕吐者;差后劳复篇的枳实栀子豉汤加枳实,可以再加少量大黄,用于差后复热兼有食积者;黄疸病篇的栀子大黄汤加枳实与少量大黄,用于酒疸心中懊㑚或热痛(可能是胆道疾病)。

以栀子为主药加味成方而不用豆豉的有3个方剂:栀子厚朴汤,配较大量的厚朴、枳实,用于治疗攻下之后,既有余热未尽,更有明显的肠胃气滞,以腹胀满为主症者。栀子干姜汤由栀子与干姜两味药组成,寒温相配,辛开苦降,相反相成,既清余热,又能温中散寒。近年本方多用于寒热夹杂的胃痛。阳明病篇的栀子柏皮汤中栀子与黄柏、甘草同用,治疗轻证湿热黄疸。

虽用栀子但不作为主药的有阳明病篇的茵陈蒿汤与黄疸病篇的大黄硝石汤。此外,豆豉熬汤送服瓜蒂散,显然是作为和胃药之用。

4. 栀子并不禁用于一切下利　原文第81条指出,"病人旧微溏者"不可用栀子汤。旧微溏是指慢性脾气虚寒大便稀溏,不可用苦寒下泄的栀子。如属热性的痢疾不忌栀子,热性的血痢宜用栀子。

[医案医话选]

(一)栀子豉汤加味治脱痞不饥

张。脉涩,脘痞不饥,口干有痰,宜清理上焦。

山栀、香豆豉、枇杷叶、杏仁、郁金、瓜蒌皮、姜汁炒竹茹。(《临证指南医案·痞》)

(二)栀子豉汤加味治肺部痰热

叶。风温入肺,肺气不通,热渐内郁,如舌苔、头胀、咳嗽、发疹,心中懊㑚,脘中痞满,犹是气不舒展,邪欲结痹,宿有痰饮,不欲饮水。议栀豉合凉膈方法。

山栀皮、豆豉、杏仁、黄芩、瓜蒌皮、枳实汁。(《临证指南医案·风温》)

(三)栀子豉汤加味治外感暑热

龚,二四。脉寸大,头晕,脘中食不多下,暑热气从上受,治以苦辛寒方。

竹叶、杏仁、郁金、滑石、香豉、山栀。(《临证指南医案·暑》)

(四)栀子豉汤加味治痰郁火升

徐。脉左浮弦数,痰多,脘中不爽,烦则火升眩晕,静坐神识稍安。议少阳阳明同治法。

香豆豉、黑山栀、连翘、广皮白、半夏曲、羚羊角。(《临证指南医案·眩晕》)

(五)栀子豉汤加味治痰热咯血

倪,二七。肛疡溃脓虽愈,阴气已经走泄,当阳气弛张发泄。今加嗽血痰多,胃纳减于平昔,脉数促,喘逆,脘闷。姑清肃上焦气分。

苏子、杏仁、香豉、黑栀皮、郁金、蒌皮、降香、桔梗。(《临证指南医案·吐血》)

(六)栀子厚朴汤治心胃郁热

董某,女,37岁。心中烦,懊㑚,不能控制,必须跑出屋外方得小安。且脘腹胀满,如有物塞之状。其脉弦数,舌苔黄腻。大便秘,小便赤。辨为心胸郁热,下及于胃所致。为疏:生山栀 9g,枳实 9g,厚朴 12g。服 1 剂而病愈。(《伤寒挈要》)

(七)栀子生姜豉汤治胃痛懊恼欲吐

郑某,胃脘痛,医治之,痛不减,反增大便秘结,胸中满闷不舒,懊恼欲吐,辗转难卧,食少神疲,历七八日。按其脉沉弦而滑,验其舌黄腻而浊,检其方多桂附香砂之属。此本系宿食为患……今迁延多日……补之固不可,下之亦不宜,乃针对心中懊恼欲吐二症投以栀子生姜豉汤:生栀子 9g,香豉 15g,生姜 9g。分温作二服,服药尽剂后……诸证均瘥,安然入睡……(《伤寒论汇要分析》)

(八)栀子干姜汤加味治伤食胃痛

病人男性,45 岁。素有胃痛,时发时止,今日端午节,食粽子多只,又饮酒。酒醉后午睡,忽然大声呼胃痛。医者适在其邻家作客,即往诊治。见病人面赤、唇赤,舌红,苔黄,脉弦数。诉胸中烦热疼痛,心烦急躁,腹痛欲大便,便溏。手不温,胸腹不拒按……见病人家前晒着老生姜不少,受到启发:苦寒清热可用栀子,温脾阳可用干姜,止胃痛可用枳壳,醒酒可用葛花。遂开一方,用此四药,各 9g。服后 0.5 小时,病人胸痛渐减,安然入睡,亦不欲大便。2 小时后辞别时,病人笑脸相送。(《伤寒论方运用法·栀子豉汤类方》)

(九)栀子豉汤合三仁汤加味治湿热内阻失眠

白某,男,40 岁。失眠 7 个月,一身困倦无力,口腻无味,纳差,胸脘痞闷,小便黄而短,入夜心烦意乱,辗转难眠,或彻夜不寐。脉濡数,苔白腻。病属湿热阻于中宫,心肾不交之证……拟栀子豉汤加味。处方:淡豆豉 12g,炒栀子 12g,米仁 15g,杏仁 9g,半夏 9g,带皮茯苓 18g,川朴 9g,藿香 9g,佩兰 9g,黄芩 9g,豆卷 50g,鲜荷叶半张。3 剂。诸恙皆除,正常入睡。(《中国现代名中医医案精华》熊寥笙医案)

第十三 真武汤证

[原文]

太阳病发汗,汗出不解,其人仍发热,心下悸,头眩,身瞤动,振振欲擗地者,**真武汤**主之。(太阳病中篇第 82 条)

茯苓　芍药　生姜各三两,切　白术二两　附子一枚,炮,去皮,破八片

上五味,以水八升,煮取三升,去滓,温服七合,日三服。

[发微]

（一）主旨

论述太阳病发汗后，表热未罢，即传变而成的真武汤证。

（二）太阳病篇与少阴病篇均有真武汤证，将本证列入太阳病篇的意义何在

真武汤证的基本性质是阳气虚衰、水气泛滥，属于少阴病范围。可以认为，少阴病篇中所描述的证候是真武汤证的本证，而太阳病篇中的真武汤证（本条）是太阳病表热未罢，外邪入里，损伤阳气而导致少阴病，是表里同病，也可以说是太阳少阴并病，而以阳虚水泛的少阴病为主。这种传变过程在临床上并不少见，在慢性心力衰竭急性发作过程中尤为多见，如误以为太阳表证为主而用强烈的发汗解表药物治疗，后果十分严重。由此可见，本条真武汤证列入太阳病汗下后变证，是有重要的临床指导意义的。

（三）本条描述的真武汤证何以没有水肿一症

水肿是真武汤证的主症之一，多数真武汤证可见下肢可凹性水肿，但并非必见之症。本条真武汤证之可能没有水肿的原因是，证候变化迅速，尚属阳虚水泛的早期，阳虚已见，水气停留表现在人体内部，水气凌心则悸，水气阻遏清阳则眩，阳虚不能养筋脉则肢体震摇晃动，可见本条的证候中阳虚水泛的见症已有不少。临床辨证切勿拘泥于水肿一症，忽略其他的阳虚水泛见症，因而错失治疗良机。

（四）中医辨证为"水气停留"是否一定要有水肿

我认为未必。水气停留可以表现出肌肤水肿，也可以肌肤没有水肿，水气停留于人体内部，需要从其他临床表现才能测知有水气停留于体内某个部位。如迷路水肿表现为旋转性眩晕（癫眩）；胃内停水表现为胃脘痞胀、呕吐清水、叩之有振水音；肠道停水表现为腹胀、腹泻、肠鸣；蓄水证（五苓散证）是水分停留于组织间隙，表现为口渴，水入则吐，小便不利，一般也没有肌肤水肿。这些证候可以名之为"内在的水气"。

（五）本条所说的"其人仍发热"是阴盛格阳还是表热未罢

中医理论中有"阴虚则内热，阳虚则外寒"之说，在中医辨证中有"真寒假热、真热假热"之辨。真武汤证既属阳虚，则《伤寒论》原文中所说的"发热"究属何种性质？历来有两种不同认识，一种认为是真寒假热，理论上说得通，临床虽较少见，但也有报道；一种认为是太阳表热未罢，是表里同病而以阳虚里证为主，用真武汤治疗是急当救里。《伤寒论》原文称"仍发热"，提示表热未罢，文理清楚，临床亦颇多见。总之，二说均属可取。此外，日本汉方医提出的真武汤的适应证的第一条就是感冒、流感、胸膜炎等疾病中，他觉发热而自己无明显热感。这一点有重要的参考意义。这样的证候已有临床报道,是不是属于假热,尚无定论。

(六)如何理解本条所说的"身𥆧动,振振欲擗地"

对于"身𥆧动,振振欲擗地"可以广义地理解。即不一定要出现严重的身体摇晃,无法站立,才能用真武汤。多种震颤、手足徐动、运动失调,辨证偏于虚寒者均可应用真武汤。

(七)真武汤的配伍分析

真武汤中包含着两个重要的利水的配伍方法:一是白术与附子相配,温通肾阳,健运脾气,是温阳利水化湿的经典配伍。应用很广,如甘草附子汤、白术附子汤、附子汤、桂枝芍药知母汤、附子理中汤等方均用术附相配。临床可用于心脏性水肿、肾性水肿、慢性虚寒性腹泻、关节炎及结缔组织疾病之属于虚寒者。二是白术、茯苓、芍药这一利水药组,将健脾柔肝淡渗三者合为一体,可参见第一章桂枝去桂加茯苓白术汤证。此外,真武汤中不用常见的附子与干姜相配,而用附子与生姜相配,因生姜辛散走表,有利于利水。方中不用甘缓守中的甘草,也是为了更好地发挥本方的利水作用。

[医案医话选]

(一)对真武汤证证情的一些具体分析

本方证"身𥆧动"一症,可类比于神经衰弱或高血压病人之眼缘、口鼻肌肉跳动,四肢震颤麻痹,或手足徐动难以自控等证属于虚寒者。高血压多由阴虚阳亢所致,治宜平肝泻火,滋肾养阴,或育阴潜阳。但亦有阳虚所致者,症见心悸、眩晕、肢冷恶寒、夜尿频数、四肢沉重酸麻或震颤,脉多沉而两尺无力。另有一特征,即其舒张压的增高较收缩压的增高为显著,此种类型的高血压有可能适用本方。(《伤寒论方运用法·真武汤类方》)

(二)真武汤加味治心力衰竭

赵某,女,60岁。病人于5日前感冒咳嗽,傍晚气急浮肿。昨日下午,因气急浮肿加剧,不能平卧而来急诊。病人年轻时就有风湿性心脏病史,产后曾有心力衰竭发作。近5年来发作过4次……还是钟老先开口:"这是水气病。肺脾肾三脏俱病,以肾脏元阳虚衰为主。目前有浮阳散越,出现厥脱的危险,应该用大剂参附龙牡。从《金匮要略》分类来看,似属正水,宜用真武汤。你们的看法怎样?""同意钟老的意见。"应医生接着说:"我看对水气病人来说,通阳利水也很重要,是否再加入五苓散同用?""用五苓散我同意。"杨医生中医学得很不错。"……病人目前还有一个问题,即肺部感染很明显……不知中医怎样看法?""中医辨证属于肺有痰热",钟老肯定地回答。"……照过去习惯,是等待阴证转化为阳证,出现明显热象之后,再用大剂凉药。你们是否有两者兼顾的好办法?"……杨医生提出自己的看法:"中药用温阳利水、益气固脱,抗感染用西药,肌内注射青、链霉素。"这个办法得到一致同意。于是杨医生开医嘱,钟老口授,小张抄方:

别直参 6g,熟附块 9g,炒白术 9g,川桂枝 2.4g,炒白芍 4.5g,煅龙骨 30g,煅牡蛎 30g,姜半夏 12g,泽泻 9g,猪茯苓各 9g,生姜 3 片(一日服 2 剂,第二日证情有好转,3 日后改为每日 1 剂,1 周后心力衰竭基本控制,改方调理 1 周后出院)。(《疑难病证思辨录》第二回)

（三）真武汤加味治寒湿外感

薛某,男,72 岁。昨日淋雨,旋即恶寒发热,头眩欲擗地,须策杖而行,周身肢节疼痛,小便短少。脉沉而弦缓,舌滑苔微黄。乃太阳挟少阴之证。桂枝合真武汤主之:

附子 6g,桂枝 9g,白术 9g,白芍 9g,茯苓 15g,炙甘草 6g,生姜 3 片,大枣 3 枚。服 2 剂,诸证基本消失。(《中国现代名中医医案精华》周筱斋医案)

（四）真武汤加味治高血压眩晕

女性,49 岁。有高血压史,血压持续在(22~24)/(12~14)kPa[(165~180)/(90~105)mmHg]。自觉头目眩晕,精神委靡,形寒肢冷,下肢水肿,小便短少,食欲减退。脉沉细弱,舌体胖大,舌苔白润,用真武汤加味。

制附片 10g,红参 6g,茯苓 20g,白术 10g,白芍 10g,生黄芪 15g,牛膝 10g,灵磁石 15g,生姜 3 片。每日 1 剂。服 7 剂后,血压 15/10kPa(110/75mmHg)。半年后随访,病情稳定。(《当代医家论经方》陈瑞春医案)

（五）蒲辅周用真武汤治高血压头晕

马某,女,70 岁。发现高血压已 3 年。头晕,头痛,耳鸣,劳累则加重,形体逐渐发胖,小便有时失禁,晚间尿频,痰多,怕冷,手足偏凉。饮水则腹胀,饮食喜温,不能吃生冷。血压 30.59/15.69kPa(230/120mmHg)。六脉沉细,右甚,舌偏淡,苔滑。属阳虚水逆,治宜温阳镇水,健脾化痰。

处方:茯苓三钱,生白术二钱,白芍二钱,川附片二钱,生姜一钱半,法半夏三钱,生龙牡各四钱。

服药 1 周,头晕减轻,睡眠好转,血压 27.93/14.36kPa(210/110mmHg),脉舌如前。原方加五味子(打)一钱,龟板四钱。服药 2 周,头晕、头痛已轻微,精神好转,已能上班,小便正常,痰明显减少。舌正苔薄,脉沉细滑。原方加橘红一钱半,炒白芥子二钱。药后,血压维持在 26.6/13.3kPa(200/100mmHg)左右,自觉症状明显减轻。(《蒲辅周医疗经验·内科案例》)

（六）汉方医用真武汤治风湿证

赤某,女,52 岁。患风湿症,关节红肿疼痛,住院用激素治疗。2 年后因车祸而骨折。同时,胃肠变坏,腹泻增多,因而投胃苓汤加附子 1g,服药后病情大见好转,后又服用真武汤合人参汤(附子 1.5~2.0g),情况更好,虽然逐渐减少激素用量,病情仍继续好转。9 个月后,几年来未能做到的跪坐,现在已无问题……最后顺利地停用激素。(《汉方临床治验精粹·风湿、痛风及其他》)

第六节 峻 汗 禁 例

《伤寒论》太阳病中篇有 7 条原文列举 7 种不可用麻黄汤等峻汗的证候以及误用峻汗之后的变证,在这 7 条原文中并无其他辨证论治的内容。故将这 7 条原文归纳为一节加以分析,可以看出《伤寒论》禁用汗法的基本观点,但禁用汗法的内容不限于此,还有许多原文,可资参照。如第 6 条温病不可发汗,第 27 条脉微弱者虽有表证不可发汗,第 38 条脉微弱、汗出恶风者不可用大青龙汤,第 49 条身重心悸、尺中脉微不可发汗,第 50 条尺中迟者不可发汗。这是此前讨论过的原文,此后还有不少禁汗的原文,应综合分析,才能掌握禁汗的全部内容。

[原文]

咽喉干燥者,不可发汗。(太阳病中篇第 83 条)

淋家,不可发汗,发汗必便血(小便出血)。(太阳病中篇第 84 条)

疮家,虽身疼痛,不可发汗,汗出则痉(痉)。(太阳病中篇第 85 条)

衄家,不可发汗,汗出必额上陷脉急紧,直视不能眴(shùn 不能眴,眼球固定),不得眠。(太阳病中篇第 86 条)

亡血家,不可发汗,发汗则寒栗而振。(太阳病中篇第 87 条)

汗家,重发汗,必恍惚心乱,小便已,阴疼,与禹余粮丸。方本缺。(太阳病中篇第 88 条)

病人有寒,复发汗,胃中冷,必吐蛔。一作逆。(太阳病中篇第 89 条)

[发微]

（一）主旨

论述禁用峻汗的证候及误用之后可能出现的变证。本节原文所说的发汗不是指小发汗,而是指火熏以及大剂量的麻黄汤、大青龙汤等发汗力强烈的辛温方剂。本节原文所列举的误用峻汗的变证,是可能出现,不是必然出现。这里的"必"字可以作果然、如果解释。

(二) 7 种证候之所以不可发汗的病机及误汗后可能出现的变证之分析

1. 咽喉干燥提示风热外感或阴津不足,所以不可用辛温发汗。

2. 淋证病人,或为下焦湿热,或为病久伤阴,或为老年肾阳虚衰,以上三者均不宜辛温发汗。误用大剂辛温可能出现尿血。

3. 疮家包括创伤病人、肿疡或溃疡病人,三者均可能伴有气血受损的证候,即使兼有表证,不宜大剂辛温发汗。至于创伤病人发生痉病,是由感染破伤风所致,而辛温发汗不是痉病发生的原因。如用大量麻黄,使阳气亢奋,可能提高痉病发作的强度。

4. 衄血的原因较多。由热郁于表的,如表寒证未罢,尚有应用辛温解表的机会。由里热上熏所致的,当然不宜辛温发汗。由气虚所致的,即使兼有表证,也不宜过汗,更伤阳气。由阳气上亢所致的完全禁用麻黄、桂枝一类的辛温发汗剂。误汗所致的"脉管急紧、眼球固定与失眠",都是阳气过亢的副作用。

5. 出血病人,气血两虚,出血未止,重在止血。血止之后,宜养血益气。如兼表证,不宜大剂发汗。过汗伤阳,可能出现畏寒怯冷。如有寒战,应仔细考虑是否兼有其他病证。

6. 已经多汗的病人,无论其病机是阳气虚或阴虚有热,即使是里热郁蒸的汗出,均不宜再大发其汗。误汗,阳虚或阴虚加重,可能出现精神恍惚、心绪烦乱这些副作用。津液损伤,更兼热象,则可能出现尿痛。

7. 本有胃寒病证,发汗应该慎重。误汗如伤阳气则胃寒加重,可能出现呕吐。

(三) 峻汗禁忌小结

从以上原文可以看出,各种明显的虚证,无论气虚血虚、阴虚阳虚均不宜峻汗,阳亢也不宜用大剂量麻黄剂发汗,明显的热证(体温升高不在其内),无论里热、表热均不宜大剂辛温发汗。关于可发汗与不可发汗,《伤寒论》原文在六经病篇之外有专篇论述。历代医家有不少经验,许多论述,限于篇幅,难于详记。只能在"医案医话选"中,就近现代医家的著作,择其要者,略述一二。

［医案医话选］

(一) 老年气虚,虽感外风,不可发汗

何某,女,83 岁。近来头重身倦,咽干目涩,间有干哕,胃纳不振,身微热而恶风,左侧大腿酸痛,动则乏力,汗出,睡眠不佳,二便正常,舌质正常,舌后根苔白腻,脉寸浮迟,关沉迟,尺沉弱。此乃高年气血两衰,卫气亦虚,疲劳汗出则风邪乘之,治宜益气和卫,祛风化痰,以玉屏风散加味。

处方:生黄芪四钱,防风一钱,白术一钱五分,炙甘草一钱,甘菊花一钱,化橘红一钱五分,茯神二钱,桑枝三钱,生姜二片,红枣二枚(去核)。

复诊:服药后见轻……伤风虽解,正气虚弱,治宜扶元养阴兼化痰湿。(处方略)

按:伤风乃外因为病,其治或温散,或凉解,何以采用甘温之法?盖因机体的卫外功能不同而权变之。本例年老气血两衰,腠理疏豁,本属风邪易伤之体,今既疲劳汗出,故风邪乘虚而入,如果不固护腠理,益气祛风,而用一般发表之法则何异开门揖盗,撤其藩篱,恐卫愈弱而风亦难除。选用玉屏风加味,发在芪、防,收在术、甘、姜、枣调和营卫,发而不伤,实为高年体虚伤风善治之法。(《蒲辅周医案·内科治验》)

(二)尺脉迟弱,虽病伤寒发热头痛,不可发汗

吴绶治一人,伤寒十余日,曾三四次发汗过多,遂变肉瞤、身振摇、筋脉动惕,此汗多气血俱虚故也。与加味人参养营汤二剂而愈……许学士对于那些发汗有问题的病人,却有一个预见性的治例:乡人邱生,病伤寒,发热头痛,烦渴,脉虽浮数而无力,尺以下迟而弱。许曰:虽麻黄证而尺迟弱。仲景曰:尺中迟者荣气不足,未可发汗。用建中汤加当归、黄芪,至五日,尺部方应。遂投麻黄汤二服,发狂须臾,稍定略睡,已得汗矣。这是诊疗学上的宝贵经验,如果疏忽了脉诊,盲目发汗,当然也要酿成必然的病变。(《通俗伤寒论·伤寒转脱·荣斋按》)

(三)吴鞠通论当汗不当汗

六气六门,止有寒水一门断不可不发汗者。伤寒脉紧无汗,用麻黄汤正条;风寒挟痰饮,用大小青龙一条。饮者寒水也,水气无汗,用麻黄甘草、附了麻黄等汤,水者寒水也,有汗者即与护阳。湿门亦有发汗之条,兼寒者也;其不兼寒而汗自出者则多护阳之方。其他风温禁汗,暑门禁汗,亡血禁汗,疮家禁汗,禁汗之条颇多,前已言之矣……若温暑伤手太阴(肺),火克金也,太阴本燥标湿,若再用辛温,外助湿暑之火,内助脏气之燥,两燥相合,而土之气化无从,不成其为太阴矣。津液消亡,不痉何待!故初用辛凉以救本脏之燥,而外退温暑之热;继用甘润,内救本脏之湿,外敌温暑之灭,而藏象化气,本来面目可不失矣。此温暑之断不可发汗,即不发汗之辛甘亦在所当禁也。且伤寒门中,兼风而自汗者,即禁汗,所谓有汗不得用麻黄。(《温病条辨·六气当汗不当汗论》)

（四）论麻黄汤发汗的条件

麻黄汤本身并不具备必然的致汗作用，因此，用它取汗时受到一定的条件限制。这种限制来自以下三个方面：一是疾病的性质，再是服药的方法，三是合理配伍……我用麻黄汤治疗恶寒而未发热的太阳伤寒证及不伴发热的坐骨神经痛等病，用后多不出汗。这一点和西药退热药相似，有人长期服用阿司匹林预防冠心病等，并不见出汗。因此，临床运用麻黄汤治疗其他疾病时，不必畏其发汗。(《从临床谈麻黄汤的作用》，载《当代医家论经方》)

第七节　表里先后辨

本节原文主要论述外感病在表里同病时的治疗原则，如何正确运用表里同治、先表后里或急当救里等治疗大法，并举出典型的证候与代表性的方剂（桂枝汤与四逆汤）加以说明。本节所论是对表里同病进行辨证论治的大纲，至于具体复杂的证候与方药，可结合其他相关条文进行探讨。

［原文］

本发汗，而复（反）下之，此为逆也；若先发汗，治不为逆。本先下之，而反汗之，为逆；若先下之，治不为逆。(太阳病中篇第 90 条)

伤寒，医下之，续得下利，清谷不止，身疼痛者，急当救（纠正、治疗）里；后身疼痛，清（圊）便自调者，急当救表。救里宜四逆汤，救表宜桂枝汤。(太阳病中篇第 91 条)

病发热头痛，脉反沉，若不差，身体疼痛，当救其里。**四逆汤**方。(太阳病中篇第 92 条)

甘草二两，炙　干姜一两半　附子一枚，生用，去皮，破八片

上三味，以水三升，煮取一升二合，去滓，分温再服。强人可大附子一枚，干姜三两。

太阳病，先下而不愈，因复发汗，以此表里俱虚，其人因致冒，冒家汗出自愈。所以然者，汗出表和故也。里未和，然后复下之。(太阳病中篇第 93 条)

太阳病未解，脉阴阳俱停（一作微），必先振栗汗出而解。但阳脉微者，先汗出而解，但阴脉微（一作尺脉实）者，下之而解。若欲下之，宜调胃承气汤。(太阳病中篇第 94 条)

太阳病，发热汗出者，此为荣弱卫强，故使汗出，欲救邪风者，宜桂枝汤。

（太阳病中篇第 95 条）

[**发微**]

（一）主旨

表里同病时，一般可以表里同治，但并不尽然。本节原文指出，一般宜先解表，里证属明显的虚寒证时应急当救里，里证属实热证时也可先用下法。总之，具体证候具体分析。这是中医辨证论治的基本精神。

（二）具体证候具体分析，勿为先表后里之说所拘

原文第 90 条明确指出，应该发汗的证候反而用攻下法是错误的，应该用攻下法的证候反而用发汗法也是错误的。治法应该根据具体证候而定，这就是辨证论治。在此前学习过的条文中充分体现了这一精神。第一章第 25 条，服桂枝汤后，虽然大汗出之后，见脉洪大，但表证仍在，仍可解表。第 26 条，同样服桂枝汤后大汗出、脉洪大，见"大烦渴不解"的里热证，便应清泄里热。第二章第 36 条，太阳与阳明合病，太阳证明显而阳明证轻缓，故先用麻黄汤发汗解表，汗解之后再论阳明里证。在此后的原文第四章第 208 条，太阳表证未罢，虽然"其热不潮"，但其他阳明见症突出，"腹大满不通"，权衡轻重缓急，还是应该用攻下法，只是不用大承气汤，改用小承气汤而已。

（三）"急当救里"不限于用四逆汤治阳衰里虚寒之证

原文第 91 条，以身疼痛代表表证，下利清谷代表里虚寒证，如果兼有二者的表里同病，应该用四逆汤急当救里，阳气恢复之后，如有表证再用桂枝汤解表。这是举例而言，阳回之后的解表，应该用轻缓的解表剂，桂枝汤可以作为代表，但未必一定要用桂枝汤。急当救里，温振阳气，也未必一定要用四逆汤。就此前的原文而言，第一章第 20 条的阳虚漏汗，用桂枝加附子汤已是急当救里之法。第 29 条的甘草干姜汤也可看做是急当救里。第二章第 82 条，表证发热不解，里证阳虚水泛已显，用真武汤温阳化水，无疑是急当救里。可见急当救里不限于四逆汤。

原文第 92 条对第 91 条作出一个重要的补充，即表里同病里证虚寒时，如里虚寒证较轻，可以先用温阳解表同治之法（参阅下文少阴病篇第 301 条与第 302 条），如用之不愈，那就必须用四逆汤回阳救逆。原文"若不差"三字是有一定意义的。

（四）表里同病，里证属实热，何时可用攻下法，应以正气盛衰为依据

原文第 93 条指出，汗下治疗不当，损伤正气（表里俱虚是指内外俱虚），阳气不能上荣，因而出现冒（轻者头晕目眩，重者晕厥，本条为轻者）。此时不可用攻下法，须待正气恢复（汗出、头晕目眩消失）之后，才能攻下实热。

原文第94条的基本意义与第93条相同。表里同病兼有正气不足之征(脉阴阳俱微),此时也不可随便用攻下法,须待汗出表解,正气恢复,里实未去(尺脉实),才能攻下实热。由于正气曾受损伤,攻下不宜用重剂大承气汤,宜用调胃承气汤。

(五)发热、汗出,表里疑似之间,宜加细辨

原文第95条指出,外感病发热、汗出而恶寒不明显,在表里疑似之间,应仔细辨证,才能正确施治。如发热、汗出而恶寒不明显甚或无恶寒,不要轻易诊为里实热证,可能仍为太阳表证,营卫不和而致发热汗出。参照本章第54条:"病人脏无他病,时发热,自汗出而不愈者,此卫气不和也,先其时发汗则愈,宜桂枝汤。"这与本条的基本含义是一致的。

(六)四逆汤配伍与功效的分析

1. 生附子与制附子　四逆汤是回阳救逆的基础方。由附子、干姜与炙甘草三味药组成,主药当然是附子。在《伤寒论》中,温阳散寒或较轻的阳虚证大多用熟附子,回阳救逆多用生附子,剂量为1枚(约重10g)。由于生附子有毒,煎煮方法不当,有中毒的可能,近年大多用熟附子。生附子应按剧毒药的规定使用。近年实验研究发现,附子的强心成分为消旋去甲乌药碱,稀释至10亿分之一仍有活性,可见附子用于强心剂量不必太大。还发现附子经炮制,使有毒的乌头碱分解破坏,而消旋去甲乌药碱因耐热而仍保留,因此用熟附子可明显消解毒性而不影响其强心作用。至于《伤寒论》中何以在风湿证中用大剂量炮附子,将在有关条文中论及。

2. 四逆汤的配伍　附子辛甘大热,温振阳气,温散阴寒,当然是四逆汤中的主药,特别是温振心肾阳气之功效,在中药之中是首选的。附子还有一个重要功效,能温散阴寒之邪,其走散之力很强,古人谓其能通行十二经。这对治疗风寒湿痹来说是求之不得的主要作用,但是对阳气虚衰的病人来说,恐其促使虚阳散越,便是一个副作用了。因此,须通过配伍以减轻附子的走散作用。首先配炙甘草,甘草甘能守中,减少附子的走散;甘草能益气,补附子之不足;甘草的解毒作用可以略为减轻附子的毒性。再配干姜,干姜辛热,可以加强附子的温热作用,古人有"附子无干姜不热"之说,足以说明二者在温热方面的协同作用。附子能温全身之阳气,主要温心肾之阳,干姜能温肺脾之阳,二者在所温脏腑方面有补充作用。这是以中医传统理论分析四逆汤配伍的精密,近年对中药所进行的实验研究也证明了这一点。实验发现,熟附片的生物碱在与甘草、干姜共同煎煮过程中发生了化学变化,使附子的毒性大为降低,而其强心、升压作用更加明显。

3. 四逆汤的功效　本方的主要功能是温振阳气、回阳救逆,用于治疗阳气虚衰、阴寒邪盛的厥脱重证。其作用是全身性的,而温振心肾元阳则具有其他药物难以替代的重要性。在这方面本方如与人参同用则功效更为明显。本方也具有温振脾阳以治疗虚寒性脾胃病证的功能。本方还具有温散寒湿、温通经络筋肉以治疗痹证的功能。实验研究发现,本方能升高血压、强心、改善微循环,又能兴奋呼吸中枢及血管运动中枢,从而能对抗多种原因导致的休克。动物实验发现,附子在一定条件下,能扩张肢体血管而不影响心脏,这可能是本方治疗"四肢厥逆"的实验依据。此外,实验研究还发现,本方能缓解肠道平滑肌的痉挛,从而调整肠胃功能。附子具有镇痛作用,其机制可能是多方面的。附子的祛寒作用可能是通过体温调节中枢、知觉神经末梢及兴奋周围血管神经多方面作用所致。总之,对于四逆汤的功效,实验研究的结果与中医传统认识是一致的。

四逆汤在《伤寒论》中以至后世有许多加减变化。在此前的条文中已有干姜附子汤与茯苓四逆汤二方,之后的加减方以及四逆汤类方的临床应用,将在第九章中综述。

[医案医话选]

(一)急当救里,先里后表案

病人男性,49岁。炎暑天气,赤身犹汗流不息,至夜凉风渐起,难免受凉,复夫妻同房。次日感头晕痛,全身酸痛,懒于起床。先以感冒论治,服发汗退热药后,全身出汗不止,气急,嗜卧不能起床,尿失禁,面㿠唇绀,神倦至极。脉沉弱无力,全身仍汗出如油,声微气促,舌淡苔白滑。身虽热而不愿去毛毯,此乃阳虚体质,复犯房劳,虽有外感,《伤寒论》有急当救里、后治其表的明训,今当先用四逆汤加味回阳敛汗:炮附子30g,炙甘草15g,干姜24g,生龙骨30g,煅牡蛎30g,桂枝6g,白芍6g,急服1剂。药后半小时,汗止,气不促,索米汤饮服,身痛减,脉转浮数,病人安然入睡。嘱醒后服第2煎。

二诊:病人一夜安睡,面色恢复正常,体温37.8℃,身痛未尽,仍恶风寒,舌淡滑,苔薄白,脉沉迟。拟桂枝加附子汤新加汤合剂:桂枝6g,白芍9g,炙甘草6g,生姜9g,红枣10g,党参10g,炮附子9g。服2剂而愈。(《伤寒论方运用法·四逆汤类方》)

(二)先表后里,表里合治,专治里热案

陈某,男,4岁半。9日前突然发热,恶心呕吐,4小时内抽风2次,昏迷而急诊入院。大便呈脓血样,有里急后重,当时诊为急性中毒性痢疾,用冬眠药等措施……尚能食半流质,腹胀不硬,不呕吐,无汗,四肢清冷,神志不清,呈半昏迷状态,膈部扇动,呼吸促,面色灰暗,小便黄,脉右沉濡,左弦大急,唇淡,舌质不红,苔薄白腻。由暑湿内伏,新凉外加,里结表郁,以致升降阻滞,营卫不通。病已8日,而午前寒战,午后高热无汗,若单治里,伏邪不得外越,必然内结,邪愈结而正愈虚,正虚邪实,已至严重阶段,幸胃气尚存,急宜升阳明、和营卫,开肌表汗孔之闭,达邪外出,以解里急,拟用桂枝加葛根汤。

处方:粉葛根二钱,桂枝一钱,白芍一钱,炙甘草一钱,生姜二片,大枣二枚。慢火煎180ml,每4小时服30ml,服1剂。另用炒粳米加荷叶煮稀粥,药后服。仿桂枝汤法以助汗。

二诊:服药后,是夜浆浆汗出,从头部至上肢、手心达大腿,但小腿以下仍无汗,体温渐降,四肢转温和,今晨已无寒战,午后又发热39.6℃,大便昨日共22次,为脓血,有里急后重,呼吸仍促,头部有微汗,胃纳尚可,小便黄而少,脉转沉数,舌淡苔薄白腻,此表气略通,因正虚不能达邪,以致汗出不彻,邪不透达。治宜扶正祛邪,表里合治。

处方党参一钱,生扁豆二钱,砂仁五分,杏仁一钱,木瓜八分,香薷五分,藿香八分,粉葛根一钱,炙甘草五分,生姜一片,大枣一枚。煎服法同上,服1剂。

三诊:服昨方后,遍身微汗透彻至足,体温波动在36~39.5℃,昨日大便减为14次,呈绿脓样酱色便,里急后重已不显,腹满减轻,精神好转,面黄,脉右沉濡,左沉弦,舌淡,苔转黄腻少津。至此表气已通,里热渐露,治宜生津益气,兼清湿热。

处方:玉竹一钱,生扁豆二钱,茯苓三钱,香木瓜八分,杏仁一钱五分,厚朴一钱,茵陈二钱,滑石三钱,生稻芽二钱,藿香五分,通草一钱,荷叶二钱,服2剂。(四诊、五诊略)

原书按:中医学在治疗急性热病方面,重在先解其表,不使邪气深入和内陷,表里和,营卫通,则邪有外出之路。本例乃治变救逆而施,非治痢之常法,但达邪外出之旨,仍不失中医治病理法,是有一定的原则性和灵活性的。(《蒲辅周医案·内科治验》)

(三)表里两解案

韩某,男,6岁。入院前2日开始发烧,头痛头晕,嗜睡,食欲不振,入院前10小时内抽风2次,曾用解热剂无效,病情逐渐转重,体温升高达40℃,嗜睡明显(西医诊断为重型流行性乙型脑炎,西医学各项检验略),入院后即用西药治疗,仍不见大效,第二日请蒲老会诊:症见高热无汗,面潮红,嗜睡明显,偶有烦躁,舌质红,苔白中挟黄,脉弦数。此为暑湿挟风,表里两闭之象,治宜清暑祛风,表里两解。

处方:香薷一钱五分,扁豆花二钱,川厚朴一钱五分,金银花二钱,淡豆豉四钱,炒僵蚕二钱,淡竹叶二钱,杏仁二钱,连翘一钱五分,葱白三寸(后下),六一散四钱(包煎),紫雪丹一钱。分5次冲服。

复诊:体温基本正常,偶有低热,能坐起吃饭,大小便基本正常……前方续服1剂,不再用紫雪,服后诸证皆平。(《蒲辅周医案·内科治验》)

(四)俞根初论"两感于寒"

《素问》谓两感于寒者必死,不治。仲景谓两感病俱作,治有先后。朱肱谓宜先救里,以四逆汤,后救表,以桂枝汤。然就余所验,禀有虚实,感有浅深,虚而感之深者必死,实而感之浅者可治。法当先温其里,附子理中汤加公丁香(二十支)、煨肉果(钱半),俟里温阳回则下利止而手足转温,若犹头身俱痛,恶寒筋急者,则以桂枝加附子汤,温通阳气以解表。表解而胃口不开者,则以香砂二陈汤温运中阳以健胃,其病自愈。(《通俗伤寒论·两感伤寒》)

第八节　小柴胡汤证

本节论述典型的小柴胡汤证与不典型的小柴胡汤证,并分析小柴胡汤方的药物配伍、剂量、煎服法及随症加减。

第一　典型的小柴胡汤证

[原文]

伤寒五六日中风,往来寒热,胸胁苦满,嘿嘿(不声不响)不欲饮食,心烦喜(常有)呕,或胸中烦而不呕,或渴,或腹中痛,或胁下痞鞕,或心下悸、小便不利,或不渴、身有微热,或咳者,**小柴胡汤**主之。(太阳病中篇第96条)

柴胡半斤　黄芩三两　人参三两　半夏半升,洗　甘草炙　生姜各三两,切　大枣十二枚,擘

上七味,以水一斗二升,煮取六升,去滓,再煎取三升,温服一升,日三服。若胸中烦而不呕者,去半夏、人参,加栝楼实一枚;若渴,去半夏,加人参合前成四两半、栝楼根四两;若腹中痛者,去黄芩,加芍药三两;若胁下痞鞕,去大枣,加牡蛎四两;若心下悸、小便不利者,去黄芩,加茯苓四两;若不渴、外有微热者,去人参,加桂枝三两,温覆,微汗愈;若咳者,去人参、大枣、生姜,加五味子

半升、干姜二两。

血弱气尽，腠理开，邪气因入，与正气相抟，结于胁下。正邪分争，往来寒热，休作有时，嘿嘿不欲饮食。藏府相连，其痛必下（作出），邪高（盛）痛下，故使呕也。小柴胡汤主之。服柴胡汤已，渴者属阳明，以法治之。（太阳病中篇第 97 条）

［发微］

（一）主旨

论述典型的小柴胡汤证的主证及或然症，小柴胡汤证的基本病机。小柴胡汤的药物配伍、煎服法及方后加减。太阳病、少阳病与阳明病的比较分析。

（二）正确认识"半表半里证"这个概念

成无己在《注解伤寒论》第 96 条的注解中说："病有在表者，有在里者，有在表里之间者。此邪气在表里之间，谓之半表半里证。"自此之后，就把少阳病及小柴胡汤证说成是半表半里证，而忽略了"在表里之间"这一重要的内涵，甚至误认为半表半里证就是一半表证加一半里证。具体地说，半表半里证既非太阳表证又非阳明里证，是在阳病范围之内，与太阳病、阳明病并列的一种病证。从八纲辨证的角度看，小柴胡汤证已经由表入里、由寒化热，基本上属于里热证。但其入里化热的热邪尚未达到炽盛的程度，尚未内结，故其性质与阳明病的里热炽盛、内结肠胃不同。再者，小柴胡汤证虽然正气尚有抗邪的能力，基本上属于实证，但正气已略有不足，这一点也不同于典型的太阳病和阳明病。

（三）小柴胡汤证 4 个主症的病机分析以及与太阳病、阳明病相关症的比较

小柴胡汤证的 4 个主症（往来寒热、胸胁苦满、嘿嘿不欲饮食与心烦喜呕），全面反映了小柴胡汤证的基本性质，即使这 4 个主症不是同时出现，也能反映本证与太阳病、阳明病的区别。分析比较于下：

1. 热型　太阳病是发热恶寒，阳明病是但热不寒，本证（属少阳病）是往来寒热。这反映了正邪斗争有进有退，邪胜则寒，正与邪争则热，正胜邪略退则汗出热暂退，正气无力完全祛除病邪，病邪复进则又寒。可见往来寒热提示证情处于虚实寒热转化的关键，因而后人借用《素问·阴阳离合论》的理论，称少阳病是三阳病之"枢"。

2. 胀痛部位　太阳病项背强痛为足太阳经循行的部位，阳明病腹满胀痛为足阳明经循行的部位，本证胸胁苦满为病邪侵入足少阳经的一种主要表现。足太阳经在表，足阳明经在里，足少阳经在表里之间。

3. 精神状态　太阳病病在表，尚未影响心神，一般无烦躁，发热较高时可能有烦,热退便消失。阳明病邪气炽盛,上熏心包,轻则烦躁,重则谵语。因此,明显的烦躁是太阳病由表入里,传经的重要标识之一(参见原文第4条)。本证邪已入里化热,对心神有一定影响,出现情绪郁闷(嘿嘿)或有心烦,但并不严重。

4. 饮食　太阳病在表,对消化道影响不大,偶有干呕是鼻咽部气道不畅所致。阳明病绝大多数影响饮食,出现口渴,不欲食或呕吐。本证对消化道有一定影响,可见食欲不振,经常有呕吐。

5. 脉象　三者的主脉不同,太阳病主脉浮,阳明病主脉大或滑,少阳病主脉弦细。至于临证的具体脉象变化较多,难以尽述。

(四)从六经病的传变看小柴胡汤证的性质

在《伤寒论》中关于小柴胡汤的条文共有17条,其中有12条在太阳病篇。包括少阳病篇第266条原文及本小节第96条在内,不少条文明确提出小柴胡汤可以由太阳病伤寒证或太阳病中风证发展而来。从阳明病篇的有关条文可以看出,少阳病与阳明病可以互相转化。总之,从六经传变理论来看,太阳病可传向阳明病,也可以传向少阳病。阳明病与少阳病都是里热证,易于互相传变。三阳病均有可能直接传变为三阴病,由于少阳病正气已略有不足,因而传入三阴病的可能性较大。所以从传变理论上将少阳病排列在三阳病之末,更接近三阴病。由此可以看出,少阳病的范围很广,小柴胡汤证是少阳病中的典型的有代表性的一个证候。

(五)小柴胡汤配伍分析

小柴胡汤的组成比较复杂,有扶正有祛邪,有清热有温中,有升发有沉降。方中人参、炙甘草与大枣是甘平微温,扶助正气之虚;柴胡与黄芩微苦微寒,清解清泄少阳之热;半夏与生姜辛温和胃,理顺中焦之逆;其中黄芩是苦寒清热沉降的,柴胡是升阳透发的,又能疏理气机之郁滞。七味药性能不同,照顾到多个方面,但又不是大温大补、大寒大泻,用药比较稳妥,这种方法是和法的一种。后世多以小柴胡汤作为和法的代表方。但是,小柴胡汤并不是面面照顾、四平八稳、可以到处使用的方剂。从小柴胡汤用药的剂量来看,柴胡用量最大,为半斤(约125g)。柴胡微苦微寒,一说苦平,功能发散解热,又能升举清阳,疏肝利胆。柴胡配以苦寒清热的黄芩,可见本方以散邪解热为主,扶正是第二位的。(小柴胡汤的加减变化及临床应用将在下一节中论述)

(六)和法与小柴胡汤小议

中医的"八法"之中,和法的概念不太明确。上海中医药大学系列教材《方剂学·和解剂》中说:"凡是具有和解少阳、疏肝理脾、调和肠胃等作用,以治疗少阳证、肝脾不和以及肠胃不和等病证的方剂,统称为和解剂。"这个定义没有内涵,外延也不完整。重要的是"和解"二字源出《伤寒论·辨霍乱病脉证并治》第 387 条:"吐利止而身痛不休者,当消息和解其外,宜桂枝汤小和之。"今将桂枝汤排除在和解剂之外,将调和营卫、调理气血排除在和法之外,是不全面的。全国统编 5 版教材《方剂学》认为和法是"通过和解或调和的作用以祛除病邪为目的的一种治法"。可是,和法中有不少方剂,如逍遥散、痛泻要方、当归芍药散等并不以祛邪为目的。由此可见,和法的范围甚广,和法的概念难以明确。笔者认为,用药比较平稳,方药作用照顾到多个方面包括对立的方面,进行调理的方法属于和法,且小柴胡汤与桂枝汤都是和法之中一个类型的代表方。

中医学界及日本汉方医学界认为小柴胡汤不属于和法的观点也屡见不鲜。如张景岳《景岳全书·古方八阵》将小柴胡汤不列入和阵而列入散阵,强调其疏肝散郁的作用。黄元御《长沙药解》也认为小柴胡汤的主要作用是益气与疏肝。日本丹波元坚《伤寒论述义》解释小柴胡汤时提出"此盖为清剂中之和者也"。近年,国内也有人认为小柴胡汤的主要功效是清解。这些看法是有一定的临床依据的,可见小柴胡汤是一个作用比较复杂的方剂。

(七)小柴胡汤的方后加减法

《伤寒论》原文在小柴胡汤方后有 7 种随症加减法,对临证选药有一定的指导意义。简述于下:①胸中烦提示可能有痰热结聚,故去人参而加瓜蒌之清热化痰散结。单有无形邪热,可以不去人参,有痰热结聚则不宜再用人参。不呕故不用半夏。②口渴故去半夏之燥,加天花粉之生津,加重人参之益气以生津。小柴胡汤证进一步发展而出现口渴,则可能是热邪炽盛转变为阳明病的一个标识。③腹中痛故加芍药以缓急止痛(缓解肠道平滑肌痉挛),如属热痛可以不去黄芩,寒痛则必须去黄芩。④胁下痞硬可能有水饮结聚,故去大枣之甘缓,加牡蛎软坚利水。⑤心下悸、小便不利故加茯苓宁心利水,去黄芩恐其寒凉之性影响气化通畅。⑥外有微热而不渴,是伴有轻微的风寒外感,故加桂枝以解表,人参的去留可视正气之盛衰而定。⑦痰饮作咳宜加五味子、干姜,肺热作咳则不宜,人参与大枣之去留亦可酌情而定。

(八)小柴胡汤的煎服法

小柴胡汤的煎药方法是用水量较大(2 400ml),其特点是先煮 1 次,水量减半之后,去滓再煎(浓缩)使水量再减半。其原因在于:①方中柴胡用量多、体积大,必须用大量水煎煮。第一次煎煮之后,有药汁 1 200ml,量太大难以服用。去掉药渣之后再煎煮浓缩,可以避免浓缩的药汁吸附在大量的药渣上(残渣吸附)而被弃掉。②近年药理实验发现,柴胡在弱酸性溶液中长时间加热,能增加柴胡的有效成分。③中医古代医籍中曾提出,小柴胡汤去滓再煎可使"药性和合"有利于"敷布表里"。这一看法可能是临床应用的体会,也可能是推理所得。

小柴胡汤的服法,每日3次,每次1000ml。这是一般的服法,若与桂枝汤的"一服汗出病差停后服"、调胃承气汤的"少少温服之"、大承气汤的"得下余勿服"相比较,可以看出,本方是药性平稳、副作用较少的方剂。

(九)温病学家与小柴胡汤及疟疾

中医界都知道,伤寒学派推崇小柴胡汤的解热功能,而温病学家治温热病却忌用柴胡,忌用小柴胡汤中的人参、炙甘草与大枣,其故何在? 笔者认为,这并非完全是学派的偏见,而是有一定的临床实践依据的,只是明显地扩大化了。张凤逵、柳宝诒、叶桂、王孟英等温病学家均提出了柴胡伤阴、参枣草温补助邪之说,主要是针对暑湿温热病证而言的。暑湿温热病证包括许多流行于夏秋季节的疾病,或为疟疾,或为有寒热往来而近似于疟疾的病证,或为消化道感染等病证,有些能用小柴胡汤,有些不宜用小柴胡汤,更不宜长期应用。特别是江南流行的疟疾用小柴胡汤或能暂时降温而终归无效。于是产生了柴胡劫阴之说。但是,当时也不乏有经验有见识的医家能提出比较明确的认识,如《临证指南医案》区分风寒正疟与暑湿时疟,认为前者可用小柴胡汤,而后者不宜,可改用青蒿。张景岳则提出治疟疾宜在小柴胡汤中加常山。

但是温病学家也并非完全否定小柴胡汤。如吴有性认为疫病和解可以用小柴胡汤。在《温疫论·下后间服缓剂》与同书《下后脉反数》篇中所用的柴胡清燥汤,是由小柴胡汤去人参、半夏,加知母、天花粉、陈皮而成。吴瑭在《温病条辨·中焦篇》第84条明确指出少阳疟用小柴胡汤主治。在同篇第83条又指出青蒿鳖甲汤是"用小柴胡法而小变之,却不用小柴胡之药者"。

(十)小柴胡汤中柴胡的剂量问题

在《伤寒论》中,小柴胡汤主要用于解热,不限于本条的往来寒热,不限于少阳病的头痛发热,在阳明病潮热、厥阴病呕而发热及差后复热等证,均有可能用小柴胡汤。方中均用大量(八两约合125g)柴胡。后世用柴胡解热,用量仍然较大。如东晋葛洪《肘后备急方》柴胡用八两(合110~125g,按《晋书》《隋书》计算),金刘完素《伤寒直格》柴胡用二两(约合79g,按金代砝码计算)。明清之际,有些医家柴胡用量明显减少,但王士雄《温热经纬·方论》小柴胡汤中柴胡用六钱(约合22.38g)。吴瑭小柴胡汤中柴胡常用量为五钱(约合18.65g,按今藏中国剂量科学研究院清乾隆钦定户部库平砝码一两重37.3g计算)。现代药理实验证明,柴胡的主要成分柴胡皂苷必须在大剂量时才有解热之效(《中药药理学·解表药·柴胡》)。近年临床报道用小柴胡汤解热,柴胡剂量大多在25~125g。

[医案医话选]

（一）小柴胡汤加减治少阳病寒热往来

钱,三十四岁。太阳中风汗多,误与收涩,引入少阳,寒热往来,口苦,脉弦,与小柴胡汤和法。其人向有痰饮喘症,加枳实、橘皮,去人参。

柴胡五钱,姜半夏六钱,生姜五钱,广皮五钱,小枳实四钱,大枣二枚(去核),炙甘草三钱,黄芩炭一钱五分。煮三杯,先服一杯,寒热止,止后服,尽剂不止,再作服。二帖。

风入少阳,与小柴胡汤已解其半,仍须用和法,寒多热少,而口渴,较前方退柴胡,进黄芩,加天花粉。

柴胡二钱,姜半夏三钱,生姜三大片,天花粉三钱,炒黄芩三钱,大枣二枚(去核),炙甘草二钱。煮三杯,分三次服。(《吴鞠通医案·伤寒》)

（二）小柴胡汤治妊娠寒热

伊氏,二十二岁。妊娠七月,每日午后先寒后热,热到戌时微汗而解,已近十日。此上年伏暑成疟,由初春升发之气而发,病在少阳,与小柴胡法。

柴胡五钱,姜半夏四钱,生姜三钱,人参二钱,炙甘草二钱,大枣二枚(去核),黄芩三钱。煮三杯,分三次服。一剂寒热减,二帖减大半,第三日用前方三分之一,痊愈。(《吴鞠通医案·疟》)

（三）小柴胡加石膏汤治疗流感

胡某,男,25岁。畏寒发热,身酸痛,微咳,已9日。寒轻热重,午前轻午后重……舌质淡红,苔白微腻,脉弦滑数……投以小柴胡加石膏汤。

柴胡10g,黄芩12g,生姜2片,大枣2枚,党参6g,半夏6g,生石膏30g。2剂病愈。1957年郑州地区流感流行……用此方治愈者无数。用其方于临床,收效理想。(《当代医家论经方·田彦文医案·小柴胡加石膏汤治流感》)

（四）小柴胡汤加减治肠炎发热

叶幼,肠炎之热多起伏无定,然则仲景之小柴胡汤,其适应证亦在消化系。

柴胡3g,黄芩6g,半夏3g,生姜1片,党参6g,神曲6g,百草霜5g,苦参6g,红茶3g。(《章次公医案·儿科》)

（五）小柴胡汤加减治化脓性胆管炎

某女,53岁。右胁及腹部突发剧痛,寒热往来,呕不能食,目睛发黄,口苦咽干,小便黄少。某医院诊断为化脓性胆管炎。目前神色衰败,身体重困……

时发谵语,视物昏花,双目若定,大便失禁。脉象弦细欲绝,舌质灰黑少津,上布干黄腻苔。

方用小柴胡汤加减:白晒参9g,柴胡15g,枯黄芩12g,白芍12g,茵陈12g,枳壳12g,法半夏9g,生姜3片,大枣4枚,甘草6g。

上方服4剂后,诸症大减,腹泻停止,能进饮食……脉稍转有力,舌上津回(前方加减再服4剂后出院)。(《中国现代名中医医案精华》李斯炽医案)

(六) 汉方医论小柴胡汤为清剂中之和者

柴胡为物,固非芩连之寒,亦非麻葛之发,然其性微寒,而能豁壅郁。故于清解少阳,适然相应,但其力稍缓,故佐以黄芩。其喜呕者,似是胆症,然胃气不安则柴芩不得擅其力,是所以用半夏生姜也。人参动辄助邪,故前辈或弃不用……又本汤(小柴胡汤)成氏以来称为和解。然经(指《伤寒论》)中曰和曰解,所指不一,且无谓此方为和解者。此盖为清剂中之和者,若专称和解,恐不允当。(《伤寒论述义·述少阳病》)

(七) 汉方医论小柴胡汤的适应证与辨证要点

有五点:①热性病初期已过,出现弛张热;②因支气管炎、哮喘、支气管扩张、肺炎、肺结核、胸膜炎等病有咳痰胸痛,胸胁苦满,食欲不振者;③肝炎、胆囊炎、胆石症、黄疸之有胸胁苦满者;④胃反、胃酸过多、胃酸缺乏、胃溃疡、胃痛等;⑤淋巴腺炎、乳腺炎、产褥热、睾丸炎等。应用小柴胡汤的辨证要点有胸胁苦满,食欲不振,干呕,颈项强,弛张热。(《汉方概论·药方解说》)

第二 小柴胡汤证的不典型性

[原文]

得病六七日,脉迟浮弱,恶风寒,手足温。医二三下之,不能食,而胁下满痛,面目及身黄,颈项强,小便难者,与柴胡汤,后必下重。本渴饮水而呕者,柴胡汤不中与也,食谷者哕。(太阳病中篇第98条)

伤寒四五日,身热恶风,颈项强,胁下满,手足温而渴者,小柴胡汤主之。(太阳病中篇第99条)

伤寒中风,有柴胡证,但见一证便是,不必悉具。凡柴胡汤病证而下之,若柴胡证不罢者,复与柴胡汤,必蒸蒸而振,却复发热汗出而解。(太阳病中篇第101条)

太阳病,过经十余日,反二三下之,后四五日,柴胡证仍在者,先与小柴胡汤……(太阳病中篇第103条)

[发微]

(一) 主旨

阐述少阳病主要是小柴胡汤证的不典型性与曲折性,从而能正确地对本证进行辨证施治。

(二) 小柴胡汤证的不典型性与曲折性的原由与发展

原文第 96 条所述典型的小柴胡汤证有 4 个性质不同的主症,还有 7 个或然症。见症繁多,这是小柴胡汤证之所以容易出现不典型证候的基础,也是小柴胡汤为临床广泛应用的原由。后世温病学家针对湿温、温热病的邪留三焦、气分流连等理论是对《伤寒论》中这一理论的发挥。张志民在《伤寒论方运用法·小柴胡汤类方》一书中指出:"本方应用甚广……可用于温病。"近代医家丁甘仁善用柴胡治湿温。《丁甘仁医案》中,治湿温共 25 案,有 12 方用之。治疗温邪留恋三焦,于温胆汤中加入柴胡、黄芩,治效比单用温胆汤为佳。

(三)《伤寒论》原文对小柴胡汤证的不典型性与曲折性的描述

1. 从临床症状来看 原文第 98 条与第 99 条指出小柴胡汤证的热型未必是往来寒热,可以是身热恶风,或恶风寒而发热不明显。下文阳明病篇第 229 条"发潮热"也用小柴胡汤。第 98 条与第 99 条原文又增加了"颈项强"一症,日本汉方医对此症颇为重视,认为是小柴胡汤的使用要点之一。第 98 条又增加了黄疸一症。第 98 条、第 99 条均未提及心烦。由此可以看出,小柴胡汤证未必全部出现原文第 96 条所列的 4 个主症,其见症的不典型性是很明显的。

2. 从病证发展过程来看 原文第 98 条的病证,发病已经六七日,又经过二三次攻下法治疗,证情虽有一些变化,但基本上尚属于柴胡汤证。原文第 103 条的病证,太阳表证已过 10 余日,又经多次攻下,仍应先用小柴胡汤。其病证发展过程的曲折性十分明显。此外,下一节还有一些原文可以说明柴胡证病程的曲折性。

(四) 如何理解"有柴胡证,但见一症便是,不必悉具"

原文第 101 条的这个提法,在中医界几乎是尽人皆知。此说为小柴胡汤在临床上的广泛应用,起了明显的推广作用。但对这一句原文的具体理解却有不少差别,有的认为"但见一症便是"的一症是指原文第 96 条小柴胡汤方后的 7 个或然症之一,有的认为是原文第 96 条的 4 个主症之一,有的认为是少阳病篇原文第 263 条"口苦、咽干、目眩"三症之一。这样的分歧对临床正确应用小柴胡汤有一定影响。笔者认为不能执着于"但见一症"的一字,岂有只凭一症便可决定治法方药之理。

（五）从外感病发展的全过程看小柴胡汤证的不典型性与曲折性

伤寒是多种外感病的总称,外感病的发展过程大体上可分阳证与阴证两大阶段,其中正气较为有力,能够抗邪,以发热为主症的阶段,称为阳证。在阳证中,有明显表证,以发热恶寒为主症的称为太阳病(在《伤寒论》中,将某些太阳病的变证如痞证、蓄血证等亦归入太阳病篇)。热邪炽盛,明显结聚于里的称为阳明病。阳证中除太阳病、阳明病及特殊的变证之外,便属于少阳病。由此可见,少阳病是阳证之中的一大类不典型的证候。不少古代医家不仅把小柴胡汤证看做是半表半里证,还认为本证有或偏于半表或偏于半里,或偏于热或偏于寒,或偏于虚或偏于实等的变化,颇有难以捉摸之感。这实际上反映了临床上小柴胡汤证的不典型性与曲折性。再从病变脏腑来看,小柴胡汤证不限于肝胆,其病变可能出现于心、肺、脾胃肠、膀胱、子宫等器官,病变可能影响多个脏腑而又不十分突出表现于某一个脏腑,这也是不典型性的一种表现。

（六）原文第98条所述之证能否用小柴胡汤治疗

不少伤寒注家认为原文第98条所述之证是太阴病,是脾阳虚、寒湿郁滞,已经不宜用小柴胡汤。误用小柴胡汤之后出现下利后重或本渴饮水而呕,则更不可用小柴胡汤。如从《伤寒论》前后原文中所体现的小柴胡汤证的不典型性与曲折性来看,"得病六七日,脉迟浮弱,恶风寒,手足温"是湿热之邪外袭,湿多于热。湿病与脾胃有关,但湿病脉迟未必虚寒。误用攻下,病情发展,出现黄疸、不能食、胁下满痛等症,是湿邪逐渐化热之象,证情仍属少阳,未入阳明,可用小柴胡汤。用后如出现里急后重,无论为热毒或为中气下陷均不宜再用小柴胡汤。如病人原有口渴饮水而呕一症,则是水饮内停,宜用五苓散或小柴胡汤与五苓散同用。

（七）小柴胡汤方的药物配伍

小柴胡汤由三部分组成:一是柴胡、黄芩清解少阳之邪热,柴胡使邪热从外解,黄芩使邪热从下泄,从剂量来看,以外解为主,故服用小柴胡汤之后,多出现汗出热退;二是人参、炙甘草、大枣,甘平益气;三是半夏、生姜和胃止呕。具有相对作用的多种药物合用是和法的一种体现。

（八）小柴胡汤的实验研究

本方具有较显著的解热效果,同时又有抗炎、抗病原微生物的作用,故临床上用于多种感染性疾病而有良效。本方具有非特异性免疫功能,可能与方中柴胡、黄芩、人参等药有较强的免疫功能促进作用有关。柴胡与甘草同用,可降低柴胡皂苷的毒性,缓和其对肠道的刺激,加强其镇痛作用。本方的剂量,柴胡应大于人参、甘草1倍,才能有解热作用,若人参、甘草的剂量大于柴胡,或剂量相等,则不能达到治疗目的。本方有一定的降压作用,因方中黄芩、柴胡、半夏、大枣均有程度不等的降压作用。本方中柴胡对肠管蠕动有增强作用,而黄芩、生姜则对肠管有明显的抑制作用,故本方对胃肠功能起调节作用。本方有抗肝损害的作用,故能治疗迁延性慢性肝炎等肝脏疾患。但近年来日本厚生省通报了小柴胡汤的副作用,媒体也有报道,如肝损伤、膀胱炎、荨麻疹等。可能与服药疗程过长,辨证有误有关,对此应予重视。

(九)小柴胡汤的临床应用

小柴胡汤既能清解邪热,又能扶助正气,还有疏肝和胃等功能,所以临床应用十分广泛。主要有以下几个方面:①呼吸系统疾病如感冒、流感、支气管炎、肺炎等病证的发热、咳嗽;②消化系统疾病如胃肠炎、溃疡病、胆囊炎、胰腺炎、肝硬化等有发热、脘腹胀痛、胸胁闷痛、恶心呕吐、黄疸等症者;③心脏疾患,曾有报道本方加减用于心绞痛、心律失常、心力衰竭,取得一定效果;④泌尿系疾病,对肾盂肾炎、尿路感染效果明显,亦有用于肾病综合征的报道;⑤某些传染病,有较多报道用本方治疗病毒性肝炎、流行性腮腺炎、结核病发热咳嗽等,有程度不同的疗效;⑥妇科疾病中,用于产后发热、月经期发热者较多,用于痛经及经前期紧张症者也不少;⑦五官科疾病中,有报道用本方加减治疗变应性鼻炎、慢性咽炎、慢性中耳炎、突发性耳聋有一定疗效。至于少量报道不及备载。

[医案医话选]

(一)小柴胡汤加减治湿温似疟

裘某,男。湿温热退数日,复转寒热如疟之象,胸闷不思纳谷,且有泛恶,小溲短赤,苔黄口苦,脉象左弦数,右濡滑。此伏匿之邪移于少阳,蕴湿留恋中焦,胃失降和。今宜和解枢机,芳香淡渗。

处方:软柴胡八分,仙半夏二钱,酒黄芩一钱,赤苓三钱,枳实一钱,炒竹茹一钱五分,通草八分,鲜藿佩各一钱五分,泽泻一钱五分,荷梗一尺。(《孟河四家医集·丁甘仁医案·湿温案》)

(二)小柴胡汤加减治湿温发疹

赵某,幼。湿温已延月余,身热早轻暮剧,有时畏冷背寒,热盛之时,谵语郑声,渴喜热饮,小便短赤,形瘦骨立,纳谷衰微。舌质红,苔薄黄,脉虚弦而数。白疹布而不多,色不显明。良由病久正气已虚,太少之邪未罢,蕴湿留恋膜原,枢机不和……今拟小柴胡合桂枝白虎汤加减。

处方:潞党参一钱五分,软柴胡一钱,生甘草五分,仙半夏二钱,熟石膏三钱,赤茯苓三钱,炙远志一钱,川桂枝八分,通草八分,泽泻一钱五分,焦谷芽三钱,佩兰叶一钱五分。

二诊:进前方寒热渐退,谵语亦止,白疹布而渐多,脉象濡数,苔薄黄(调理方略)。(《孟河四家医集·丁甘仁医案·湿温案》)

(三)小柴胡汤加味治神经性呕吐

某女,15岁。1年多来,每月必发呕吐1次,先吐水,后吐食物……近半年来,每月发二三次,发则粒米不进,服药效不显,惟卧床休息二三日,慢慢缓解,诊断为神经性呕吐。病发前有外感症状,冷热阵阵发作,似疟非疟。苔薄白,舌边微红,六脉弦细。

处方:柴胡9g,党参12g,姜半夏9g,酒炒黄芩9g,炙甘草3g,生姜3片,大枣5枚,炒黄连3g,吴萸1.5g。3剂,病发稀疏,连服1个月而愈,后未复发。(《中国现代名中医医案精华》熊寥笙医案)

(四)小柴胡汤加味治大叶性肺炎

梁某,男,19岁。两日前突然恶寒,继之发热咳嗽,进而牵引右胸掣痛,痰多色黄,口渴欲饮,饮后欲呕,不思饮食,溲黄便干。苔薄黄,脉弦滑而数。体温39.2℃,血压15.96/9.31kPa(120/70mmHg),右肺呼吸音明显减弱,血白细胞计数为1.65×10^9/L,中性0.86,右下肺大片状阴影,诊断为大叶性肺炎。证系肺胃蕴热,热在气分。治以解热为先。

处方:柴胡15g,黄芩10g,半夏10g,生姜2片,生甘草3g,生石膏45g(先煎)。

服药3剂,体温恢复正常。上方减石膏,加枳壳10g。又服药3剂,咳嗽胸痛减轻,共服药12剂,胸透病灶有吸收,血象恢复正常。(《中国现代名中医医案精华》王永炎医案)

(五)小柴胡汤加味治肺部感染

某女,27岁。路途受风寒,发热恶寒、咳嗽已3日,逐日加重,忽寒忽热,晨低暮高,昨晚体温38.5℃,头痛,口苦,呼吸急促,胸骨下觉刺痛,压之更痛,咳嗽亦痛。痰稠黄,不易咯出。不欲饮食,食而无味。舌苔薄白中微黄,脉浮弦。有结核病史。拟小陷胸汤与小柴胡汤两方合用。

北柴胡12g,黄芩10g,法半夏10g,党参6g,炙甘草10g,生姜10g,红枣10枚,黄连10g,瓜蒌12g(打)。服2剂。体温37.1℃,形寒发热减轻,咳嗽较昨日增多,痰较易咯出,仍黄稠,胸痛大减,头仍微痛,苔薄白,脉缓。续服前方2剂而愈。(《伤寒论方运用法·小柴胡汤类方》)

(六)叶天士论战汗

若其邪始终在气分流连者,可冀其战汗透邪,法宜益胃,令邪与汗并,热达腠开,邪从汗出。解后胃气空虚,当肤冷一昼夜,待气还自温暖如常矣。盖战汗而解,邪退正虚,阳从汗泄,故渐肤冷,未必即成脱证。此时宜令病人安舒静卧,以养阳气来复,旁人切勿惊惶,频频呼唤扰其元神,使其烦躁。但诊其脉若虚软和缓,虽倦卧不语,汗出肤冷,却非脱证,若脉急疾,躁扰不卧,肤冷汗出,便为气脱之证矣。更有邪盛正虚,不能一战而解,停一二日再战汗而愈者,不可不知(过去偶有因汗出过多而出现虚脱,近世临床广泛应用静脉补液之后,战汗已经罕见。今选录叶桂经验之论,不作详析)。(《温热经纬·叶香岩外感温热篇》)

第九节　小柴胡汤证的兼变证与疑似证

由于小柴胡汤证的不典型性与曲折性,因此会出现较多的兼变证或疑似证。按照原文排列,本节主要论述小建中汤证、大柴胡汤证、柴胡加芒硝汤证与柴胡加龙骨牡蛎汤证4个汤证。第105条向"内实"转化,已属阳明范围,是与柴胡证作比较。第106条桃核承气汤证也属于小柴胡汤证的疑似证,由于原文明确指出"热结膀胱",所以并入下文第十二节太阳蓄血证中一起分析。

第一　小建中汤证

[原文]

伤寒,阳脉涩,阴脉弦,法当腹中急痛,先与**小建中汤**,不差者,小柴胡汤主之。(太阳病中篇第100条)

小建中汤方

　　桂枝三两,去皮　甘草二两,炙　大枣十二枚,擘　芍药六两　生姜三两,切
胶饴一升

上六味,以水七升,煮取三升,去滓,内饴,更上微火消解,温服一升,日三服。呕家不可用建中汤,以甜故也。

伤寒二三日,心中悸而烦者,小建中汤主之。(太阳病中篇第102条)

[发微]

(一) 主旨

论述小建中汤证的主症以及与小柴胡汤证的关系。小建中汤的组成、服法与禁忌。

（二）小建中汤证的主症、病机及治疗大法

小建中汤的适应证颇为广泛，故其主症颇多。从外感病角度来看，从上列2条原文所述，为腹痛、心悸与心烦。其病机是，风寒外袭，表证虽然轻微，但由于阳气不足，御寒无力，部分寒邪直犯中焦，所以出现腹中急痛。也可能外邪入里影响心气心阳，出现心悸、心烦等症。

由此可见，小建中汤证在风寒外感病范围内，即上述2条原文所述是表里同病的证候，用小建中汤是温养中焦阳气，是先里后表。至于《金匮要略·血痹虚劳病脉证并治》中的小建中汤证则完全是里虚证，没有表证。

（三）小建中汤的药物组成与配伍

小建中汤以桂枝汤为基础，芍药剂量由桂枝汤中的三两加至六两，再加较大剂量的饴糖（200ml）。本方的配伍，一方面以桂枝配甘草温振阳气、温通阳气，一方面以大剂量的芍药配甘草和营益阴、缓急止痛。二者配合，调和阴阳，补益气血。饴糖甘微温，既能缓急止痛，又能化生气血。近年有报道称饴糖有促进溃疡愈合的作用。古人之所以称此方为"建中"，其含义可能就在于这些功能的综合。

（四）用小建中汤"不差"，为什么改用小柴胡汤

不了解本证是表里同病，就无法了解改用小柴胡汤的道理。用小建中汤是先治里证，虚寒性的腹痛缓解，但风寒病邪未去，由于正气不足，易于由表入里，由太阳转化为少阳，出现不典型的小柴胡汤证，所以称为"不差"。这不差，不是腹痛不解而是发热不退。治疗宜用小柴胡汤，与小建中汤相对而言，属于治表。从而完成先治里后治表的全过程。

[医案医话选]

（一）叶天士论小建中汤与复脉汤的异同

仲景云，凡元气已伤而病不愈者，当与甘药。则知理阳气当推建中，顾阴液须投复脉。乃邪少虚多治法。（《临证指南医案·咳嗽》）

（二）叶天士用小建中汤治虚劳、咳嗽，腹痛、纳减、心烦4例

1. 华，二十。此劳怯损伤不复之病。已经食减，便溏，欲呕，腹痛，二气交伤，然后天为急，舍仲景建中法都是盲医矣。建中汤去糖加人参。（《临证指南医案·虚劳》）

2. 某，三十。脉软，不嗜食，腰酸无力，咳，烦劳，营虚所致。

桂枝木、生白芍、炙草、煨姜、南枣、饴糖、当归。（《临证指南医案·虚劳》）

3. 某，色白肌柔，气分不足，风温上受而咳。病固轻浅，无如羌防辛温，膏知沉寒，药重已过病所，阳伤背寒，胃伤减谷，病恙仍若，身体先惫，问谁之过

耎。小建中汤。(《临证指南医案·咳嗽》)

4. 宣,三五。痛而纳食稍安,病在脾络,因饥饿而得,当养中焦之营。甘以缓之,是其治法。归建中汤。(《临证指南医案·脾胃》)

(三)黄芪建中汤治溃疡病

病人男性,27 岁。有消化道溃疡病史 4 年……今便血已止,但胃脘隐痛,饥时及下半夜较剧,服制酸药无效,只能食稀粥。面色㿠白,手足不温,时时气上冲胸,吞酸嗳气,纳呆,大便稍结,色略黑,小便不赤,胃脘喜温喜按。舌质淡红,苔薄白,脉虚缓。证属虚寒,中阳不足。

处方:桂枝 9g,白芍 18g,炙甘草 9g,生姜 9g,红枣 12g,黄芪 12g,饴糖 30g(分冲)。服 5 剂。

服上方 2 剂时胃痛减半,今胃痛轻微,大便色黄,胃纳好转,手足转温。舌苔薄白,脉仍虚缓。续服上方 10 剂。(《伤寒论方运用法·桂枝汤类方》)

(四)归芪建中汤加味治中虚胃痛

叶某,男。胃痛时发时止,今因受寒而发,神经痛也。

高良姜 6g,延胡索 9g,杏仁 12g,当归 9g,九香虫 6g,制香附 9g,旋覆花 9g,甘松 6g,川芎 6g,佛手 9g,另服五磨饮子。

二诊:前方不能治其胃脘之痛,饥则其痛益甚,改作中虚论治。

桂枝 9g,杭白芍 18g,甘草 6g,黄芪 9g,全当归 12g,生姜 3 片,大枣 9 枚,谷麦芽各 12g,饴糖 30g。(《章次公医案·胃病》)

(五)小建中汤加减用于大病后调理

张某。误下之陷证,哕而喘,昨连与《金匮要略》橘皮竹茹汤,一面补中,一面宣邪,兹已邪溃,诸恶候如失,脉亦渐平。但其人宗气受伤不浅,议与小建中汤加橘皮、半夏,小小建立中气,调和营卫,兼宣胃阳,令能进食安眠。

焦白芍六钱,桂枝四钱,生姜三片,新会皮一钱,半夏四钱,大枣(去核)三枚,炙甘草三钱,胶饴一两(去渣后化入)。搅令匀,再上火二三沸。煮三杯,分三次服。

次日:病解后,微有饮咳,议与小建中汤去胶饴,加半夏、广皮、茯苓、杏仁、苡仁、蔻仁。(《吴鞠通医案·伤寒》)

(六)汉方医论小建中汤的临床使用要点与适应证

1. 使用要点　腹痛、烦悸、腹直肌紧张或软弱无力,贫血倾向,易疲劳。

2. 适应证　①胃下垂、胃十二指肠溃疡;②慢性便秘或急慢性下利;③神经性心悸亢进;④梦遗;⑤衄血;⑥各种衰弱性疾患;⑦小儿消化不良因而有黏液样大便;⑧因口吃而腹直肌及背肌紧张发硬;⑨在中暑、疰夏病中容易出

现的四肢倦怠、灼热感、疲乏、食少、息短、心悸(原书共有 26 项,今选取 9 项)。(《汉方概论·汉方解说》)

第二　大柴胡汤证

[原文]

太阳病,过经十余日,反二三下之,后四五日,柴胡证仍在者,先与小柴胡汤。呕不止,心下急(一云,呕止小安),郁郁微烦者,为未解也,与**大柴胡汤**,下之则愈。(太阳病中篇第 103 条)

柴胡半斤　黄芩三两　芍药三两　半夏半升,洗　生姜五两,切　枳实四枚,炙　大枣十二枚,擘

上七味,以水一斗二升,煮取六升,去滓再煎,温服一升,日三服。一方加大黄二两。若不加,恐不为大柴胡汤。

[发微]

(一)主旨

论述大柴胡汤证的基本证型,大柴胡汤的药物组成以及大柴胡汤证与小柴胡汤证的联系。

(二)大柴胡汤证证候分析

从原文可知,大柴胡汤证是从小柴胡汤证发展而来的,这个发展过程就体现了小柴胡汤证的曲折性。大柴胡汤证与小柴胡汤证相比,有不少共同之处,如呕吐、心烦、胸胁胀满或往来寒热。同时也出现了许多不同的见症,如原文所述,呕吐加剧,出现呕不止、心下急迫;一般的心烦变为热郁烦躁;热型可能由往来寒热变为发热不解。这些变化提示,其热邪已逐步向里结聚,证情由邪正斗争互有进退,逐步向阳明病转化,故而已属小柴胡汤证的兼变证,历来把本证看做是少阳阳明同病。

大柴胡汤证在《伤寒论》中,除本条之外,还有两条原文:第 136 条与结胸相鉴别,强调往来寒热;第 165 条与痞证相鉴别,有呕吐、下利,强调发热汗出不解。详见第三章太阳病下篇。

(三)大柴胡汤的方药分析

从方药组成可以明显看出,大柴胡汤由小柴胡汤变化而来。方中保留了小柴胡汤中清解少阳邪热的大剂量的柴胡与黄芩;保留了小柴胡汤中和胃止呕的半夏与生姜,并增加了生姜的剂量;去掉了小柴胡汤中益气的人参与甘草,但仍保留大枣,这是由于邪热内结,重在泻热,此时不宜人参之益气,也不宜炙甘草之甘缓;加少量大黄与中等量的枳实(古代枳实、枳壳不分,统称枳

实)以清泄里结的实热;加芍药,主要用于缓急解痉止痛。从六经辨证来看,本方仍以清解少阳为主,清泄阳明的药力较轻。

在《伤寒论》原文中,本方的药物组成中没有大黄,只是在方后附有"一方加大黄二两"一句。因此,曾有少数医家认为本方原无大黄。但在《金匮要略》与《金匮玉函经》二书中,本方均有大黄二两。目前临床应用也多加大黄,本文分析亦以有大黄为依据。

(四)大柴胡汤的药理实验

以复方大柴胡汤(大柴胡汤原方加木香、延胡索、金钱草,去半夏、生姜)做动物实验,证明此方具有明显的利胆与降低括约肌张力的作用,但并不抑制括约肌的运动功能。这对解除胆汁、胰腺的瘀滞是有利的。

本方中柴胡、枳实、大黄可促进小肠的推进运动,增强回肠的收缩,而黄芩、生姜则对肠管有明显的抑制作用,对平滑肌有直接的松弛作用。这种不同作用在治疗中的体现,应考虑药量的比例不同及机体的不同状态。

本方对组胺有不同程度的对抗作用。本方中的柴胡、黄芩、芍药有一定的镇静作用。本方对骨骼肌有抗痉挛作用(故可用于治疗癫痫)。本方还可以改善实验动物的高脂血症、高黏血症及血凝亢进状态。本方还有降压、止呕、镇痛等作用。

(五)大柴胡汤的近代临床应用

本方近代多用于急性胰腺炎、胆道急性炎症、胆石症。此外,慢性肝炎、高血压及脑血管意外、鼻炎、湿疹等过敏性疾患、月经病等如出现本方证候,往往亦能取效。急性胰腺炎呕吐频繁者宜补充体液与电解质。出血性胰腺炎合用抗生素、胰酶抑制剂、引流、胰腺灌洗等。急性胆囊炎同时用抗生素、输液。重用柴胡、大黄、枳实有利于排石。(《伤寒经纬·小柴胡汤证的兼变证与疑似证》)

[医案医话选]

(一)大柴胡汤加味治胆囊炎

李某,女。患胆囊炎,右季胁部有自发痛与压痛感,常有微热,并出现恶心,食欲不振,腹部胀满,鼓肠嗳气,脉弦大。投以大柴胡汤加味。

柴胡12g,白芍10g,枳实6g,川军6g,黄芩10g,半夏10g,生姜15g,大枣4枚(擘),金钱草24g,滑石24g,鸡内金12g。连服7剂,食欲见佳,鼓肠嗳气均大减。再进原方4剂,胁痛亦轻,唯微热未退,改用小柴胡汤加味。(《中国现代名中医医案精华》岳美中医案)

(二)大柴胡汤加味治腮腺炎

王某,男,30岁。(当地流行性腮腺炎流行)其证寒热互作,热多寒少,渴索冷饮,耳目聋瞑,呕不纳食。两颊下红肿,其处灼手,痛掣肩背不可忍。双睾热肿,大可及拳,重坠痛甚。脉洪大滑数,舌赤唇焦,苔燥裂。大便3日未下,溲赤而短。大柴胡加石膏汤益以连翘、大青叶、忍冬花、栀子。1日煎服2剂。服药尽,发战汗,热势顿挫。加减续服2周,诸证悉除而出院。(《中国现代名中医医案精华》马骥医案)

（三）大柴胡汤加减治外感发热

朱某,男,53岁。病人2个月前因洗澡受凉而发热,迄今未得控制,体温38~39℃……发热有定时,中午起,入暮退,伴有耳聋、目眩、口苦,咽中干热,脘腹及左下腹作胀,胃纳欠香,无恶心呕吐,二便正常。曾有肝硬化、脾切除史。舌红苔薄黄,脉弦数。证属少阳阳明合病,治拟大柴胡汤出入。

银柴胡12g,炒黄芩10g,制川军6g,炒知母10g,炙甘草4g,北沙参15g,麦冬10g,茯苓12g,碧玉散18g(包),鲜芦根30g。4剂。

二诊:发热已平2日,耳聋转轻,余恙如前,并见左胁下胀痛。苔薄舌偏红,脉弦数。

前方加天花粉15g、赤白芍各12g。4剂。热仍未发,诸证均减。(《中国现代名中医医案精华》张伯臾医案)

（四）大柴胡汤加味治疗帕金森病

浅某,男,61岁。3年前起,步行时若要改变方向,变得不能自由转向,书写不流畅,跪坐时两脚发麻。两年来,步行困难,手指震颤,记忆力急剧衰退。同时,口干,发声困难,声音嘶哑,行动迟钝,身体逐渐前屈。医院诊断为帕金森病……因病人有胸胁苦满,故投给了大柴胡汤加芍药、厚朴各5g。服药1个月后有所减轻,2个月后步行已不困难,能挥动双手快步行进,亦可自由转换方向……1年后,病人来信表示感谢并报告病情,身体前屈状态已得到纠正,下肢及腰部有稳定的力量,步行自由。(《汉方临床治验精粹·神经性疾病》)

（五）大柴胡汤合苓桂术甘汤治高血压眩晕

盐某,女,71岁。形胖,面红,脉弦有力,初诊时血压21.28/11.97kPa(160/90mmHg),有高血压史已30年。肩凝,头痛,眩晕,走路摇晃,膝痛,两脚疲软,舌有白苔……两季胁下有抵抗、压痛及胸胁苦满,因而投给了大柴胡汤与苓桂术甘汤合方。服药后眩晕减轻,2个月后,本人已能轻快地乘火车来院复诊。血压降至15.96/6.65kPa(120/50mmHg)。(《汉方临床治验精粹·高血压症》)

第三　柴胡加芒硝汤证及少阳病向阳明病的一种转化

[原文]

伤寒十三日不解,胸胁满而呕,日晡所(傍晚)发潮热,已而微利。此本柴胡证,下之以不得利,今反利者,知医以丸药下之,此非其治也。潮热者,实也,先宜服小柴胡汤以解外,后以**柴胡加芒硝汤**主之。(太阳病中篇第104条)

柴胡二两十六铢　黄芩一两　人参一两　甘草一两,炙　生姜一两,切　半夏二十铢,本云五枚,洗　大枣四枚,擘　芒消二两

上八味,以水四升,煮取二升,去滓,内芒消,更煮微沸,分温再服,不解更作。臣亿等谨按:《金匮玉函》方中无芒消。别一方云,以水七升,下芒消二合、大黄四两、桑螵蛸五枚,煮取一升半,服五合,微下即愈。本云,柴胡再服,以解其外,余二升,加芒消、大黄、桑螵蛸也。

伤寒十三日,过经(病程超过两个六日)谵语者,以有热也,当以汤下之。若小便利者,大便当鞕,而反下利,脉调和者,知医以丸药下之,非其治也。若自下利者,脉当微厥,今反和者,此为内实也,调胃承气汤主之。(太阳病中篇第105条)

[发微]

(一)主旨

从小柴胡汤证的曲折的发展过程,论述其变证柴胡加芒硝汤证与其应该用调胃承气汤的疑似证。

(二)柴胡加芒硝汤证简析

原文第104条所述的证候,病程在13日以上,即超过了两经(一经为6日),又经过攻下法治疗,一度出现下利,证情发生了一定的变化。往来寒热转化为潮热,但胸胁满、呕吐等症未变,仍为小柴胡汤证,这又一次说明小柴胡汤证的曲折性与不典型性。即使病程较长,出现潮热仍可用小柴胡汤。服汤之后,证情有好转,发热减轻,同时伴有便秘,应该改用柴胡加芒硝汤治疗。

(三)伤寒过经,攻下不当,证情转化,疑似之处,应注意辨析

原文第105条所述证候,也已过经,但出现谵语,提示证情向里实热转化,已非柴胡证。此时宜用承气汤类方攻下,但不宜用峻猛的丸药泻下。丸药泻下之后出现暂时的下利,但里实热证并未解除,可能出现继发性便秘。此时,如能排除脾气虚寒性的下利(自下利),确为里实热仍在,则可用调胃承气汤攻下实热。辨别虚寒性下利与实热性下利的方法之一是脉诊,出现脉微弱、甚至于无(脉厥)的是虚寒性下利,而脉基本正常(脉和),结合谵语等症则为实热

下利。

（四）简析继发性便秘

本小节 2 条原文都叙述了用过攻下药之后，再用润肠或泻热的治法。这说明在用攻下药出现下利之后，又产生了便秘，这在临床上称为继发性便秘。出现继发性便秘是多因素的，或由于用大黄泻下之后，大黄中所含的鞣质起止泻作用。或由于峻猛泻下之后，肠道运动反应性变为弛缓。或为病证未愈，实热病邪重有结聚。这在《伤寒论》阳明病篇中也有记述，并用大承气汤攻下（参见第四章第 238 条与第 241 条）。至于年老体弱者热病后期的便秘不在此例。

（五）柴胡加芒硝汤的方义及其与大柴胡汤的比较

柴胡加芒硝汤是用 1/3 的小柴胡汤的剂量，加小量的芒硝（调胃承气汤中芒硝剂量的 2/5）。主要是柴胡剂量的减少，使本方的解热作用明显减轻，从而可以推知本证在服用小柴胡汤之后，发热已减。用小剂量芒硝，是软化粪块，起润肠作用，不能与调胃承气汤的泻下实热结聚相提并论。可见，本证是小柴胡汤证的余热，不是典型的少阳阳明同病。本方与大柴胡汤也有明显的区别：一在于柴胡、黄芩剂量的大小，解热功能的强弱；二在于人参、甘草之有无，益气功能之是否需要；三在于大黄与枳实同用，量虽不大，仍具有一定的散结泄热功能，单用小量芒硝，泄热功能微乎其微，只有润肠作用；四在于大柴胡汤中有芍药，不仅能缓急止痛，还有轻缓的泄热通便功能，而柴胡加芒硝汤无芍药。

[医案医话选]

（一）柴胡加芒硝汤治少阳阳明发热，迭经汗下，中气稍虚

病人女性，49 岁。发热 10 余日，经芳香清解、渗利导滞而寒热不退，入晚较高，微汗，体温 37.8~38.8℃。不恶寒而恶热，头重目眩，四肢酸重，口苦，咽干，唇燥面垢，喜饮而饮不多，不欲进食，胸闷，时作叹息，大便干燥难解，小便短少，腹胀不舒，舌燥苔黄，脉弦而迟。病处少阳阳明两经之间，迭经汗下，中气稍虚，拟小柴胡汤轻剂，加知母、芒硝泄热去实。

北柴胡 4.5g，黄芩 10g，知母 12g，竹茹 10g，炙甘草 3g，红枣 3 枚，党参 6g，芒硝 12g。分 2 次冲服。服 1 剂，解燥屎二三枚，腹满减，今晨体温 37.3℃。原方加减，共服 4 剂，热退净，调理而愈。（《伤寒论方运用法·小柴胡汤类方》）

（二）柴胡加芒硝汤治热入血室

郑某，女，29 岁。月经来潮忽然中止，初起发热恶寒，继即往来寒热，傍晚热更甚，并自言乱语，天亮时汗出热退，神倦，目赤，咽干，口苦，目眩，胸胁苦

满,心烦喜呕,不欲饮食,9 日不大便。脉弦数,舌苔白。

处方:柴胡 9g,黄芩 9g,半夏 9g,党参 9g,生姜 9g,炙甘草 6g,大枣 6 枚,芒硝 9g(另冲)。一次服。药后 6 小时通下燥屎,症状缓解[陈全忠,福建中医药,1964(1):43]。(转引自《仲景方药古今应用》)

(三)柴胡加芒硝汤治胆囊炎恢复期低热

黎某,男性,老年。3 周前,胆囊炎发作,腹痛、高热、黄疸,用抗生素及中药 1 周,腹痛消失,黄疸消退,但低热不退,但自己并不感到发热。口苦,纳差,大便干结,头昏眼花。脉弦细,舌苔薄腻微黄,腹力偏软,胁下无抵抗。宜和解少阳。

柴胡 20g,黄芩 15g,太子参 18g,炙甘草 8g,姜半夏 8g,生姜 3 片,大枣 4 枚。服 3 剂热退出院。[《疑难病证思辨录(增订评释本)》第 44 回]

第四　柴胡加龙骨牡蛎汤证

[原文]

伤寒八九日,下之,胸满烦惊,小便不利,谵语,一身尽重,不可转侧者,**柴胡加龙骨牡蛎汤**主之。(太阳病中篇第 107 条)

柴胡四两　龙骨　黄芩　生姜切　铅丹　人参　桂枝去皮　茯苓各一两半　半夏二合半,洗　大黄二两　牡蛎一两半,熬　大枣六枚,擘

上十二味,以水八升,煮取四升,内大黄,切如棋子,更煮一二沸,去滓,温服一升。本云柴胡汤,今加龙骨等。

[发微]

(一)主旨

叙述柴胡加龙骨牡蛎汤证的证候及汤方的药物组成。

(二)柴胡加龙骨牡蛎汤证证候论析

如拘泥于六经病的典型见症,则本条原文所述的证候,似乎很难理解。但从"有柴胡证,但见一症便是,不必悉具"的理论来看,有胸满和烦二症与小柴胡汤证相符,可以认为是柴胡汤证的一种变证。但是,条文中所述的惊、谵语、身重等症,又与柴胡证不甚相符。因此,后世医家对本证颇多疑问,感到难以理解。如从内伤杂病角度来看,临床表现多而杂乱,正是心神疾病的一个特点。从心神疾病来分析,本证的基本病机是痰热扰心,肝失疏泄。病邪是痰热,病变脏腑在心与肝胆,主要的功能改变是心神不安,气机逆乱。至于伤寒发热与曾经用攻下法治疗则是发病的诱因。

（三）柴胡加龙骨牡蛎汤方药分析

明确了本证的病机之后,对柴胡加龙骨牡蛎汤的方药就不难理解了,试从中西医结合的角度简析如下:柴胡能清肝热、疏肝气,是本方主药之一。现代药理学证明,柴胡对中枢神经有一定的镇静作用。黄芩能清肝胆之热,也有镇静作用,能加强皮质抑制过程。人参能益心气,安心宁神。《神农本草经》指出,人参能安精神、定魂魄。动物实验证明,人参对大脑的兴奋与抑制过程能起调节作用。桂枝温通阳气,平降冲逆之气,也有一定的镇静作用。大黄清热泻火,能清心火、肝火。以上五味,温凉补泻不同,均为一个方面的主药。此外,半夏通过化痰以安心神,茯苓宁心安神,大枣养血以宁心,龙骨、牡蛎重镇安神、平肝息风。铅丹的化学成分是四氧化三铅,多服久服有毒,今已不作内服药用,可改用代赭石或生铁落。本方在《伤寒论》原文中无甘草,但本方从小柴胡汤加味来看,从证情来看,从药物配伍来看,均无去除甘草之必要。古代对本方褒贬不一,清代徐灵胎在《伤寒论类方》中说此方能治肝胆之惊痰,以之治癫痫必效。现代临床多用本方治疗精神分裂症、精神抑郁症、神经症、脑外伤后遗症及围绝经期综合征等。

［医案医话选］

（一）柴胡加龙骨牡蛎汤加减治心脏神经症

吕某,女,48岁。2年前突然发现阵发性心动过速,最快心率达140次/min。血压明显升高达23.94/15.96kPa(180/120mmHg),每日下午发作1次,夜间入睡之后能降下。血压升高时自觉严重的心悸怔忡,惊恐感,情绪紧张,甚至出现一过性抽搐。HOLTER示偶发房性多形性早搏,24小时仅10次。心脏彩超未发现异常。发病前有精神刺激史,发病后用多种降压药均无效。之后经过心理治疗,并用氟西汀、氯硝西泮、阿普唑仑等药,血压迅速趋于正常。但心悸怔忡(阵发性心动过速)与惊恐几乎每日发作,时轻时重,术能消失。面色淡白,舌色正常,舌前半少苔,根苔薄腻微黄。脉弦,70次/min,2分钟有1次停搏。月事基本正常。纳可,常有便秘。西医诊断为心脏神经症。中医辨证为心悸怔忡,痰火扰心,心神不安。用仲景柴胡加龙骨牡蛎汤合酸枣仁汤。

处方:柴胡12g,桂枝12g,姜半夏15g,胆南星12g,菖蒲10g,远志8g,丹参15g,炒枣仁30g,茯苓18g,炙甘草8g,川芎8g,知母12g,生龙齿30g,生牡蛎30g,磁石15g,炙龟甲15g,制川军10g,灯心草10g,红枣6枚。10剂后,怔忡心悸消失,下午仍有情绪紧张,能自主控制,休息后好转。继续服此方加减1个月,随访2个月未发。(《历代名医医案精选》柯雪帆医案)

（二）柴胡加龙骨牡蛎汤治狂证

某，男，20岁。数年前曾发狂证多日。今复发（近1个月），狂走妄行，善怒，甚则欲持刀行凶。哭笑无常，时发痴呆，伴头昏耳鸣，失眠多梦，心悸……渐然畏寒，肢冷面热，口渴喜饮，大便秘结。柴胡加龙骨牡蛎汤去铅丹。唇红苔白，脉弦细数。

处方：柴胡12g，黄芩10g，法半夏10g，党参10g，生姜10g，红枣3枚（擘），桂枝10g，茯苓12g，龙骨12g，牡蛎12g，大黄8g。服药4剂，狂止证退，改以温胆汤加味（随访数年未发）。（《中国现代名中医医案精华》李今庸医案）

（三）柴胡加龙骨牡蛎汤加减治精神分裂症

荣某，男，45岁。发病已多年，精神病医院最近诊断为精神分裂症残留型。正在吃西药，病情虽有减轻，仍然呆头呆脑，胡思乱想，闷闷不乐，半天没有一句话。夜眠不安，经常有幻听，说领导干部正给他做报告，有幻听时呆坐无言，不想外出。面色淡黄虚浮，眼神呆滞，额头出汗。自诉：胸闷，家中无人可以说话，他们不让我出门，饭菜有时好吃，有时没有味道，大便不通。脉弦缓，舌胖大，苔薄腻。

处方：柴胡15g，黄芩18g，生川军12g，制川军10g，生半夏15g，生南星15g，桂枝18g，肉桂4.5g，生龙骨30g，生牡蛎30g，党参18g，菖蒲10g，远志10g，炙甘草10g，白豆蔻3g，炒枣仁30g，琥珀粉1.5g（吞服）。

上方服7剂，大便一日两次，并无腹泻，夜眠时好时不好，精神略有好转。上方加龙胆10g、广郁金12g，生川军加至15g，党参加至30g。续服1个月，幻听减少，有时消失，偶有自言自语，精神较前灵活。家属感到有明显进步，准备继续中西医结合治疗。[《疑难病证思辨录（增订评释本）》第48回]

（四）柴胡加龙骨牡蛎汤加减治围绝经期综合征

某女，44岁。半年来月经紊乱，2月一行。几日来，双目怒视，言语多时絮絮不绝，时或默不理人。厌食，失眠，睡中惊惕多噩梦，有时惊叫，恶闻闹声，厌光，厌外人，喜孤居斗室。大便硬，二三日一次，诉胸闷、口苦。舌苔薄黄浊腻，脉沉弦。属围绝经期综合征。

处方：北柴胡24g，黄芩10g，法半夏9g，党参10g，生姜9g，红枣12枚，朱茯苓9g，生大黄6g（后下），生龙牡各30g（先煎）。服3剂。药后各症好转，舌脉同前。续服上方10剂，各症续减。共服50余剂，各症基本消失。（《伤寒论方运用法·小柴胡汤类方》）

（五）柴胡加龙骨牡蛎汤加味治高血压、颈椎病

小某，女，70岁。1年前起，右手小指、环指发麻疼痛，不能弯曲。医院认

为系颈椎病。近几个月，左肩、左腕关节疼痛，手发胀，足底肿，但风湿反应阴性……脉沉而有力，血压 24.07/13.3kPa（180/100mmHg），腹有力，有右侧胸胁苦满，乃投给柴胡加龙骨牡蛎汤加葛根 6g。服药后，血压逐渐下降，2 个月后为 21.28/11.97kPa（160/90mmHg），4 个月后为 18.62/11.3kPs（140/85mmHg）。脖颈变软，打呵欠时已不再感到颈部强直。本病例从未服过降压药，仅服汉方药后血压就顺利下降，一切自觉症状均获好转。（《汉方临床治验精粹·高血压症》）

（六）汉方医论柴胡加龙骨牡蛎汤的使用要点

有胸胁苦满，脐上悸，心悸亢进，便秘倾向，小便不利，气上逆感及神经症状。其适应证有神经衰弱、癔症、更年期综合征、精神分裂症、癫痫、小儿夜啼、失眠、神经性心动过速、白塞病及高血压症、动脉硬化症等。（《汉方概论·药方解说》）

第五　用针刺治疗的两个证候

[原文]

伤寒，腹满谵语，寸口脉浮而紧，此肝乘脾也，名曰纵（五行相克），刺期门。（太阳病中篇第 108 条）

伤寒发热，啬啬恶寒，大渴欲饮水，其腹必满。自汗出，小便利，其病欲解。此肝乘肺也，名曰横（五行反克），刺期门。（太阳病中篇第 109 条）

[简析]

过去伤寒注家对以上 2 条原文多有歧义。本人认为这是外感病发展过程中出现的精神神经症状，以腹满与谵语为主症。对精神神经症状，中医辨证分属多个脏腑，而与肝的关系较为密切。原文中所说的"肝乘脾"与"肝乘肺"均为脏腑功能失调，而以肝的功能失调为主，所以用针刺期门（肝经的募穴）为基本治法。

这两条原文之所以排列在柴胡加龙骨牡蛎汤证之后、火逆证之前，是因为这两类证候也有明显的神经精神症状，便于相互比较鉴别。

第十节　太阳病火逆变证

从《伤寒论》一书来看，在东汉时，火法是临床常用的治法，因而其造成的副作用也不少。本节原文集中论述火法治疗的多种副作用以及对部分心神方面副作用的治法方药。火法治疗目前临床仍有应用,如温针、艾灸及温热性的理疗,但都控制在安全范围之内,并且在外感发热疾病中后世罕有应用,因而其副作用极为少见。本节原文所列的3个汤方对多种心神疾患仍有重要的指导意义,目前临床颇多应用。

第一　火逆导致惊狂——桂枝去芍药加蜀漆牡蛎龙骨救逆汤证

[原文]

伤寒脉浮,医以火迫劫之,亡阳,必惊狂,卧起不安者,**桂枝去芍药加蜀漆牡蛎龙骨救逆汤**主之。(太阳病中篇第112条)

桂枝三两,去皮　甘草二两,炙　生姜三两,切　大枣十二枚,擘　牡蛎五两,熬　蜀漆三两,洗去腥　龙骨四两

上七味,以水一斗二升,先煮蜀漆,减二升,内诸药,煮取三升,去滓,温服一升。本云桂枝汤,今去芍药加蜀漆、牡蛎、龙骨。

[发微]

(一)主旨

叙述以惊狂为主症的桂枝去芍药加蜀漆牡蛎龙骨救逆汤证的证候、病机与治疗方药。

(二)证候分析

本证是外感病表证用火法强使病人发汗,因而造成的一种变证。亡阳是指大汗出所致证候的病机,此前大青龙汤证原文(第38条)有"汗多亡阳"的记载,主要有烦躁不安、脉细、神疲、恶风等症状。本条证候主要表现为严重的心神不安,出现精神惊狂、行动不安等神经精神症状,是在火法治疗时受到惊恐所致。治疗应该安心宁神。

(三)方药分析

桂枝去芍药加蜀漆牡蛎龙骨汤的主要作用是温振阳气,重镇安神。方中桂枝与甘草相配,温振、温通阳气,对本证而言,主要是温振心阳。不在于调和营卫,不在于止汗,因此无需芍药。龙骨、牡蛎重镇宁心安神。本方用蜀漆不在于截疟,而是通过化痰而安心神。现代药理实验证明,蜀漆对心律不齐有治疗作用。

[医案医话选]

(一)桂枝去芍药加蜀漆牡蛎龙骨救逆汤加人参治汗多亡阳

曹,寒从背起,汗泄甚,面无淖泽,舌色仍白,邪未尽,正先怯,心虚痉震,恐

亡阳厥脱,议用仲景救逆法加参。(《临证指南医案·疟》)

笔者按:本案虽列入疟门,但并非截疟,而是用于救治大汗出之后的亡阳变证,与本条原文十分契合。由于心之阳气受损严重故加人参。

(二)桂枝龙骨牡蛎汤治惊恐遗滑

安,脉坚,咽阻,心热,得嗳气略爽。腰酸软弱,精滑自遗,必因惊恐,伤及肝肾,下虚则厥阳冲逆而上。法宜镇逆和阳,继当填下。

桂枝木、生牡蛎、龙骨、茯神、大枣、生白芍、小黑稆豆皮。(《临证指南医案·虚劳》)

(三)桂枝去芍药加蜀漆牡蛎龙骨救逆汤治服温阳药后惊狂不安

彭某,男,58岁。患外感症11日,虽经发汗3次而发热恶寒不解,身体困顿不支,食欲不思,夜不能寐⋯⋯曾以辛温补阳散邪法治之,参附与荆防并用。服药后心中烦躁,惊狂不安,辗转床头,起卧叫喊。余诊其脉,细数而浮,按之无力,舌质绛而少津⋯⋯遂与桂枝去芍药加蜀漆牡蛎龙骨汤。因病人汗出不禁,防止大汗淋漓,未去芍药。

处方:桂枝5g,生牡蛎15g,生龙骨15g,蜀漆6g,芍药12g,茯神15g,生姜3g,小枣15枚,甘草10g。连服2剂,隔4小时服1次。药后精神渐安,略能入睡,惊狂不再发作。服20余剂恢复正常。(《伤寒论临床实验录·太阳病中篇》)

第二　烧针诱发奔豚——桂枝加桂汤证

[原文]

烧针令其汗,针处被寒,核起而赤者,必发奔豚。气从少腹上冲心者,灸其核上各一壮,与**桂枝加桂汤**更加桂二两也。(太阳病中篇第117条)

桂枝五两,去皮　芍药三两　生姜三两,切　甘草二两,炙　大枣十二枚,擘

上五味,以水七升,煮取三升,去滓,温服一升。本云桂枝汤,今加桂满五两。所以加桂者,以能泄奔豚气也。

[发微]

(一)主旨

本条论述由烧针诱发的以气上冲为主症的奔豚病,以桂枝加桂汤主治。

(二)证候分析

"针处被寒,核起而赤"是针刺处出现血肿,病人接受烧针并见肿块而受惊吓,因而诱发奔豚病。病人自觉有气从少腹上冲心胸,是奔豚病的主症。其病机是心神不安,气机逆乱。治疗奔豚病的基本方法是平冲降逆。所以要在肿块处加灸,以安定病人的情绪,是治疗奔豚病的重要措施之一。

（三）方药分析

桂枝加桂汤是在桂枝汤中加重桂枝的用量而成。本方仍具有一定的调和营卫、祛风解表的作用,但本方用于治疗奔豚病的发作,并非取其调和营卫的作用,而是取其平降冲逆的作用。桂枝有平降气逆的作用,还有一定的镇静作用,对肠胃有和缓的刺激作用,使其恢复正常的蠕动。芍药能直接作用于肠道平滑肌起明显的解痉作用。本证主要是肠胃神经症,用本方有明显的缓解作用。

[医案医话选]

（一）桂枝加桂汤加味治奔豚气

滕某,男,34 岁。下腹作胀,时有冷气上冲胸膈,腰酸,右胁常有胀痛,饥而不欲食,便软,舌苔白滑,脉弦细。仲景所谓奔豚气是也。

川桂枝 4.5g,上官桂 3g(炒),白芍 6g,炙甘草 3g(煨),生姜 3g,大枣 3 枚,紫石英 30g(先煎),茯苓 12g,防己 12g。7 剂。下腹作胀,冷气上冲,药后即平,改用滋肾泄肝调理。(《张伯臾医案·奔豚气》)

（二）桂枝加桂汤加味治感寒腹痛气逆

病人女性,学生。月经来潮时,登厕遇大风,觉下身一阵阴冷,当夜少腹冷痛,有冷气自痛处上冲胸部。恶寒,口淡,头眩,手脚发冷,发作时全身冷汗。如此日发一二次,至今已半月。面色苍黄,舌淡润,苔薄白,腹弦急,按之如鼓……脉沉而弦。

川桂枝 10g,上安桂 1.5g(砑粉吞服),赤芍 10g,炙甘草 6g,生姜 10g,大枣 12 枚,丁香 3g(后下)。服药 1 剂放冷气屁颇多,腹痛及气冲大减,按其腹部已松软。续服 1 剂愈。(《伤寒论方运用法·桂枝汤类方》)

（三）桂枝加桂汤治悲伤而致的奔豚气

某女,70 岁。呕吐腹痛 1 年余。腹痛有发作性,先呕吐,即于小腹虬结成瘕块而作痛,块渐大,痛渐剧,同时气从小腹上冲至心下,苦闷欲死。既而气渐降,痛渐减,块渐小,终至如常人……病人因其女暴亡,悲哀过甚,情志经久不舒而得此证。予仲景桂枝加桂汤。

桂枝 15g,白芍药 9g,炙甘草 6g,生姜 9g,大枣 4 枚。水煎温服,每日 1 剂,共服 14 剂,奔豚气大为减轻(按:进行心理治疗,缓解悲伤情绪才能全愈)。(《岳美中医案集·奔豚》)

第三　烧针引起烦躁——桂枝甘草龙骨牡蛎汤证

[原文]

火逆下之,因烧针烦躁者,**桂枝甘草龙骨牡蛎汤**主之。(太阳病中篇第

118条）

桂枝一两,去皮　甘草二两,炙　牡蛎二两,熬　龙骨二两

上四味,以水五升,煮取二升半,去滓,温服八合,日三服。

[发微]

（一）主旨

简述火逆变证中的轻证,治疗也用桂甘龙牡汤这一小方。

（二）证候简析

本证在原文中仅有烦躁一症,这虽然不能排除还可能有其他症状出现,但可以说明本证是火逆证中的轻证。从本证主治方用小方这一点也说明本证为轻证。烦躁的病机是因火法治疗与烧针而引起的心神不安。

（三）方药分析

桂枝甘草龙骨牡蛎汤的主要功能是温振心阳,重镇安神。本方可以看做是桂枝救逆汤的缩减,桂枝仅用一两,是救逆汤中桂枝用量的1/3。龙骨、牡蛎的用量不足救逆汤中用量的1/2。减去蜀漆、姜、枣,形成药少量轻的小方。方中甘草用量大于桂枝,使其对阳气的作用主要是温振,温通之力较缓。而重镇安神是本方的一个重要功能。

[医案医话选]

（一）张锡纯论龙骨

龙骨若生用之,凡心中怔忡,虚汗淋漓……神魂浮荡诸疾,重用龙骨,功效立见。若煅用之,其元阴之气因煅伤损,纵其质本黏涩,煅后其黏涩增加,而其翕收之力则顿失矣。(《医学衷中参西录·药物·龙骨解》)

（二）汉方医论桂枝甘草龙骨牡蛎汤

本方适用于神经性心悸亢进、癔症、神经衰弱等病所出现的烦躁与心悸亢进。(《汉方概论·药方解说》)

（三）桂枝甘草龙骨牡蛎汤治惊恐不安

梁某,男,36岁。因大惊而发生恐怖症,日夜恐惧不安,晚上不敢独宿,即使有人陪伴,也难安寐,时有惊醒,白天不敢独行,每逢常人以为不足可怕之事,即发呆而身寒肢厥拘急,阴筋缩入,四肢及手足心出汗,发作过后,则矢气尿多,饮食减少。舌淡,苔白,脉弦。方用桂甘龙牡汤加味。

桂枝15g,炙甘草30g,生龙骨30g,生牡蛎30g,生姜10g,大枣6枚,小麦60g,菖蒲10g,远志10g,龙眼肉60g。

服上方3剂,证情明显好转。守步再进,约3周而愈。(《万友生医案·精神病案》)

第四 火逆变证的复杂见症

［原文］

太阳病,二日反躁,凡熨其背,而大汗出,大热入胃(一作二日内,烧瓦熨背,大汗出,火气入胃),胃中水竭,躁烦必发谵语。十余日振栗自下利者,此为欲解也。故其汗从腰以下不得汗,欲小便不得,反呕,欲失溲,足下恶风,大便鞕,小便当数,而反不数,及不多,大便已,头卓然(特别的怪异的)而痛,其人足心必热,谷气下流故也。(太阳病中篇第110条)

太阳病中风,以火劫(强迫)发汗,邪风被火热,血气流溢,失其常度。两阳相熏灼,其身发黄。阳盛则欲衄,阴虚小便难。阴阳俱虚竭,身体则枯燥,但头汗出,剂颈而还,腹满微喘,口干咽烂,或不大便,久则谵语,甚者至哕,手足躁扰,捻衣摸床。小便利者,其人可治。(太阳病中篇第111条)

形作伤寒,其脉不弦紧而弱。弱者必渴,被火必谵语。弱者发热脉浮,解之当汗出愈。(太阳病中篇第113条)

太阳病,以火熏之,不得汗,其人必躁,到经不解,必清血(大便出血),名为火邪。(太阳病中篇第114条)

脉浮热甚,而反灸之,此为实。实以虚治,因火而动,必咽燥吐血。(太阳病中篇第115条)

微数之脉,慎不可灸,因火为邪,则为烦逆,追虚逐实(损伤正气,增加病邪),血散脉中,火气虽微,内攻有力,焦骨伤筋,血难复也。脉浮,宜以汗解,用火灸之,邪无从出,因火而盛,病从腰以下必重而痹,名火逆也。欲自解者,必当先烦,烦乃有汗而解。何以知之? 脉浮,故知汗出解。(太阳病中篇第116条)

太阳伤寒者,加温针必惊也。(太阳病中篇第119条)

［发微］

(一) 火逆见症的归纳

以上7条原文详细叙述火逆证的多种症状,其性质各异,如以病机进行归纳(连同有方药的3条原文),可分以下几类:①扰乱心神:轻者为烦躁,较重为惊,甚则为狂。②扰乱气机:典型的发为奔豚,或出现小便难、腰以下重而痹以及腰以下无汗。③热郁肠胃:一般出现腹满,呕吐,呃逆,不大便;胃热上熏则谵语,甚则神昏躁动;轻者但头汗出。④热入血分:出现衄血、吐血或大便出血,或发黄疸。⑤热毒上炎:出现口干咽燥或咽烂。⑥灼伤阴津:轻则口干、小便难,重则身体枯燥。

（二）火逆证治疗除安心宁神外只能随机应变

《伤寒论》仅对扰乱心神与扰乱气机的证候制定了3个方剂进行治疗（见上文），对其他复杂而比较严重的证候都没有制定方药。可能是火逆变证没有规律可循，只能随机应变，难定主治方药。

（三）张仲景不主张用火法

《伤寒论》中共有18条用火法治疗的条文，本节集中了10条。此外，太阳病上篇有3条，太阳病下篇有1条，阳明病篇有2条，少阳病篇与少阴病篇各1条。这些条文绝大多数是误治，没有一条是用火法主治的。由此可见，张仲景是不主张用火法的。但是在《汉书·艺文志》中有"医经者，原人血脉经络骨髓，阴阳表里，以起百病之本，死生之分，而用度针石、汤火所施，调百药齐和之所宜"。可见火法是古代常用治疗方法之一。可能张仲景发现其副作用较多，因而在《伤寒论》中列数火法治疗的缺陷，强调外感风寒表证发热宜用方药发汗。这在当时可能是创新之举。

第十一节　太阳病吐后变证

吐法导源于《黄帝内经》，在《伤寒论》中虽然有《辨可吐》与《辨不可吐》专篇，但内容较少，两篇条文只有11条。在目前选读的10篇第398条条文中，论可用吐法者6条，出瓜蒂散一方，而指出不宜用吐法及误用吐法的条文有17条。可见张仲景之慎用吐法，少用吐法。本节4条条文中，3条叙述误用吐法之后的变证，另1条指出发汗不当，损伤胃气而致呕吐。

[原文]

太阳病，当恶寒发热，今自汗出，反不恶寒发热，关上脉细数者，以医吐之过也。一二日吐之者，腹中饥，口不能食；三四日吐之者，不喜糜粥，欲食冷食，朝食暮吐。以医吐之所致也，此为小逆（这难道还是小失误？）。（太阳病中篇第120条）

太阳病吐之，但太阳病当恶寒，今反不恶寒，不欲近衣，此为吐之内烦（内热心烦）也。（太阳病中篇第121条）

病人脉数，数为热，当消谷引食，而反吐者，此以发汗，令阳气微，膈气虚，脉乃数也。数为客热（外来邪热），不能消谷，以胃中虚冷，故吐也。（太阳病中篇第122条）

太阳病,过经十余日,心下温温(yùn 愠愠)欲吐,而胸中痛,大便反溏,腹微满,郁郁微烦。先此时自极吐下者,与调胃承气汤。若不尔者,不可与。但欲呕,胸中痛,微溏者,此非柴胡汤证。以呕,故知极吐下也,调胃承气汤。(太阳病中篇第123条)

[发微]

（一）主旨

本节原文明确指出吐后变证不仅有轻有重,更有虚寒与实热的明显差别,应仔细辨证。

（二）吐后变证的轻重寒热虚实之分析

1. 太阳病早期,证情较轻者,用吐法之后可能出现较轻的变证。如由恶寒发热转变为发热不恶寒,饥不欲食,心烦,脉细数等较轻的病邪化热入里的证候。

2. 如病程较长,病情较重者,误用吐法,则其变证较为严重,朝食暮吐提示胃气严重受损,其性质属于虚寒。欲食冷食是胃有余热,如与前症同时出现则为寒热错杂。

3. 病程较长,已经开始入里化热者,用吐法之后,非但不能祛除里结之实热,可能因损伤胃气而出现胃脘不适、恶心欲吐、胸痛、腹满、便溏等症,不可误认为这是柴胡汤证。这是误吐之后,实热未去而同时又有胃气逆乱之象,此时宜用调胃承气汤轻下实热而和降胃气。

（三）吐后变证的脉细数而呕吐与其他病证的脉细数而呕吐之鉴别

如原文第120条所述,吐后变证可能出现脉细数,饥不能食,或朝食暮吐等症。在误用汗法之后,也可能出现胃中虚冷,脉数而吐等症。二者近似,通过询问病史,可以鉴别。此外,原文第122条还指出,脉数未必是胃气虚寒,也可能是邪热入胃,则胃纳减退,不能消谷;如脉数为阳气旺,则可能出现消谷善饥。3种不同的数脉应注意鉴别。

[医案医话选]

张子和论吐法:夫吐者,人之所畏。且顺而下之,尚犹不乐,况逆而上之,不悦者多矣。然自胸以上,大满大实,痰如胶粥,微丸微散,皆儿戏也,非吐,病安能出？仲景之言曰:大法春宜吐。盖春时阳气在上,人气与邪气亦在上,故宜吐也。涌吐之药,或丸或散,中病则止,不必尽剂,过则伤人……病势险危,老弱气衰者,不可吐;自吐不止,亡阳血虚者,不可吐;诸吐血、呕血、咯血、衄血、嗽血、崩血、失血者,皆不可吐。(《儒门事亲·凡在上者皆可吐式》)

第十二节　太阳病蓄血证

外感病外邪入里,侵入血分,形成瘀血,病邪与瘀血互结于里的证候称为蓄血证。外感病早期出现的蓄血证称为太阳病蓄血证,热盛期出现的蓄血证称为阳明病蓄血证。温病中也会出现蓄血证。《伤寒论》原文虽有"热结膀胱"之说,但本证不是膀胱局部的病变,是全身性的疾病,重点表现于下焦部位。本节论述太阳病蓄血证的病因病机、临床见症与治法方药。

第一　桃核承气汤证

[原文]

太阳病不解,热结膀胱,其人如狂,血自下,下者愈。其外不解者,尚未可攻,当先解其外;外解已,但少腹急结(急,急迫感。结,重压感)者,乃可攻之,宜**桃核承气汤**。(太阳病中篇第106条)

桃仁五十个,去皮尖　大黄四两　桂枝二两,去皮　甘草二两,炙　芒消二两

上五味,以水七升,煮取二升半,去滓,内芒消,更上火,微沸下火,先食温服五合,日三服,当微利。

[发微]

(一)主旨

叙述太阳病蓄血证中相对较轻的证候与病机,以桃核承气汤主治。

(二)桃核承气汤证的主症与病机

从原文可知桃核承气汤证有以下几个主症:①由外感病表证发热发展而来;②较轻的神经精神症状(如狂);③出血见症,原文所说的下血是指大便出血或阴道流血;④少腹不适感。其病机是:外邪由表入里,侵入血分,形成瘀血;瘀血扰心故见如狂;瘀血结聚之处则有急结痞胀之感;瘀血阻络,血行紊乱则出血。总之,本证是太阳病的多种变证之一。

(三)桃核承气汤的方药分析

本方以桃仁、大黄凉血活血为主药,也是本方的基本功能。配桂枝温通阳气有助于活血,后人大多畏其性温而不用。配用小量芒硝,硝黄同用可以泻下郁结于肠道的热邪,改善肠道的气血运行。因此,也有人认为本方是调胃承气汤加桃仁、桂枝而成,但本方芒硝剂量仅为调胃承气汤的1/2,只有轻下作用,

与调胃承气汤有别。本方的服法是日服三次,每次五合(全方的 1/5),一次所服的芒硝不足半两(约 6g),若与阳明病用调胃承气汤一次顿服(四两,约 60g)相比,差距更大,故而本方的泻下作用轻微,不可与调胃承气汤相提并论。此外,本方通过凉血活血而间接达到宁心安神的作用。

(四)桃核承气汤的现代研究

对本方初步的动物实验发现,本方具有抗血栓、抗血小板聚集性、抗凝血等作用,并有降血脂、降血糖、抗肾功能损伤及解热等功能。动物实验证明,本方主药桃仁能增加脑血流量,抑制血液凝固。临床观察也证明桃仁对血流阻滞有改善作用,在 22 种活血祛瘀药中,桃仁增加血流量的作用最强,镇痛作用较强。此外,桃仁能促进初产妇的子宫收缩及子宫止血,其作用强于麦角碱。本方另一味主药大黄,有明显的泻下作用,通过泻下能促进肠管的蠕动,排出肠内发酵、腐败产物,改善肠壁的血液循环。大黄有确切的抗感染作用,并通过多种机制促进血液凝固,其止血成分主要是大黄酚。

(五)桃核承气汤的现代临床应用

从上述可知,桃核承气汤的作用是多方面的,因而在临床可用于治疗多种疾病。①感染性疾病:本方加味治疗流行性出血热少尿期,取得良好疗效,在辽宁、江西等地均有报道。也有报道用本方加味治疗暴发型菌痢。②治疗兴奋型躁动型的癔症及精神分裂症有较好疗效。③较多应用于妇科疾病之见有瘀血症状者,如痛经、闭经、经行衄血、子宫肌瘤、盆腔炎及宫外孕等。④泌尿系疾病如前列腺炎、前列腺肥大、输尿管结石等。有报道用本方治疗流行性出血热并发急性肾衰竭,有较好疗效。⑤外科疾病如外伤性头痛、粘连性肠梗阻及其他有血热见症的皮肤病。⑥有报道用本方加生地、玄参、黄芪等治疗 2 型糖尿病有一定疗效。

(六)为什么"外解已"才能用桃核承气汤

本证是太阳病的一种变证。太阳病是多种感染性疾病的早期,在此早期,究属何种疾病,将转变成何种证候,轻重缓急,尚难预测。此时宜用解热的治法,或用太阳病的麻桂解表法,或用少阳病的柴芩清解法,也可以柴桂合用,但不能盲目攻里,轻易使用承气汤一类方剂(包括桃核承气汤、抵当汤、三黄泻心汤之类)。近年用《伤寒论》理法方药指导治疗流行性出血热,发现高热未退,宜用柴胡桂枝汤解热,待发热减,出现少腹急结等症时,再用桃核承气汤效果较好。

[医案医话选]

(一)论桃核承气汤证的病理

临床实验证实,桃核承气汤可奏破血下瘀,改善肾微循环之功效。因此,适时使用桃核承气汤改变肾小球小动脉的痉挛状态,改善肾小球的滤过率……是迅速改变氮质血症和缓解全身中毒症状的必要措施。(《〈伤寒论〉现代临床研究·〈伤寒论〉法辨治流行性出血热 112 例探讨》)

(二) 论"外解已,乃可攻之"

在(流行性出血热的)辨证中,表未解者,宜用柴胡桂枝汤,待外证除而里证不去者,再用桃核承气汤以下蓄血。反之,解表攻里失其法度,则变证蜂起。(《〈伤寒论〉现代临床研究·〈伤寒论〉法辨治流行性出血热 112 例探讨》)

(三) 桃核承气汤加水蛭治疗流行性出血热

刘某,女,15 岁。3 日前恶寒发热,周身不适,头痛,腹痛,腰痛。昨日热退,但出现胸中闷痛及腹痛难忍。当时血压测不出,前葡萄糖及低分子右旋糖酐等治疗后血压上升。今日以流行性出血热(低血压期、少尿期、重型)收住入院。查体:体温不高,血压 10.64/9.31kPa(80/70mmHg),烦躁,球结膜水肿充血,软腭黏膜见出血点,双腋下皮肤见簇状出血点,上腹部压痛(+),肌紧张(+),尿蛋白(+++)……吸氧、输液后血压上升到 14.63/10.64kPa(110/80mmHg),面色转红,四肢末梢转温。中医辨证:据口渴不欲饮,目中不了了,其人如狂,心下至少腹硬满而痛,小便少,大便秘结,舌质红,苔黄,脉滑数,诊为太阳表证已解,邪热随经入里,遂成太阳蓄血。乃用桃核承气汤加水蛭 3 剂。方中桃仁、桂枝各 20g,大黄 30g,芒硝 5g,炙甘草、水蛭各 10g。第 2 日病情缓解。第 3 日大便 2 次,腹痛减轻,精神转佳。第 4 日,诸症消失。尿蛋白(+)。(《〈伤寒论〉现代临床研究·〈伤寒论〉法辨治流行性出血热 112 例探讨》)

(四) 桃核承气汤加味治癫狂

王某,女,21 岁。1 个月来,精神渐渐失常,时泣时歌,有时痴坐,有时狂走,语无伦次,近来加重,不知饥渴,逾垣跃屋,裂衣骂人,跳河 2 次。脉洪数有力,面潮红,双目炯炯,唇干,目赤。诊为癫狂病,由情志不畅,郁火内发,肝胃热盛所致,用桃仁承气汤。

大黄 21g,芒硝 15g,桃仁 12g,甘草 6g,桂枝 3g。服后得大便,势略平,2 剂,知饥索饮。原方减半,加礞石 9g、沉香 3g,服 4 剂,基本缓解。[赵建东,《江苏中医》,1965(7):37]

(五) 桃核承气汤加味治脑震荡

某男,40 岁。3 个月前被铁锚撞击头部,当即昏迷,伤口流血,抢救 1 日后醒来。目前头痛偏右,时如针刺,眩晕阵发,走路不稳,不能久立,时有泛恶,纳少,大便干结,夜眠不安。舌红有瘀块,脉沉数不畅。证属蓄瘀,拟桃核承气汤合琥珀安神汤。

桃仁 15g，桂枝 5g，赤芍 12g，生大黄 9g，芒硝 6g 冲，生甘草 6g，桑叶 10g，琥珀 6g，青龙齿 15g，甘菊 10g，姜半夏 10g，姜竹茹 12g。服 2 剂，大便畅解，诸症均减，能自由行走，脉舌如前。上方加丹皮 6g、参三七粉 3g，吞服。7 剂。头痛头晕轻微，余症均除。3 个月后参加体力劳动。(《伤寒论方运用法·承气汤类方》)

(六) 桃核承气汤加味治经阻腹痛

某女，27 岁。经行 3 日忽止，胸腹刺痛。体温 37.5℃，形寒微热，面色赤，下肢冷，头晕，口苦，胸闷叹息，胸腹疼痛拒按，小腹满急，纳少，便秘，尿短赤，舌苔薄黄，脉弦数。乃大柴胡汤证兼桃核承气汤证。

处方：生大黄 10g(后下)，桃仁 10g，桂枝 6g，炙甘草 6g，芒硝 12g(分冲)，柴胡 24g，黄芩 10g，法半夏 10g，枳实 12g，赤芍 10g，生姜 12g，大枣 12 枚。1 剂症减，2 剂愈。(《伤寒论方运用法·小柴胡汤类方》)

(七) 日本汉方医论桃核承气汤

有两点：①使用要点：少腹急结，便秘或下利，出血倾向，头部充血而形寒，郁血症状，月经异常，自汗。②适应证：热性病之有部分热证，少腹急结，便秘，出血倾向者；月经困难，赤白带下，子宫内膜炎，附件炎，更年期综合征，产后恶露不尽；肺炎，结肠炎，赤痢样疾患，胃溃疡，跌打伤，哮喘，肾结石等；头痛，眩晕，耳鸣，形寒上火，腰痛等自主神经症状，兴奋，失眠，健忘，如狂、妄言等精神症状；癔症，神经衰弱，癫狂，痫症，动脉硬化症，高血压等。(《汉方概论·药方解说》)

第二　抵当汤与抵当丸证

[原文]

太阳病六七日，表证仍在，脉微而沉，反不结胸，其人发狂者，以热在下焦，少腹当鞕满，小便自利者，下血乃愈。所以然者，以太阳随经，瘀热在里故也，**抵当汤**主之。(太阳病中篇第 124 条)

水蛭熬　虻虫各三十个，去翅足，熬　桃仁二十个，去皮尖　大黄三两，酒洗

上四味，以水五升，煮取三升，去滓，温服一升。不下更服。

太阳病，身黄，脉沉结，少腹鞕，小便不利者，为无血也。小便自利，其人如狂者，血证谛(真实无误)也，抵当汤主之。(太阳病中篇第 125 条)

伤寒有热，少腹满，应小便不利，今反利者，为有血也，当下之，不可余药(药汁与药渣一起服下)，宜**抵当丸**。(太阳病中篇第 126 条)

水蛭二十个，熬　虻虫二十个，去翅足，熬　桃仁二十五个，去皮尖　大黄三两

上四味,捣分四丸,以水一升,煮一丸,取七合服之,晬时(24小时)当下血,若不下者更服。

太阳病,小便利者,以饮水多,必心下悸;小便少者,必苦里急也。(太阳病中篇第127条)

[发微]

(一)主旨

叙述太阳病蓄血证中比较严重比较典型的证候,以抵当汤或抵当丸主治。

(二)抵当汤证的证候与病机

抵当汤证的主症有三:发狂、下血与少腹硬满。其基本病机是太阳病的外邪由表入里,侵入血分,热邪与瘀血结聚于里,基本上是全身性疾病,但主要表现于下焦。正如原文所说:"太阳随经,瘀热在里故也。"瘀热乘心,影响心神故发狂。瘀血阻络,血热妄行故出血,可能出现全身性的出血倾向,但以下血(大便出血或阴道出血)的可能较大。瘀血结聚于下焦故出现少腹硬满。除这3个主症之外,热入血分还可能出现黄疸;瘀血阻络,血行不利,可能出现结脉或沉脉。原文第124条所说的"脉微而沉",不是微脉与沉脉同时出现,而是略微出现沉脉之象,微是形容词。出现蓄血证之时,太阳表证可能已解,也可能表证未罢而蓄血证已经出现,后者证情较重。关于小便利与不利将在下一节分析。

(三)蓄血证小便一定通利吗

原文第124条说"小便自利者,下血乃愈",原文第125条说"小便不利者,为无血也"。因此,有注家认为小便利与不利是蓄血证与蓄水证的主要鉴别点。但从临床实际来看,蓄血证也有小便不利的。在少腹胀满的前提下,小便利与不利,对蓄水与蓄血的鉴别有参考意义,但不是主要的鉴别点。杨麦青报道3例流行性出血热见蓄血证的具体医案,有2例属少尿期,小便不利。(《〈伤寒论〉现代临床研究·〈伤寒论〉法辨治流行性出血热112例探讨》)

(四)桃核承气汤证与抵当汤证的比较

二者均可出现于太阳病蓄血证,证候与病机基本相同,但有明显的轻重不同。桃核承气汤证证情较轻而抵当汤证较重。精神神经症状较轻,故称"如狂",较重则称"发狂";"少腹急结"是较轻自觉症状,"少腹硬满"明显是较重的客观体征;关于出血的轻重,原文并无相应的描述,从临床实际来看,轻者仅有黏膜、皮肤少量出血斑点,见大便出血或阴道不正常流血者较重,严重者则出现全身多处明显出血。此外,桃核承气汤证较轻较缓,如有表证未罢,可以暂先用透表解热的方法治疗,待出现明显蓄血证候时再用桃核承气汤,而抵当汤证较重较急,即使表证未罢,应急用抵当汤泻热逐瘀。由此也可清楚看出两个证候轻重缓急之不同。

(五)抵当汤与抵当丸的方药简析

抵当汤方由水蛭、虻虫、桃仁、大黄四味药组成,水煎,一次服 1/3。其主要作用在于破血逐瘀,用三味破血药。泻下仅用大黄一味,中等量,作用并不很强,所以方后说"不下更服"。

水蛭咸苦平,有强烈的破血作用。现代药理学证明,水蛭有抗凝血作用,其有效成分为水蛭素,但煮沸后其作用明显减缓。仲景原方中,水蛭先熬,又煮,作用已减,后人都用炙水蛭。但对体质虚弱者慎用,孕妇及非瘀血所致的出血禁用。本人用量煎汤 3~10g,炙水蛭研粉吞服,一日量 2~6g。虻虫,苦寒有毒,也是强烈的破血药。本人无临床应用的经验。《本草纲目·虻虫》说"攻血遍行经络,堕胎只在须臾",又说"古方多用,今人稀使",可见此药在古代也畏其猛峻而少用。对抵当汤与抵当丸之应用于外感病,古人多持谨慎态度。明代吴又可在《温疫论·蓄血》中说:"抵当证所遇亦少,存此以备万一之用。"清代刘奎《松峰说疫·温疫杂证治略》中有蓄血一证,但说:"抵当汤难用,可代以承气汤之类加桃仁、红花、归尾等破血药。"在闭经、癥块、癫狂等杂病中有少量应用。

抵当丸的药物组成与抵当汤相同,一次服用剂量略小于抵当汤,水蛭、虻虫由各 10 个减为各 5 个,大黄由 1 两减为 3/4 两,桃仁用量接近,均为 6 个有余。但二者的煎服法不同,抵当汤为煎汤去滓服药汁,抵当丸为将药研碎,制成丸,再加水煎煮,将药汁与药渣全部服下,方后煎服法中无"去滓"二字,原文"不可余药"之意,也是指这种服法。这种煎服法可能更易发挥药物的作用,故而抵当丸的作用未必明显弱于抵当汤。"丸者缓也"是指一般而言,对具体方剂应作具体分析,不可望文生义。

(六)简析水饮停留于不同部位的临床表现

由于小便是否通利对蓄血证与蓄水证的辨证有一定意义,故而原文在论述蓄血证之后,对此作进一步的说明。饮水过多,水饮一时性停留于胃脘,可能出现中上腹(心下)悸动,但未必出现小便不利;如水饮停留于下焦,则会出现小便不利,少腹急迫感。从而可以理解,不同部位、不同病证的蓄血也会出现不同的症状,或为小便不利,或为小便通利。看第四章第 237 条阳明蓄血的原文中,并无小便不利一症,便可比较全面地掌握蓄血与小便通利与否的关系。

[医案医话选]

（一）论流行性出血热与蓄血证的关系

我们收住的（112例）流行性出血热病人中,有蓄血见症者共40例,其症状大抵有发热,喜凉饮或漱水不欲咽,头痛如裂,结膜充血,舌下静脉瘀血,较腭部黏膜及皮肤见瘀斑瘀点,重者有出血倾向。其人如狂,少腹急结,腰痛难伸,小便自利或不利,其色黄。大便秘结,其色黑。舌质红或紫暗,苔黄。脉沉弦有力或兼滑象。凡这一类型病人均用桃核承气汤,重者加水蛭,疗效显著。在这40例中26例用桃核承气汤,14例用桃核承气汤加水蛭。(《〈伤寒论〉现代临床研究·〈伤寒论〉法辨治流行性出血热112例探讨》)

（二）抵当汤加味治疗流行性出血热

李某,男,32岁。不明原因突然腹痛腹胀,恶心呕吐,发热恶寒6日。尿量减少到每日200ml左右。实验室检查:血红蛋白120g/L,白细胞计数25×10^9/L,中性0.84,淋巴0.16,血小板计数80×10^9/L,尿蛋白(+++),白细胞少许,红细胞(++),颗粒管型0~1,流行性出血热IgM抗体(+)。诊断:流行性出血热(少尿期)。症见:腹部胀满,疼痛拒按,皮肤青紫斑疹,身热暮甚,面胸潮红,红丝绕目,大便闭结,尿赤如油,舌红绛少苔,脉沉滑数。证属……血结水停所致,为蓄血重证。与抵当汤加味治之。

水蛭12g,生大黄15g,虻虫6g,桃仁15g,芒硝10g,生地30g,元参15g。服1剂,泻下稀便3次,腹痛腹胀减半,尿量增至每日400ml。上方去芒硝,继服4剂而热退,腹痛止,尿量增至每日1500ml左右。以清热凉血、益气养阴之剂善后。(《当代医家论经方》)

（三）抵当汤加味治疗下焦瘀热

男性,28岁。20多日前腹泻、腹痛,服磺胺类药6日,腹泻好转而出现尿血,至今2周未愈。刻下无发热恶寒,但有头痛,眩晕,耳鸣,胸闷,少腹硬满胀痛拒按。小便日夜10余次,尿中杂少许血水,尿时刺痛。大便溏,日一二次,粪中杂少许红色黏液。腰痛。舌红,脉弦数……拟桃核承气汤与抵当汤两方合用:生大黄10g(后下),虻虫6g(去头、足翅、熬),水蛭6g,桃仁10g,芒硝10g(冲),甘草梢6g,桂枝6g。服1剂。当夜大便3次,畅下杂黑血块。第2日,尿血减少,尿痛消失,大便中无血液。头痛、耳鸣、胸闷等症已除。腰痛减,少腹不硬满,按之轻微压痛。病已半愈,前方去水蛭、虻虫,续服1剂。药后诸症均除,用当归芍药散2剂善后。(《伤寒论方运用法·承气汤类方》)

（四）抵当汤治疗癫狂

宋某,女,18岁。半月来,妄言躁狂欲走,目光异常,时而若有所思,时而若有所见,时模仿戏剧人物,独自动作吟唱,入夜尤甚。大便未解 1 周余,小便尚通。舌暗红干燥,脉数疾,尺滑有力,少腹及脐旁按之坚硬。证属瘀热发狂,急宜泄热破瘀……疏抵当汤:桃仁 25g,大黄 10g,水蛭 10g。服 1 剂,大便得通,症无进退。第 2 日加入虻虫 20 枚。药后阴道下瘀血紫黑,大便色黑而黏,饮以冰糖水,沉沉睡去。第 2 日,神清索食,惟觉困乏,竟愈。(《仲景方药古今应用·下瘀血汤类》)

（五）抵当汤加味治疗室女停经

病人 20 岁。停经 11 个月,腹部膨胀似孕妇,按之坚硬。此为水血并结之证。

处方:生大黄 10g,生水蛭 10g,生虻虫 10g,桃苡仁各 10g,全当归 24g,红花 10g,赤苓 10g,白芍 10g,枳实 10g,芒硝 10g(后下),怀牛膝 10g。服 5 剂。下黑血臭粪甚多,腹部略软而缩小,精神见佳,脉滑有力。仍主前法:生大黄 10g,生水蛭 10g,生虻虫 10g,红花 6g,桃苡仁各 12g,赤白苓各 12g,全当归 10g,芒硝 10g(后下),甘草 6g。服 6 剂,减量又服 5 剂,腹部缩小,胃口亦佳,改用当归芍药散、桂枝茯苓丸调理,正常月经来临,以养血剂善后。(《伤寒论方运用法·承气汤类方》)

（六）汉方医论抵当汤的使用要点与适应证

抵当汤的使用要点有少腹硬满,月经异常,经水或有暗黑色,小便利,尚未进食已觉腹满,如狂,健忘,善饥,黄疸,大便硬而反易排出,其色黑。抵当汤有以下三方面适应证:①子宫肌瘤、精神病、发狂、健忘症、精神分裂症、癫痫;②实证的瘀血证候群:即颜面、口唇、齿龈、舌、四肢、指甲等处的瘀血斑或浅表血管怒张,月经不调,经血色暗或有瘀血块,胸腹胀满,少腹硬满,口燥烦渴,善饥血燥,大便通畅但粪块色黑,黄疸,脉沉结;③结核性腹膜炎、肝硬化腹水、糖尿病等。(《汉方概论·药方解说》)

第三章

辨太阳病脉证并治下

第一节　结胸与脏结的比较

结胸与脏结是《伤寒论》中的两个病名。结胸是太阳病的一类比较严重的变证，脏结可能伴有太阳表证，也可能是慢性病急性发作，其临床表现与结胸有近似之处，故从脉象、病证的基本性质、治疗原则与临床表现进行比较。

［原文］

问曰：病有结胸，有脏结，其状何如？答曰：按之痛，寸脉浮，关脉沉，名曰结胸也。（太阳病下篇第 128 条）

何谓脏结？答曰：如结胸状，饮食如故，时时下利，寸脉浮，关脉小细沉紧，名曰脏结。舌上白苔滑者，难治。（太阳病下篇第 129 条）

脏结无阳证，不往来寒热，其人反静，舌上苔滑者，不可攻也。（太阳病下篇第 130 条）

［发微］

（一）主旨

比较脏结与结胸的异同，叙述脏结的临床表现，并借脉象以论述脏结与结胸的病机。

（二）脏结与结胸的共同之处

原文并未详细论述脏结与结胸的共同之处，但从原文可以看出二者至少有两个共同点：①结胸在胸腹部按之痛，脏结也有这个症状，所以原文说"如结胸状"。②在二者的脉象中，寸脉浮与关脉沉是相同的。这样的脉象可能不是实际的临床表现，而是借脉以论病机，寸脉浮提示初起可能有表证，关脉沉提示由表入里，提示二者的证情有相似的发展过程。

（三）脏结的临床表现及其与结胸的比较

有 7 点差异：①脘腹部按之疼痛，提示有病邪结聚于里，这与结胸相同，已如上述。②时时下利，提示脾胃阳气虚寒，结胸则往往出现便秘，大多为实热，少数为寒实。③饮食如故，提示虽有实邪结聚于里，是结聚于肠管之外，而不是结聚于肠管之内，所结聚于里的病邪不是食积，可能是痰水瘀血，而结胸则大多因阻碍肠道气机而出现"不能食"。④舌苔白滑，提示寒实病邪结聚，正气不足，结胸则舌苔多见黄腻。⑤其人反静，提示正气无力抗邪，病邪性质属寒，结胸多见烦躁，这也反映了结胸疼痛明显，而脏结在慢性阶段疼痛轻缓。⑥不往来寒热(不排除有低热),结胸大多数有明显的发热或潮热。⑦脏结的基本病机是正气虚衰、寒实痰瘀等多种病邪结聚,结胸则是实热痰瘀结聚或寒实结聚,但正气未虚,尚能耐受攻下。

(四)脏结的治疗与预后

原文没有直接提出脏结的治疗方法,只提出了一个治疗的禁忌"不可攻也",反映本证攻补两难。由于本证正气虚衰,多种病邪严重结聚,预后较差,所以原文又说"难治"。

(五)脏结相当于现在的哪些病证

从中医辨证来看,脏结是寒证、虚实夹杂证,大多是慢性顽固性病证或慢性病证突然出现急性变化。从西医学来看,结核性腹膜炎、慢性附件炎、腹腔或盆腔的慢性脓肿、腹膜淋巴结慢性炎症等古人可能称之谓脏结。如从下文第167条原文所描述的证候来看,可能是肿大的脾脏突然发生破裂,或脾肿大伴发绞窄性疝。历代文献中对脏结的叙述较少,有些注家认为这3条原文不是张仲景的著作,没有讨论的价值。从笔者的临床经验出发,作出以上分析,仅供参考。

[医案医话选]

柯韵伯论脏结证治:结胸是阳邪下陷,当有阳证见于下,故脉虽沉紧,有可下之理。脏结是积渐凝结而为阴,五脏之阳已竭也,外无烦躁潮热之阳,舌无黄黑芒刺之苔,虽有硬满之症,慎不可攻,理中四逆辈温之,尚有可生之义。(《伤寒来苏集》)

第二节　结 胸 证 治

本节比较详细而具体地分析结胸的不同证型及其治疗,有痰热结胸、热实结胸、寒实结胸、小结胸与结胸危重证。此外,还提到了文蛤散证与五苓散证这两个证候,同样是表证发汗之后的变证,但与结胸证轻重悬殊,作为对照。

第一　热实结胸证治

[原文]

太阳病,脉浮而动数,浮则为风,数则为热,动则为痛,数则为虚,头痛发热,微盗汗出,而反恶寒者,表未解也。医反下之,动数变迟,膈内拒痛。胃中空虚。客气动膈,短气躁烦,心中懊侬,阳气内陷,心下因鞕,则为结胸,**大陷胸汤**主之。若不结胸,但头汗出,余处无汗,剂颈而还,小便不利,身必发黄。(太阳病下篇第134条)

大黄六两,去皮　芒消一升　甘遂一钱匕

上三味,以水六升,先煮大黄取二升,去滓,内芒消,煮一两沸,内甘遂末,温服一升,得快利,止后服。

伤寒六七日,结胸热实,脉沉而紧,心下痛,按之石鞕者,大陷胸汤主之。(太阳病下篇第135条)

伤寒十余日,热结在里,复往来寒热者,与**大柴胡汤**;但结胸,无大热者,此为水结在胸胁也,但头微汗出者,大陷胸汤主之。(太阳病下篇第136条)

大柴胡汤方

柴胡半斤　枳实四枚,炙　生姜五两,切　黄芩三两　芍药三两　半夏半升,洗　大枣十二枚,擘

上七味,以水一斗二升,煮取六升,去滓再煎,温服一升,日三服。一方加大黄二两,若不加恐不名大柴胡汤。

太阳病,重发汗而复下之,不大便五六日,舌上燥而渴,日晡所小有潮热,从心下至少腹鞕满而痛,不可近者,大陷胸汤主之。(太阳病下篇第137条)

[**发微**]

(一) 主旨

论述热实结胸的病机与证候,热实结胸与大柴胡汤证的鉴别及热实结胸的治疗。

(二) 结胸的概念及其发病机制

从原文第134条可知,结胸是太阳病的一种变证,由太阳病攻下之后,邪热内陷,结聚于胸膈而形成的证候。但从原文第135条与第137条来看,其主要临床证候表现于心下以及从心下至少腹的整个腹部,这一病变的部位似与结胸这个病名不符。如细究胸字的古代含义,胸,既可以指颈以下膈以上的部位,也可以与背相对而言,指整个躯干的前部,包括现在所说的胸与腹。如《文选·南都赋》"汤谷涌其后,泪水荡其胸"这个胸字就是与后背相对应,泛指人体躯干的前部。结胸证所结聚的有形病邪,有水有血有痰,没有食积或有少量食积,其性质或热或寒。热实结胸的病邪,主要为水与热。结聚的部位不限于肠胃,胸肺、腹腔、少腹及胆均可波及。

(三) 热实结胸的证候

热实结胸的证候主要有二:一是胸腹部胀闷疼痛。其范围广泛,自胸膈以

致整个腹部,程度较重,痛处拒按,腹肌紧张,按之硬。二是发热。其热不高,外在热象不明显,所以原文称"无大热"或"小有潮热",表证已罢,恶寒消失,属于里热。比较次要的见症有心中懊憹、烦躁、但头汗出、便秘等,提示里有郁热;舌上燥而渴,提示水液流行失常,水热结聚于胸腹而失于上承;脉沉紧,提示里有结聚。至于原文134条所说的脉"动数变迟",是指表证高热已罢,并非结胸之主脉。

（四）热实结胸与大柴胡汤证、阳明腑实证的比较

热实结胸与大柴胡汤证的主要鉴别点是热型。前者无大热或小有潮热,后者往来寒热,是少阳病的热型。二者的共同点在于,都是太阳病表证已罢,病邪由表入里。二者都有里热结聚,但轻重缓急,有明显差距。热实结胸与阳明腑实证均属于实热结聚于里的证候,但同中有异。二者的鉴别有两点:①热实结胸的热象不明显,阳明腑实证的热象明显,有潮热、蒸蒸发热、烦躁甚至谵语。②热实结胸的腹部的症状体征明显,而阳明腑实证则不太明显,只有腹满痛或绕脐痛,一般没有石硬、硬痛不可近。从病机角度来看,热实结胸以结聚为主、热邪次之,阳明腑实证以里热为主、结聚次之。

（五）热实结胸证的治法方药

热实结胸的病邪主要是水与热的严重结聚,故其治疗大法是逐水泻热。结聚严重,攻下力量也要相应加强。治疗热实结胸的主方是大陷胸汤。方中用泻热要药大黄,其剂量由大承气汤中的四两增加至六两,每服1/2。还配以芒硝一升,硝黄相配,可以迅速泻下热结。更加逐水的甘遂,研成粉末吞服,能泻下大量水样便,是逐水的峻药。三药配合,是泻下水热结聚力量最强的方剂。

（六）甘遂的用法

甘遂粉末直接刺激肠壁才能起泻下大量水液的作用。如在饭后服,甘遂粉中只有少量能直接接触肠壁,泻下功能就明显减弱。如用块状的甘遂,煎汤去滓服药汁,便无泻下作用,只有轻度的利尿作用。单用甘遂粉末吞服致泻的用量为1~3g。《伤寒论》入陷胸汤中用一钱匕,钱匕的容量尤从考证,多数医家认为一钱匕一般药粉重1~2g。

（七）大陷胸汤的临床应用

在古代医学文献中,很难找到用大陷胸汤治疗外感病的医案。以善用汗吐下三法的张子和的《儒门事亲》一书中也没有用大陷胸汤的医案,他认为甘遂有大毒,不可轻用。书中载有用浚川散(甘遂、芒硝、大黄、牵牛、郁李仁)治口臭一案,不属于结胸证候。近代曹颖甫《经方实验录》中,有应用大陷胸汤治疗外感病的医案,还有曹氏本人服用小剂量大陷胸汤的记载。所用甘遂都是煎汤去滓，不再有明显的泻下作用，只有一定的逐水之功，与《金匮要略·痰饮咳嗽病脉证并治》甘遂半夏汤用法相同，而与《伤寒论》的用法有明显区别。至于用大陷胸汤治疗卵巢囊肿等杂病，属于灵活应用，其疗效尚待验证。近年临床报道，流行性出血热的发展过程中可能出现结胸证候，用大陷胸汤有一定疗效。杨麦青等在1983年冬收住的112例流行性出血热中有34例出现结胸证，其中小结胸证17例，寒实结胸证3例，大结胸证14例。天津南开医院制甘遂通结汤治疗急性肠梗阻（绞窄性肠梗阻不宜用攻下），取得较好疗效。此方用甘遂末二分至三分，大黄三钱至八钱，厚朴五钱至一两，桃仁三钱，赤芍五钱，生牛膝三钱，广木香三钱。此方显然是由大陷胸汤、小承气汤等古方加减变化而成。此外，将大陷胸汤用于急性胰腺炎等亦有较好疗效。

[医案医话选]

（一）中西结合论大结胸

《医宗金鉴》将大结胸分为"水结"与"血结"两类，这在临床上很有指导意义。从流行性出血热临床所见，水结胸比较单纯，往往提示肺水肿，用大陷胸汤导水下行即可。而血结胸比较复杂，常包括肺水肿、肾衰竭以及高血容量综合征，并伴有多脏器出血，所以须将大陷胸汤与桃核承气汤、猪苓汤等联合应用，方不致贻误病情。（《〈伤寒论〉现代临床研究·〈伤寒论〉法辨治流行性出血热112例探讨》）

（二）重型流行性出血热治用大陷胸汤医案

高某，女，32岁。入院诊断为流行性出血热重型（三期重叠）。经服四逆汤、猪苓汤、桃核承气汤后，体温复常，血压稳定，尿量增多，但病人出现胸痛，气短，不能平卧，面色灰暗，从心下至少腹硬满而痛，舌红苔薄，脉沉滑。予大陷胸汤（大黄30g，芒硝15g，甘遂1g，研末冲服）1剂，得快利后，胸痛解，气平得卧，精神转好，面色复常。继用枳实理中汤调理而愈。（《〈伤寒论〉现代临床研究·〈伤寒论〉法辨治流行性出血热112例探讨》）

（三）日本汉方医论大陷胸汤

大陷胸汤的使用要点有胸满，胸下坚满，心胸激痛，短气，气逆，喘咳，咯痰，里热内伏见症，心中懊憹，便秘。大陷胸汤的适应证有心绞痛、心肌梗死等病出现心痛剧烈、心下硬、脉沉紧等症者，小儿抽筋出现胸满、心下石硬者，急性胰腺炎等。（《汉方概论·药方解说》）

第二 痰热结胸证治

[原文]

病发于阳,而反下之,热入因作结胸;病发于阴,而反下之,因作痞也。所以成结胸者,以下之太早故也。结胸者,项亦强,如柔痉状,下之则和,宜**大陷胸丸**。(太阳病下篇第131条)

大黄半斤　葶苈子半升,熬　芒消半升　杏仁半升,去皮尖,熬黑(约重56g)

上四味,捣筛二味,内杏仁、芒消,合研如脂,和散,取如弹丸一枚,别捣甘遂末一钱匕(1~2g),白蜜二合,水二升,煮取一升,温顿服之,一宿乃下,如不下,更服,取下为效。禁如药法。

[发微]

(一)主旨

论述结胸与痞证的基本成因及痰热结胸的辨证要点与治法方药。

(二)结胸与痞证的基本成因

按第131条原文所说,结胸与痞证都是外感病因误用攻下法治疗之后所形成的变证。此说基本正确,可以加一些补充说明,即结胸与痞证大多出现于外感病的后期,此前往往经过多种治疗,包括攻下法,未能阻断病情发展,终于出现结胸或痞证。此前的治疗未必都是误治。读古书应结合临床实际加以理解。

对原文"发于阴"与"发于阳"中的阴阳二字,历来有不同的理解,或认为是体质之阴阳,或认为是病邪的阴阳,两说均有可取之处。从临床实际来看,邪热盛,证情主要表现在外的病证,较多发展为结胸;邪热不盛或兼有寒湿阴邪,或兼有慢性肠胃疾病者较易发展为痞证。

(三)痰热结胸的证候

既称结胸,应有结胸的基本见症,如原文第134条、第135条所说的胸闷胸痛、短气、腹部硬痛等症。但第131条原文没有记载此类症状,而提出了"项亦强,如柔痉状"这个似乎与结胸无关的症状,实际上"项强"与"痉"有可能出现于结胸证,但比较少见。如胸膜炎或胆囊积液病人可见项背强痛,小儿脑膜炎可见项强、抽筋,曾有报道此等病证按结胸治疗有一定疗效。

(四)大陷胸丸的方药分析,与大陷胸汤的比较

大陷胸丸与大陷胸汤都是峻下逐水剂,二者基本相同。就用药而论,大陷胸汤中所用的大黄、芒硝与甘遂三味药,大陷胸丸中都用上了,又加上了杏仁与葶苈子二味。但两方的服用剂量与煎服法有明显不同,大陷胸汤用大黄六两煎汤去滓、用芒硝一升溶化、用甘遂末一钱匕冲入，分两次服。而大陷胸丸中，大黄、芒硝、杏仁、葶苈子四味药共研和合，一次服用仅取弹丸大小一枚（其体积约为20ml），其总重量估计不超过大陷胸汤一次服用量的1/5。但甘遂的服用量大陷胸汤一次服用半钱匕，大陷胸丸一次服用一钱匕，虽加白蜜，可以略为减轻甘遂对胃肠黏膜的直接刺激，但其峻下逐水力量，仍不亚于前者。而泻热的功能，即大黄、芒硝的功能，则后者明显减弱。再看原文方后所说的服药之后的效应，大陷胸汤服后是"得快利，止后服"，大陷胸丸服后是"一宿乃下，如不下，更服"。总之，大陷胸丸的泻下力量虽略缓于大陷胸汤，但在所有泻下方剂中，大陷胸丸不属于缓下剂。

[医案医话选]

（一）论大陷胸丸与胸膜炎

胸膜炎之痛，有放射至肩颈者，故云项亦强如柔痉状……渊雷案：葶苈、杏仁、甘遂皆为逐水药，而甘遂最峻，其力遍于全身。葶苈较缓，其力限于胸部，浮肿清涕，咳逆喘鸣者用葶苈之证也。杏仁之效用，略如葶苈而性则尤缓。胸膜囊中浆液多者，不但硬痛，且压迫心脏，易其位置。故本方合三味以逐水，佐以硝黄者，引使水毒从大肠排泄。（《伤寒论今释·辨太阳病脉证并治下》）

（二）简论大陷胸丸的作用

变汤为丸，加葶苈、杏仁以泄肺气，是专为上焦喘满而设。（《孟河四家医集·费伯雄绳甫医集·医方论》）

（三）大陷胸丸治痰热哮喘

朱某，男，38岁。哮喘10余年，经常反复发作。1个月前因感冒发热引动宿疾，现在热退而喘促仍剧，不得平卧，痰黄稠黏不易咯出，喉中痰声漉漉，两肩耸起，面唇青紫，自觉胸胁胀闷，灼热如焚，口干欲饮，饮则不舒，脘腹痞满，口苦纳呆，大便秘结。脉滑实，舌红苔黄厚腻。迭进清肺化痰、降逆平喘之剂乏效……拟泻肺逐痰，破结通腑，仿仲景大陷胸丸改作汤剂。处方：生大黄9g（后下），玄明粉9g（分冲），炙葶苈4.5g，炙桑皮9g，光杏仁12g，甘遂4.5g，象贝母9g，竹沥半夏6g，炒枳实4.5g。服上方3剂，大便通畅，喘促显著减轻，续服3剂，喘平。（《仲景方在急难重病中的运用·哮喘·张凤郊方》）

第三　结胸危重证

[原文]

结胸证，其脉浮大者，不可下，下之则死。（太阳病下篇第132条）

结胸证悉具，烦躁者亦死。（太阳病下篇第133条）

[发微]

(一) 主旨

下法是结胸证的基本治法,而结胸证之危重者亦不可轻用下法。热实结胸多见烦躁,而结胸证之将内闭外脱者亦可见烦躁,应仔细鉴别。

(二) 结胸脉浮大,何以不可下

见脉浮大的病证未必都不可下。结胸证表证已罢,邪热里结,一般出现沉滑脉,则为脉证相符,可用攻下法。今见脉浮大,并非表证未罢之浮脉,在外感病后期所出现的浮脉,应多考虑正气不足。大脉主病邪盛,病情将加重。结胸证见脉浮大,提示正虚邪盛,属于脉证不符、危重复杂的证候,不能盲目使用攻下法。

(三) 结胸证悉具而见烦躁,何以是死证

结胸证形成的初期,邪热内陷,可能出现烦躁,这是正气有力抵抗邪气的一种表现。对这一证候,原文第134条有记载。本条所说的烦躁出现于结胸证已经形成之后,原文称为"结胸证悉具"。这时的烦躁是正气无力抗邪的表现,是正不胜邪,是内闭外脱的先兆,对此必须十分重视,及时抢救,或能避免死亡。

[医案医话选]

结胸证兼见烦躁误下而死一例:吴某,因罹病远行,劳乏伤损,入院后病已危重,有结胸证,兼烦躁,勉强下之,便如污泥,逾2日而死。此例确如仲景所云:"结胸证悉具,烦躁者亦死。"因此治疗结胸证,当及早施治。一兼见烦躁,死期已近,再图攻下,为时已晚。(《〈伤寒论〉现代临床研究·〈伤寒论〉法辨治流行性出血热112例探讨》)

第四 小结胸证治

[原文]

小结胸病,正在心下,按之则痛,脉浮滑者,**小陷胸汤**主之。(太阳病下篇第138条)

黄连一两 半夏半升,洗 栝楼实大者一枚(约重100g)

上三味,以水六升,先煮栝楼,取三升,去滓,内诸药,煮取二升,去滓,分温三服。

[发微]

(一) 主旨

叙述小结胸证的证候及小陷胸汤的方药。

（二）小结胸证的证候分析

原文所说的小结胸证的见症极为简单，只有心下胀闷、按之则痛一个症状，提示邪热郁结于心下附近，气机被阻所致。这种邪热或为痰热，或为湿热，或为郁热，或为瘀热，均有可能，还可能有兼夹。脉象浮滑也提示有郁热。从现代应用小陷胸汤的临床实践来看，小结胸证可出现于全身性的感染性疾病，如流行性出血热的轻型或用攻下法治疗之后的恢复期。小结胸证也可以出现于多种慢性或急性的某个器官的炎症，如急慢性胃炎、慢性胆囊炎、急慢性支气管炎、渗出性胸膜炎、冠心病、心绞痛等，中医辨证属痰热、湿热、瘀热或多种病邪夹杂内阻者。

（三）小陷胸汤的方药分析

本方药仅三味，针对痰热或湿热结聚这一基本病机，配伍十分精密。《伤寒论》中的栝楼现在中医处方名称为瓜蒌。栝楼实现在称为全瓜蒌，包括瓜蒌仁与瓜蒌皮。但植物学名仍称栝楼。瓜蒌性味甘寒而润，功能清热化痰散结聚，又能润肠通便。用大量，显然是本方的主药。配用半夏辛温化痰湿，再用小量黄连（黄连用一两，在《伤寒论》中属小量）苦寒清热化湿。三味合用，润燥结合以润为主，温凉同用以凉为主。清热、化痰湿、散结聚三方面的功能俱备。因此，本方受到历代医家的赏用，无论感染性疾病或慢性疾病均有比较广泛的应用。本方药味较少，后人颇多随证加味。

[医案医话选]

（一）大小陷胸汤的比较

黄连清热之力弱于大黄，半夏涤痰水之作用弱于甘遂，瓜蒌实利气润下之力弱于芒硝。两方名为大、小陷胸汤，示药效有强弱之不同。大陷胸汤之病机是水结在胸腹，本方证之病机是痰结于心下。水结宜下，故用峻下之剂；痰结宜消，故仅用清润之剂。（《伤寒论方运用法·泻心汤类方》）

（二）叶天士对小陷胸汤的多种用法

1. 暑热

（1）王，舌白，烦渴，心中胀闷，热邪内迫，气分阻闭，当治肺经，倘逆传膻中，必致昏厥。瓜蒌皮、半夏、黄芩、杏仁、郁金、橘红、滑石。（《临证指南医案·暑》）

（2）龚，六十。暑必挟湿，二者皆伤气分，从鼻吸而受，必先犯肺，乃上焦病，治法以辛凉微苦，气分上焦廓清则愈。惜乎（用药不当），漫延结锢，四十余日不解……宗河间法。

瓜蒌皮、半夏、石膏、杏仁、白蔻仁、竹沥、知母、姜汁。（《临证指南医

案·暑》)

2. 痰热 汪,面色鲜明,脘中漾漾欲呕,因郁勃热气,蒸为痰饮,宜暂缓参术,务清中焦热痰。

瓜蒌皮、半夏曲、黑栀皮、杏仁、枳实汁、橘红、郁金、桔梗。(《临证指南医案·痰饮》)

3. 郁证

(1) 胡,四六。悲泣乃情怀内起之病,病生于郁,形象渐大,按之坚硬,正在心下,用苦辛泄降,先从气结治。

川连、半夏、连皮瓜蒌、茯苓、干姜、姜汁。(《临证指南医案·郁》)

(2) 朱……苦辛清解郁勃,头目已清,而膈嗳气,颇觉秽浊,此肝胆厥阳,由胃系上冲所致。丹溪谓上升之气,自肝而出,是其明征矣。

川连、瓜蒌皮、半夏、枳实、桔梗、橘红、姜汁。(《临证指南医案·郁》)

(三) 吴鞠通论阳明暑温用小陷胸汤

脉洪滑,面赤身热头晕,不恶寒,但恶热,舌上黄滑苔,渴欲凉饮,饮不解渴,得水则呕,按之胸下痛,小便短,大便闭者,阳明暑温,水结在胸也,小陷胸汤加枳实主之。自注:脉洪面赤,不恶寒,病已不在上焦矣。暑兼湿热,热甚则渴,引水求救。湿郁中焦,水不下行,反来上逆,则呕。胃气不降则大便闭。故以黄连、瓜蒌清在里之热痰,半夏除水痰而强胃,加枳实者,取其苦辛通降,开幽门而引水下行也。

小陷胸加枳实汤方(苦辛寒法):黄连二钱,瓜蒌三钱,枳实二钱,半夏五钱。急流水五杯,煮取二杯,分两次服。(《温病条辨·中焦篇》暑温第38条)

(四) 蒲辅周用小陷胸汤合葱豉汤加味治疗伏暑(流行性乙型脑炎)

王某,男,28岁。住某医院3日确诊为流行性乙型脑炎。(住院检查略)会诊时已服辛凉苦寒数剂,高烧不退,体温40.2℃,头痛无汗,目微赤,胸腹满微硬,大便未行,鼻塞,舌苔中心秽干无津,舌质不绛,口不渴,尿少,嗜睡,但神志清,微烦,脉浮,右大于左。总观脉证,乃胃阴已伤,表里郁闭之候。治宜急救胃阴,宣通表里,俾郁闭之邪热,从表里两解,此权变之法,合宜而施之。

处方:瓜蒌仁五钱(打),黄连一钱五分,炒枳实二钱,郁金二钱,香豆豉五钱,葱白(连须)三寸,青连翘三钱,银花二钱,玄参三钱,鲜芦根八钱,紫雪一钱(冲)。

服后,大便利,浑身微汗出,热退,次月复诊体温降至37℃,烦除睡安,舌上津回,诸证悉平,脉象缓和,继以益胃养阴之品,连进3剂,一切正常,胃纳亦佳,遂停药以饮食调理,痊愈出院(原书有详细按语从略)。(《蒲辅周医案·内

科治验·伏暑》)

(五)刘渡舟用小陷胸汤及苓桂味甘汤治肺心病

王某,男,59 岁。咳逆倚息不得卧,心悸气短,每日靠地高辛维持。其人面色黧黑,大便已数日未解。舌苔白腻根黄,脉数而时结。证属痰热内结,腑气不畅,肺气膹郁则喘,心虚有饮则脉结。此证本虚标实,治当先清痰热以利肺,后以温阳化饮以治心。

处方:瓜蒌 30g(先煎),半夏 9g,黄连 6g。服 2 剂,大便通畅,喘咳俱减,已能平卧……脉结心悸仍在,改方如下:茯苓 12g,桂枝 9g,五味子 6g,炙甘草 6g,杏仁 9g,半夏 9g。服 6 剂,咳喘平,脉不结而出院。(《伤寒论方医案选编》)

(六)陈可冀论小陷胸汤治疗冠心病心绞痛

陈可冀在治疗冠心病时常不独治心,而是依据其他脏腑阴阳气血的偏盛偏衰达到治疗心痛的目的。归纳起来大致有如下三法:心胃同治;补肾固元;调畅肝气。陈氏认为,心与脾胃关系密切……若脾胃虚弱,湿浊内生,阻碍气机,痹阻胸阳,血行不畅,症以胸部闷痛为主,伴见胸脘痞闷,纳呆呕恶,头晕头重,便软不爽,苔腻、脉滑者,临床应辨证属湿浊、湿热抑或痰浊、痰热之不同。痰浊痹阻者以瓜蒌薤白半夏汤合小陷胸汤进退;偏于热者,则予黄连温胆汤加减治疗。(《心脑血管病·冠心病·陈可冀诊治经验》)

(七)陈可冀治疗劳力性心绞痛验案

张某,男,65 岁。汉族,干部。主诉:心前区疼痛反复发作 4 个月余。病史:4 个月前突感心前区闷痛难忍,心电图示急性前间壁心肌梗死,经住院治疗病情好转出院。出院后常服硝酸异山梨酯、美托洛尔、阿司匹林 3 种药物。但仍感胸闷、心悸、气短,活动后尤甚,伴口苦口干,腹胀。舌质紫暗,苔黑燥厚腻,脉弦滑。既往身体健康。查体:血压 17.95/11.3kPa(135/85mmHg),心率 78 次/min,律齐(心电图等略)。西医诊断:冠心病,陈旧性前间壁心肌梗死,劳力性心绞痛。中医诊断:胸痹(痰浊血瘀)。治法:通阳宣痹,化痰降浊。处方:瓜蒌 20g,半夏 10g,川连 10g,川军 6g,广藿香 12g,佩兰 10g,石菖蒲 10g,薤白 20g,炒米仁 15g,草蔻仁 10g,枳壳 10g,大腹皮 10g,甘草 10g。6 剂,水煎服。

二诊:服药 6 剂,病人心绞痛消失,腹胀减轻,但药后每日 2 次稀便,偶有肠鸣,舌暗,苔黄略腻,中心黑苔较前减轻,脉沉滑。心率 74 次/min,律齐。血压 17.95/10.64kPa(135/80mmHg)。上方瓜蒌改为 15g,去川连,加黄芩 10g,续服 7 剂,水煎服。

三诊:上方服 7 剂,心痛未作,药后大便通畅,偶有便溏,腹胀明显减轻,舌质暗,苔近正常,脉沉滑。查体:血压 17.29/10.64kPa(130/80mmHg),心率

74 次/min,律齐,双肺阴性。上方去炒米仁、草豆蔻、大腹皮,加厚朴10g、玫瑰花10g、桃仁泥10g、草红花10g。继服12剂,水煎服。之后又服22剂巩固疗效。(《心脑血管病·冠心病·陈可冀诊治经验》)

（八）杨麦青等在治疗流行性出血热中应用小陷胸汤的经验

杨麦青等在1983年冬收治的112例流行性出血热病人中有34例出现结胸证,其中小结胸证17例。大多为轻型,治疗得当,康复较快。附病例两则:①闻某,男,25岁。确诊为流行性出血热。症起恶寒发热,3日后热退,出现厌食、口干,起则头眩。查体:心下按之痛,目眶暗青,舌质红,苔白腻,脉滑。即投小陷胸汤1剂,诸证若失。以后经过良好,共住院5日,复查一切正常,痊愈出院。②王某,男,29岁。入院诊断流行性出血热重型。先后服桃核承气汤、大陷胸汤,血止痛减,安全度过少尿期,进入多尿期,此时出现心下按之痛等小结胸证,投小陷胸汤后,诸证即失。后用竹叶石膏汤等调理而出院。(《〈伤寒论〉现代临床研究·〈伤寒论〉法辨治流行性出血热112例探讨》)

第五 寒实结胸

[原文]

寒实结胸,无热证者,与三物小陷胸汤,**白散**亦可服。(太阳病下篇第141条)

桔梗三分 巴豆一分,去皮心,熬黑研如脂 贝母三分

上三味为散,内巴豆,更于臼中杵之,以白饮和服,强人半钱匕,羸者减之。病在膈上必吐,在膈下必利,不利进热粥一杯,利过不止,进冷粥一杯。身热皮粟不解,欲引衣自覆,若以水噀之洗之,益令热却不得出,当汗出而不汗则烦,假令汗出已,腹中痛,与芍药三两如上法。(笔者按:后世医家大多认为"陷胸汤"与"亦可服"六字为衍文。总之,小陷胸汤不适用于寒实结胸)

[发微]

（一）主旨

叙述寒实结胸的主症及主治方药。

（二）寒实结胸的证候简析

原文没有具体指出寒实结胸的临床见症,但从《伤寒论》原文排列次序来看,寒实结胸是结胸证的一种类型,也是太阳病的一种变证。可能有胸腹硬满疼痛、痰涎壅塞、呼吸困难、便秘、面色苍白、舌苔白腻、脉沉紧弦迟等症,但没有明显的热证,或热证已经过去,转变为寒实证。

（三）寒实结胸证的主治方——白散简析

白散以巴豆为主药,属于温性峻下剂,刺激胃黏膜亦可致吐。桔梗、贝母有祛痰作用,用小量,起辅助作用。贝母粉可能还保护胃黏膜,减少巴豆对胃的刺激。本方用于结胸,其作用显然是泻下结聚于里的痰水或食积等病邪,与大陷胸汤、大陷胸丸相比,同属峻下,但药性寒温有别。

（四）巴豆的毒性

巴豆有毒。张仲景用有毒药物是谨慎的,从白散的服用量也可看出这一点。白散一次服用量为"强人半钱匕,羸者减之"。一钱匕约合今 2g,半钱匕仅 1g,巴豆在白散中占 1/7,一次服用的白散中所含巴豆约为 0.15g。小于目前教科书规定的常用量(0.15~0.3g)。巴豆的毒性在于其所含的巴豆油,其泻下作用也在于此。巴豆油至肠内遇碱性肠液,释出巴豆酸,刺激肠黏膜,增加分泌,促进蠕动,从而产生剧烈腹泻、腹痛。巴豆油直接接触咽部或胃部,产生灼热感,甚至催吐。因此,巴豆常与其他赋形药(如白散中的贝母)同用,以减少对咽、胃的直接刺激。后世用巴豆,吸去部分巴豆油,成为巴豆霜,或加热制作,均可减少巴豆的毒性,但也降低了泻下祛邪作用。后世巴豆用量略高于张仲景的用量,其原因可能在此。巴豆外有坚硬的果壳,连壳的称"原巴豆"。原巴豆煎汤,去豆喝汤,便无药理作用。

（五）巴豆的应用

《金匮要略·肺痿肺痈咳嗽上气病脉证治》的附方桔梗白散与本方的药物组成及用量完全相同,用于肺痈脓已成,取其排脓作用。《金匮要略·杂疗方》有三物备急丸,由大黄、干姜与巴豆 3 味等分蜜丸,用治心腹胀满卒痛、气急口噤等症。宋代钱乙《小儿药证直诀》117 个丸散方中有 11 个用巴豆,主治宿食、积聚、惊涎、虫痛等病证。1985 年编制的《全国中成药产品目录》的儿科用药中有 7 种含有巴豆,其中保赤散功能消食导滞、化痰镇惊,应用最广,有京、津、辽、黑、鲁、浙等 10 个省市的药厂生产。近年有临床报道,将巴豆制剂用于肺脓肿以排脓,用于白喉以祛除伪膜,用于胆囊炎以泻下利胆。可见,应用巴豆要谨慎选择适应证,剂量宜小,以得下利为度,短暂用药,不可反复多用。

［医案医话选］

（一）叶天士用白散治气逆格拒

王,五七。气逆自左升,胸脘阻痹,仅饮米汤,形质不能下咽。此属胸痹,用仲景法。瓜蒌薤白汤。

又,脉沉如伏。痞胀格拒,在脘膈上部,病患述气壅,自左觉热,凡木郁达之,火郁发之,患在上宜吐之。巴豆霜一分,制川贝母三分,桔梗二分,为细末

服,吐后,服凉水即止之。(《临证指南医案·胸痹》)

(二)流行性出血热见寒实结胸证

1983 年冬收住的 112 例流行性出血热中有 34 例出现结胸证,其中寒实结胸 3 例……我们临床所见是心下硬痛,口渴而不欲饮,手足冷,舌苔淡白,脉沉迟。用的方剂是桔梗、贝母各 15g,巴豆霜 1g(冲服)。临床有效。

曾某,女,45 岁。起病恶寒发热 3 日,表证已解。然即出现呕不能食,心下硬,按之痛,口渴不欲饮,舌淡苔白,脉沉迟,手足逆冷。即予上方 1 剂,得快利后,结胸得解。然即出现气从少腹上冲咽喉,上冲作呕,类似奔豚之证,急投桂枝加桂汤 1 剂,诸证悉平……(《〈伤寒论〉现代临床研究·〈伤寒论〉法辨治流行性出血热 112 例探讨》)

(三)白散治寒痰食结医案

病人男性,61 岁。素有痰饮,昨夜赴宴,酒醉饭饱,归途天时严寒,归家感头晕欲吐,昏睡至天明……病人喉中痰鸣,语言不清。按其胸腹部板硬拒按,两手冷。大便 3 日未行。舌质暗红,舌苔黄白浊腻,脉寸关浮滑有力,尺沉。此乃受风寒致痰食结在胸腹,宜先吐后下,兼以解表……正合三物白散法,先予轻剂量试服。巴豆霜 0.1g(装胶囊吞服),水炙麻黄 1.5g,桔梗 6g,浙贝母 9g。浓煎至半碗,送服巴豆霜。药后 0.5 小时,即涌吐痰涎食物残渣。1 小时后,腹鸣腹痛,泻下痰水类。病人诉头晕减,人清醒,胸腹宽舒,手转温。后饮食调理而愈。(《伤寒论方运用法·承气汤类方》)

第六 文蛤散证与寒实结胸的鉴别

[原文]

病在阳,应以汗解之,反以冷水噀(喷洒)之,若灌(洗)之,其热被劫不得去,弥更益烦,肉上粟起,意欲饮水,反不渴者,服**文蛤散**;若不差者,与**五苓散**。(太阳病下篇第 141 条)

文蛤散方

　文蛤五两

上一味为散,以沸汤和一方寸匕服,汤用五合。

五苓散方

　猪苓十八铢,去黑皮　白术十八铢　泽泻一两六铢　茯苓十八铢　桂枝半两,去皮

上五味为散,更于臼中治之,白饮和方寸匕服之,日三服,多饮暖水,汗出愈。

［发微］

（一）主旨

文蛤散证也是太阳病的变证，但是证情轻微，应与寒实结胸证仔细鉴别。

（二）文蛤散证简析

文蛤散证是太阳病表证发热，用冷水冲洗以求退热。结果热减而未尽退，尚有烦热，仍有恶寒，提示表证尚未全除，同时又有气化失司、水饮停留的轻证。这一证候与寒实结胸证相比，性质不同，轻重悬殊，治疗有别。但二者都是太阳表证的变证，都有发热、心烦的见症，都有外邪入里停留的趋势，因此需要加以辨证鉴别。

（三）文蛤散方简析

文蛤散只用一味有花纹的蛤壳（一名青蛤壳）研粉，以热开水送服。一次服用一方寸匕，重 4~6g，剂量较小，属于单方、小方。蛤壳咸平无毒，能清热、利湿、化痰、软坚，可治口渴烦热、咳逆胸痹等证。如证情较重一些，服文蛤散后证不减，可以改用五苓散，通阳化水，兼能解表，使汗出热退，小便通利而愈。

第七 以脉诊鉴别太阳病下后变证

［原文］

太阳病，二三日，不能卧，但欲起，心下必结，脉微弱者，此本有寒分也。反下之，若利止，必作结胸；未止者，四日复下之，此作协热利也。（太阳病下篇第139条）

太阳病，下之，其脉促，不结胸者，此为欲解也。脉浮者，必结胸。脉紧者，必咽痛。脉弦者，必两胁拘急。脉细数者，头痛未止。脉沉紧者，必欲呕。脉沉滑者，协热利（伴有表证发热的下利）。脉浮滑者，必下血。（太阳病下篇第140条）

［发微］

（一）主旨

太阳病是外感病初期，无论攻下与否，变证必多，本条原文以脉诊进行鉴别。

（二）对脉诊鉴别的分析

中医诊病一方面听取病人的主诉，一方面检查病人的体征，在病人的各种体征中，以脉象最具普遍性，即脉象对人体阴阳气血多个方面的变化，对许多病证有重要的诊断意义。因此，自古至今，脉诊一直是中医诊断中重要而常用的方法。在太阳病攻下之后变化较多的情况下，以脉诊为主分析其证情是顺理成章的,也是符合临床实际的,有一定临床价值的。原文第 139 条与第 140 条以脉象鉴别太阳病变证,并不排斥与其他体征、症状相结合,只是强调脉诊的重要性而已。《伤寒论》中也有类似条文。过去中医院校 2 版、5 版《伤寒论》教材否定第 140 条原文以脉辨证的临床意义是欠妥的。

(三)上列原文以脉辨证的基本意义

第 139 条以太阳病攻下之后,邪结心下而脉较弱(原文中脉微弱的"微"字是形容词,不是指微脉)者,辨证为病邪性质属寒,为寒实结胸。这是符合临床实际的。接着鉴别太阳病攻下之后转变为结胸还是转变为协热利,以下利与否作为辨证要点是确当的。第 140 条以 8 种不同脉象鉴别太阳病攻下之后的不同证候:①脉促(脉快速,非指脉有歇止)提示依然是表证发热,病邪没有内陷,故称欲解。②脉浮滑提示邪热入里有可能变成结胸(原文"必结胸"的"必"字不作一定解,作很可能解,下同)。小结胸、大结胸均可出现浮脉。③脉紧提示外感寒邪,也提示阳明里热(见第 201 条),均有可能出现咽痛。咽部属少阴经,少阴脉紧咽痛见原文第 283 条。④脉弦为少阳病主脉之一,两胁拘急为少阳病症。⑤脉细数而头痛提示少阳病,见原文第 265 条。⑥脉沉紧可见于少阳病,弦而有力便为紧,呕是少阳病主症之一,参见原文第 266 条。⑦脉沉滑提示里有热邪或食积,故可见协热利。⑧脉浮滑提示热盛,故可能出现下血。以上 8 点均与临床基本相符,大多可与《伤寒论》其他原文参照。

第三节　结胸疑似证

叙述热实结胸、痰热结胸、小结胸、寒实结胸与结胸危重证之后,本节原文提出 5 种结胸疑似证,即与结胸证有近似之处,而实非结胸证。此与现代医学的鉴别诊断相似而更加全面细致。于此可见,学习《伤寒论》宜通读原文,体味其相互对比辨证分析的意义。如将各个汤方证分割,孤立对待,只能得到一个汤方证的证治方药,而将失去《伤寒论》全书的精髓,失去中医辨证论治的基本精神。

第一　太阳少阳并病

[原文]

太阳与少阳并病,颈项强痛,或眩冒,时如结胸,心下痞鞕者,当刺大椎第

一间、肺俞、肝俞,慎不可发汗;发汗则谵语,脉弦。五日谵语不止,当刺期门。(太阳病下篇第 142 条)

[发微]

(一) 主旨

太阳少阳并病可能出现心下痞硬、颈项强等症,近似结胸而非结胸,应注意鉴别。

(二) 太阳少阳并病浅释

《伤寒论》中有 12 条并病与合病的原文,所指都是不典型的证候。太阳少阳并病有 3 条(本条、第 150 条与第 171 条),基本上是太阳病的变证。太阳病见症尚未全罢,其变证中,有向少阳病发展的趋势,但并不是若干太阳病见症与若干少阳病见症的简单组合,见症很不典型。如本条与第 171 条与结胸有相似之处,第 150 条误用攻下之后变成不典型的结胸证。

(三) 本条太阳少阳并病与结胸的鉴别

本证与结胸证的鉴别要点在于结胸的心下硬是持续的,而本证的心下硬是间歇的,即时有时无的,其程度可能较结胸为轻,所以原文说"时如结胸"。此外,颈项强与眩冒是少阳病的常见症,项强在结胸证中偶而可见,但非常见症。本证是太阳病余邪影响肝胆经络,导致肝胆气机郁结所致,并无实邪结聚,与实邪结聚所致的结胸证的性质根本不同。因此宜用针刺疗法,刺大椎、肺俞宣通阳气,发散外邪,刺肝俞、期门疏通肝胆之气。如误用辛温发汗则肝经郁热影响心神,可能出现谵语。如误认为结胸而用攻下法则严重损伤正气。

第二　热入血室证

[原文]

妇人中风,发热恶寒,经水适来,得之七八日,热除而脉迟身凉。胸胁下满,如结胸状,谵语者,此为热入血室也,当刺期门,随其实而取之。(太阳病下篇第 143 条)

妇人中风七八日,续得寒热,发作有时,经水适断者,此为热入血室,其血必结,故使如疟状,发作有时,**小柴胡汤**主之。(太阳病下篇第 144 条)

柴胡半斤　黄芩三两　人参三两　半夏半升,洗　甘草三两　生姜三两,切　大枣十二枚,擘

上七味,以水一斗二升,煮取六升,去滓,再煎取三升,温服一升,日三服。

妇人伤寒发热,经水适来,昼日明了,暮则谵语,如见鬼状者,此为热入血室,无犯胃气,及上二焦,必自愈。(太阳病下篇第 145 条)

[发微]

（一）主旨

论述热入血室的证治并注意与结胸证鉴别。

（二）何谓血室

过去医家对血室有不同认识，或言是肝脏，或言是冲脉，或言是子宫。目前多数医家认为，从解剖角度看，血室是指子宫（古代医籍中称胞宫或称女子胞），但从中医的生理、病理来看，血室与肝及冲脉密切相关。

（三）热入血室证简析

热入血室证是妇人月经期或产后，外邪乘虚入侵血室所导致的多种病证的总称。过去医家受个人临床实践范围所限，对热入血室有不同的经验与理解，古书记载众说纷纭。现在看来，热入血室大致有4类不同的证候：一是月经期妇人患不太严重的外感病之后所出现的神经精神症状，中医辨证主要属于肝胆气郁或肝热影响心神。如本小节原文第143条与第145条所述的证候。不必用发汗、攻下方药治疗（无犯胃气及上二焦），宜用针刺疗法疏理肝经气机。二是月经期妇女患外感病，发热多日不解，证情由太阳病向少阳病转化，治疗以小柴胡汤清解邪热为主方。如本小节原文第144条所述的证候。还可根据具体证情加减用药。三是月经期妇女感受外邪，主要侵犯女性生殖系统，除发热等全身症状之外，往往导致月经改变，先期而至或出血过多或应至不至，伴有小腹胀痛硬满等症。治疗宜以清热解毒、凉血活血、泻下逐瘀为主，柴胡剂只能作为辅助。四是月经期妇女感受外邪，侵入营分血分，出现严重的全身感染，这就需要按温病学说，用大剂清营凉血、清热解毒药。《伤寒论》对后两类证候未作论述，宜参照《金匮要略》妇人产后病篇及后世妇科专著。

[医案医话选]

（一）小柴胡汤加减治热入血室，月经不应至而至

任某，女。先是一身酸痛，如有虫行皮中。一周后见高热，右脉沉伏，胸中憎热如炙，不可须臾耐……月事不应至而至，入暮神志有昏糊状，是热入血室之候。

醋炒柴胡6g，酒炒黄芩9g，姜半夏9g，净连翘15g，生茜草9g，嫩紫草5g，炒荆芥6g，石菖蒲9g，辟瘟丹（又名解暑片）1粒（研粉吞服）。（《章次公医案·内科感冒》）

（二）小柴胡汤加味治热入血室，月经适断

某妇，寒热往来，热重寒轻，夜间恒作谵语，其脉沉弦有力……细询之，知其初受外感三四日，月信忽来，至月信断后，遂变斯证。知确为热入血室，遂为开小柴胡原方[柴胡八钱,黄芩三钱,人参三钱,甘草三钱,清半夏四钱,生姜三钱(切),大枣四枚(擘)],将柴胡减半,外加生黄芪二钱、川芎一钱半,以升举其邪之下陷,更加生石膏一两半,以清其下陷之热……煎服一剂,病愈强半,又服1剂痊愈。(《医学衷中参西录·医论》)

(三)小柴胡汤合桂枝茯苓丸治产后发热

某女,27岁。产后8日,体温忽上升至39℃。血常规检查:白细胞计数1.34×10^9/L,中性粒细胞0.85。用抗生素、解热药3日,热未退。恶露未净,色黯,有臭味。往来寒热,晨低晚高(昨夜39℃),头痛,腰酸,腹痛,口苦,咽干,欲呕,无食欲,胸闷,时欲深呼吸,小腹压痛,舌淡红,苔薄腻,脉弦数。拟小柴胡汤桂枝茯苓丸合剂加减。

柴胡8g,黄芩6g,法半夏9g,党参6g,炙甘草2g,生姜3g,白芍5g,丹参9g,桃仁9g,丹皮6g,茯苓9g。服2剂。药后汗出,热退至37.8℃,余症减轻,续服上方3剂而愈。(《伤寒论方运用法·小柴胡汤类方》)

(四)白虎加人参汤加减治产后温病

李某,女,二十七岁。产后六日,更衣入厕,受风。觉周身发冷,冷已复热,自用生姜红糖汤,乘热服之,周身得汗稍愈。但汗后其热如故,延两日热益盛,心中烦躁作渴。见其满面火色,且微喘,脉象洪实,右部尤甚,一分钟九十三至,舌苔满布、白而微黄。大便二日未行……此阳明腑热已实,又有阴虚之象也。宜治以白虎加人参汤少为变通之。

生石膏三两(捣细),野台参四钱,玄参一两,生怀山药八钱,甘草三钱。煎汤三盅,分三次温饮下。服药一剂,热退强半,渴喘皆愈,脉象已近和平,大便犹未通下。用玄参、党参等调理,服两剂,大便通下而愈。(《医学衷中参西录·妇女科》)

(五)复脉汤治产后暑热入营

普某,女,二十七岁。暑伤肺卫,身大热,三日而生产,后十五日热不解,并前三日,已十八日矣。逆传心包,神呆瘛疭,全入心营,大便结,六脉芤虚。症已深危,勉与邪少虚多之复脉汤法,兼以清上。

细生地五钱,元参四钱,茶菊花三钱,焦白芍三钱,麦冬(不去心)四钱,冬桑叶三钱,火麻仁四钱,丹皮三钱,炙甘草三钱,生鳖甲五钱,阿胶三钱。煮三杯,分三次服。外服牛黄清心丸一丸。

(十一日后复诊)产后伏暑瘛疭,与复脉法已愈,惟大便干结,脉虚,不可以下,只有导法可行,汤药润津液为要。(《吴鞠通医案·产后》)

(六)《温病条辨》论热入血室

1. 妇女温病,经水适来,脉数耳聋,干呕烦渴,辛凉退热,兼清血分,甚至十数日不解,邪陷发痉者,竹叶玉女煎主之。(生石膏六钱,干地黄四钱,麦冬四钱,知母二钱,牛膝二钱,竹叶三钱)

2. 热入血室,医与两清气血,邪去其半,脉数,余邪不解者,护阳和阴汤主之。(白芍五钱,炙甘草二钱,人参二钱,麦冬二钱,干地黄三钱)

3. 热入血室,邪去八九,右脉虚数,暮微寒热者,加减复脉汤仍用参主之。(复脉汤内加人参三钱)

4. 热病经水适至,十余日不解,舌萎饮冷,心烦热,神气忽清忽乱,脉右长左沉,瘀热在里也,加减桃仁承气汤主之(制大黄三钱,桃仁三钱,细生地六钱,丹皮四钱,泽兰二钱,人中白二钱)。(《温病条辨·下焦篇》)

第三 柴胡桂枝汤证

[原文]

伤寒六七日,发热,微恶寒,支节(四肢关节)烦疼,微呕,心下支(梗阻感)结(重压感),外证未去者,**柴胡桂枝汤**主之。(太阳病下篇第146条)

桂枝去皮 黄芩一两半 人参一两半 甘草一两,炙 半夏二合半,洗 芍药一两半 大枣六枚,擘 生姜一两半,切 柴胡四两

上九味,以水七升,煮取三升,去滓,温服一升。本云人参汤,作如桂枝法,加半夏、柴胡、黄芩,复如柴胡法。今用人参作半剂。

[发微]

(一)主旨

叙述柴胡桂枝汤证的证治。本证与结胸的主要鉴别点在于"外证未去"。

(二)柴胡桂枝汤证证候分析

本证也是太阳病的变证,即太阳病桂枝证的外邪已有部分由表入里,结聚于中上腹部(心卜),出现心下支结一症。这一点与结胸证的心下硬满疼痛或按之痛近似,故作为疑似证鉴别。本证大部分病邪仍在体表,表现为发热微恶寒,关节疼痛,已经入里的病邪也非实邪结聚,仍有从外而解的可能。本证属于太阳病桂枝汤证兼有少阳病小柴胡汤证,应该是太阳少阳并病,但原文并没有明言太少并病,而明言太少并病的条文中,却非典型的若干太阳病见症加上若干少阳病见症。故而对《伤寒论》中并病这一概念还应作进一步的深入探讨。本证的治疗宜兼顾太阳病与少阳病两个方面,祛风解肌与清解少阳同用,没有用攻下实热的必要,这也是本证与结胸证的主要鉴别点。

（三）柴胡桂枝汤方的分析及其临床应用

从药物组成来看,本方是由 1/2 剂量的桂枝汤与 1/2 剂量的小柴胡汤合并而成,既能调和营卫、祛风解肌,又能清解少阳、扶正达邪。但是本方的作用却不限于治疗太阳少阳并病,根据近年临床应用,可以归纳为 4 个方面:一是解热,可用于多种外感发热,如病毒感染、流感、支气管炎等,发热多日,虽有汗出而表证未罢,虽有里证而里热不明显者,解热效果颇为明显;二是抗炎,可用于关节炎的初期,有发热、关节肿痛、坐骨神经痛、腰肌劳损等症而无关节变形者;三是镇静,可用于神经衰弱、神经症及癫痫;四是保护胃黏膜,用于治疗胃溃疡、十二指肠溃疡。

[医案医话选]

（一）柴胡桂枝汤治低热两月

任某,女,43 岁。患菌痢之后,每日下午有低热（37.5~37.7℃）,已将 2 个月。发热前怕冷,头痛,肢节烦疼,口淡,自汗,大便溏,眠不安,胃纳尚可。脉弦细带数,舌苔薄滑。柴胡桂枝汤合玉屏风散治之。

银柴胡 3g,桂枝 6g,炒白芍 9g,炒黄芩 9g,姜半夏 9g,党参 9g,生黄芪 9g,炒防风 4.5g,炒白术 9g,炙甘草 3g,生姜 3 片,大枣 3 枚。2 剂后汗出热退,次日热不再作。眠安,大便成形,精神振作,诸症皆愈。（《中国现代名中医医案精华》金寿山医案）

（二）柴胡桂枝汤治产后高热

刘某,女,21 岁。产后 3 日,突发寒战高热,体温 40.4℃。用青霉素、链霉素后体温稍降,仍有寒战高热,汗出甚多,头昏头痛,全身疼痛不适,口苦而干,欲呕。脉浮数,舌浅红,苔白微腻。为产后外感风寒,太少二阳合病之候。

处方:桂枝 6g,白芍 6g,甘草 6g,生姜 6g,大枣 4 枚,柴胡 6g,沙参 9g,半夏 3g,黄芩 6g,葛根 9g。服药 1 剂,汗出甚多,体温降至 36℃,不恶风,头痛身痛减,口苦而干,前方加减,再服 1 剂而愈。[梁福煌,《广东医学·祖国医学版》,1963（1）:33]

（三）柴胡桂枝汤治肩周炎

于某,男,43 岁。左侧肩背疼痛酸胀,左臂不能抬举,身体不可转侧。胸胁胀满,口苦,时叹息,纳谷不香,有时汗出……方选柴胡桂枝汤加片姜黄。

柴胡 16g,黄芩 10g,半夏 10g,生姜 10g,党参 8g,炙甘草 8g,桂枝 12g,白芍 12g,大枣 12 枚,片姜黄 12g。服 3 剂,肩背痛大减,手举自如。续服 3 剂而愈。（《刘渡舟临证验案精选·肩背疼痛》）

（四）柴胡桂枝汤治夜半抽搐

张某,女,10岁。夜半抽风已经2年。抽后吐清口水甚多,但神志清楚(未确诊癫痫)。平时常吐稠痰,二便自调,眠食亦佳。舌尖红,苔根黄,脉弦细数。营卫失调,血不濡筋……小柴胡汤合桂枝汤加味。

处方:柴胡10g,黄芩10g,党参30g,半夏15g,炙甘草10g,桂枝10g,白芍30g,大枣15g,龙骨30g,牡蛎30g,地龙10g。上方连服3剂(曾随访2年许未发)。(《中国现代名中医医案精华》倪宣化医案)

（五）汉方医矢数道明用柴胡桂枝汤

1. 过敏性鼻炎　小某,男,12岁。5年前患过敏性鼻炎,鼻涕很多但喷嚏不多,食欲不振,体型瘦弱。腹诊有胸胁苦满症。从改善体质出发,投给柴胡桂枝汤提取物粉末剂1.5g,每日2次。服药2周后,鼻涕明显减少,基本停止。

2. 癫痫　仓某,女,12岁。2年前在学校突然感到情绪不好,但据周围目睹者介绍,曾出现30秒左右的意识丧失。经医院诊察及脑电图检查,诊断为癫痫发作。其后1年间,虽服用了抗痉挛药物……未见改善。因腹诊有胸胁苦满,故投给柴胡桂枝汤提取物粉末剂2g,每日2次。服药以后癫痫发作未再出现,情绪良好。2个多月后,复查脑电图结果,与半年前相比,有明显改进。腹诊亦好转。继续服药观察。

3. 胆石症　石某,女,59岁。约1年前起,右背及肩胛内侧有压迫感,X线检查发现2枚胆结石,10mm左右。每食油腻过多时,胆囊部必有痛感,但并不剧烈……腹诊右季胁下有抵抗压痛,为胸胁苦满;右肩胛内侧亦有抵抗压痛。投给柴胡桂枝汤后,食欲增加,心情好转,精神焕发……服药3个月后,自觉症状完全消失。(《汉方临床治验精粹·临床治验》)

（六）汉方医藤平健论柴胡桂枝汤

1. 使用要点　心下支结,胸胁苦满,自汗,腹壁肌肉紧张。

2. 适应证　①感冒、流感、疟疾、肺炎等急性热病已经一定时日,出现食欲不振而表证仍未罢者;②胃痛、胃酸过多症、胃十二指肠溃疡、急性肠炎、胰腺炎、胆石症、黄疸等;③急性肾炎、肾萎缩、肾盂肾炎等出现心下支结者;④肋间神经痛、神经衰弱、神经症及盗汗等。(《汉方概论·药方解说》)

（七）柯韵伯论柴胡桂枝汤

柴桂二汤皆是调和之剂。桂枝汤重兼表而微兼清里,柴胡汤重调里而微兼散表。桂枝本为太阳表邪设,又可用以调诸经之表;小柴胡为少阳半表立法,亦可用以调三阳之半表……表证虽不去而已轻,里证虽已见而未甚,故取桂枝之半以散太阳未尽之邪,取柴胡之半以解少阳微结之证……外证虽在,而病机

已见于里,故方以柴胡冠桂枝之前,为双解两阳之轻剂。(《古今名医方论·柴胡桂枝汤》)

第四　柴胡桂枝干姜汤证

[原文]

伤寒五六日,已发汗而复下之,胸胁满微结,小便不利,渴而不呕,但头汗出,往来寒热,心烦者,此为未解也,**柴胡桂枝干姜汤**主之。(太阳病下篇第147条)

柴胡半斤　桂枝三两,去皮　干姜二两　栝楼根四两　黄芩三两　牡蛎二两,熬　甘草二两,炙

上七味,以水一斗二升,煮取六升,去滓,再煎取三升,温服一升,日三服,初服微烦,复服汗出便愈。

[发微]

(一)主旨

叙述柴胡桂枝干姜汤证的证治及其与结胸的鉴别,及其与柴胡桂枝汤证的比较。

(二)柴胡桂枝干姜汤证证候分析

本证为不典型的少阳病小柴胡汤证而兼有少量水饮停留于胸胁。伤寒五六日是外感病容易由太阳病向少阳病或其他里证转化的时期。往来寒热、心烦与胸胁满均为小柴胡汤证的主症。但有两点与小柴胡汤证不符,就是"渴而不呕"。小柴胡汤证一般不渴而往往有呕,故本方中未用半夏。本证有胸胁"微结"一症与结胸近似,头汗出、口渴与小便不利是水气与热邪郁结于里所致,亦可见于结胸证。有此四症,可知本证有水饮停留于胸胁是肯定的,因此,本证须与结胸鉴别。但二者的轻重缓急差距甚大,治法有明显不同,不能将治结胸的峻下之法用于本证。

(三)柴胡桂枝干姜汤方药分析

本方可分为清解少阳之热与通阳化饮两个部分,这两个部分不分主次,同样重要。清解少阳用柴胡半斤、黄芩三两,用量与大、小柴胡汤相同,无疑是方中的主要部分。由于柴胡用半斤,体积较大,需要去滓再煎。通阳化饮用四味药:桂枝辛温通阳利水;干姜辛温,温化寒饮;牡蛎咸寒,软坚利水;瓜蒌根(天花粉)甘寒,化痰热、散结聚。四味药从四方面起利水化饮的作用,可称综合治疗。四味药的药性,二味辛温,二味寒凉,基本平衡。再加一味甘草起调和诸药的作用。可见本方是一首具有多种功能的复合性方剂。

（四）柴胡桂枝干姜汤的临床应用

古代在《金匮要略·疟病脉证并治》的附方中用于治疗寒多热少的疟病（疟疾样发热），也有用于妇人月经不调、胁痛、少腹痛等证。现代临床用于肝炎、渗出性胸膜炎、支气管炎、胆石症、乳房结块等病证。应用面颇广而应用的病例不多。如日本汉方医藤平健在《汉方概论》中记载，他曾应用本方治疗眼底出血、青光眼、假性近视、眼疲劳、过敏性鼻炎、支气管炎、肾囊肿、小儿颈淋巴结炎等多种疾病取得一定效果。

[医案医话选]

（一）柴胡桂枝干姜汤治流产后低热

女性，32岁。3个月来，行经时右胁刺痛，腰酸腹痛，左腕皮肤痛。下午发热，夜半热退，微恶寒，头胀，耳鸣，音哑，口苦，咽干，唇燥裂，渴喜热饮，不思进食，经前白带增多……小便短少，大便溏。舌质淡紫而燥，苔薄白，脉沉濡。肝肿大已3年。半年多前人工流产后受寒，此后即月经不调，痛经，白带多。此为流产后营寒停瘀所致，兼津亏血虚，近又邪犯少阳。拟先用柴胡桂枝干姜汤以退寒热，后用温经汤调理。

柴胡10g，桂枝10g，干姜6g，天花粉12g，黄芩10g，炙甘草6g，煅牡蛎24g。服2剂潮热止，背冷痛强急及腕痛消失，仍感口苦而燥，渴喜热饮，纳差，神疲。前方加党参10g，再服2剂。以后用本方与温经汤交替服用调理而愈。（《伤寒论方运用法·小柴胡汤类方》）

（二）柴胡桂枝干姜汤治肝炎腹胀、胁痛

刘某，男，54岁。患肝炎而腹胀腹泻，不欲饮食，胁痛及背，脉弦而缓，舌淡苔白。此乃肝病及脾，脾阳先衰之象。为疏柴胡桂枝干姜汤：

柴胡12g，黄芩4.5g，炙甘草9g，干姜9g，桂枝9g，天花粉12g，牡蛎12g。凡4服而腹胀与泻俱止，饮食较前为多。后以肝脾共调佐以利湿之品，丙氨酸氨基转移酶正常而告愈。（《刘渡舟临证验案精选·腹胀》）

（三）汉方医藤平健论柴胡桂枝干姜汤

1. 使用要点　胸胁满微结，脐上悸，渴，口唇干燥，小便不利，头汗出，神经症状，头晕而冷。

2. 适应证　①感冒、流感、支气管炎、肺炎等发热病中，急性期已过，出现少阳病虚证者；②胃下垂及胃弛缓、胃酸过多、胃溃疡、胆石症、胆囊炎、肝炎等。③肾炎、肾萎缩、肾盂肾炎、神经症、肩凝症等。（《汉方概论·药方解说》）

第五　阳微结证

[原文]

伤寒五六日,头汗出,微恶寒,手足冷,心下满,口不欲食,大便鞕,脉细者,此为阳微结,必有表,复有里也。脉沉亦在里也,汗出为阳微,假令纯阴结,不得复有外证,悉入在里,此为半在里半在外也。脉虽沉紧,不得为少阴病,所以然者,阴不得有汗,今头汗出,故知非少阴也,可与小柴胡汤。设不了了者,得屎而解。(太阳病下篇第148条)

[发微]

(一)主旨

对阳微结证进行辨证分析,结论是属半表半里,治疗可用小柴胡汤。

(二)阳微结证的主症主脉及基本病机

阳微结证的主症有微恶寒(可能伴有轻微发热),心下满,头汗出,手足冷,纳差,大便干结,脉细等症。这是外感病已经五六日,表证将罢未罢,已不典型,里证已经出现,但不明显,正气略见不足,所以称为"半在里半在外"。正气已略见不足,但仍有抗御病邪的能力,不属于阴证,所以称为阳微结。虽然可以用小柴胡汤治疗,但与太阳病中篇第96条的小柴胡汤证近似而有区别。小柴胡汤证没有里结便秘,有明显的往来寒热。

(三)阳微结证与少阴病的鉴别

阳微结证有手足冷、微恶寒、脉细等症,与少阴病近似,有相与鉴别的必要。鉴别点在于:①本证手足冷、微恶寒、脉细等症与微热、汗出同时出现,是轻微表证兼有轻微的阳气不足。②本证的便秘基本属热,阴证便秘纯属里虚寒(纯阴结),不再有表证发热恶寒。本证即使出现沉紧脉,也不能看做是少阴病。

(四)阳微结证与其他证候的鉴别

阳微结证有心下满一症,与结胸、热入血室证、柴胡桂枝汤证、柴胡桂枝干姜汤证等有近似之处,参照本节对上述诸证的分析,不难作出鉴别。

[医案医话选]

在宋代许叔微《普济本事方·伤寒时疫》中载有用小柴胡汤治疗阳微结证的医案。脉症与《伤寒论》所述基本相同,并无具体处方,故未摘录其原文。但此书所载均为许氏亲验之证治,故称"本事"。其他医籍则鲜见阳微结证之记载。

第四节 痞 证 证 治

痞证是太阳病的一类变证,大多出现于太阳病的后期,经过发汗或攻下法治疗之后,发热已解或已减轻,部分病邪由表入里,影响脾胃升降运化功能所导致的证候。

后世将《伤寒论》中治疗痞证的方药应用于慢性病中的脾胃病证,也取得了较好的疗效。甚至有人认为《伤寒论》中治疗痞证的一些方药是专为杂病、慢性病而设立的,这是误解。作为太阳病的变证,痞证由外感发热转化而来,基本上属于热证,大多出现寒热错杂,兼有脾胃气虚,但杂病、慢性病中的痞证要复杂得多,不是《伤寒论》中痞证的方药所能全部治疗的。

痞是一个多义字。①作为自觉症状。《说文解字》云:"痞,痛也。"但《伤寒论》第149条说:"但满而不痛者,此为痞。"后世医家多从《伤寒论》之说。②作为体征,是指腹内有形肿块(如《伤寒论》第167条所说"胁下素有痞")。③作为证候,是指太阳病的一种变证即本节所论的痞证。④作为病机,是指气机阻滞(如《伤寒论》第151条所说"但气痞耳")。

第一 痞证的病因病机

[原文]

脉浮而紧,而复下之,紧反入里,则作痞,按之自濡,但气痞耳。(太阳病下篇第151条)

[发微]

(一)主旨

叙述痞证的病因、病机及主症。

(二)痞证的病因、病机与主症

脉浮而紧代表太阳病,经攻下法治疗之后,余邪入里成为痞证,这是病因。主症是心下有窒塞感,但局部按之是软的(临床按诊时往往有轻微抵抗)。其病机并无有形实邪积滞于肠胃,主要是无形的热邪或寒邪影响胃肠气机运行,所以原文说"但气痞耳"。以上是对痞证的最基本的认识。

第二　大黄黄连泻心汤证与附子泻心汤证证治

[原文]

心下痞,按之濡,其脉关上浮者,**大黄黄连泻心汤**主之。(太阳病下篇第154条)

大黄二两　黄连一两

上二味,以麻沸汤(煮沸的水)二升,渍之须臾,绞去滓,分温再服。臣亿等看详:大黄黄连泻心汤,诸本皆二味,又后附子泻心汤,用大黄、黄连、黄芩、附子,恐是前方中亦有黄芩,后但加附子也,故后云附子泻心汤,本云加附子也。

心下痞,而复恶寒汗出者,**附子泻心汤**主之。(太阳病下篇第155条)

大黄二两　黄连一两　黄芩一两　附子一枚,炮,去皮,破,别煮取汁

上四味,切三味,以麻沸汤二升渍之,须臾,绞去滓,内附子汁,分温再服。

[发微]

(一)主旨

叙述典型的热性的痞证大黄黄连泻心汤证及其兼夹证附子泻心汤证的证候与主治方药。

(二)大黄黄连泻心汤证的脉证

《伤寒论》原文对本证提出了一个自觉症,心下痞;一个体征,心下按之柔软;一个脉象,关部脉浮。虽然简单,但脉、症、体征俱备。痞是自觉室塞感,一般称为痞胀、痞满或胀满,提示局部气机阻滞。部位在心下,相当于现在所称的中上腹及剑突下,不是左乳下。这个部位与胃相对应,但肝、胆、肺、心等相近脏器的病变,也能反映到心下这一部位。按之濡,提示并无有形实邪结聚。关上脉浮可能是借脉以论病机,提示本证为中焦有热。三者结合起来,可知本证是热郁中焦,气机阻滞。从临床来看,胃及其邻近脏器甚至上焦咽喉、口腔等处的热邪都可能导致本证的发生。因此,本证的临床表现,除心下痞之外,可以出现多种多样的热性症状,如舌红、苔黄、面红目赤、头痛、牙龈肿痛、咽部红肿、牙宣、鼻衄、面部痤疮、口臭、便秘等症。

(三)附子泻心汤证的证候

本证是大黄黄连泻心汤证兼有轻度阳虚,是典型的实热与虚寒同时存在的证候。临床多见于老年阳虚之体感受邪热,或原有中焦郁热又感寒邪损伤阳气,从而出现本证。本证的热证的表现与大黄黄连泻心汤证相似。本证阳虚的见症较轻,如面色苍白,畏寒怯冷,或有轻度的肢冷,偶见沉细脉。

（四）大黄黄连泻心汤药物组成的分析

本方用大黄、黄连、黄芩三味苦寒清热泻火的药物合于一方,这种配伍方法属于"相辅相成"大法中的协同清热法。集中力量,攻其一点,清泻郁火或湿热。这种配伍方法在《伤寒论》中颇多应用,如抵当汤四味活血破瘀药同用,茵陈蒿汤三味清化湿热药同用,白头翁汤四味清热解毒药同用等。对后世也有重要影响。本方三味药的剂量都不大,共同协力,作用却很明显,但也反映了热痞这一证候不是全身性严重的而是局部较轻的热证。

（五）大黄黄连泻心汤煎服法的分析

本方用沸水浸泡片刻,其作用与煎煮不同。药理实验证明,大黄的煎煮时间过短,则其主要致泻物质蒽醌衍生物析出量较少。故本方用沸水浸泡法,则其主要作用在于清热泻火而不在于泻下。本方与《金匮要略·惊悸吐衄下血胸满瘀血病脉证治》中的泻心汤相比较,药物组成及剂量均相同而煎煮法不同。后者煎煮时间较长,大黄酚及鞣质析出较多,故有明显的止血作用。近年临床应用本方绝大多数用煎煮法,极少用沸水浸泡法。只有一篇报道用单味大黄开水浸泡治疗急性扁桃体炎。在讨论方剂时,也将本方与《金匮要略》泻心汤合论而不加区别。

（六）大黄黄连泻心汤的药理研究

包括:①本方抗病原微生物的作用明显而广泛,并能解热、抗炎及增强白细胞及网状内皮系统的吞噬功能。②本方有较好的止血作用。黄连所含的小檗碱对血小板有保护作用,使其不易破碎。黄芩能改善毛细血管的通透性。大黄能增加血小板,促进血凝。三药相合止血作用明显。③本方有降血脂、降血压的效能。动物实验提示,本方中的单味药都不能明显影响血中总脂质等的浓度,如三药配合,大黄用量不多则降脂作用较弱,大黄增量则作用较强。单独用本方中任何一味药均无明显降压作用,但二药相合则降压作用较明显。④本方还有一定的利胆、保肝作用。

（七）附子泻心汤的作用、配伍与煎服法的分析

本方既用大黄黄连泻心汤中的三味苦寒清热药又用辛热温阳的附子,这种配伍方法属于"相反相成"大法中的寒温并用法。其主要作用在于清中焦之邪热,温阳是第二位的。由于三黄清热,不宜久煎。而附子需要较长时间煎煮以减少毒性。因此,本方采用特别的煎服方法,即三黄用沸水浸泡后去滓取汁,附子另煎后去滓取汁,再将两种药汁合在一起,分次服用。这样可以使寒温两种药物相互之间不受影响,保持各自的效用。

[医案医话选]

（一）叶天士用附子泻心汤加减2例

1. 治痢 蔡，神气索然，腹中动气，舌红，嗌干，寒热日迟，平素积劳致虚，邪伏厥阴，脉促细坚，温清难用，勉议复脉汤，存阴勿涸，希图援救。（两用复脉汤之后，全身情况有所好转，下利未止）

又，冲气填塞，邪陷下痢，势非轻小，用泻心法。

熟附子、川连、黄芩、人参、淡干姜、枳实。（《临证指南医案·痢》）

2. 治噎膈 卢，阴阳逆乱，已成关格，议用附子泻心汤，为上热下寒主治。（《临证指南医案·噎膈反胃》）

（二）大黄黄连泻心汤治胃肠神经症验案二则

1. 樊某，女，56岁。2个月前患感冒后，出现胃脘痞满胀闷，膨隆，食后更甚。经钡餐检查无异常，西医诊断为胃神经症。腹诊见胃脘部膨隆，按之濡软。食欲差，大便不畅。舌质红，苔黄厚，脉滑数。处以大黄黄连泻心汤：大黄5g，黄连5g，黄芩5g。沸水浸渍，作茶顿服，每日1剂。3日后膨隆胀满如失，又处原方3剂善后。[梁凤云等．河南中医，1995（2）：13]

2. 王某，女，42岁。心下痞满，按之不痛，不欲饮食，小便短赤，大便偏干，心烦，口干，头晕耳鸣。西医诊为自主神经功能紊乱。舌质红，苔白滑，脉来沉弦小数。此乃无形邪热痞于心下之证，治当泄热消痞……大黄3g，黄连10g。沸水浸泡片刻，去滓而饮。服3次后，诸症爽然而愈。（《刘渡舟临床验案精选·火热痞》）

（三）泻心汤治衄血

耿某，男，32岁。酒后鼻衄，22日未愈。面色淡白，两目有神，大便干燥，小便色黄，口干不多饮，脉沉滑数……投大黄黄连泻心汤。大黄10g，黄连10g，黄芩10g。武火轻煎，大黄后入，取汁分2次温服。

二诊：大便通，衄血止，脉象滑数。继用上方3剂，未再衄血。（《中国现代名中医医案精华》钟育衡医案）

（四）吴鞠通用三黄泻心汤加减治温病

阳明温病，无汗，实证未剧，不可下，小便不利者，甘苦合化，冬地三黄汤主之。麦冬八钱，黄连一钱，苇根汁半酒杯（冲），银花露半酒杯（冲），元参四钱，黄柏一钱，黄芩一钱，细生地四钱，生甘草三钱。（《温病条辨·中焦篇》）

（五）附子泻心汤加味治食滞火郁

病人女性，73岁。端午节，吃冷粽，饮白酒后假寐，冒风寒。形寒发热，微汗，肢不温，咳嗽痰白而黏，胸脘痞塞，干呕厌食。苔黄白厚腻，脉沉弦有力。证属积食受寒,当先解表,后攻其痞。方用桂枝汤加味。服桂枝汤后,汗出热退,咳减痰少,是表已解。仍汗出恶寒,肢不温,反神昏懒言,乃年高阳虚;舌红,尖尤甚,小便短赤,痔痛,此火郁于内;苔黄腻,便秘,胸痞厌食,干呕,脉沉弦,里有积滞也。宜温清下并进。炮附子6g,生大黄3g,黄芩3g,川连3g,法半夏10g,杏仁10g。服1剂。药后大便1次,甚臭,呕止,知饥,胸舒睡甜,停药而愈。(《伤寒论方运用法·泻心汤类方》)

(六)附子泻心汤加味治上消化道出血

病人女性,62岁。有胃病史多年,春节操劳,婆媳不和,胃病又发作。昨日突然呕吐咖啡色胃内物,大便黑色,继而时吐鲜血,病人卧床不起,素体阳虚恶寒,面色苍白,出冷汗,两颧红,口干而不欲饮,盖厚被而仍恶寒不欲露手,脉沉细,舌红,苔灰腻,胸脘反不痛而痞满,烦躁。当先止其血……又宜温阳:制大黄3g,黄连3g,黄芩9g,炮附子6g,阿胶9g(另炖冲服),茜草炭10g。药后2小时吐血止,入夜安睡,今晨大便通,诸症均缓。原方去大黄,炮附子减为3g,加乌贼骨10g。服1剂。用归芍六君调理而安。(《伤寒论方运用法·泻心汤类方》)

(七)附子泻心汤加味治慢性胃炎

牛某,女,51岁。平素心气不足,易心悸气短。后因饮食不节,胃脘痞满,食后加重,隐痛,泛酸,腹软喜按,四肢逆冷,大便稀溏,舌苔润滑,脉沉微。外院诊为慢性胃炎。疏加味附子泻心汤与之。

炙附子10g,大黄6g,川连15g,黄芩6g,茯苓12g,半夏10g,莱菔子10g,生山药12g,枳壳10g,甘草6g。连服3剂,痞满减轻,四肢回温。连服7剂,诸证消失。(《伤寒论临床实验录·太阳病下篇》)

第三 半夏泻心汤证、生姜泻心汤证与甘草泻心汤证证治

[原文]

伤寒五六日,呕而发热者,柴胡汤证具,而以他药下之,柴胡证仍在者,复与柴胡汤。此虽已下之,不为逆,必蒸蒸(发热貌)而振(寒战),却发热汗出而解。若心下满而鞕痛者,此为结胸也,大陷胸汤主之。但满而不痛者,此为痞,柴胡不中与之,宜**半夏泻心汤**。(太阳病下篇第149条)

半夏半升,洗 黄芩 干姜 人参 甘草炙,各三两 黄连一两 大枣十二枚,擘
上七味,以水一斗,煮取六升,去滓,再煎取三升,温服一升,日三服。

伤寒汗出,解之后,胃中不和,心下痞鞕,干噫食臭,胁下有水气,腹中雷鸣下利者,**生姜泻心汤**主之。(太阳病下篇第157条)

生姜四两,切 甘草三两,炙 人参三两 干姜一两 黄芩三两 半夏半升,洗 黄连一两 大枣十二枚,擘

上八味,以水一斗,煮取六升,去滓,再煎,取三升,温服一升,日三服。附子泻心汤,本云加附子,半夏泻心汤、甘草泻心汤,同体别名耳。生姜泻心汤,本云理中人参黄芩汤,去桂枝、术,加黄连并泻肝法。

伤寒中风,医反下之,其人下利日数十行,谷不化,腹中雷鸣,心下痞鞕而满,干呕心烦不得安。医见心下痞,谓病不尽,复下之,其痞益甚。此非结热,但以胃中虚,客气上逆,故使鞕也。**甘草泻心汤**主之。(太阳病下篇第158条)

甘草四两,炙 黄芩三两 干姜三两 半夏半升,洗 大枣十二枚,擘 黄连一两 (本方中应有人参,见林亿按语)

上六味,以水一斗,煮取六升,去滓,再煎取三升,温服一升,日三服。臣亿等谨按:上生姜泻心汤法,本云理中人参黄芩汤,今详泻心以疗痞,痞气因发阴而生,是半夏、生姜、甘草泻心三方,皆本于理中也,其方必各有人参,今甘草泻心中无者,脱落之也。又按《千金》并《外台秘要》治伤寒蟨食用此方,皆有人参,知脱落无疑。

[**发微**]

(一)主旨

指出柴胡汤证、痞证与结胸的主要鉴别点,并论述寒热夹杂的痞证及其3种不同证型的证候、病机与治疗。

(二)痞证与小柴胡汤证、结胸的鉴别

以上3种证候大多出现在太阳病五六日之后,更多为攻下之后的变证,故而这三者有相互鉴别的必要。已经具备柴胡汤证的见症,虽经误下,柴胡汤证没有明显变化的,表示病邪仍在少阳,可以再用柴胡汤。如果小柴胡汤证的往来寒热等主症发生了变化,这提示或者顺传阳明,或者发生了结胸、痞证等病邪内陷于里的变证。如为结胸证,无论何种证型,其主症为心下胀满硬痛。如为痞证,无论何种证型,其主症为心下痞满而不痛。同样是变证,痛与不痛是结胸与痞证的主要鉴别点。结胸证心下及腹部大多满痛而硬,也有少数不硬;痞证心下大多痞满而软,也有一些痞证心下痞满而硬,这种硬仅仅是用手按压有轻微的抵抗而已。故而硬与不硬在辨别结胸与痞证时可作参考,但非主要鉴别点。

(三)寒热夹杂痞证的病机、临床表现与基本治法

1. 病机 寒热夹杂痞是太阳病的一种变证。太阳表证发热恶寒已罢,外邪入里,部分热化,部分寒化,形成寒热错杂;或有脾胃宿疾体质较虚,或病已多日正气略有损伤,从而形成虚实夹杂;全身症状较轻,病变主要在脾胃,影响

脾胃气机,出现升降失司。寒热夹杂痞的病机可以概括为寒热错杂,虚实夹杂,脾胃气机升降失司。

2. 主要临床表现　心下痞满或痞硬而满,呕吐或嗳气,肠鸣下利,口苦,纳少,心烦,舌色正常或偏红,苔白腻或黄白相间,脉无定体。寒热夹杂痞目前多见于慢性脾胃病证,由于外感发热疾病的治疗方法现代与古代有明显区别,现在很少用攻下法,故而在发热病后期较少出现寒热夹杂痞。

3. 基本治法　温凉并用,辛开苦降,补泻兼施。

(四)半夏泻心汤方药分析

半夏泻心汤、生姜泻心汤与甘草泻心汤 3 个方剂的药物组成基本相同,合称三泻心汤,而以半夏泻心汤为代表。本方用黄连、黄芩二味苦寒清热泻火药与干姜、半夏两味辛温药相配,干姜辛温散寒、入脾胃治呕吐泄泻,半夏辛温消痞化湿、和胃止呕,这四味药的配伍,称为"辛开苦降"法。其中尤以黄连与干姜配伍最为典型。后世黄连与吴茱萸相配(左金丸)、黄连与木香相配(香连丸)源出于此。本方用以上四味药祛邪,还用人参、炙甘草与大枣三味益气和中,以达到补泻兼施之目的。总之,本方充分体现了寒热夹杂痞证的基本治法。

(五)三泻心汤方证的比较

半夏泻心汤证、生姜泻心汤证与甘草泻心汤证的方药与证候大体相同,只有细小的区别。生姜泻心汤在半夏泻心汤的基础上,增加了四两生姜,减少了二两干姜。这是由于生姜有"消水气""和胃止呕,开痰下食"的作用。药理实验证明,生姜能促进胃酸、胃液的分泌,帮助消化,还能使肠管松弛、蠕动减退,能治疗呕吐、下利。生姜的这些功能对原文所列的"干噫食臭,腹中雷鸣,下利"等症有很强的针对性。甘草泻心汤只是在半夏泻心汤的基础上增加了一两炙甘草,这是由于两次攻下,胃气所受影响加重,痞胀更为明显,所以重用炙甘草和中消痞。

(六)"中满忌甘"辨

《本草从新》认为,甘草"甘令人满""中满证忌之"。这是对湿热、食积等实邪阻滞的痞满而言的,不是所有痞满均忌甘草。由于脾胃气虚所致的痞满,包括近代所称的消化不良,可以用甘草,而且应该用炙甘草。三泻心汤证有心下痞硬一症,而方中用炙甘草三至四两就是明证。《名医别录》也指出,甘草"主温中,下气,烦满",后世调理脾胃方中大多用甘草。对此应予明辨。

(七)"干噫食臭"何以未用消导药

生姜泻心汤证有胃中不和,心下痞硬,干噫食臭等症,不能排除有伤食、食积。何以在生姜泻心汤中,除生姜、干姜之外,没有用其他消导药? 这有两方面的原因:①本证以脾胃气虚、升降失司为主,即使有食积也是次要的,加用较大剂量的生姜就有消食积的作用。②东汉时,现在常用的消导药物可能尚未入药。麦芽始载于梁代陶弘景《名医别录》,莱菔子始载于唐代《日华子本草》,山楂始载于《唐本草》,六神曲始载于唐代甄权《药性论》,汉代所用的"曲"是酒曲而非后世药用的六神曲。

(八) 叶天士广泛而灵活地应用三泻心汤综述

《临证指南医案》中用泻心汤法的医案不下四五十例,分布于痞证、呕吐、噎膈、泄泻、痢、疟、痉、厥 8 种病证。少数用原方,大多有加减变化。值得提出的加减方法有:①三泻心汤与附子泻心汤结合,黄连、干姜、半夏、人参与附子同用。徐灵胎对此提出批评,我认为这是叶氏的精到之处,继承经典而不拘泥于传统。②三泻心汤中加入桂枝或芍药,调理脾胃与通阳、和阴相结合。案中有时指出用的是进退黄连汤,实质是三泻心汤的变化。③叶氏在三泻心汤中弃用较多的是温燥的半夏与甘柔的大枣。

(九)《临证指南医案》中用泻心法医案所处方药的具体分析

《临证指南医案》中用黄连、干姜相配的有 66 个医案,其中加用人参的有 44 个医案,黄连、干姜、黄芩三味同用者 26 个医案,黄连、干姜、半夏三味同用者 27 个医案,黄连、黄芩、干姜、半夏四味全用的只有 14 个医案,可见其不拘成方,加减变化之多,且在此 14 个医案中除用半夏泻心汤原方之外,无一例用甘草、大枣,可见叶氏在湿热痞满诸证中不喜用甘缓之品。(以上数据用计算机处理所得)

[医案医话选]

(一)《温病条辨》加减运用泻心汤法

1. 人参泻心汤加白芍治湿温　湿热上焦未清,里虚内陷,神识如蒙,舌滑脉缓,人参泻心汤加白芍主之。

人参泻心汤方(苦辛寒兼甘法):人参二钱,干姜二钱,黄连一钱五分,黄芩一钱五分,枳实一钱,生白芍二钱。里虚故用人参以护里阳,白芍以护真阴;湿陷于里,故用干姜、枳实之辛通;湿中兼热,故用黄芩、黄连之苦降。此邪已内陷,其势不能还表,法用通降,从里治也。(《温病条辨·中焦篇》第 54 条)

2. 加减泻心汤治痢　噤口痢,左脉细数,右手脉弦,干呕腹痛,里急后重,积下不爽,加减泻心汤主之。

加减泻心汤方(苦辛寒法):川连、黄芩、干姜、银花、楂炭、白芍、木香汁。

泻心汤中去守中之品(指人参、甘草、大枣),而补以运之,辛以开之,苦以

降之;加银花之败热毒,楂炭之克血积,木香之通气积,白芍以收阴气,更能于土中拔木也。(《温病条辨·下焦篇》第 75 条)

(二)叶天士运用三泻心汤医案选粹

1. 邪热里结成痞 某,脉不清,神烦倦,中痞恶心,乃热邪里结,进泻心法。半夏、黄芩、黄连、干姜、枳实、杏仁。(《临证指南医案·痞》)

2. 寒热客邪互结成痞 王,四三。劳伤胃痛,明是阳伤,错认箭风,钓药敷贴,更服丸药。心下坚实,按之痛,舌白烦渴,二便涩少,喘急不得进食,从痞结论治。

生姜汁、生淡干姜(泡)、淡黄芩、枳实、姜汁炒黄连、半夏。(《临证指南医案·痞》)

3. 阳结阴衰关格 吴,脉小涩,脘中隐痛,呕恶,吞酸,舌绛,不多饮。此高年阳气结于上,阴液衰于下,为关格之渐。当开痞通阳议治。

川连、半夏、姜汁、人参、枳实汁、竹沥。(《临证指南医案·噎膈反胃》)

4. 肝风犯胃呕吐 某,肝风犯胃,呕逆眩晕,苦降酸泄和阳,佐微辛以通胃。

川连、黄芩、半夏、姜汁、乌梅、白芍。(《临证指南医案·呕吐》)

5. 生姜泻心汤治食入即吐 孙,十四。食物随入即吐,并不渴饮。当年以苦辛得效,三载不发。今心下常痛如辣,大便六七日始通。议通膈上,用生姜泻心汤。

生姜汁四分(调),川连六分(炒),黄芩二钱(泡),熟半夏三钱,枳实一钱,人参五分,同煎。(《临证指南医案·呕吐》)

6. 泻心法治疟后痞证 金,七五。强截疟疾,里邪痞结,心下水饮皆呕吐无余,病在胃口之上。老年阳衰,防其呃厥,舍泻心之外无专方。

人参、枳实、干姜、半夏、川连、黄芩。(《临证指南医案·疟》)

(三)甘草泻心汤治腹泻误用攻下

吕某,男,58 岁。因患痔疮,经常用大黄泻下,连用 2 周后,饮食减少,心下痞满,医以为胃中有郁滞,复以承气汤泻之,痞满益甚,食物不思,少气身倦,脉弦细无力,舌润无苔。拟加味甘草泻心汤。

甘草 15g,干姜 10g,半夏 10g,黄芩 6g,黄连 3g,厚朴 6g,炒白术 10g,生山药 12g。服 3 剂,食欲稍好,痞满不减,甘草加至 25g,厚朴加至 10g,连服 3 剂痞满减,食欲增。调理而愈。(《伤寒论临床实验录·太阳病下篇》)

(四)半夏泻心汤治暑湿

卫某,男。曝于烈日,暑气内逼,居处潮湿,湿郁阻滞,遂致脘腹胀满,泛泛呕恶,面浮肢肿,里热口干,二便不通,皮色晦黄,苔灰腻,脉弦滑而数,此属热胀。先拟苦辛通降,泄上中之痞满。

川雅连五分,仙半夏二钱,淡黄芩一钱,枳实炭一钱五分,制川朴一钱,大腹皮二钱,连皮苓四钱,福泽泻一钱五分,莱菔子(炒研)三钱,鲜藿香一钱五分,西茵陈一钱五分,六神曲三钱。(《孟河四家医集·丁甘仁医案·肿胀案》)

（五）半夏泻心汤加味治湿温痞闷

刘某,女。吞厚朴末,闷已瘥减。湿温证之闷大别有二:热度高时心脏不强之闷,其脉多虚弱;热不高亦闷者,营养缺乏居多,仲景称为虚痞。此二者党参皆能治。厚朴、郁金之治闷,纯是健胃作用,因其芳香挥发,多少有催动血行之故,对于心脏不强稍有助益,用于虚痞则无效。病者多汗,面色不华,虚象居多,芳香类药不宜常服。世人只解芳香化浊,不解甘温健脾并用之法（如泻心汤）,仲景之说,衰佚久矣。

川连1.2g,姜半夏9g,干姜4.5g,党参9g,黄芩6g,粉甘草6g,生姜一小块,厚朴末2.4g(分2次吞服)。(《章次公医案·湿温》)

（六）半夏泻心汤加味治慢性胃炎

李某,女,40岁。胃痛1年,现胃脘胀满疼痛,以胀为主,间或减轻。食少纳差,呕吐清水,呃逆,口干口苦,不欲饮水,大便干,小便黄。舌质淡,苔黄白相间,以黄为主,脉微弱。西医诊断为十二指肠球部溃疡、慢性萎缩性浅表性胃炎、慢性食管下段炎。此乃脾胃虚弱。拟半夏泻心汤加味。

党参15g,法半夏9g,黄连6g,黄芩9g,干姜9g,甘草6g,大枣15g,枳实10g,陈皮9g,茯苓15g,砂仁6g,炒三仙各9g。此方略有加减,服12剂,胃痛告愈。随访2年未发。(《中国现代名中医医案精华》黄绳武医案)

（七）甘草泻心汤加减治疗白塞综合征

某女,27岁。1个月来发现阴部有黄豆大小红色硬结,继则溃烂、流水、疼痛。8日前感咽部不适,吞咽疼痛。发热恶寒,纳少、乏力、尿黄。4日来下肢出现多数红色硬结,有压痛(体检结果从略)。脉弦细数,舌苔黄腻。中医诊为狐惑病,方用甘草泻心汤加减。

生炙甘草各10g,黄芩10g,西洋参6g,干姜3g,法半夏10g,桔梗6g,川贝母10g,蒲公英15g,金银花30g。日服1剂。苦参30g,煎汤,洗外阴,日3次。服9剂发热退,服19剂,口腔、阴部溃疡及皮肤结节全部消退。(《伤寒论方医案选编》)

第五节　痞证的鉴别

心下痞是痞证的主症,但有心下痞一症的病证较多,未必都是痞证,因此,必须进行仔细鉴别。本节提出 9 种或有心下痞一症,或有痞块的病证,指出其辨证要点与治疗方法,既可与痞证相鉴别,又有其独立的辨证论治的意义。

第一　痞证与太少并病误下后的变证相鉴别

[原文]

太阳少阳并病,而反下之,成结胸,心下鞕,下利不止,水浆不下,其人心烦。(太阳病下篇第 150 条)

[发微]

（一）主旨

太阳少阳并病误用攻下法之后所出现的变证,证情极不典型。近似于结胸,与痞证也有相同之处,应予鉴别。

（二）下后变证与结胸的鉴别

原文虽说"成结胸",但结胸无下利而本证有比较严重的下利。治疗结胸主要用攻下法,即使是小结胸,也用大剂量的瓜蒌。因此,本证不能按照治结胸的方法治疗。

（三）下后变证与痞证的鉴别

本变证有下利、心烦与痞证相似,但痞证的主症是心下痞,硬是次要的,而本证主要是心下硬。痞证虽有呕吐,但不至于水浆不下。

（四）下后变证的治疗

下后变证是一个不典型的证候,只能"知犯何逆,随证治之",所以原文没有出方。后世有不少注家认为本证是不治之证,笔者认为可以按照叶天士的方法,以半夏泻心汤为基础,去大枣,加枳实,或加吴茱萸、乌梅等治疗。

第二　痞证与饮停胸胁的十枣汤证相鉴别

[原文]

太阳中风,下利呕逆,表解者,乃可攻之。其人漐漐汗出,发作有时,头痛,心下痞鞕满,引胁下痛,干呕短气,汗出不恶寒者,此表解里未和也,**十枣汤主**

之。(太阳病下篇第 152 条)

芫花熬　甘遂　大戟

上三味等分,各别捣为散,以水一升半,先煮大枣肥者十枚,取八合,去滓,内药末,强人服一钱匕,羸人服半钱,温服之,平旦服。若下少,病不除者,明日更服,加半钱。得快下利后,糜粥自养。

[发微]

(一) 主旨

叙述水饮停留于胸胁,可用十枣汤治疗的证候,与痞证作鉴别。

(二) 痞证与十枣汤证的鉴别

十枣汤证与痞证均有心下痞硬、干呕或下利等症,并且这两个病证的早期都可能有表证,然后由表入里。可是,这两个病证的性质有明显的区别,因此,需加鉴别:①十枣汤证有胁下痛,病变主要表现在胸胁;痞证无胁下痛,病变主要表现在心下。②十枣汤证絷絷汗出,发作有时头痛,此时虽无明显热象,但可能体温升高;痞证则发生在"汗出解之后",发热已退。③十枣汤证因胸胁痰饮停留影响呼吸而有短气;痞证则无短气。

(三) 十枣汤证的基本病机及治法

十枣汤证的基本病机是痰饮停留于胸胁,因此其基本治法是祛除水饮。轻则通阳健脾化痰利水,重则必须攻下逐水以祛除痰饮。无论用何种药物,峻下逐水毕竟明显损伤人体正气,近年临床上已罕用此法此方。

(四) 十枣汤方简析

本方将三味峻下逐水药同用,虽用大枣汤送服起一定的缓和作用,无疑仍属于峻下逐下的方剂。芫花辛温有毒,有强烈的泻下、利尿作用。大戟苦寒有毒,刺激肠黏膜而起泻水作用。甘遂苦寒有毒,其作用亦为刺激肠黏膜而起泻水作用。生甘遂毒性较大不宜内服。目前临床都用制甘遂,毒性减少,但仍有泻下作用。由于本方三味药都是直接刺激肠壁才能起泻下作用,因此需在早晨空腹服用。为了减少毒副作用,可以不用芫花、大戟,单用一味制甘遂粉,用量与三味同用之量相等,以 3g 为宜。块状甘遂煎汤,去滓服汤几乎没有泻下作用,只有轻微的利尿作用。《神农本草经》记载的十八反中甘遂、芫花、大戟三味药与甘草均为反药,因此本方的缓和剂不用甘草而用大枣。近年对此问题进行过动物实验研究,或言不增加毒性,或言增加毒性,尚无明确结论。

[医案医话选]

(一) 应予十枣汤,改用控涎丹治疗痰饮咳喘

觉罗,六十二岁。壬戌正月十三酒客痰饮哮喘,脉弦紧数,急与小青龙去麻、辛加枳实、橘皮汤,不应。右胁痛甚,此悬饮也。故与治支饮之小青龙不应,应与十枣汤。以十枣太峻,降用控涎丹。

甘遂五钱,大戟五钱,白芥子五钱。共为细末,神曲糊丸如梧子大。

先服十三丸不知,渐加至二十一丸,以得快便下黑绿水为度。三服而水下喘止,继以和胃收功。(《吴鞠通医案·痰饮》)

(二)十枣汤治结核性渗出性胸膜炎51例

甘遂、大戟、芫花各0.9g研粉和匀,大枣10枚煎汤,早晨空腹送服,为1剂量。隔日1剂,以4~6剂为度。服药后1~2小时内有肠鸣、腹痛、腹泻。腹泻至少1次,最多11次,大多为3~4次。共治疗51例(并用异烟肼者4例)。8日内积液显著减少,20日内积液消失者45例。积液完全消失,最快10日,最慢40日。(《解放军医学杂志》1965年第2期)

第三　痞证与误下后"阴阳气并竭"的危重证相鉴别

[原文]

太阳病,医发汗,遂发热恶寒,因复下之,心下痞,表里俱虚,阴阳气并竭,无阳则阴独,复加烧针,因胸烦,面色青黄,肤瞤者,难治;今色微黄,手足温者,易愈。(太阳病下篇第153条)

[发微]

(一)主旨

痞证大多出现在太阳病经发汗或攻下之后,但太阳病汗下不当或邪重体弱,也可能出现阴阳两虚的严重变证,二者可能均有心下痞一症,需加明确鉴别。本条原文虽无方药,但有重要的辨证意义。

(二)痞证与严重变证的主要鉴别点

1. 攻下之前是否为一般的太阳病,如本条原文所示,发汗后,发热恶寒不退,便有产生变证的可能,至少是表证未罢,不宜再用攻下法。

2. 痞证大多出现于发汗或攻下之后,虽有心下痞之症,但同时表证已罢,发热已退,病情比较稳定。如汗下之后,与出现心下痞的同时,发热持续不退,且有其他变证,便应重视,不可疏忽。

3. 原文以手足是否温暖,面色是否正常,肌肤有无震颤,作为临床鉴别要点,有重要指导意义。

[医案医话选]

叶天士治痞证发展为虚脱:朱妪,目垂气短,脘痞不食,太阴脾阳不运,气滞痰阻,拟用大半夏汤。人参、炒半夏、茯苓、伽楠香汁。

又，脉微有歇，神倦欲寐。服大半夏汤，脘痛不安，不耐辛通，营液大虚。春节在迩，恐防衰脱。人参、炒麦冬、北五味。（《临证指南医案·痞》）

第四　痞证与攻下后水饮停蓄心下的五苓散证相鉴别

[原文]

本以下之，故心下痞，与泻心汤。痞不解，其人渴而口燥烦（口燥渴严重，非心烦），小便不利者，五苓散主之。（太阳病下篇第156条）

[发微]

（一）主旨

指出外感病攻下之后，同样出现心下痞，可能是痞证，也可能是水饮停蓄的五苓散证（或称水痞），应予鉴别。

（二）痞证与五苓散证何以要相互鉴别

痞证是中焦脾胃气机升降失司，五苓散证是气化失运、水饮停蓄，二者的基本病机相差较大。但二者都可能在攻下之后出现心下痞这一症状，因此需加以鉴别。

（三）痞证与五苓散证的鉴别要点

二者的鉴别要点如原文所述，为是否出现口渴欲饮与小便不利二症。痞证与五苓散证均可能先有外感表证，由自发下利或经攻下之后所致。痞证以心下痞为主症，往往出现嗳气、呕吐、下利；一般无口渴，即使有也不欲饮水；痞证病人呕吐、下利严重者可能出现小便量减少。五苓散证以口渴、小便不利为主症，如水饮停留主要在心下者，可以出现心下痞，无嗳气，偶有呕吐涎沫，饮水过多可能吐水。

[医案医话选]

在《临证指南医案》中，同是下利，一用泻心汤，一用五苓散，足可对照。

1. 张，气衰热伏，腹痛下利，脘中痞闷（主症，鉴别要点），不欲纳食。由疟（可能是一般发热）变痢，经邪入腑，斯病势已重，清理湿热以开痞，延久必须扶正。

淡黄芩、川连、人参、生白芍、干姜、枳实。（《临证指南医案·痢》）

2. 某，当年久痢，用三神丸得效，是脾肾两固，兼理气分之滞。体质阳虚，遇冷病加。今病起长夏，小水不通（主症，鉴别要点），必系夏热阻其宣化。久则气血凝著而为肠红。先与桂苓甘露饮分消其湿。

於术、茯苓、猪苓、泽泻、滑石、桂心。（《临证指南医案·痢》）

第五　痞证与虚损心下痞相鉴别

[原文]

伤寒吐下后,发汗,虚烦,脉甚微,八九日心下痞鞕,胁下痛,气上冲咽喉,眩冒,经脉动惕者,久而成痿。(太阳病下篇第 160 条)

[发微]

(一)主旨

病属虚损而兼有水饮停聚,也可能出现心下痞硬,需与痞证相鉴别。

(二)本条"久而成痿"的病机

可能早有虚损病证,又患外感病而用汗、吐、下等祛除病邪的治法,更加损伤人体的阴津阳气,导致水饮停留;长期内热,肺热叶焦,日久形体羸瘦、四肢软弱,成为痿证。虚烦、眩冒、脉微提示正虚,心下痞硬、胁痛、气上冲及眩冒提示水饮停留,气机逆乱。

(三)本条心下痞硬、胁下痛、气上冲、眩冒等症与相关证候的比较

1. 苓桂术甘汤证(太阳病中篇第 67 条)饮停中焦,出现心下逆满、气上冲胸、起则头眩、发汗则动经、身为振振摇等症,与本症近似。但脉象为沉紧,与本证明显不同。

2. 真武汤证(太阳病中篇第 82 条)表证未罢,阳虚水泛,出现心下悸、头眩、身瞤动、振振欲擗地等症,与本证近似。但水气泛滥于全身而非聚于局部,故无心下痞、胁下痛之症,可与本证相鉴别。

3. 十枣汤证(太阳病下篇第 152 条)水饮停留于胸胁,也有心下痞硬、胁下痛之症,与本证近似。但十枣汤证水饮大量停积,正气虽有不足,只要能耐受攻下,便可攻逐水饮。本证"脉甚微",虚象明显,即使有水饮也不可攻逐。十枣汤证攻逐水饮之后,如病情发展或治疗不当,也可能发展成虚损痿弱之证。

(四)痿证与虚损痿弱之证的关系

痿证大多为脾胃病证,日久可能发展成虚损痿弱之证。而调理脾胃也成为治疗虚损痿弱诸证的一种重要方法。也就是《黄帝内经》所说的治痿独取阳明之义。本条原文虽无治法方药,却提示了一个治疗原则。后世李东垣、叶天士、吴鞠通等医家在理论上、临床上对此均有发挥,细读其书当知中医学术的传承与发展。

[医案医话选]

(一)叶天士用建中法治劳怯损伤

华,二十。此劳怯损伤不复之病,已经食减、便溏、欲呕、腹痛。二气交伤,

然后天为急。舍仲景建中法,都是盲医矣。建中汤去糖加人参。(《临证指南医案·虚劳》)

(二)吴鞠通用建中法治虚劳

傅某,十八岁。六脉弦细而紧,吐血,遗精,阳气不摄,胃口不开,法当与建中复其阳,奈酒客中焦湿热壅聚,不可与甘,改用辛淡微甘以和胃,胃旺得食,而后诸虚可复也。

半夏五钱,云苓块五钱,麦冬(不去心)三钱,白芍五钱,生苡仁五钱,炒神曲五钱,桂枝三钱,广皮炭三钱,姜汁每杯点三小匙。煮三杯,分三次服。七帖。

复诊:业已见效,胃口得开,进食,脉尚弦紧,多服为宜。(《吴鞠通医案·虚劳》)

(三)吴鞠通用温通脾胃法治虚劳

钱某,二十七岁。(初诊略)

二诊:六脉弦细而紧,脏气之沉寒可知。食难用饱,稍饱则腹胀,食何物则嗳何气,间有胃痛时,皆腑阳之衰也。阳虚证,与通补脏腑之阳法。大抵劳病,劳阳者十之八九,劳阴者十之二三,不然,经何云劳者温之。世人以六味、八味治虚损,人命其何堪哉! 永戒生冷,暂戒猪肉介属。

云苓块五钱,半夏六钱,公丁香二钱,良姜三钱,小枳实二钱,生姜五钱,广皮炭四钱,川椒炭三钱。煮三杯,分三次服。经谓:必先岁气,毋伐天和,今年阳明燥金,太乙天符,故用药如上,他年温热宜减。

三诊:前方已服五帖,脉之紧无胃气者已和,痛楚已止,颇能加餐,神气亦旺。照前方减川椒一钱、公丁香一钱,再服七帖,可定丸方(四诊及丸方略)。(《吴鞠通医案·虚劳》)

第六　痞证与麻杏甘石汤证的鉴别

[原文]

下后不可更行桂枝汤,若汗出而喘,无大热者,可与**麻黄杏子甘草石膏汤**。(太阳病下篇第162条)

麻黄四两,去节　杏仁五十个,去皮尖　甘草二两,炙　石膏半斤,碎,绵裹

上四味,以水七升,先煮麻黄,减二升,去白沫,内诸药,煮取三升,去滓,温服一升。本云黄耳杯。(一杯相当于一升)

[发微]

(一)主旨

阐明脘痞、腹胀、便秘、腹泻等脾胃症状与麻杏甘石汤证的关系。

（二）太阳病中篇第 63 条与本条都是麻杏甘石汤证，二者有何异同

2 条原文所述的主症、治法、方药完全相同，所不同的是：第 63 条是"发汗后"，本条是"下后"。发汗后提示太阳病表证。发汗后，外邪入里化热，形成麻杏甘石汤证。下后提示先有脾胃见症，用下法之后病不解，形成麻杏甘石汤证，或出现麻杏甘石汤证的同时有脾胃见症，此时慎勿轻易应用下法。对比这两条原文可知，麻杏甘石汤证不仅与卫表及肺有关，还需要与太阳表证相鉴别。与脾胃也有一定联系，需与痞证相鉴别。不要认为本条原文与第 63 条原文是简单的重复，而忽视其辨证意义。

（三）麻杏甘石汤证与痞证的鉴别

本条原文提示，麻杏甘石汤证可能同时出现痞证或其他脾胃病的见症，对二者应仔细分析鉴别。有在麻杏甘石汤证具备之前，就有痞证或脾胃病见症，此时不可用重剂攻下，以防肺热内陷。也有麻杏甘石汤证与痞证及脾胃病见症同时存在者，此时可以治肺为主，兼治脾胃。更有肺部痰热严重的同时肠胃郁热更加严重，则应根据肺与大肠相表里的理论，用重剂攻下。（参见本书第四章阳明病篇第 208 条大承气汤证）

［医案医话选］

（一）章次公治风温，初诊用轻下法，肺胃肠同治，复诊重点清肺，用麻杏甘石汤

周某，男。体温 39.5℃，谵语见于病起之第 3 日，在肠伤寒殊为少见。呼吸紧张，时有痰凝于喉间，咯吐不爽，此温邪首先犯肺之候。

桑白皮 9g，地骨皮 9g，连翘 12g，知母 9g，杏苡仁各 9g，葶苈子 9g，地龙 9g，远志肉 4.5g，瓜蒌仁 9g，玄明粉 9g（二味同捣），生甘草 2.4g。

二诊：气略平，入夜两颧发赤。如见神蒙，便是逆传心包之候。

生麻黄 2.4g，生石膏 30g，光杏仁 9g，粉草 3g，淡黄芩 9g，地龙 9g，桑白皮 9g，远志肉 4.5g，陈胆星 2.4g，石菖蒲 9g。（《章次公医案·春温风温》）

（二）蒲辅周治小儿肺炎先用越婢加半夏汤加味，继用调和肺胃温化痰湿

金某，女，1 岁。检查摘要：扁桃体红肿，两肺布满水泡音。胸透：两肺纹理粗重模糊，并有小型斑点状浸润性阴影……血化验：白细胞计数 11.3×10^9，中性粒细胞 0.79，淋巴细胞 0.2，嗜酸性粒细胞 0.1。诊断为支气管肺炎。病程与治疗：病儿发热 4 日，已服过中西药未效，高热达 39.6℃，咳喘气促，腹满膈扇，喉间痰声漉漉，鼻翼扇动，面青唇淡，头汗出，时有烦躁，不欲食奶，大便稀溏，小便黄，脉沉紧，指纹不显，舌质淡苔白。由风寒犯肺，肺气郁闭，治宜辛开，主以越婢加半夏汤加味。

　　处方:麻黄八分,甘草五分,生石膏三钱,法半夏二钱,前胡一钱,炒苏子一钱,生姜三大片,大枣二枚。

　　二诊:服药后,微汗出,热降,烦喘膈扇俱减,大便呈泡沫样,小便微黄,脉浮数,舌淡苔黄腻。肺闭已开,表邪解散,但痰湿尚阻,以理肺化痰为治。

　　处方:连皮茯苓一钱,法半夏一钱,橘红一钱,甘草五分,杏仁一钱,炒苏子一钱,前胡一钱,桑白皮一钱五分,炒莱菔子一钱,竹茹一钱,生姜三片。

　　三诊:体温正常,精神转佳,呼吸微促,喉间尚有少许痰声,大小便同前,食纳尚差,以调和肺胃、温化痰湿,前方加厚朴八分,麦芽一钱。(《蒲辅周医案·儿科治验》)

第七　痞证与大柴胡汤证的鉴别

[原文]

伤寒发热,汗出不解,心中痞鞕,呕吐而下利者,大柴胡汤主之。(太阳病下篇第 165 条)

(大柴胡汤方见本章第二节原文第 136 条)

[发微]

（一）主旨

痞证与大柴胡汤证的比较、鉴别。

（二）痞证与大柴胡汤证的比较鉴别

　　痞证与大柴胡汤证的临床表现有许多相同之处,容易混淆。试看太阳病下篇第 157 条原文,生姜泻心汤证有"心下痞硬,干噫食臭,胁下有水气,腹中雷鸣下利"等症,与本条所述大柴胡汤证中的"心中痞硬,呕吐而下利"三症相同。可见这两个证候的病变部位主要都在胃肠与胆,都有气机升降逆乱这一病机。但二者有一个明显的不同,生姜泻心汤证(其他痞证亦然)是"伤寒汗出,解之后",即发热已退;大柴胡汤证是"伤寒发热,汗出不解",非但发热不退,并且由少阳向阳明深入发展,这对中医辨证来说是一个原则性的重大区别,也就是痞证与大柴胡汤证的主要鉴别点。

（三）痞证、结胸与大柴胡汤证的鉴别要点

　　太阳病下篇原文第 136 条指出结胸与大柴胡汤证的鉴别点是结胸"无大热"(可能小有潮热),大柴胡汤证有往来寒热。原文第 149 条指出"若心下满而鞕痛者,此为结胸也,大陷胸汤主之;但满而不痛者,此为痞,柴胡不中与之,宜半夏泻心汤"。再结合上文所述,痞证发热已退,大柴胡汤证发热汗出不解。由此可见,上述 3 个证候的鉴别要点在于:①热型:痞证发热已退,结胸无大热或小有潮热,大柴胡汤证往来寒热或发热汗出不解;②局部症状:痞证自觉心下痞或痞硬但按之濡软或不痛,结胸心下硬痛拒按、轻者按之则痛,大柴胡汤证有胸胁苦满、心中痞硬或心下急,即在剑突下或上腹部有程度轻重不一的痞硬疼痛。

(四)大柴胡汤能否用于有下利的证候

本条大柴胡汤证原文有下利一症。对此,有些后世医家及日本汉方医认为大柴胡汤有大黄属于攻下剂,不适用于有下利的证候,原文可能有误,宜改为"不利"或改为"不下利"。细读《伤寒论》便可知这一怀疑是不必要的。这样修改后的文字与《伤寒论》全书的文脉是不协调的。在《伤寒论》原文中,"不利"大多指小便不利,大便不通称"不大便"或"大便难",大便正常称"清便自调"。罕用"不下利",只有原文第33条为了与第32条"必自下利"对比,称为"不下利"。

至于症见下利仍有可能用攻下法,不仅《伤寒论》中有明文,并为历代医家所认可。陆渊雷先生对此有精练之论。选录于下,可供参照。

[医案医话选]

(一)陆渊雷论下利之可下与不可下

下利之寒热虚实于何辨之?一曰辨之于腹诊,腹硬满拒按,脐下热者,阳证可下;腹不满或虽满而软,不拒按,脐下清冷者,阴证不可下。二曰辨之于屎,屎色焦黄而热臭,或于稀薄水中杂小结块,或下利清水色纯青者,皆阳证可下;屎色淡黄或白或青黑,或完谷不化,或如米泔水,其气不甚臭,或臭如鱼腥者,皆阴证不可下。三曰辨之于小便,小便赤涩者,阳证可下;清白不涩者,阴证不可下。更参以脉舌气息好恶,虽不能洞垣一方,亦可以十得八九。(《伤寒论今释·太阳下篇之下》)

(二)腹痛下利用大柴胡汤

病人,男性,48岁。腹痛下利2日,今晨发热38.2℃,口苦而干,胸腹满痛拒按,日夜大便4次,泥状便杂少许黏液。舌尖赤,根部苔黄,脉弦数。证属少阳阳明合病。

处方:北柴胡15g,黄芩10g,法半夏3g,生大黄3g,枳实12g,赤芍18g,生姜6g,红枣6枚,桃仁10g,丹皮10g。1剂。

二诊:昨夜畅解大便1次,量多,今晨解水样便1次,腹痛除,热退,口苦减,胃口好转,舌根苔黄黑色,脉沉。肠垢未净,宜续下之。续服前方1剂。

三诊:大便成条,舌苔仍黄中带黑。前方减半,再服1剂而愈。(《伤寒论方运用法·小柴胡汤类方》)

（三）大柴胡汤合小陷胸汤治黄疸痞满

姬某,男,33 岁。患慢性肝炎 1 年余,轻度黄疸不退,丙氨酸氨基转移酶 1 570U/L。脉左关浮弦,右脉滑大,舌中部有干黄苔。自诉:胁微痛、心下痞满。证属少阳阳明并病而阳明证重。用大柴胡汤治少阳蕴热之黄疸与阳明痞结之胀满,辅以小陷胸汤。

处方:柴胡 10g,枳实 6g,白芍 10g,川军 6g,清半夏 10g,黄芩 10g,生姜 12g,大枣 4 枚(擘),瓜蒌 30g,黄连 3g。7 剂。

二诊:弦滑脉见减,舌黄苔见退,残余黄疸消失,痞满稍好,丙氨酸氨基转移酶降至 428U/L。药已对证,续进 10 剂,丙氨酸氨基转移酶正常,出院。(《中国现代名中医医案精华》岳美中医案)

（四）大柴胡汤治疗呕利痞

平某,男,44 岁。感冒后头痛、身痛,无汗,胸闷不欲饮食。午后身热,体温 37.5～38℃,小便黄,舌苔白腻,脉弦细而浮。先用芳香淡渗化湿,服 2 剂,头痛身痛已减而发热未退。更加下利黏秽,里急后重,腹痛,心胸烦闷,脘痞不欲食,舌苔黄根腻,脉弦滑任按。根据六经辨证改用大柴胡汤。

柴胡 12g,黄芩 9g,半夏 12g,生姜 12g,枳实 10g,大黄 5g,白芍 10g,大枣 5 枚。服 1 剂,周身汗出,肠鸣作响。服 2 剂,大便排出许多臭秽物,腹痛缓解。再顺 1 剂,诸症悉愈。(《刘渡舟临证验案精选·呕利痞》)

第八 痞证与瓜蒂散证的鉴别

[原文]

病如桂枝证,头不痛,项不强,寸脉微浮,胸中痞鞕,气上冲咽喉,不得息者,此为胸有寒也。当吐之,宜**瓜蒂散**。(太阳病下篇第 166 条)

瓜蒂一分,熬黄　赤小豆一分

上二味,各别捣筛,为散已,合治之,取一钱匕,以香豉一合,用热汤七合,煮作稀糜,去滓,取汁和散,温顿服之。不吐者,少少加,得快吐乃止。诸亡血虚家,不可与瓜蒂散。

[发微]

（一）主旨

论述气结胸中,上冲咽喉的瓜蒂散证,并与痞证相鉴别。

（二）瓜蒂散证的证治分析

本条原文所述的瓜蒂散证以“胸中痞鞕,气上冲咽喉,不得息”为主症。其病机是气阻胸脘,上逆咽喉,使人感到呼吸不畅。再进一步探索,气机何以受阻而上逆,或为食积胃脘,或为痰阻中焦(包括心神不安或肝气郁结)。当气机阻逆严重时,或可用瓜蒂散催吐以治其标。进一步还当审因论治,或心理疏导,或调理脾胃,并非一吐而病证痊愈。

(三)本条原文中其他脉症的辨析

①为什么说本证"病如桂枝证"?对此有不同解释,成无己提出有发热、恶风、有汗三症,这岂不就是典型的桂枝汤证。我认为,原文说"头不痛,项不强"是指出本证并无风寒外感。只是"气上冲"一症是桂枝汤的适应证之一,太阳病上篇原文第15条说"其气上冲者,可与桂枝汤"。因此,根据气上冲而说"病如桂枝证"是符合《伤寒论》原意的。②为什么说寸脉微浮?不是描述具体的脉象,而是借脉以说明本证的病机是病在胸脘(上部),气机有上越之势,因势利导,可用吐法。③胸有寒的"寒"字泛指病邪,不专指寒邪。

(四)瓜蒂散方药简析

瓜蒂散是作用较强的催吐剂。催吐作用在于瓜蒂。瓜蒂所含的甜瓜毒素刺激胃黏膜有强烈的催吐作用。瓜蒂散方中所用的赤小豆与香豉均非催吐药。赤小豆能健胃、止泻、治吐逆(见《名医别录》《药性论》)。汉代的香豉与现代药用的豆豉的制法不同,当时的香豉只有和胃作用。可见本方用赤小豆与豆豉不是加强瓜蒂的催吐作用,而是和胃以减轻瓜蒂的毒副作用。

近年临床应用瓜蒂催吐的报道甚少,中医古籍中用瓜蒂散催吐可用于食积酒伤、气阻上逆,还有用于癫痫、痰喘,瓜蒂煎汤则多用于浮肿、黄疸。

(五)瓜蒂的毒性、用法与剂量

甜瓜蒂中所含的甜瓜素有毒。但甜瓜蒂水提取或醇取物中的葫芦素 B、葫芦素 E,用于治疗慢性活动性肝炎(每日 0.6~0.9mg)连服 6~9 个月未出现明显毒副反应(《中草药》1982 年第 2 期)。回顾中医古籍,《神农本草经》《本草纲目》等认为瓜蒂有毒,而大明《日华子本草》则认为无毒,后者可能是指南瓜蒂。曾有用南瓜蒂煅成炭,研粉用汤冲服治男性乳房结块的报道(《中医杂志》1958 年第 12 期 818 页)。甜瓜蒂研粉吞服毒性较煎汤服更强,每次剂量以 <0.3g 为宜,不可超过 1.0g。曾有服用瓜蒂粉 30g,而致死亡的报道(《辽宁中医》1978 年第 3 期)。抚顺矿务局医院内科报道,5 例病人因服用瓜蒂而发生中毒,其中 3 例因循环呼吸衰竭死亡(《辽宁医药》1976 年第 4 期 60 页)。从文献记录来看,瓜蒂水煎,去滓服汤,其毒性较吞服瓜蒂粉为低,可能其催吐作用亦减弱。故其用量亦较《伤寒论》瓜蒂散中的用量为大。如《金匮要略》湿病篇的一物瓜蒂汤,用瓜蒂 20 个煎汤顿服,治疗暑湿浮肿,方后未言涌吐,但《温病条辨》引用此方,明言有催吐作用。《温疫论》与《温病条辨》中的瓜

蒂散,用于取吐,均用瓜蒂一钱(清代库平一钱重 3.73g)与生栀子二钱、赤小豆二钱水煎服汤。

第九　痞证与胁下痞块导致的脏结相鉴别

[原文]

病胁下素有痞,连在脐傍,痛引少腹,入阴筋者,此名脏结,死。(太阳病下篇第 167 条)

[发微]

(一)主旨

指出痞证与痞块的区别。指出痞证与痞块导致的脏结的鉴别。

(二)痞证、痞块、脏结的鉴别

痞证是由脾胃气机升降逆乱所导致的证候,以心下痞或心下痞硬为主症,局部按之柔软。痞块则是由痰涎瘀血等有形病邪积聚而成的腹腔内的肿块,平素无明显症状或有轻度胀满感,局部按之坚实有形。腹内痞块破裂,大量出血,或影响、阻碍肠道通畅,可能导致肠梗阻或肠绞窄,出现剧烈腹痛,如病变位于少腹则可能疼痛放射到阴部。这种病证属于脏结之一种,少数可能通过热敷、按摩、针灸或服药而缓解,其严重者,在古代没有剖腹手术条件下,预后甚差,故称死证。仲景列出此条原文,提示读者毋误诊为痞证而延误。

第六节　痞证的类似证与兼变证

本节继续对痞证与相关证候进行辨证比较分析。有两个证候,旋覆代赭汤证与桂枝人参汤证有心下痞硬一症,与痞证类似而实非痞证,应予以比较分析。还有痞证兼表证的治疗大法以及痞证误用攻下之后的变证的证治。

第一　旋覆代赭汤证

[原文]

伤寒发汗,若吐若下,解后心下痞鞕,噫气不除者,**旋覆代赭汤**主之。(太阳病下篇第 161 条)

旋覆花三两　人参二两　生姜五两　代赭一两　甘草三两,炙　半夏半升,洗

大枣十二枚,擘

上七味,以水一斗,煮取六升,去滓,再煎取三升。温服一升,日三服。

[发微]

(一) 主旨

叙述旋覆代赭汤证的证治,以此与痞证作比较。

(二) 旋覆代赭汤证与痞证的比较

　　旋覆代赭汤证与痞证均出现于用发汗或其他方法治疗之后,发热已退之后,二者均有心下痞硬一症,这是二者共同之处。但除此之外,二者的病机、证候有明显不同。旋覆代赭汤证不仅发热已退,而且外邪已除,只是胃气受轻度损伤,胃气不降而反上逆,因而出现频繁噫气,证情比较轻浅。痞证发热虽退,表证虽解,但病邪由表入里,郁于胃肠,出现寒热夹杂的见症,肠胃气机受损伤被扰乱,因而出现气机升降逆乱的见症,不仅有呕吐、噫气,还有肠鸣下利,证情较重。

(三) 旋覆代赭汤的方药分析及其与生姜泻心汤的比较

　　旋覆代赭汤的主药是旋覆花与代赭石。前者苦辛微温,功能降气消痰,入肺、胃、肝三经,亦入大肠经。后者为赤铁矿,主要成分三氧化二铁,内含微量砷,不宜长期大量服用;性味苦甘平,入肝经;功能平肝镇逆、凉血止血。两药均能治疗呕吐、嗳气、呃逆、咳喘等气机上逆之症。配以较大剂量的生姜与半夏,和降胃气以治呕吐嗳气。再用人参、炙甘草与大枣益气和胃。本方与生姜泻心汤虽有五味药相同,但主药不同,且本方不用黄连、干姜辛开苦降。总之,旋覆代赭汤证与寒热夹杂的痞证在病机、证候与方药各方面均有明显差异。

[医案医话选]

(一) 旋覆代赭汤治湿浊嗳气

　　王,二二。初用辛通见效,多服不应。想雨湿泛潮,都是浊阴上加,致胃阳更困。仿仲景胃中虚客气上逆嗳气不除例。

　　人参、旋覆花、代赭石、半夏、茯苓、干姜。(《临证指南医案·噎嗳》)

(二) 旋覆代赭汤治冲气失血

　　某,二八。努力伤络,失血面黄,口中味甜,脘中烦闷冲气,病在肝胃,勿以失血,治以滋腻。

　　旋覆花、代赭石、半夏、淡干姜、块茯苓、南枣肉。(《临证指南医案·吐血》)

(三) 旋覆代赭汤加味治食管失弛缓症

　　病人女性,45 岁。自诉吃不下饭已 1 年……目前仅能咽下少量稀饭与流质。形体消瘦,精神疲乏,胸口隐痛,嗳气频频,时有呕吐,大便量少而不成形,舌胖,苔白腻,脉弦滑……X线摄片确诊为食管失弛缓症。证属肝气郁滞,痰气交阻,肝木犯胃,胃气上逆。治拟疏肝利气,健脾化痰,和胃降逆:

旋覆花12g(包),代赭石24g,炒党参15g,川朴5g,茯苓12g,老苏梗10g,制香附10g,炒扁豆30g,地龙12g,炒米仁30g,姜半夏10g,生姜3片,炙甘草3g,大枣5枚。

二诊:上药服6剂,病情大有好转,胸宇得舒,疼痛亦轻,嗳气大减,已能慢慢吃下干饭少许,大便尚溏,喉间多痰。再拟健脾和胃,利气化痰降逆:旋覆花12g,代赭石18g,太子参24g,炒扁豆30g,怀山药12g,浙贝母12g,地龙10g,茯苓15g,焦冬术12g,生姜3片,大枣5枚,苏子梗各10g,制香附10g,姜半夏10g。服药10剂后,饮食如常,精神渐复,已参加生产劳动。(《伤寒论方运用法·杂方类方》)

(四) 旋覆代赭汤加味治顽固性呃逆

田某,女,53岁。原患十二指肠球部溃疡及慢性萎缩性浅表性胃炎。拔牙之后,感腹部胀痛,呃逆,其声高亢,不能自主……历时4个月罔效。现感口苦,胸脘胀闷,有堵塞感,每日进食约半两稀饭,体重下降。就诊之时,两目浮肿,呃逆频频,舌质淡,苔薄黄,脉虚数。证属寒热失调,久郁痰聚。治宜寒热平调,降逆和胃,理气化痰。

处方:旋覆花9g(包),代赭石15g,法半夏9g,党参15g,甘草6g,干姜6g,大枣15g,黄连6g,黄芩9g,陈皮9g,竹茹15g,茯苓15g,生山楂15g。守此方加减,经治2个月余,呃逆止,食纳佳,体重增加15kg。(《中国现代名中医医案精华》熊魁梧医案)

第二　桂枝人参汤证

[原文]

太阳病,外证未除,而数下之,遂协热而利,利下不止,心下痞鞕,表里不解者,**桂枝人参汤**主之。(太阳病下篇第163条)

桂枝四两,别切　甘草四两,炙　白术三两　人参三两　干姜三两

上五味,以水九升,先煮四味,取五升,内桂,更煮取三升,去滓,温服一升,日再夜一服。

[发微]

(一) 主旨

叙述桂枝人参汤证的证治,以此与痞证作比较。

（二）桂枝人参汤证与痞证的比较

二者都出现在太阳病攻下之后，都有下利与心下痞硬两个症状，且病变的主要部位都在脾胃。但二者的基本病机与治法方药有明显的不同。本证虽经多次攻下而太阳表证未解，仍有发热恶寒，治疗方中仍需用桂枝解表，而痞证则表证已解。本证经多次攻下之后，部分外邪入里寒化，明显损伤脾胃之气，"利下不止，心下痞鞕"是脾胃虚寒的表现，而痞证的病邪则是寒热错杂，不仅有脾虚下利，更有胃气上逆之呕吐。总之，本证是表里同病，是太阳太阴并病，而痞证则是太阳病汗吐下之后的一种寒热虚实夹杂的变证。

（三）桂枝人参汤简解

本方是人参汤加桂枝，更加炙甘草一两所组成。人参汤见《金匮要略》胸痹心痛病篇，并与《伤寒论》霍乱病篇中的理中丸（汤）的药物组成与剂量相同，是健脾益气温中的基本方，主治脾气虚导致的心中痞、心下痞、胸闷、下利等症。本方加桂枝主要用于解表，同时也有一定的温中作用，所以用量略大。桂枝用于解表，煎煮时间不宜过长，而本方人参、白术、干姜宜于久煎，所以桂枝应后下。本方用较大剂量的炙甘草有两层意义：一是由于多次攻下，脾胃之气受损，用甘草益气；二是下利频繁，用甘草缓中。本方用甘草的作用及剂量与甘草泻心汤中的甘草相同，可以参照。

（四）何谓"协热利"

协热利是指伴有表证发热的下利。而下利的性质或为寒利或为热利，只要伴有表证发热，均可称为协热利。《伤寒论》原文中称协热利者共有 5 条。太阳病中篇第 34 条葛根黄芩黄连汤证，原文未言协热利，而后人均称此证为协热利。

（五）心下痞硬简析

心下痞硬的基本病机是气机阻滞，其证候的性质有虚有实，临证需细加辨析。本证与旋覆代赭汤证的心下痞硬为明显的虚证。三泻心汤证的心下痞硬为虚实夹杂。太少并病（第 142 条）与久而成痿（第 160 条）基本上为虚证。十枣汤证与大柴胡汤证则为明显的实证。瓜蒂散证证情不一，如为酒伤食积则无疑为实证，如为精神情志引起的严重气逆，虽无实邪而正气不虚，可按实证用吐法治标。从以上分析可见，《伤寒论》中的心下痞硬，腹壁基本上是软的，不同于西医学所说的腹壁肌紧张、腹膜刺激征。

［医案医话选］

（一）桂枝人参汤治脾虚湿盛泄泻

郁，四八。经营劳心，纳食违时，饥饱劳伤，脾胃受病，脾失运化。夜属阴晦，至天明洞泻黏腻,食物不喜,脾弱恶食柔浊之味,五苓通膀胱分泄,湿气已走前阴之窍,用之小效。东垣谓中气不足溲便乃变,阳不运行,湿多成五泄矣。

人参、生白术、茯苓、炙甘草、炮姜、肉桂。(《临证指南医案·泄泻》)

(二)加桂理中汤治溃疡

顾,五八。脉微小,溃疡半月,余肿未消,脓水清稀。浮肿,汗出,呕恶,恶食,此胃阳垂败,痈毒内攻欲脱。夫阳失煦则阴液不承,元气撒则毒愈弥漫。清解苦寒,究竟斫伐生阳。议甘温胃受,培植其本,冀陷者复振。余非疡医,按色脉以推其理耳。

加桂理中汤。(《临证指南医案·疮疡》)

(三)桂枝人参汤治寒湿泄泻

女性,48岁。暑天酷热,晚间在潮湿的藤椅上纳凉,次晨吃不新鲜的咸蛋,午饭时感头痛、胸闷,吐出食物,旋又泄泻水样便,日夜五六次,小便不利,不渴,恶风。先后服合霉素及中药五苓散加味2日无效。病人仍感头痛、恶风、肢倦,此属表证未除……无里急后重,心下痞满,欲吐不欲食,舌苔薄白,脉濡,当系里有寒湿……非纯因不洁食物致病,显与感寒夹湿有关……因以桂枝人参汤为治。

党参10g,苍术10g,炙甘草6g,干姜6g,川桂枝6g。2剂而愈。(《伤寒论方运用法·理中汤类方》)

(四)桂枝人参汤治表里皆寒的协热利

陈某,19岁。头痛身痛,发热恶寒,大便作泻,日四五次,无红白黏液,腹中绵绵作痛。用藿香正气散未能取效。脉浮弦而缓,舌苔薄白而润。辨证为表里皆寒的协热利。治用桂枝人参汤。嘱其先煮理中汤,后下桂枝,日夜服之。2剂而愈。(《中国现代名中医医案精华》刘渡舟医案)

(五)桂枝人参汤治泄泻兼表证

霍某,女,63岁。脾胃素弱,因感寒而发热恶寒,头痛无汗,心下痞满。服用苦寒之剂,表不解,更加泄泻,痞满加重,腹痛不欲食,肢厥,脉沉微,舌苔润滑。因疏桂枝人参汤与之。

桂枝10g,甘草6g,野党参10g,干姜10g,炒白术10g。服药2剂,身见小汗,寒热退,痞轻,下利减,5剂而愈。(《伤寒论临证实验录·太阳病下篇》)

第三　痞证误下后的变证及赤石脂禹余粮汤证

[原文]

伤寒服汤药,下利不止,心下痞鞕。服泻心汤已,复以他药下之,利不止,医以理中与之,利益甚。理中者,理中焦,此利在下焦,**赤石脂禹余粮汤**主之。复不止者,当利其小便。(太阳病下篇第 159 条)

赤石脂一斤,碎　太一禹余粮一斤,碎

上二味,以水六升,煮取二升,去滓,分温三服。

[**发微**]

(一)主旨

阐述痞证误下之后出现下利不止的变证,及其分阶段辨证论治与方药。

(二)4 个不同阶段的下利及其不同的治法方药

1. 伤寒服汤药,表证已解而下利,伴有心下痞硬者,属于痞证,当用泻心汤治疗。

2. 用泻心汤后,病未全愈,误用攻下法,出现下利不止,属于脾气受损,宜健脾益气温中,用理中汤治疗。

3. 用理中汤后,下利依然严重,则提示病变不仅是中焦脾胃受损,而且下焦收摄功能减退,宜固涩收摄下焦,用赤石脂禹余粮汤。可将本方与理中汤合用。

4. 如下利仍未能完全控制,大便稀溏如水样者,可以加入利水方药如五苓散、车前子、薏苡仁等。

(三)4 种治法可以灵活综合应用

以上 4 种治法方药的应用,原文所述是一般性的病情发展次序,临床可根据具体病情适当灵活综合应用。除了伤阴者之外,利水法可以提前应用。有气陷滑脱之证者,固涩收摄法亦可与理中法同用。

[**医案医话选**]

(一)固涩收摄法治久泻

某,久泻,脉虚。人参、五味子、禹余粮石。(《临证指南医案·泄泻》)

(二)固涩收摄法治咳嗽便溏

某,脉弦右甚,嗽,午潮热,便溏,畏风,以大肠嗽治之。

生於术一钱半,茯苓三钱,赤石脂一钱,禹粮石二钱,姜汁四分,大枣三枚。(《临证指南医案·咳嗽》)

(三)禹余粮的成分与作用

禹余粮内服能吸附消化道内毒物,如磷、汞、细菌毒素及食物异常发酵的产物等。本品对发炎肠黏膜有保护作用,一方面减少异物刺激,另一方面吸附炎性渗出物。内服对胃肠道出血有止血作用。(《仲景方药古今应用·赤石脂禹余粮汤类》)

第四 痞证兼表证

[原文]

伤寒大下后,复发汗,心下痞,恶寒者,表未解也。不可攻痞,当先解表,表解乃可攻痞。解表宜桂枝汤,攻痞宜大黄黄连泻心汤。(太阳病下篇第 164 条)

[发微]

(一) 主旨

指出痞证兼表证应按先表后里原则辨治。

(二) 痞证兼表证的辨治方法

痞证已成,而此前的表证未罢,或痞证已成又感外邪而兼有表证,原则上应先表后里,表证轻微者亦可表里兼顾。原文提出的"解表宜桂枝汤,攻痞宜大黄黄连泻心汤"是当时代表性的方剂,是举例而言。下一节的黄连汤证有些注家认为就是痞证兼表证而表里同治者。在此基础上后世有许多发展,如《太平惠民和剂局方》的藿香正气散、《温热经纬》的甘露消毒丹、《霍乱论》的连朴饮等方,都是治疗外感风寒或风热与内伤湿热、胃肠气机痞阻同病的方剂。

[医案医话选]

(一) 治呕利痞,寒温交融,表里有序

平某,男,44 岁。感冒后,头痛,周身酸痛,午后身热,无汗,体温 37.5~38℃。胸满,不欲饮食,小便黄,舌苔白腻,脉弦细而浮。刘老辨为湿热羁于卫气之间,治以芳化与淡渗相间为法。

白蔻仁 6g,杏仁 9g,苡仁 9g,半夏 12g,佩兰 9g,连翘 9g,滑石 12g,通草 9g,大豆卷 10g。服 2 剂,头身疼痛大减,但午后发热仍不解,新转下利黏秽,里急后重,腹中疼痛,胃脘痞塞,呕恶而不欲食。舌苔黄,根腻,脉弦滑任按。刘老根据六经辨证认为表邪入里,湿热蕴结三焦,少阳枢机不和,阳明胃肠不调之证。

处方:柴胡 12g,黄芩 9g,半夏 12g,枳实 10g,大黄 5g,白芍 10g,大枣 5 枚,生姜 12g。

服第 1 煎周身汗出,肠鸣咕咕作响,第 2 煎后,大便排出许多臭秽之物,腹痛随之缓解。再剂后,下利痞满喜呕等症悉愈。(《刘渡舟临证验案精选·呕利痞》)

(二) 先表后里治肠胃型感冒

徐某,女。3 日来恶寒发热,头痛骨楚,而温温欲吐,舌苔白腻。用此方辛温解表以退热,芳香化浊以镇呕。

荆芥穗 5g，紫苏叶 5g，川桂枝 5g（后下），藁本 9g，川羌活 9g，香白芷 5g，姜半夏 9g，陈皮 5g，六曲 6g，生姜 2 片。

二诊：胃肠型感冒与肠伤寒，在难以肯定之际，用发汗剂可以得其梗概。今药后热已退尽，2 日未再升，非肠伤寒也。胃呆，大便难，食后有泛恶现象，以此法调其肠胃。

佩兰梗 5g，薤白 9g，姜半夏 9g，陈皮 5g，云苓 9g 生枳实 9g，白豆蔻 5g，六曲 9g，谷麦芽各 9g，佛手 5g。（《章次公医案·感冒》）

（三）藿香正气散解表和里同治

本方具有解表化湿，理气和中的功效。临床可用于外感风寒，内伤湿滞。症见恶寒发热，头痛，胸膈满闷，脘腹疼痛，恶心呕吐，肠鸣泄泻，口淡，舌苔白腻。（《方剂学·祛湿剂》）

第七节　太阳病其他变证

太阳病是外感病的初起阶段，证候变化极多。《伤寒论》太阳病上中下三篇，除了桂枝汤证、葛根汤证与麻黄汤证 3 个太阳病典型证候之外，都是太阳病的兼变证。太阳病上篇是桂枝汤证的兼变证；太阳病中篇除了少数葛根汤证与麻黄汤证的兼证之外，叙述了许多寒热虚实各异的变证，比较详细叙述的有五苓散证、栀子豉汤证、柴胡汤类证与蓄血证；太阳病下篇的主要内容是详细论述结胸证与痞证，及其衍生出的许多兼变证、类似证。在太阳病篇最后部分提出 5 个太阳病的变证，这几个变证的共同特点是不典型，与太阳病的 3 个典型证候相差较大，虽出现在太阳病阶段，但太阳表证较快入里，出现为寒热虚实各不相同的里证，有接近阳明里热证的，有接近少阳里热的，有近似太阴而寒热虚实兼夹的，有接近少阴阳虚而病变主要在筋骨的，有接近少阴而阴阳气血俱虚的。其辨治方法对临床有重要的指导意义。

第一　白虎加人参汤证及白虎汤的禁忌

［原文］

伤寒若吐若下后，七八日不解，热结在里，表里（指内外）俱热，时时恶风，大渴，舌上干燥而烦，欲饮水数升者，**白虎加人参汤**主之。（太阳病下篇第 168 条）

知母六两　　石膏一斤,碎,绵裹　甘草二两,炙　　人参二两　　粳米六合

上五味,以水一斗,煮米熟汤成,去滓,温服一升,日三服。此方立夏后,立秋前乃可服。立秋后不可服。正月二月三月尚凛冷,亦不可与服之,与之则呕利而腹痛。诸亡血虚家亦不可与,得之则腹痛利者,但可温之,当愈。

伤寒无大热,口燥渴,心烦,背微恶寒者,白虎加人参汤主之。(太阳病下篇第169条)

伤寒脉浮,发热无汗,其表不解,不可与白虎汤。渴欲饮水,无表证者,白虎加人参汤主之。(太阳病下篇第170条)

[发微]

(一)主旨

详细论述白虎加人参汤证(气分大热证的一种)可出现于外感病初期,由太阳病阶段迅速转变而成,及其辨治方药。

(二)白虎加人参汤证不同的发病机制

白虎加人参汤证在第一章太阳病上篇第26条已有论及,是在服用桂枝汤之后所出现的证候。本节第168条原文说"伤寒若吐若下后",第169条未经汗吐下,迅速出现白虎加人参汤证。可见发生本证的病因病机可能是外感风寒入里化热,可能是外感风寒伴有邪热内伏,也可能是直接感受暑热外邪。《伤寒论》将白虎加人参汤证的条文分在三处(太阳病上篇、太阳病下篇与阳明病篇)论述,对病因病机与临床辨证都有指导意义。《温热经纬》将太阳病上篇原文第26条编入仲景伏气温病篇,而将本节原文第168条与第169条列入仲景外感热病篇是颇有识见的。可见温病学家曾抱着崇敬的心情与融会寒温的观点,对《伤寒论》进行过深入的研究。当代从事伤寒温病学说研讨的医界学者对此当有所启发。

(三)白虎加人参汤证的病机与治疗原则

白虎加人参汤证不仅是一个里热证气分大热证,又是虚实夹杂证,以实热证为主,是由气分大热而导致气阴两虚。并且二者相互关联,热邪盛耗伤正气,又迫津外出、灼伤津液。示意如下:热邪盛→高热汗多→伤津→脱液→耗气→热邪更盛。因此,治疗本证应以泻热为主,补泻兼施,泻热可以保护阴津又可以维护正气;益气生津有利于清除热邪。

(四)白虎加人参汤证的辨证

本证的临床辨证应注意以下几点:

1. 高热　这是最基本的症状,热高病进,热退病减。但需注意,大量汗出时,轻按皮肤感到温度不高,原文称为"身无大热",切勿误认为热邪已退。此

时用体温计测量口腔或肛门内温度仍高。

2. 发热汗多　发热不恶寒,汗出热不退是里热证的共有之症。本证的特点是汗多而热象明显,不仅体温升高,更有烦躁、口渴欲饮、面红等热象。

3. 口渴饮水而难以解渴　这是本证临床表现的特点之一,提示热盛耗气,气不化津,津不上承这一病机。

4. 脉洪大或芤　脉洪大主要提示热邪盛、病有进展,洪脉也提示正气已有不足,如见芤脉则提示正气明显不足,必须加用人参,如见散大之脉则正气已严重损伤,应急用大剂量人参。本证高热,脉皆见数,如脉率过快而见数疾之脉,也是加用人参的指标。张锡纯在《医学衷中参西录》中对此论之颇详。

5. 背微恶寒　本证在大量出汗,肌腠疏松甚或卫气虚弱时,可能出现轻微恶寒。正常人在夏季大汗淋漓时可能也有此感觉。对此应注意鉴别,切勿误认为表证未罢。

（五）白虎加人参汤方药分析

本方以白虎汤清泻气分大热为主,加中等量的人参益气为辅。气虚见症明显者,可加大人参的剂量。白虎汤的方药配伍详见第四章阳明病篇原文第219条。

（六）全面理解白虎汤的禁忌

原文指出"发热无汗,其表不解,不可与白虎汤",对此应有全面认识。浅析如下:①确有风寒表证,发热恶寒无汗头痛骨楚等症明显,同时兼有一定的里热见症,如口渴心烦等。此时,当以辛温解表为主,不可用白虎汤,但并不完全忌用清里热药,许多医家赏用石膏,亦可用黄连、黄芩。如大青龙汤、小青龙加石膏汤等。②既有风寒表证,又有明显的里热证,则解表与清里可以并重,如《宣明论方》的防风通圣散。③里热炽盛为主兼有轻微表证,如头痛、骨节酸痛等,可以清里为主,表里兼顾,如《外台秘要》的三黄石膏汤;解表药用得更轻的如《伤寒论》葛根黄芩黄连汤、《医学衷中参西录》的寒解汤;甚至可以不顾轻微表证,直清里热。总之,表证禁用白虎汤是相对的,不是绝对的。

［医案医话选］

（一）张锡纯对寒解汤的解释

寒解汤(生石膏一两捣细,知母八钱,连翘一钱五分,蝉退一钱五分)。此汤为发表之剂,而重用石膏、知母,微用连翘、蝉退,何以能得汗? 答曰:用此方者……原是白虎汤证,特因头或微痛,外表犹似拘束,是犹有一分太阳流连未去。故方中重用石膏、知母以清胃府之热,而复少用连翘、蝉退之善达表者,引胃中化而欲散之热,仍还太阳作汗而解……况石膏性凉味微辛,有实热者,单服之即能汗乎……一人，年四十余。为风寒所束不得汗，胸中烦热，又兼喘促。医者治以苏子降气汤，兼散风清火之品，数剂病益进。诊其脉，洪滑而浮，投以寒解汤，须臾上半身即出汗。又须臾，觉药力下行，至下焦及腿亦皆出汗，病若失。(《医学衷中参西录·治温病方》)

(二)白虎汤宜加人参的经验

盖白虎汤证其脉宜见滑象，脉有硬象即非滑矣，此中原有阴亏之象，是以宜治以白虎加人参汤也。自治愈此笔之后，凡遇其人脉数或弦硬，或年过五旬，或在劳心劳力之余，或其人身形素羸弱，即非在汗吐下后，渴而心烦者，当用白虎汤时，皆宜加人参，此立脚于不败之地，战则必胜之师也。(《医学衷中参西录·医论》)

(三)白虎加人参汤治暑温误表

王某，三十八岁。暑温误表，汗如暴雨直流，有不可猝遏之势，脉洪芤，气短，与白虎人参汤。生石膏八两，知母二两，粳米一合，炙甘草一两，洋参八两。煮四碗，一时许服一碗，以汗止为度，不止再作服。

二诊：汗势减，照前方服半剂。

三诊：脉静身凉汗止。与三才汤三帖，痊愈。(《吴鞠通医案·暑温》)

(四)白虎加人参汤加味治风温邪入气分而表证未尽

韩某，女，34岁。发热25日，体温39℃左右，口渴喜饮，汗出时多时少，微恶寒，头痛身痛，胸痛干咳，不思饮食，厌油腻厚味，心烦，眠不安，大便初头硬，二三日一行。面色萎黄，形体消瘦，舌红苔剥，脉浮数无力……邪侵气分而表邪仍未尽除，里热炽盛，津气两伤……治以人参白虎汤加减。人参10g(另煎)，生石膏30g(先煎)，知母15g，葛根12g，元参30g，忍冬花20g，连翘15g，黄芩10g，生地15g，板蓝根15g。上方连进4剂，体温降至37℃左右，表证除，汗少，尚有少许干咳。改投竹叶石膏汤加减，3剂而愈。(《中国现代名中医医案精华》李振华医案)

(五)白虎加人参汤治中暑高热

张某，女，24岁。中暑高热第2日，体温40℃，汗出很多，皮肤湿润，热不退，偶有恶风。今日月经应时而至，量较多，无腹痛。有时烦躁，有时嗜睡，梦中胡话，但语言清亮，思路清晰。大渴引饮，面色潮红。进半流质，食欲尚可，大便干结，小便少。脉滑数，舌色偏红，舌面少津，苔薄白。诊为中暑高热。

处方：肥知母60g，生石膏160g，炙甘草30g，党参30g，粳米少许(煮汤去米，取汤煎药)。

药后，当晚体温降至38℃，第2日上午续服上方1剂，下午热退，一夜安

眠。第 3 日正常上班。[《疑难病证思辨录（增订评释本）》第 43 回辨暑病分阳明少阴]

（六）通变白虎加人参汤治泻痢

本汤治下痢，或赤、或白或赤白参半，下重腹痛，周身发热，服凉药而热不休，脉象确有实热者。生石膏二两（捣细），生杭芍八钱，生山药六钱，人参五钱（用野党参按此分量），甘草二钱。上五味，以水四盅，煎取清汤两盅，分两次温饮之。

此方，即《伤寒论》白虎加人参汤，以芍药代知母，山药代粳米也。痢疾身热不休者，方书多诿为不治。夫治果对证，其热焉有不休之理，此乃因痢证夹杂外感，其外感之热邪，随痢深陷……惟治以此汤，以人参助石膏，能使深陷之邪，徐徐上升外散，消解无余。加以芍药、甘草以理下重腹痛，山药以滋阴固下，连服数剂，无不热退而痢愈者。（《医学衷中参西录·治痢方》）

第二　黄芩汤证及其与太阳少阳并病的比较

[原文]

太阳少阳并病，心下鞕，颈项强而眩者，当刺大椎、肺俞、肝俞，慎勿下之。（太阳病下篇第 171 条）

太阳与少阳合病，自下利者，与**黄芩汤**；若呕者，**黄芩加半夏生姜汤**主之。（太阳病下篇第 172 条）

黄芩汤方

　　黄芩三两　　芍药二两　　甘草二两,炙　　大枣十二枚,擘

上四味，以水一斗，煮取三升，去滓，温服一升，日再夜一服。

黄芩加半夏生姜汤方

　　黄芩三两　　芍药二两　　甘草二两,炙　　大枣十二枚,擘　　半夏半升,洗　　生姜一两半,一方三两,切

上六味，以水一斗，煮取三升，去滓，温服一升，日再夜一服。

[发微]

（一）主旨

叙述黄芩汤与黄芩加半夏生姜汤的方证及其与太阳少阳并病的比较。

（二）黄芩汤证与黄芩加半夏生姜汤证的证候简析

黄芩汤证的主症是下利。原文虽未明言除下利之外的见症，但从"太阳与少阳合病"这一句原文来看，黄芩汤证出现于外感病早期，一开始就没有典型的太阳病见症，但有头痛、发热、微恶寒、肢体酸痛等症中的一两个见症。而一

开始就出现不典型的少阳病见症,如不规则发热、口苦、心烦、头眩、心下痞、呕吐、下利等症中的两三个见症。总之,黄芩汤证是出现在外感病早期的以下利为主症,以里热为主要病机,伴有轻微表证的不典型证候。《伤寒论》中称"合病"的都是不典型的证候。黄芩加半夏生姜汤证则与黄芩汤证基本相同,而其主症则为呕吐或呕吐与下利同时出现。

(三)黄芩汤方药简析

本方是以清热和中为基本功能的方剂,药物组成比较简单,作用比较和缓。主药黄芩苦寒清里热,药性和缓而作用面广,对肺、胃、大肠、小肠、肝、胆等脏腑的热邪均有清除作用。芍药既有轻缓的清热作用,更重要的是具有极佳的和中缓急止痛作用,与甘草配合,即小剂量的芍药甘草汤。由于有以上这些特点,所以本方为后世温病学派所赏用,作为温热病邪由卫分初入气分证候的基本用方。原方用大枣 12 枚,后人恐其过于甜腻,大多舍去不用。加半夏、生姜是针对呕吐的用药,对原方影响不大。

(四)黄芩汤的药理作用

黄芩汤中主药黄芩的有效成分黄芩苷、黄芩苷元等能起到抗炎、抗过敏、抗病原微生物等作用。也有实验证实,黄芩对过氧化脂质、酒精等所致肝损害、脂肪肝及高脂血症等有治疗作用。芍药甘草汤具有镇静、镇痛、解痉、抗炎作用。(《伤寒经纬·原文析义》)

(五)黄芩汤临床应用简述

本方用于下利腹痛有很好的疗效,后人加减应用者极多,张洁古、朱丹溪均有加减方,最著名的是刘河间的芍药汤,朱肱将本方去大枣,更名为黄芩芍药汤,治疗热痢与鼻衄,汪昂推崇本方为治痢的祖方。《临证指南医案》用本方加减治疗暑热、泄泻、痢疾等病证,痢疾门医案中有 13 个处方用黄芩、芍药。《温病条辨》治中焦湿温第一方人参泻心汤,治疟疾的黄芩白芍汤都是本方的加减扩充。在治疗痢疾的 12 个方剂中,有 5 个方剂用黄芩、芍药为主药。在《吴鞠通医案》中治疗滞下(痢疾)的 57 个医案中,有 45 个医案(80%)用黄芩、芍药。现代临床本方多用于治疗急性胃肠炎、细菌性痢疾、阿米巴痢疾等疾病。

(六)黄芩汤证与太阳少阳并病的比较

太阳少阳并病在《伤寒论》中共有 3 条原文(第 142 条、第 150 条与本条),其主症为头项强痛、头眩及心下痞或痞硬。其基本病机是肝经气郁,宜用针刺法或疏肝解郁药物治疗,不可用发汗法与攻下法,也不宜用苦寒清热。这 3 条条文的安排,分别与结胸、痞证及黄芩汤证相鉴别,避免误用发汗、攻下或苦寒清热法。

[医案医话选]

（一）叶天士用黄芩汤加味3例

1. 暑热腹痛　王,身热自汗,腹痛,大小便不利,脉虚,右大左小,暑热内闭,拟和表里法。

黄芩、生白芍、甘草、薄荷、黑山栀、竹叶、通草、枳实。(《临证指南医案·暑》)

2. 湿郁痛泻　陈,脉缓大,腹痛泄泻,小溲不利,此水谷内因之湿,郁蒸肠胃,致清浊不分,若不清理分消,延为积聚黏腻滞下,议用芩芍汤。

淡黄芩、生白芍、广皮、厚朴、藿香、茯苓、猪苓、泽泻。(《临证指南医案·泄泻》)

3. 热利胸痞　某,热渐入里,胸痞便泄,议酸苦泄热。

黄芩、黄连、白芍、甘草、枳实、广皮白、滑石、谷芽。(《临证指南医案·痢》)

（二）吴鞠通用黄芩汤加味治老年积滞

德氏,七十三岁。七旬以外之老人,滞下红白积,业已一月有余,六脉洪大滑数,而且歇止,乃痢疾之大忌。舌苔老黄,积滞未清,腹痛当脐。医者一味收补,置积滞于不问,邪无出路,焉得收功。势已重大之极,勉与化滞,兼与温通下焦。

黄芩二钱,炒白芍三钱,炒姜半夏五钱,真川连一钱五分,广木香三钱,槟榔二钱,广皮炭三钱,川椒炭三钱,杏仁泥三钱,归须二钱,乌梅肉三钱,公丁香一钱五分,红曲二钱。煮四小茶杯,日三夜一,分四次服。

二诊:滞下本系积滞暑湿之实证,前医一味呆补,希图止泻,不知邪无出路,如何能止?腹痛已减,议且减其制。

黄芩一钱五分,炒白芍一钱五分,炒姜半夏三钱,槟榔一钱,川连一钱,炒广木香一钱,苍术炭一钱,广皮炭二钱,乌梅肉二钱,川椒炭一钱五分,红曲一钱。煮三杯,分早中晚三次服。《吴鞠通医案·滞下》)

（三）黄芩汤加味治赤痢兼轻度表证

万某,男,38岁。患赤痢,始见发热不恶寒,头闷微痛,舌苔白黄而腻,脉象浮数,下痢纯赤,当日约下八九次,腹痛里急后重,上午进葛根芩连汤合黄芩汤。

葛根15g,黄连9g,黄芩5g,白芍15g,生甘草10g。1剂。下午热渐退而下痢未减,改用黄芩汤加白头翁。

黄芩5g,白芍15g,生甘草10g,白头翁10g。再进1剂……晚间下痢次数见减。次日身退清,头闷痛除,白苔见退,脉转和缓,下痢仍赤,但次数递减。

改方如下：当归 15g，白芍 15g，莱菔子 10g，枳壳 5g，槟榔 5g，青皮 5g，金银花 10g，生甘草 10g。日进 1 剂，3 日后告愈。(《万友生医案选·痢疾案》)

（四）汉方医对黄芩汤的解说

黄芩汤临床可用于：①急性肠炎、消化不良、感冒及流感等疾病出现以下症状者：有发热下利腹痛黏液便或血便；或有恶寒头痛；或有里急后重。②急性阑尾炎、附件炎等疾病之伴有腹痛与血热症状者。③妇女倒经，吐血衄血，或伴有往来寒热、腹中结痛，或伴有心下痞硬、腹中悸动者。(《汉方概论·方药解说》)

第三 黄连汤证

[原文]

伤寒，胸中有热，胃中有邪气，腹中痛，欲呕吐者，**黄连汤**主之。(太阳病下篇第 173 条)

黄连三两　甘草三两，炙　干姜三两　桂枝三两，去皮　人参二两　半夏半升，洗
大枣十二枚，擘

上七味，以水一斗，煮取六升，去滓，温服，昼三夜二。疑非仲景方。

[发微]

（一）主旨

叙述黄连汤证证治。

（二）黄连汤证证候的综合分析

本条原文前三句指的是病机，后两句指的是主症（腹痛与呕吐）。"伤寒"，提示病由外感所致，但未明确表里深浅。对"胸中有热"与"胃中有邪气"这两句，过去有不同看法，似宜结合起来广义理解为妥。胸，包括现在所说的胸与腹；胃，包括肠胃等内脏；邪气，包括以寒邪为主的多种病邪，可以综合理解为胸腹部胃肠等内脏有热邪同时也有寒邪，其临床主要表现是腹痛、呕吐两个症状。外感表邪可能已经入里也可能尚有表证未罢。总之，这是个很不典型的太阳病变证。

（三）黄连汤方药分析

本方以黄连、干姜相配，辛开苦降，驱除寒热病邪，调整肠胃气机，可治呕吐，可缓腹痛，为本方主要的祛邪药。用人参、甘草、大枣和中益气，为本方的扶正药。用半夏以止呕吐，用桂枝与甘草相配，有两种作用，一是温振中焦阳气能缓解腹痛，二是温通卫阳可以发散在表之风寒。总之，本方是一首温凉补泻同用的复方。本方如与半夏泻心汤相比，是去黄芩，加重黄连剂量，加用桂

枝。本证何以不用黄芩？按用药常规,虚寒腹痛不用黄芩(参见本书第八章厥阴病篇第333条),但非绝对禁忌。本证能否用芍药治腹痛？芍药如用于虚寒性腹痛,必须与温中药配伍,如小建中汤。本方有干姜还有桂枝,如症见明显腹痛,可以配用芍药。本方以温中为主,清热为辅。本证以虚寒为主,虽有一定的热邪,故不宜以黄芩、芍药为主药。

[医案医话选]

(一)黄连汤加味治寒热夹杂的泄泻

周某,女,18岁。素有胃痛吐酸,诊断为慢性胃炎,因琐事与人争吵,证又加重。胃脘胀满,两胁串痛,头眩短气,心下作痛拒按,四肢厥冷,大便溏泄,小便清长。脉沉微,关部带滑。治宜清胃消痞,扶脾健运,以黄连汤加舒肝理气之药。

黄连6g,甘草6g,干姜10g,桂枝6g,党参10g,半夏10g,五灵脂10g,广郁金6g,厚朴6g。服1剂,胀满减,胃痛消失。4剂后胁痛、腹胀消失,大便正常,四肢温暖。惟胃纳差,气短头眩,改方调理。(《伤寒论临床实验录·太阳病下篇》)

(二)黄连汤治外感呕逆

病人男性,17岁。昨日下午寒潮来袭,受风寒,吃晚饭一半,尽呕吐而出,腹痛欲解大便,所解不多。胸中疼热,微发热恶寒,体温37.8℃,夜睡不安,时时欲呕,面色微有热色,自汗,胸腹烦疼,不渴,不欲食,不知饥。舌尖红,苔黄白相间,脉弦数。证属风寒外感,胃热肠寒。

处方:桂枝9g,黄连9g,法半夏9g,党参9g,炙甘草9g,生姜9g,大枣9g。服2剂,各症均除。(《伤寒论方运用法·泻心汤类方》)

(三)黄连汤加味治胃脘热痛

男性,63岁。有胃病史多年,抑郁寡欢,脾气不好。每次夜饭要喝酒,嗜食油煎之物,近来食后饱胀,嗳气连声,常有呕恶,胸腹胀痛,食量渐减,便溏有时腹泻。胃脘部有热感,喜以冷手抚摩,失眠。唇红,舌边尖赤,苔微黄,脉细滑。证呈上热下寒,升降失调。拟黄连汤旋覆代赭汤合剂。

川连6g,桂枝6g,法半夏9g,党参9g,炙甘草9g,干姜6g,大枣9g,旋覆花9g(包),代赭石15g(先煎)。服3剂,各症显著好转。续服5剂,精神大振。嘱其每月服5剂调理巩固。(《伤寒论方运用法·泻心汤类方》)

第四 风湿证

[原文]

伤寒八九日,风湿相搏,身体疼烦(剧痛),不能自转侧,不呕,不渴,脉浮虚

而涩者，**桂枝附子汤**主之。若其人大便鞕，小便自利者，**去桂加白术汤**主之。(太阳病下篇第 174 条)

　　桂枝附子汤方

　　　桂枝四两，去皮　附子三枚，炮，去皮，破　生姜二两，切　大枣十二枚，擘　甘草二两，炙

　　上五味，以水六升，煮取二升，去滓，分温三服。

　　去桂加白术汤方

　　　附子三枚，炮，去皮，破　白术四两　生姜三两，切　大枣十二枚，擘

　　上五味，以水六升，煮取二升，去滓，分温三服。初一服，其人身如痹，半日许复服之，三服都尽，其人如冒状，勿怪，此以附子、术并走皮内，逐水气未得除，故使之耳。法当加桂四两；此本一方二法，以大便鞕，小便自利，去桂也；以大便不鞕，小便不利，当加桂。附子三枚恐多也，虚弱家及产妇，宜减服之。

　　风湿相抟，骨节疼烦，掣痛不得屈伸，近之则痛剧，汗出短气，小便不利，恶风，不欲去衣，或身微肿者，**甘草附子汤**主之。(太阳病下篇第 175 条)

　　　甘草二两，炙　附子二枚，炮，去皮，破　白术二两　桂枝四两，去皮

　　上四味，以水六升，煮取三升，去滓，温服一升，日三服。初服得微汗则解，能食，汗止复烦者，将服五合，恐一升多者，宜服六七合为始。

　　伤寒脉浮滑，此以表有热(寒)，里有寒(热)，**白虎汤**主之。(太阳病下篇第 176 条)

　　　知母六两　石膏一斤，碎　甘草二两，炙　粳米六合

　　上四味，以水一斗，煮米熟汤成，去滓，温服一升，日三服。臣亿等谨按：前篇云，热结在里，表里俱热者，白虎汤主之。又云其表不解，不可与白虎汤。此云脉浮滑，表有热，里有寒者，必表里字差矣。又阳明一证云，脉浮迟，表热里寒，四逆汤主之。又少阴一证云，里寒外热，通脉四逆汤主之。以此表里自差，明矣。《千金翼》云白通汤。非也。

[发微]

(一) 主旨

论述风湿证中的早期、中期、后期与化热 4 种证候及其不同的治法方药。

(二) 风湿证早期的证候

原文第 174 条所述的桂枝附子汤证是风湿证的早期。①此证初起，表现为风寒湿邪外袭，有发热恶寒等症，故原文称为"伤寒"，与一般太阳病有相似之处，故列入太阳病篇，可与其他太阳病变证相比较。②本证的主症是由风寒湿邪侵袭而导致的肌肉关节疼痛，活动受限；风寒湿邪也损伤全身气血，因而出现浮虚而涩的脉象。③不呕、不渴，提示对内脏尚未有明显影响，亦未化热

伤阴。

（三）风湿证早期的治法方药

治疗风湿证早期的主方是桂枝附子汤。本方的基本功能是通阳散寒祛风化湿。主要配伍是桂枝配附子,甘草为佐。其作用能温振阳气,温通阳气,驱散风寒湿邪。本方用药特点是用大剂量的炮附子,不仅可以温阳祛邪,还有较好的止痛作用。但附子有毒,用大剂量炮制不当的附子,有中毒的可能。原文在方后所说的"如冒状"(头昏眼花),是轻度附子中毒的表现,应重视,必须减量或停用,不可"勿怪"。

（四）附子用量与毒性相关问题简析

历代医家的附子用量各有不同经验,差异很大,难以尽述,只能简析如下:《伤寒论》中,回阳救逆方中附子的用量较小,四逆汤用生附子一枚,通脉四逆汤用附子大者一枚。对此,本书第二章太阳病中篇第92条已有论述。治疗风湿痹痛方中附子的用量较大,桂枝附子汤用炮附子3枚,甘草附子汤中用炮附子2枚(《金匮要略》中风历节病篇乌头汤中用川乌5枚,其重量相当于附子2枚)。而近代医家用附子主要根据个人的不同地区、不同经验而出现明显的剂量差异,对附子之用于回阳救逆(强心)与用于治疗风湿痹痛(止痛)的区别,似乎不太重视。如云南吴佩衡,8岁小儿初诊即用附子30g,三诊时加至100g。江苏秦伯未、章次公一般用附子在6g左右。而日本厚生省监修的《现代日本汉方处方手册》桂枝加术附汤中,炮附子只用0.5~1.0g。从现代药理研究结果来看,附子的强心成分是消旋去甲乌药碱,只需微小剂量便具活性,便有强心作用,并不因高温煎煮而被破坏。因此,附子用于强心无须大量。附子中的镇痛成分是乌头碱,乌头碱不仅没有强心作用,对心脏还有毒性,但达到镇痛效果需要较大剂量,如久煎可以使乌头碱破坏。因此,附子用于镇痛,必须用较大剂量的制附子,如何掌握具体用量是个两难问题,少用达不到镇痛效果,多用有乌头碱中毒之虑。总之,附子用于镇痛要慎重,一般可从小量开始,逐步增加,因为附子的毒性反应因人而异,差别很大。勿因有人服大量附子无毒性反应而处处妄用,也勿因有人服小量附子即感不适而久久畏用。

（五）风湿证中期的证治要点

原文第174条的去桂加白术汤证为风湿证的中期。外感表证已罢,在表外风已去,寒湿病邪对肠胃的影响基本消除(大便硬,小便自利),病证集中表现在肌肉关节(有人称此为风气去湿气在),"身体疼烦,不能自转侧"并无好转,治疗改用去桂加白术汤。去桂,减少了祛除在表风寒的作用。加术四两,加强了治疗风湿痹证的作用。《神农本草经》载"术"的首要功能是"主风寒湿痹,死肌痉疸"。《名医别录》载"术"的首要功能是"主治大风在身面"。可见白术及苍术是治疗痹证的主要药物。有人感到,大便硬、小便自利而加用白术难以理解,这是对白术功能的认识不全面所致。《金匮要略》湿病篇有与本条条文相似的记载,称本方为白术附子汤,方中附子用一枚半。因加用大量白术,故不能因附子用量小于桂枝附子汤而断定证情已经减轻。从临床实际来看,对去桂加术不必过于拘泥,即白术也可用于痹证之早期,桂枝不妨用于中后期。只要能分清重点所在就是。

（六）风湿证后期的证治要点,甘草附子汤用药剂量为何减轻

原文第175条的甘草附子汤证为风湿证的后期。肌肉关节病变加剧,由"不能自转侧"变为"掣痛不得屈伸",还有"汗出短气,小便不利,恶风"等全身阳气虚衰的见症。治法应该有相应的改变。甘草附子汤与桂枝附子汤、白术附子汤相比,用药全面,桂甘术附四味药都用上了,温振阳气、温通阳气的桂枝、甘草的剂量未变,但祛除寒湿病邪的附子、白术的剂量却减轻了,这是何故？这体现了久病正虚邪恋的证候不宜急攻病邪的原则。叶天士有两段医案对这一法则说得明白：①风湿客邪留于经络……数十年之久……凡新邪宜急散,宿邪宜缓攻（《临证指南医案·痹门·鲍》）。②病有六七年,正虚邪实,不可急攻,宜缓图（《临证指南医案·痹门·刘》）。笔者认为,这一原则不仅适用于风湿痹证,亦适用于其他久病正虚邪恋的病证。行文至此,对先贤叶天士先生之善读《伤寒论》油然产生无限崇敬之心！

（七）风湿证化热的证治

对于原文第176条历来有许多不同看法,不加罗列。笔者认为,林亿的校正既符合《伤寒论》的文字,又符合临床实际,是正确的。本条原文所说的"表有寒,里有热"是指风湿证化热的证候,体表局部出现喜温畏寒,遇寒则痛剧,局部微肿,皮色苍白或微红等寒象,同时又有舌红、口渴、心烦,发热汗出热不退等热象。至于本证的治疗,原文根据"急者先治"的原则,用白虎汤先清里热。后人适当照顾寒湿改用白虎加桂枝汤或白虎加苍术汤,热象较轻者可以寒温并用,如桂枝芍药知母汤及后世许多治疗痹证的方药可以选用。

［医案医话选］

（一）桂枝附子汤加味治风湿痹证

秦某,男,26岁。患风湿痹证2年,腰膝痛甚,阴雨天寒时尤甚,怕冷,容易感冒,口淡乏味,不渴,舌苔白润,脉沉细弱。投以桂枝附子汤加味：

桂枝10g,熟附子10g,炙甘草10g,生姜3片,大枣5枚,白术30g,炒白芍15g,骨碎补15g,桑寄生30g,杜仲15g,续断15g。连服5剂,时时微汗出,腰膝酸痛明显减轻,腿力渐增……二诊守上方加生黄芪 30g、党参 15g、云苓 15g 等(加味略有不同,共服 17 剂),腰膝酸痛全除,再以丸方巩固疗效。(《万友生医案·痹证案》)

(二)桂枝附子汤治产后痹痛

病人女性,34 岁。产后半月,体胖面白,便溏尿少,全身关节酸楚,肌肉触痛,时时汗出……舌质淡,苦白润滑,脉浮弦而重按无力。病得于产后用电风扇。粤人畏桂附,再三劝说,始同意试服下方:

桂枝 12g,制附子 15g,炙甘草 9g,生姜 9g,大枣 10g。服 2 剂痛减大半,续服 5 剂而安。(张志民《伤寒论方运用法·桂枝汤类方》)

(三)甘草附子汤加味治痹证略有化热(反应性组织细胞增多症)

陈某,女,25 岁。插队青年。冬季田间劳动中得病,形寒发热,时起时伏,已有 50 多日。四肢关节酸痛僵硬,行走不便。白天自汗,夜间盗汗。颈部淋巴结肿大,皮肤小红点时隐时现,肝脾肿大。血化验:轻度贫血,抗"O"2 500U,红细胞沉降率 60mm/h,类风湿因子(-)。西医诊断:反应性组织细胞增多症。服用消炎痛病情有好转,发热仍未退。病人面容消瘦,关节疼痛处畏寒,需要温覆……脉细数,舌偏淡,苔薄白腻。发病以来月经正常,纳食一般……钟老说:"这个病比较复杂,痹证略有化热,从汗多、舌淡、面色苍白无华来看,还有阳气不足之证存在……这个病人发热 50 多日了,病情比较重,如果面面俱到,药力就难以专一,需要重点突破。暂时舍弃痰火血热,专治风寒湿痹。"处方如下:

桂枝 12g,熟附块 12g,炙甘草 10g,苍白术各 12g,白芍药 12g,生米仁 30g,羌独活各 10g,生黄芪 12g,海桐皮 15g,生姜 3 片。服 4 剂,体温降至正常,淋巴结较小,红疹仍未消失,关节痛明显好转,能走到医生办公室诊脉。改用照顾各个方面的药方,调理两周而出院。[《疑难病证思辨录(增订评释本)》]

第五　炙甘草汤证

[原文]

伤寒脉结代,心动悸,**炙甘草汤**主之。(太阳病下篇第 177 条)

甘草四两,炙　生姜三两,切　人参二两　生地黄一斤　桂枝三两,去皮　阿胶二两　麦门冬半升,去心　麻仁半升　大枣三十枚,擘

上九味,以清酒七升,水八升,先煮八味,取三升,去滓,内胶,烊消尽,温服一升,日三服。一名**复脉汤**。

脉按之来缓,时一止复来者,名曰结。又脉来动(跳动)而中止,更来小数

（稍快），中有还者反动（恢复跳动），名曰结，阴也。脉来动而中止，不能自还（缺失一跳或几跳），因而复动（然后恢复跳动）者，名曰代，阴也。得此脉者，必难治。（太阳病下篇第 178 条）

[发微]

（一）主旨

叙述炙甘草汤证证治及结脉、代脉的形态与基本性质。

（二）原文"伤寒"二字的重要意义

一般认为炙甘草汤能治脉结代、心动悸，即心律不齐，而忽略原文冠首的"伤寒"二字。初余亦未加重视，用炙甘草汤泛治多种原因引起的心律不齐，疗效或好或不好，往往从心律不齐之程度，病程之长短，病人年龄、工作等因素探讨。有一年，病毒性心肌炎发病较多，其后遗症大多为心律不齐，余用炙甘草汤治疗往往取效，效之速者 1 剂而愈。余惊奇其效果之佳而思辨之。病毒性心肌炎必有外感病所引起，乃病毒感染侵犯心脏所致。外感发热古代皆谓之伤寒，因而重新细读这条原文，乃知炙甘草汤能治之脉结代、心动悸是外感病所引起者，非能泛治一切原因所致的脉结代、心动悸，"伤寒"二字绝非可有可无，而是十分重要。再回过头来，整理自己所治心律不齐之医案，发现炙甘草汤用于病毒性心肌炎后遗症心律不齐疗效最佳，对于风湿性心脏病心律不齐有小效，对冠心病与高血压性心脏病引起的心律不齐疗效极少。从而深切地体会到，学习中医经典著作切忌浮光掠影，应该一字不放，联系临床实践，必有所得。

（三）脉结代与心动悸的关联性

有些病人主诉明显的心动悸，一有触动立即发作，声光事物，语言刺激，均能引起发作。发则坐卧不安，心情烦躁，夜不成寐，余用炙甘草汤治疗几乎无效。之后，凡遇主诉心动悸之病人，必仔细诊脉，如仅有心动悸之感觉，并无客观之心律不齐，即为心脏神经症，用炙甘草汤无效。应进一步辨证，或为心血虚心神不宁，或为心肝火旺，或为心肾不交水火不济，另有治法。从而深知本条原文中的脉结代与心动悸应联在一起理解，不可割裂，而脉结代较心动悸尤为重要。

（四）用现代医学技术分析脉结代的不同证治

古代中医对心律不齐有一定认识。如《黄帝内经》的《平人气象论》《三部九候论》《大奇论》等篇提出了多种不整脉的形象。《伤寒论》《金匮要略》则提出了促、结、代 3 种不整脉，并有相关的治法方药。这些内容应该继承，但是很不够的。今天，我们有条件应用现代医学的仪器设备进一步明确心律不齐的性质,选择针对性更强的方药治疗。就我个人经验而论,如心电图提示为心房颤动,中医诊脉不仅有促、结、代脉,还有"三五不调""乍疏乍数"等脉象。如属急性者可用西药或电击,使之恢复正常心律。慢性者,如心房内已产生大量瘀血成块,此时已不宜复律,复律可能导致梗死。中医用药也不宜着眼于复律,而宜益气温阳、健脾利水,以改善心脏功能,控制心力衰竭。可以适当应用活血药,其目的不在于化掉心房中之瘀血块,而在于改善心脏功能。余曾治多例风湿性心脏病所致的心力衰竭、心房颤动,根据这一指导思想,用真武汤、五苓散、参附龙牡等方,取得满意疗效。如现代医学诊断为病毒性心肌炎后遗症所出现的室性早搏、房性早搏,即使出现二联律、三联律或成串,即使24小时早搏多达20 000次以上,用大剂量炙甘草汤,适当加减,多能取效。如心电图发现房室传导阻滞,则炙甘草汤效果不佳,至少要加重益气温阳、活血通络药物,或另换方药,对Ⅱ度房室或窦房传导阻滞有效。如为Ⅲ度房室传导阻滞,余用中药治疗未见有效。如属偶而出现的早搏,明代张介宾《景岳全书》便认为属于正常,可不必用药。心理上对此紧张者可用小量补心丹或安神丸。总之,不可一见脉结代都用炙甘草汤,应仔细辨析并可借助现代诊断技术进一步分析,分别论治之。

(五)炙甘草汤的方药配伍

炙甘草汤方中共有10味药,5味是通阳益气的药(桂枝、生姜、人参、炙甘草与清酒),5味是滋阴养血的药(生地、麦冬、阿胶、麻仁、大枣)。这不是随便掺合,而是具有辩证法思想的组合。这种阴药与阳药、补气药与养血药相配的方法,张介宾将其归纳成"善补阴者,必于阳中求阴,则阴得阳升而泉源不竭""善补阳者必于阴中求阳,则阳得阴助而生化无穷",道出了阴药与阳药之间的辩证关系。就炙甘草汤而言,阴药与阳药不是半斤八两,而是以滋补阴血为主,通阳益气为辅。二者的关系是联系密切,主次明确。

(六)炙甘草汤中颇具特色的四味药物

1. 清酒是什么酒? 临床怎样用? 东汉时候的清酒就是农民自酿的米酒。冬季刚酿成时酒呈乳白色,正如陆游诗中所说的"莫笑农家腊酒浑"。储藏到来年春天,酒精度数略为增加(约20°),色澄清,称为清酒。目前日本仍有清酒之名称。东汉时中原地区还没有现在所称的白酒(也称烧酒、高粱酒)。根据《本草纲目》记载:"烧酒非古法也。自元时始创其法(蒸馏)……"高粱酒是由北方地区传入中原的。

现在临床使用炙甘草汤时应该加酒,把药泡在水酒各半的溶液中,浸一定时间再煎,服药时已无酒味。不是直接喝酒,也不是饮用药酒,而是使其他药物中的某些能溶解于酒的有效成分溶出之后,再加煎煮,酒精挥发,所服药汁中已基本无酒。我曾做对比试验,如不加酒效果较差。目前如无清酒,可用黄酒代替,用量酌减,因黄酒的酒精含量高于清酒。

2. 生地黄不等于大生地　古代将地黄分为3种,新鲜的称生地黄,晒干的称干地黄,制过的称熟地黄。张仲景在肾气丸和薯蓣丸中用的是干地黄,相当于现在的大生地;在炙甘草汤中用的是生地黄,应是现在的鲜生地。有些中医书误认为大生地,这是不准确的。

炙甘草汤中用的是鲜生地,所以用量很大,为东汉时的1斤,相当于现行公制的250g。可惜近来上海等地药店不备鲜生地,被迫改用大生地(干生地),疗效可能有些影响,用量可改为80~120g(1日量)。必须用大量才有效,用10~15g的小剂量难以达到纠正心律失常的效果。

3. 桂枝可以用多少剂量?　现在有些临床医师畏惧桂枝,更不敢用大量桂枝。张仲景在炙甘草汤中用桂枝3两,合现在公制约47g,这是仲景用桂枝的一般剂量,但现在看来已属大量。桂枝温通心阳,对纠正心律失常能起重要作用,用量应该大一些,我在炙甘草汤中常用20~30g。

4. 甘草是不是调和诸药?　甘草在某些方剂中不起重要作用,只是调和诸药,但在炙甘草汤中却是君药,对治疗脉结代起重要作用,用量宜大。张仲景在炙甘草汤中用炙甘草4两,合公制62.5g。我在临床用20~30g(1日量),短期服用未发现明显副作用。

(七) 炙甘草汤古今临床应用

《伤寒论》首先提出炙甘草汤用于外感所致的脉结代、心动悸,一直延续至今,疗效明显。但本方的作用不限于此,后世在临床上,对本方的运用逐步扩大。《千金翼方》用本方治"虚劳不足,汗出而闷,脉结代,行动如常⋯⋯"《外台秘要》治"肺痿,涎唾多,心中温温液液(胸中痞闷)者"。清代叶天士广泛应用本方,既用于虚劳、咳嗽等杂病,提出"理阳气当推建中,顾阴液须投复脉"这一明确见解,还将本方去桂枝、生姜之后,广泛应用于感染性疾病的后期。在《临证指南医案》温热、燥证、痢疾、痉厥、咽喉等病证中有许多应用复脉汤的病例。《温病条辨》在叶氏基础上更进一步,将加减复脉汤定为温病下焦证第一方。并在下焦篇原文第一条提出,症似大承气,如见"脉虚大,手足心热甚于手足背者"便可用加减复脉汤主治。这是十分明确的温病后期,一见虚象应早用补法的观点。在下焦篇连续有7条原文论述具体应用复脉汤及其加减方救逆汤的条文,可资参照,恕不备录。近年来,感染性急性热病大多由西医诊治,中医在热病中应用本方的机会极少,手头未见有关报道。但本方在杂病中的应用有所扩展,不仅广泛应用于多种心脏病引起的心律失常,更有应用于围绝经期综合征、产后虚弱及子宫不规则出血等妇科疾病,青盲、视惑、瞳神干缺等眼科疾病等。

(八)炙甘草汤的药理实验

综合近年药理实验研究的结果,炙甘草汤抗心律失常的作用是多方面的,有其物质基础,而无抗心律失常化学药物的副反应。炙甘草汤中富含镁、锌、锰、硒等微量元素,与复脉功能有关。炙甘草汤中含有丰富的氨基酸,对心肌细胞的代谢有改善作用。炙甘草汤抗心律失常还可能与抑制心肌快反应细胞快钠通道的开放,降低慢反应细胞的自律性有关。(《伤寒经纬·原文析义》)

[医案医话选]

(一)大剂量炙甘草汤治顽固性心律失常

周某,女,30岁。早搏10多年,农村劳动疲劳之后偶而发现,当时心电图检查为结性早搏,1~2次/min。近半年来,病情加重,早搏7~8次/min,有全身症状:胸闷、心慌、气急、面红、容易出汗、手足发凉。住院治疗,中西药并用3个多月,早搏始终没有消失。今日做的心电图为频发室性早搏。发病原因以病毒性心肌炎可能最大。脉来细缓,72次/min,停搏频繁,每分钟8~10次。用大剂量炙甘草汤,处方如下:

大生地210g,麦冬42g,桂枝42g,党参28g,麻仁56g,炙甘草63g,生姜42g,大枣28枚,阿胶28g(烊冲)。(剂量太大,药房拒配,改为小量7剂合在一起煎制,故每味药的具体剂量都是7的倍数)用水2 000ml,黄酒1 000ml浸泡后煎煮,煎到600ml左右,分3次服。吃完第1剂,停1日再吃第2剂。

为观察疗效,服炙甘草汤开始停用西药,第3日自觉早搏消失,2剂后复查心电图正常。前方半量,再服2剂。1个月后再做心电图未发现早搏。以后早搏偶有出现,但自觉症状不明显,未再服药,基本痊愈。[《疑难病证思辨录(增订评释本)》]

(二)大剂量炙甘草汤治室性早搏

吴某,男,41岁。近患频发室性早搏,在某医院住院,用西药未能控制。诊脉时结时促时代(二联律较多,有时出现三联律),心前区常有压迫逼闷感并有微痛,咽喉口舌干燥,鼻腔灼热,舌红,大便干结,纳眠尚可。投以炙甘草汤。

处方:炙甘草一两,生地二两,麦冬一两,阿胶二钱,麻仁三钱,党参五钱,桂枝一钱半,生姜三钱,大枣五枚,白酒二匙。连服5剂,早搏基本控制,每次药后可控制早搏七八小时,自觉轻松舒适。复诊守上方再进15剂,心前区压迫逼闷感完全消失,脉未再出现二三联律。(《中国现代名中医医案精华》万友生医案）原书按语称炙甘草汤有三点禁忌：浮肿、中满便溏与咳血。

（三）炙甘草汤控制冠心病心房颤动

齐某，男，57岁。患高血压、冠心病5年。2年前，出现心肌梗死、心力衰竭，长期服用地高辛。1周前出现心房颤动，因对奎尼丁有反应，又难以耐受电除颤，遂请中医诊治。主诉心悸不安，胸闷气短，眩晕，神疲乏力。见面色暗滞少华，上腹部浮肿，舌质胖嫩，有齿痕，苔白润。按脉结代。血压21.28/11.97kPa（160/90mmHg），心率110~120次/min。心电图示：心房颤动，ST-T段改变，Ⅱ、Ⅲ、aVF异常Q波。证属心血不足、心阳不振，拟益气养血、温阳复脉法。

处方：炙甘草50g，红人参15g，桂枝10g，麦冬10g，生地20g，阿胶15g（烊化），生姜10g，大枣10g，柏子仁15g。服药4剂，症状改善，续服6剂。2周后复查心电图未见心房颤动。仍有胸闷、乏力、浮肿等症。原方加茯苓10g、泽泻10g，续服3剂，以资巩固。（《中国现代名中医医案精华》高仲山医案）

（四）炙甘草汤治心动悸

王某，男。患心动悸症，脉小弱无力，两腿酸软。予炙甘草汤。

炙甘草12g，桂枝9g，生地黄48g麦门冬18g，人参6g，酸枣仁9g，阿胶6g，生姜9g，大枣10枚（擘）。以水4盅，酒3盅，先煮8味，取2盅，去滓，纳阿胶化开，分2次温服。服4剂自觉两腿有力，再4剂而心动悸基本消失。（《伤寒论方医案选编》）

（五）炙甘草汤治阴虚虚劳

某，脉虚细，夜热晨寒，烦倦，口渴，汗出。脏液已亏，当春气外泄，宗《内经》凡元气有伤当与甘药之例，阴虚者用复脉汤。

炙甘草七分，人参一钱，阿胶二钱，火麻仁一钱，生地二钱，麦冬一钱，桂枝三分，生白芍一钱半。（《临证指南医案·虚劳》）

（六）炙甘草汤治小儿虚劳咳嗽

费，十一。久疟伤阴，冬季温舒，阳不潜藏，春木升举，阳更泄越，入暮寒热，晨汗始解，而头痛口渴咳嗽，阴液损伤阳愈炽。冬春温邪最忌发散，谓非暴感，汗则重劫阴伤，迫成虚劳一途，况有汗不痉，岂是表病。诊得色消肉烁，脉独气口空搏，与脉左大属外感有别，更有见咳不已，谬为肺热，徒取清寒消痰降气之属，必致胃损变重。尝考圣训，仲景云，凡元气已伤而病不愈者，当与甘药。则知理阳气当推建中，顾阴液须投复脉，乃邪少虚多之治法。但幼科未读其书，焉得心究其理，然乎否乎？

炙甘草、鲜生地、麦冬、火麻仁、阿胶、生白芍、青蔗浆。（《临证指南医案·咳嗽》）

（七）炙甘草汤治温病热入厥阴

张,舌绛裂纹,面色枯槁,全无淖泽,形象畏冷,心中热焚,邪深竟入厥阴,正气已经虚极,勉拟仲景复脉汤,合乎邪少虚多治法。

复脉去人参、生姜加甘蔗汁代水煎。

又,热病误投表散消导,正气受伤,神昏舌强,势如燎原,前进复脉法,略有转机,宜遵前方,去桂加参,以扶正气为主。

复脉汤去桂加人参,甘蔗汁代水煎药。

又,进甘药颇安,奈阴液已涸,舌强音缩,抚之干板,较诸已前,龈肉映血有间,小便欲解掣痛。犹是阴气欲绝。欲寐昏沉,午间烦躁,热深入阴之征,未能稳许愈期也。

炙甘草、生地、人参、阿胶、麦冬、炒麻仁、生白芍、鸡子黄。(《临证指南医案·温热》)

（八）吴鞠通论复脉汤之加减

风温、温热、温疫、温毒、冬温,邪在阳明久羁,或已下,或未下,身热面赤,口干舌燥,甚则齿黑唇裂,脉沉实者,仍可下之;脉虚大,手足心热甚于手足背者,加减复脉汤主之。

温邪久羁中焦,阳明阳土,未有不克少阴癸水者,或已下而阴伤,或未下而阴竭。若实证居多,正气未至溃散,脉来沉实有力,尚可假手于一下,即《伤寒论》中急下以存津液之谓。若中无结粪,邪热少而虚热多,其人脉必虚……若再下其热,是竭其津而速之死也。去参、桂、姜、枣之补阳,加白芍收三阴之阴,故云加减复脉汤。(《温病条辨·下焦篇》)

第四章

辨阳明病脉证并治

第一节　阳明病概论

本节主要叙述阳明病辨证的最基本的内容。包括阳明病的主症主脉、基本病机(即一般常说的阳明病提纲——胃家实),形成阳明病的 4 个传变途径,并比较详细地叙述多个不典型的阳明病,以利于细致的辨证论治。

第一　阳明病的主症主脉、基本病机与 4 个主要传变途径

[原文]

问曰:病有太阳阳明,有正阳阳明,有少阳阳明,何谓也? 答曰:太阳阳明者,脾约是也;正阳阳明者,胃家实是也;少阳阳明者,发汗利小便已,胃中燥烦实,大便难是也。(阳明病篇第 179 条)

阳明之为病,胃家实是也。(阳明病篇第 180 条)

问曰:何缘得阳明病? 答曰:太阳病,若发汗,若下,若利小便,此亡津液,胃中干燥,因转属阳明。不更衣,内实,大便难者,此名阳明也。(阳明病篇第 181 条)

问曰:阳明病,外证云何? 答曰:身热,汗自出,不恶寒反恶热也。(阳明病篇第 182 条)

问曰:病有得之一日,不发热而恶寒者,何也? 答曰:虽得之一日,恶寒将自罢,即自汗出而恶热也。(阳明病篇第 183 条)

问曰:恶寒何故自罢? 答曰:阳明居中,主土也,万物所归,无所复传,始虽恶寒,二日自止,此为阳明病也。(阳明病篇第 184 条)

本太阳,初得病时,发其汗,汗先出不彻,因转属阳明也。伤寒发热无汗,呕不能食,而反汗出濈濈然者,是转属阳明也。(阳明病篇第 185 条)

伤寒三日,阳明脉大。(阳明病篇第 186 条)

伤寒脉浮而缓,手足自温者,是为系在太阴。太阴者,身当发黄,若小便自利者,不能发黄。至七八日大便鞕者,为阳明病也。(阳明病篇第 187 条)

伤寒转系阳明者,其人濈然微汗出也。(阳明病篇第 188 条)

[发微]

(一)主旨

以上 10 条原文,反复论述关于阳明病的 3 个基本问题:形成阳明病的传

变途径、主症主脉与基本病机。

（二）形成阳明病的传变途径

外感病的发展有比较明显的阶段性,太阳病是早期,阳明病大多出现在太阳病之后,少数出现在少阳病之后,也有几乎一开始就是阳明病的,也有从三阴病转化来的。上述原文论述了这4种不同的传变途径。分别简析如下:

1. 原文第179条指出,由太阳病转化而来的称为太阳阳明,原文第181条说明其转化机制是,治疗过程中难免损伤津液,肠胃缺少津液,大便秘结,这样形成的阳明病病情较轻,极为轻微的也称"脾约"。原文第185条指出形成太阳阳明的另一机制,是在太阳病早期未能达到汗出热退的治疗目的,病邪由表入里而转化为阳明病,其病情较重。

2. 原文第179条指出,由少阳病转化而来的称为少阳阳明,其转化机制与太阳阳明基本相同,也是肠胃燥热,大便秘结,但有心烦,邪热较多,病情较太阳阳明略重。

3. 原文第179条指出,一开始就是阳明病的称为正阳阳明。其基本病机是胃家实。原文第180条专列一条,着重说明胃家实是各种不同类型阳明病的共同的基本病机。原文第183条补充指出,正阳阳明的始初阶段(得之一日),可能有恶寒而热象尚未全部显露,但这为时极为短暂,很快就会出现阳明热证(恶寒消失,汗出而恶热)。原文第184条以"阳明居中主土"解释这一现象。这在《伤寒论》中属少见的用五行学说解释病机。正阳阳明的临床表现就是阳明病的主症主脉(见下文)。

4. 原文第187条指出阳明病可以由太阴病转化而来。作为举例,提出由太阴寒湿黄疸转化为阳明湿热黄疸,这是临床常见的阴证向阳证的转化。转化的主要临床见症之一是大便硬。阴证转化为阳明病不限于此,少阴病与厥阴病也有可能向阳明病转化。这种转化在《伤寒论》中有记载(参见"少阴三急下"及"厥应下之"等原文),在临床上也可看到,下文"医案医话选"中有具体病例。

（三）阳明病的主症主脉

原文第186条指出阳明病的主脉是大脉。这基本符合临床实际。在理论上,"大则病进",大脉还提示多数阳明病的病情可能会有进展。在临床上阳明病较多的出现滑脉、洪脉、数脉或实脉。

原文第182条指出,阳明病表现于体表的症状主要有发热不恶寒,汗出热不退。原文把这些症状称为"外证"。用现在临床常用语来说,这是阳明病的热型。相对而言,大便干结或便秘是内症,伴有明显里热证的大便干结或便秘,在《伤寒论》中称为"燥屎"。本章第六节有 5 条原文专门论述燥屎。原文第 179 条指出阳明病有心烦一症,较重者有躁动,称为烦躁,这是重要的主症之一,严重者出现谵语。本章第四节有 10 条条文专门论述谵语。可见燥屎与谵语对阳明病辨证的重要意义。叶天士《温热论》把"心神不安,夜甚无寐"作为营分受热的标识。这可与《伤寒论》相互印证。

(四)阳明病的基本病机

原文第 180 条指出阳明病的基本病机是"胃家实"。从字面意义来看,胃家是指胃肠等器官,肠胃之"实"的原始本义是指大便秘结。把实的含义扩大则是指有病邪结聚。再联系本节上下原文来看,胃家实是指有实热病邪结聚于胃肠。其临床表现就是上述阳明病的主症、主脉。后世较多学者认为,热邪弥漫全身气分,性质属于实热,但无大便秘结症状的,称为阳明病经证,也属于胃家实,即实热病邪在阳明经络。同时,将既有全身性的实热见症又有大便秘结等实热结聚于胃肠的证候称为阳明病腑证。如果从阳明病篇全部原文来看,除上述胃肠实热结聚证候之外,有大便秘结而热象不明显的证候原文也有称之为阳明病。总之,"胃家实"这一中医概念的外延尚无严格的规范。

[医案医话选]

(一)中西医结合论实热证的病理

热证时在病理形态上常见以下几种病变:①急性炎症。中医所称之"实火",大多是以急性炎症为其病理基础的。此时组织细胞肿胀、变性、坏死,血管充血扩大,并有大量炎性渗出物,尤其以中性粒细胞为著,有时可能形成急性化脓性炎症。局部及全身可因细菌毒素及机体代谢产物积聚而使体温升高,随之而来的是体液大量丧失,血液浓缩而口渴、尿黄,心率增快而脉数。如病人原来心肌健壮、代偿功能旺盛,则脉呈洪数有力,如果病人心肌原来不甚健壮或心肌受急性炎症侵袭而代偿不全,则脉虚数无力,甚至出现厥逆现象。②血液循环障碍病变,可见动脉性充血与出血。伤寒和温病当邪入阳明气分时所见之不恶寒反恶热,体若燔炭,此时常见体表血管充血,温度增高。(《中医病理研究·八纲病理》)

(二)中西医结合论"胃家实"

便秘、肠内燥粪,这多见于温邪入气分时。所谓"胃家实",其病理变化主要是由于发热后水分缺少引起肠道再吸收水分增加,以致大便干结,加之细菌毒素使肠道蠕动减弱所致。但用目前普通形态学研究方法,消化道不一定能找到明确的特殊变化。顺便指出,气虚便秘,肠肌蠕动无力所致,应按虚证立论。(《中医病理研究·八纲病理》)

（三）温热发疹，由表（太阳）入里（阳明）医案

长氏，二十二岁。温热发疹……议辛凉达表，非直攻里也；芳香透络，非香燥也。（银翘散加味）连翘六钱，银花八钱，薄荷三钱，桔梗五钱，元参六钱，牛蒡子五钱，黄芩三钱，桑叶三钱。共为粗末，分六包，约一时许服一包，鲜芦根汤煎服。

二诊：舌黄，喉痹，胸闷，渴甚。议时时轻扬法。（前方加黄连、石膏等）

三诊：舌苔老黄，舌肉甚绛，脉沉，壮热，夜间谵语，烦躁，面赤，口干唇燥，喜凉饮。议急下以存津液法，用大承气减枳朴辛药，加增液润法。生大黄八钱，元明粉四钱，厚朴三钱，枳实三钱，元参三钱，麦冬五钱，细生地五钱。（煎服法略）

四诊：其势已杀，其焰未宁，下后护阴为主，用苦甘化阴。（《吴鞠通医案·温疫》）

（四）厥阴（热厥）转属阳明医案

周某，五十二岁。暑邪不解，深入血分成厥，衄血不止，夜间烦躁，势已胶固难解，焉得速功（育阴敛阳，咸寒制厥，方药略）。五日后厥已回，面赤，舌苔干黑芒刺，脉沉数有力，十余日不大便，皆下症也。人虽虚，然亦可以调胃承气汤小和之。

生大黄五钱，元明粉三钱（冲），生甘草三钱。（《吴鞠通医案·暑温》）

（五）少阳阳明并病，阳明证偏重的医案，大柴胡汤合小陷胸汤治黄疸痞满

姬某，男，33岁。患慢性肝炎经治1年余，轻度黄疸不退，丙氨酸氨基转移酶1 570U/L。脉左关浮弦，右脉滑大，舌中部有干黄苔。自诉胁微痛、心下痞满。证属少阳阳明并病而阳明证重。用大柴胡汤治少阳蕴热之黄疸与阳明痞结之胀满，辅以小陷胸汤。

处方：柴胡10g，枳实6g，白芍10g，川军6g，清半夏10g，黄芩10g，生姜12g，大枣4枚（擘），瓜蒌30g，黄连3g。7剂。

二诊：弦滑脉见减，舌黄苔见退，残余黄疸消失，痞满稍好，丙氨酸氨基转移酶降全428U/L。药已对证，续进10剂，丙氨酸氨基转移酶正常，出院。（《中国现代名中医医案精华》岳美中医案）

第二　阳明病疑似证候——阳明病中风、中寒之辨

[原文]

阳明中风，口苦咽干，腹满微喘，发热恶寒，脉浮而紧，若下之，则腹满小便难也。（阳明病篇第189条）

阳明病，若能食，名中风；不能食，名中寒。（阳明病篇第190条）

阳明病,若中寒者,不能食,小便不利,手足濈然汗出,此欲作固瘕(虚寒久泻),必大便初鞕后溏。所以然者,以胃中冷,水谷不别故也。(阳明病篇第191条)

阳明病,初欲食,小便反不利,大便自调,其人骨节疼,翕翕如有热状,奄然(忽然)发狂,濈然汗出而解者,此水不胜谷气(此指正气),与汗共并,脉紧则愈。(阳明病篇第192条)

阳明病,欲解时,从申至戌上。(阳明病篇第193条)

阳明病,不能食,攻其热必哕,所以然者,胃中虚冷故也。以其人本虚,攻其热必哕。(阳明病篇第194条)

[发微]

(一)主旨

本小节原文主要论述热邪或寒邪影响肠胃,有一定的胃肠见症,与阳明病近似,但不能按阳明病胃家实用攻下法治疗的证候。

(二)阳明中风证虽有郁热不可攻下

原文第189条阳明中风证是表里同病,表证外感风寒,故见发热恶寒,脉浮紧。里证肠胃有郁热则口苦咽干,肠胃气滞则腹满,腹满较重则微喘。但尚未发展成实热结聚的,治疗可以解表兼清里热,不宜攻下。

(三)阳明中寒证是"胃中冷",不是"胃家实"

原文第191条与第194条,阳明中寒证虽有不欲食、大便先硬后溏等症,是肠胃虚寒所致,切勿误认为"胃家实"。原文明确指出其基本病机是"胃中冷",其发展趋势是将成虚寒久泻。小便不利与手足汗出也是阳虚之症。

(四)"能食"与"不能食"的区别是相对的

肠胃虚寒都不能食。肠胃有轻微热邪不致影响食欲,如热邪较重也会影响食欲。在发病初期二者有一定的对比意义,但在整个病证发展过程中只有参考意义。

(五)水湿郁表与胃中冷的比较

原文第192条所述是水湿郁表之证,正气驱邪,汗出表解,小便通利而愈。症状与原文第191条相近,两条原文并列作为比较。(阳明病欲解时参见本书第一章第一节六经病的欲解时)

[医案医话选]

(一)风寒外感兼有郁热,当解表兼导滞,不宜攻下

夏某,女。形寒骨楚,一身拘急不舒,此风寒外束之象。胸闷喜太息,舌前光红,虽渴欲饮冷,而其脉不见洪大,仍当温散。

麻黄 2g,荆芥 5g,紫苏叶 6g,川芎 5g,枳实 9g,六曲 9g,全瓜蒌 12g,晚蚕砂 9g(包),杏仁泥 12g,甘草 3g。(《章次公医案·感冒》)

(二)大叶性肺炎,发热恶寒、便秘 7 日。中医辨证为太阳寒湿,老年脾虚便秘,不是阳明病胃家实,不可攻下。

其辨证要点是:①发热之前已有便秘;②腹无胀痛;③是发热恶寒无汗,而不是发热不恶寒、汗出热不退。故用麻黄加术汤辛温发汗为主治,配用健脾润肠、祛湿化痰,而不用承气汤类方泻热攻下。(《疑难病证思辨录》)

(三)吴鞠通论阳明寒湿

阳明寒湿,舌白腐,肛坠痛,便不爽,不喜食,附子理中汤去甘草加广皮厚朴汤主之。自注:九窍不和皆属胃病,胃受寒湿所伤,故肛门坠痛而便不爽。阳明失阖,故不喜食。理中之人参补阳明之正,苍术补太阴而渗湿,姜、附运坤阳以劫寒,盖脾阳转而湿行,湿行而后胃阳复。去甘草畏其满中也。加厚朴、广皮取其行气。合而言之,辛甘为阳,辛苦能通之义也。(《温病条辨·中焦篇·寒湿》)

第三　阳明病不典型证候——阳明发黄及其他证候

[原文]

阳明病,脉迟,食难用饱,饱则微烦,头眩,必(如果)小便难,此欲作谷疸。虽下之,腹满如故,所以然者,脉迟故也。(阳明病篇第 195 条)

阳明病,法多汗,反无汗,其身如虫行皮中状者,此以久虚故也。(阳明病篇第 196 条)

阳明病,反无汗,而小便利,二三日呕而咳,手足厥者,必(可能)苦头痛。若不渴不呕,手足不厥者,头不痛。一云冬阳明。(阳明病篇第 197 条)(以下 5 条原文中的必字均作可能解)

阳明病,但头眩,不恶寒,故能食而咳,其人咽必痛。若不咳者,咽不痛。一云冬阳明。(阳明病篇第 198 条)

阳明病,无汗,小便不利,心中懊㑊者,身必发黄。(阳明病篇第 199 条)

阳明病,被火,额上微汗出,而小便不利者,必发黄。(阳明病篇第 200 条)

阳明病,脉浮而紧者,必潮热,发作有时。但浮者,必盗汗出。(阳明病篇第 201 条)

阳明病,口燥,但欲漱水,不欲咽者,此必衄。(阳明病篇第 202 条)

[发微]

(一)主旨

论述 4 种阳明病的不典型证候:①里热郁蒸的黄疸;②寒饮结聚于肺胃所

致的阳明中寒证(冬阳明)及其逐渐化热;③脉象不典型的阳明病与太阳病表证相鉴别;④阳明瘀血证与阳明病热盛伤津口渴相鉴别。在阳明病篇概论中讨论这许多疑似的不典型的证候,其目的在于与典型的阳明病胃家实证相鉴别作比较。本书对这些条文不厌其烦地加以分析,充分体现了中医辨证论治的基本精神。

(二)里热郁蒸黄疸

这是临床上最常见的黄疸,里热郁蒸,病在肝胆,影响脾胃。虽非典型的阳明病胃家实,其基本性质属于阳明病范围之内。本小节有 4 条原文论述里热郁蒸黄疸。

1. 湿多于热的黄疸(谷疸)　第 195 条原文指出,本证的主症有黄疸、腹满纳差等消化道症状,心烦头眩等热性症状,小便不利、脉率较慢等湿邪见症。特别强调本证与典型的阳明病胃家实的主要区别在于:①本证脉率较慢(脉迟),黄疸愈深脉率愈慢;阳明病胃家实多见脉数,热愈盛,脉更数,脉迟缓者偶见。②治疗本证不宜用攻下法,但可用小量大黄;治疗阳明病胃家实则以攻下法为主。

2. 阳明湿热发黄的主症　原文第 199 条指出湿热发黄的 3 个主症:心中懊侬、小便不利与无汗。这都是湿热内郁肝胆影响脾胃的主要表现。出现这些症状,提示可能或已经发生黄疸。这 3 个主症也明确提示阳明湿热发黄与阳明病典型证候胃家实的区别。

3. 阳明火逆发黄　误用火法是导致黄疸的原因之一,太阳病中篇第 111 条是太阳中风误用火法,本条是阳明里热误用火法。证情基本相同,都是热病加上火热治法,即原文所说的"两阳相熏灼"。

4. 黄疸日久往往出现皮肤瘙痒、干燥少汗　这是湿邪久郁于皮肤所致。黄疸病久可能出现正虚,原文第 196 条虽说"久虚",但皮肤瘙痒不是由正虚直接导致,一般不宜用补药治疗。

(三)寒饮结聚的冬阳明证候

原文第 197 条与第 198 条所描述的证候,初看颇为令人费解,联系阳明中寒便可理解。冬阳明是阳明中寒证中的一种类型,易发于冬季,故称。其基本病机是寒饮结聚于肺胃,导致肺胃气机失于和降,阳气失于宣通。其临床症状:在肺为咳嗽;在胃为呕吐,还有便秘与腹胀,因原文已称阳明病,故省略了这两个肠胃症状;阳气不升则头痛,阳气失于宣通则无汗甚至手足厥冷。本证治疗可用《金匮要略·痰饮咳嗽病脉证并治》苓桂味甘汤合脾约麻仁丸。原文第198 条的见症与第 197 条的见症相比较:头不痛但头眩,由恶寒转为不恶寒,由不能食转为能食,咳嗽较剧而有咽痛。这提示在第 197 条证候的基础上略有化热。本证治疗可用《金匮要略·痰饮咳嗽病脉证并治》的苓甘五味加姜辛半杏大黄汤。

(四) 阳明病不典型证候的脉象

原文第 201 条指出,虽然出现浮紧脉,如同时有潮热发作,仍属于阳明病范围。这种浮紧脉,浮反映有热,紧反映里有实邪结聚,更加若干里热见症(如潮热),便为不典型的阳明证候。但这必须与表证的浮脉相鉴别。故原文指出,浮脉大多为表证,可能有发热汗出,也是太阳病中风证的发热汗出或发热盗汗出。(参见太阳病上篇第 12 条、第 13 条、太阳病下篇第 134 条原文)

里热出现浮脉,在《伤寒论》中并不少见,如太阳病下篇的小结胸病(第 138 条)、大黄黄连泻心汤证(第 154 条)与风湿化热的白虎汤证(第 176 条)。在《金匮要略》宿食篇中也有脉浮大而用大承气汤的记载。紧脉主实邪结聚在阳明病篇第 221 条还有记载,在《金匮要略》宿食篇有 3 处记载,并非偶见。

(五) 阳明瘀血证

瘀血证在太阳病中篇已有比较详细的论述,在阳明病中也有可能出现瘀血证。第 202 条原文提出了瘀血证的一个特征——口燥但欲漱水不欲咽。尤在泾在注解《金匮要略》瘀血篇中曾指出,出现此症的病机是“血结气燥”。可以理解为瘀血结聚影响津气流通,津液不能充分上承口咽所致,临床上确有此症可见。本条原文还有与阳明热盛伤津、口渴欲饮相鉴别的辨证意义。

[医案医话选]

(一) 黄疸虽有尿黄便秘,因日久脾虚不宜攻下

张,三二。述初病似疟,乃夏暑先伏,秋凉继受,因不慎食物,胃脘气滞生热,内蒸变现黄疸,乃五疸中之谷疸也。溺黄便秘,当宣腑湿热,但不宜下,恐犯太阴变胀。

绵茵陈、茯苓皮、白蔻仁、枳实皮、杏仁、桔梗、花粉。(《临证指南医案·疸》)

(二) 寒饮结聚证

杨。头中冷痛,食入不消,筋脉中常似掣痛。此皆阳微不主流行,痰饮日多,气隧日结,致四末时冷。先以微通胸中之阳。

干薤白、桂枝、半夏、茯苓、瓜蒌皮、姜汁。(《临证指南医案·痰饮》)

(三) 寒饮结聚略有化热证 2 例

1. 汪氏。支脉结饮,阻气喘胀,入胁则痛,厥逆为眩。

茯苓、桂枝、半夏、杏仁、郁金、糖炒石膏。(《临证指南医案·痰饮》)

2. 王。当年阳虚,浊饮上泛,喘急,用真武汤丸而效。因平素嗜酒少谷,中

虚湿聚,热蕴蒸痰,目黄龈血,未可为实热论治,议方用《外台》茯苓饮,减甘草佐以微苦,清渗理其湿热,以酒客忌甜故也。

茯苓四两,人参二两,苡仁四两,枳实一两,半夏二两,广皮二两(上药研粉),金石斛八两。煮汁为丸。(《临证指南医案·痰饮》)

(四)金寿山论"口燥,但欲漱水,不欲咽"

有些理论,必须接触到临床,才体会得真切。例如《金匮要略》讲瘀血病人"口燥,但欲漱水,不欲咽",我曾把它当做"渴不欲饮"看。后来在临床上看到的肝硬化病人多了,有些病人往往诉说口中黏腻,始恍然于"但欲漱水不欲咽"是因口中黏腻,根本不渴(当然,肝硬化病人也有口渴的),所以《金匮》说它是口燥而不是口渴……与渴不欲饮完全是两回事。(《名老中医之路》第一辑)

第二节　阳明病不可攻下的证候

攻下法是治疗阳明病的最主要的方法。但是,并非所有阳明病都应该用攻下法治疗,有些病证辨证虽属阳明,或因证候不典型,或因正气虚弱,或因有某些兼夹症,而不可用攻下法治疗,这是阳明病辨证论治中的一个重要问题,故原文在阳明病概论中提出。但本节4条原文只是举例说明而已,不是阳明病不可攻下证候的全部内容。在以下各节原文中还有不少内容,本书将一一指明,读者宜前后联系认识。

《伤寒论》中所说的不可攻下,主要是指不可用巴豆等丸药与大承气汤等峻下的治法。如用小量的调胃承气汤,《伤寒论》称为"少少与,微和之",不作为攻下法的禁忌。

[原文]

阳明病,本自汗出,医更重发汗,病已差,尚微烦不了了者,此必大便鞕故也。以亡津液,胃中干燥,故令大便鞕。当问其小便日几行,若本小便日三四行,今日再行,故知大便不久出。今为小便数少,以津液当还入胃(肠)中,故知不久必大便也。(阳明病篇第203条)

伤寒呕多,虽有阳明证,不可攻之。(阳明病篇第204条)

阳明病,心下鞕满者,不可攻之。攻之利遂不止者死,利止者愈。(阳明病篇第205条)

阳明病,面合色赤,不可攻之,必发热色黄者,小便不利也。(阳明病篇第

206 条）

[发微]

（一）主旨

举例论述虽有比较明显的阳明病见症而又不可用攻下法治疗的 4 种证候：热退津伤、呕吐频繁、心下硬满与面合色赤。

（二）热退津伤便秘不可攻下

发热必伤津液，发汗解热再次伤津，津伤肠燥，或伴有肠胃气机失于和降，故而在热病恢复期每多出现便秘。对此不可用攻下重剂，更伤正气，宜早日生津润燥、调理肠胃气机，促使正常通便，以利康复。

原文所说的小便次数由多减少，提示将有排便。这是指津伤便秘病人肠中积粪刺激而出现小便次数增加。如得通便或积粪软化，刺激减轻则尿频消失。这是古人观察便秘病人的临床经验。原文此说不适用于阳明高热病人，由于邪热既伤津液又壅遏气机而影响津液流通，往往导致尿量尿次减少，同时又有便秘。至于"津液还入胃中"则是古人的推测。

（三）虽有阳明证，呕吐频繁不可攻下

一般的呕吐不是阳明病用攻下法的禁忌，频繁而剧烈的呕吐才不可用重剂攻下。从中医病机看，呕吐频繁是病势向上，治疗应该因势利导，不宜逆其病势，故不可用重剂攻下。从现代医学临床看，肠梗阻一开始就有剧烈而频繁的呕吐，可能是绞窄性肠梗阻，这是不可轻易用攻下法的。一般肠梗阻呕吐频繁者，服用攻下剂汤药，效果也不显著，如用胃肠减压吸去胃内容物，再服用攻下剂汤药，效果较好。这是中西医结合治疗急腹症的经验之一。与《伤寒论》所述颇为吻合。

（四）有阳明病见症，同时有心下硬满者，不可攻之

心下硬满之所以不可攻下有以下 3 个原因：①心下硬满提示病变部位主要在胃脘，典型的阳明病应在腹部；②心下硬满可能是胃有邪热而不是肠中实热结聚；③心下硬满可能兼有气虚，如甘草泻心汤证。但是，出现心下硬满并不完全禁用攻下法。如大陷胸汤证自心下至少腹均有硬满而痛，病变主要在腹，影响至心下，仍可用重剂攻下。十枣汤证水饮停留于胸胁，影响到心下，出现心下痞硬而满，可以用逐水泻下法。此外，心下痞硬在《伤寒论》中均为气机的病变，或为气滞，或为气逆，也有气虚，如上述甘草泻心汤证，还有生姜泻心汤证、旋覆代赭汤证、桂枝人参汤证及太阳少阳并病等，更加不可用攻下法，应与心下硬满相鉴别。

（五）阳明病，面合色赤，不可攻之

面合色赤就是面色通红。合，通也。阳明病面合色赤表示阳气旺、邪热盛，但这是热盛于上部，或热盛于气分，属于阳明经证范围。实热尚未结聚于里。面合色赤不是阳明病腑证的主要见症，即使兼有腹满便秘等症，用攻下方药也要慎重。因为攻下方药难以清解气分邪热。

［医案医话选］

（一）蒲辅周论表里俱闭，因非大实满不可与承气

王某，男，28岁。住某医院3日，确诊为流行性乙型脑炎。会诊时，已服辛凉苦寒数剂，高烧不退（体温40.2℃），头痛无汗，目微赤，胸腹满微硬，大便未行，鼻塞，舌苔中心秽干无津，舌质不绛，口不渴，尿少，嗜睡，但神志清，微烦，脉浮、右大于左。总观脉证，乃胃阴已伤，表里郁闭之候……治宜急救胃阴，宣通表里，俾郁闭之邪热从表里两解。此权变之法，合宜而施之。

处方：瓜蒌仁五钱（打），黄连一钱五分，炒枳实二钱，玄参三钱，鲜芦根八钱，青连翘三钱，银花二钱，郁金二钱，香豆豉五钱，葱白（连须）三寸，紫雪一钱（冲）。

服后，大便利，浑身微汗出，热退，次日复诊，体温降至37℃，烦除睡安，舌上津回，诸证悉平，脉象缓和。继以益胃养阴之品，连进3剂，一切正常，胃纳亦佳，遂停药以饮食调理，痊愈出院。

原书按：……我们根据脉浮头痛、高烧无汗乃表闭，胸腹满微硬乃里结，必须法用双解。但又因非大实满不可与承气，舌津已干不可再发其表，惟宜清解，故主以小陷胸解胸中微结之热，复以葱、豉，引导郁热从表而出，佐以玄参生水，银翘、苇茎、郁金皆微苦微辛轻宣之品，不再耗津，使以紫雪，直透三焦，虽不用表里双解正法，而直收表里两解的成效。（《蒲辅周医案·伏暑》）

（二）章次公论湿温后期便秘，正虚不可下

孔某，男。病湿温匝月，苔灰腻，脉濡数，扪其肌肤，不甚润泽而热。与人问答，有意识者半，不知所云者半，合目则谵语频作。不更衣10日许。邪气尚未肃清而正气已虚，已是吃紧之极。

软柴胡4.5g，制川朴4.5g，生苍术4.5g，黄芩9g，全瓜蒌12g，杭白芍9g，生枳实9g，连皮槟榔9g，山楂肉12g，莱菔英9g，六神丸30粒（分3次吞）。另，参须15g，浓煎代茶。

翌晨3时许得垢腻之大便甚畅，热减神清。从此方加减，凡十日许而病瘥。（《章次公医案·湿温》）

（三）张伯臾治少阳阳明同病便秘，用大柴胡汤轻下

谢某，女，22岁。寒热往来已1周，近3日先恶寒战栗，继之高热（体温38.7~39.2℃），汗出始解，症如类疟，咽红咽痛有白点，口渴，大便4日未行。脉浮数，舌质红苔薄。少阳阳明积热，少阴亦有伏邪，治拟养阴清热、解毒通腑。

鲜生地30g，玄参9g，大青叶30g，柴胡15g，生川军6g（后入），槟榔18g，青皮6g，黄芩9g，炒知母9g，炒常山9g，生甘草3g。锡类散2支，吹咽部。

3剂后寒热退清，咽痛亦愈，大便虽通不畅，尿黄量少。前方加减续服2剂而愈。（《张伯臾医案·喉蛾》）

（四）叶天士根据舌苔，论可下不可下

前云舌黄或渴，须要有地之黄，若光滑者，乃无形湿热中有虚象，大忌前法（苦泄）。其脐以上为大腹，或满或胀或痛，此必邪已入里矣，表证必无，或十只存一。亦要验之于舌，或黄甚，或如沉香色，或如灰黄色，或中有断纹，皆当下之。如小承气汤，用槟榔、青皮、枳壳、元明粉、生首乌等。若未见此等舌，不宜用此等法。恐其中有湿聚太阴为满，或寒湿错杂为痛，或气壅为胀，又当以别法治之。再黄苔不甚厚而滑者，热未伤津，犹可清热透表。若虽薄而干者，邪虽去而津受伤也，苦重之药当禁，宜甘寒轻剂可也。（《温热经纬·叶香岩外感温热篇》）

第三节　阳明病三承气汤用法比较

阳明病的基本病机是"胃家实"，典型的临床表现为阳明腑证。治疗阳明腑证的主要方剂为大承气汤、小承气汤与调胃承气汤。《伤寒论》原文对这3个承气汤的临床应用作了细致的比较分析，这些内容无愧为中医临床辨证论治的经典。这些内容的精粹集中在阳明病篇第207条、第208条与第209条3条原文。故将这些原文专列一节加以探讨。

后世有医家认为3个承气汤都是清热泻下方剂，基本功能相同，药物组成相近。因而把3个承气汤的五味药物合为一个方剂，称为三一承气汤，使临床应用趋于简便。本人认为，为了使中医辨证论治更为精密确当，有必要对3个承气汤的方证进行深入的比较分析。

［原文］

阳明病，不吐不下，心烦者，可与**调胃承气汤**。（阳明病篇第207条）

甘草二两,炙 芒消半升(约 62g) 大黄四两,清酒洗

上三味,切,以水三升,煮二物至一升,去滓,内芒消,更上微火一二沸,温,顿服之,以调胃气。

阳明病,脉迟,虽汗出不恶寒者,其身必重,短气,腹满而喘,有潮热者,此外欲解,可攻里也。手足濈然汗出者,此大便已鞕也,**大承气汤**主之;若汗多,微发热恶寒者,外未解也,一法与桂枝汤。其热不潮,未可与承气汤;若腹大满不通者,可与**小承气汤**,微和胃气,勿令至大泄下。(阳明病篇第 208 条)

大承气汤方

大黄四两,酒洗 厚朴半斤,炙,去皮 枳实五枚,炙 芒消三合(约 37g)

上四味,以水一斗,先煮二物,取五升,去滓,内大黄,更煮取二升,去滓。内芒消,更上微火一二沸,分温再服,得下,余勿服。

小承气汤方

大黄四两 厚朴二两,炙,去皮 枳实三枚,大者,炙

上三味,以水四升,煮取一升二合,去滓,分温二服。初服汤,当更衣,不尔者,尽饮之,若更衣者,勿服之。

阳明病,潮热,大便微鞕者,可与大承气汤,不鞕者不可与之。若不大便六七日,恐有燥屎,欲知之法,少与小承气汤,汤入腹中,转矢气者,此有燥屎也,乃可攻之。若不转矢气者,此但初头鞕,后必溏,不可攻之,攻之必胀满不能食也。欲饮水者,与水则哕。其后发热者,必大便复鞕而少也,以小承气汤和之。不转矢者,慎不可攻也。(阳明病篇第 209 条)

[发微]

(一)主旨

指出阳明腑实证的基本治法是攻下实热。基本方剂是大承气汤、小承气汤与调胃承气汤。进而比较 3 个承气汤的适应证的异同,指出使用攻下法(主要指大承气汤)的禁忌,即虽有一定的阳明腑实证仍不可用大承气汤的见症。

(二)《伤寒论》应用调胃承气汤的 3 个方面及阳明病调胃承气汤证的特点

在《伤寒论》中有 9 条原文用调胃承气汤,分布于太阳病上篇、太阳病中篇与阳明病篇。这正好反映了应用调胃承气汤的 3 个不同方面。太阳病上篇第 29 条、第 30 条,治疗外感病后期较轻的胃热便秘,用少量调胃承气汤,通大便以清余热,不属于典型的阳明病。太阳病中篇第 70 条、第 94 条、第 105 条、第 123 条 4 次用调胃承气汤攻下,所治为太阳病用药不太确当,转化为实热结聚的证候,属于不典型的阳明病腑实证。阳明病篇有 3 条原文(第 207 条、第 248 条、第 249 条)用调胃承气汤。本条只提心烦一个主症,提示本证以胃热

炽盛为主,胃热熏心所以心烦,重则谵语。"不吐不下"提示病程较早,阳明病腑实证刚刚形成。这两点正是阳明病调胃承气汤证的特点,也是与大小承气汤证的区别之处。

(三)调胃承气汤的现代临床应用

现代认为调胃承气汤具有泻热、通下、抗菌、排毒、解痉、利胆等作用,常用于治疗急性胰腺炎、肠梗阻、胆石症、乙型脑炎等,辨证为里热阻结于胃肠或阳明经络,即使没有腹胀便秘等症,亦有用调胃承气汤泻下实热病邪而取效者。还有如急性扁桃体炎、荨麻疹等似与阳明腑实证关系不大的病证,用调胃承气汤泻下之后,引邪热下行而取效。

(四)调胃承气汤的药物组成、配伍与煎服法

调胃承气汤由大黄、芒硝与炙甘草三味药组成。大黄与甘草同煎,去滓,再加入芒硝溶化。大黄,性味苦寒,功能清热泻火、宽肠通便、活血化瘀,是治疗里实热证的要药。三承气汤均以大黄为主药,用量均为四两。芒硝咸寒,使肠腔内水分增加,使粪块变软,这一作用古称软坚,能增强大黄清热通便的功能。炙甘草能缓和硝、黄的泻下作用,这一作用古称缓急。现代药理学注意到,甘草与芒硝不宜同煎,同煎之后,甘草的有效成分被盐析沉淀而失去作用。总之,调胃承气汤虽有较强的泻火通便作用,但不是峻下剂。调胃承气汤有两种服法,顿服起较强的泻火通便作用,少量服用起清热润肠作用。

(五)大承气汤证的基本证候与病机

《伤寒论》中有19条原文用大承气汤。除少阴病篇少阴三急下(第320、第321、第322条)之外,其他16条均在阳明病篇中。这不仅可见大承气汤是治疗阳明病的最主要的方剂,还可看出,在其他病证中,应该慎用大承气汤。

本小节第208条与第209条原文提出了大承气汤证的基本证候:①潮热:包括表证已罢,发热不恶寒,汗出热不退等症。这是阳明病腑实证的基本热型。②便秘:轻则大便硬,重则有燥屎。原文虽有"不硬者不可与之"之说,但非绝对,也有极少例外。③腹满:重则腹满而喘,甚至喘冒,包括腹满痛或腹胀满(需要注意的是《伤寒论》原文所说的"满"相当于现在的闷或胀,原文所说的"胀"相当于现在的膨胀)。④大承气汤证的基本证候应该还有心烦或谵语,可能因与第207条调胃承气汤证的心烦相比较而省略。以上四点充分反映了阳明病腑实证里热炽盛,不仅弥漫全身主要结聚于胃肠,肠胃气机阻滞,胃热上熏的病机。⑤大承气汤证脉象:第208条所述的"脉迟"不是大承气汤证的主脉,阳明病的迟脉提示虽有便秘、腹满或潮热等阳明见症,但也有体温并不太高的。不要因脉不太数,体温不太高而轻易否定承气(汤)证之存在。反之,虽有阳明

腑实证,如脉率过于数疾者应慎用大承气汤。(参见下文第 214 条)

(六) 不宜用大承气汤的见症

本小节原文提出 3 个不宜用大承气汤的见症:①表证未罢:这一点容易理解,一般治疗原则是"先表后里",里证较重者表里同治。②大便不硬:大便闭结是阳明腑实证主症之一,对此应予重视,但并非绝对,如大便"乍难乍易"或"热结旁流"也有可能用大承气汤。③不转矢气:不转矢气就是不放屁,病情较重者肠鸣音消失。有阳明腑实证而不转矢气,特别是服用小承气汤之后仍不转矢气,提示病情复杂而严重。在临床上,不转矢气的原因较多,有的绝对禁用攻下法,有的虽不能用大承气汤,但可以应用经过加减变化的比较缓和的攻下法治疗。

(七) 阳明病腑实证不转矢气的不同的病因病机与治疗方法

包括:①伴有气虚,肠道气机运转无力,可以攻补兼施,用黄龙汤。②兼有阳虚,寒凝气滞,运转无力,可以用温下法,大黄附子汤加减。③兼有阴虚,津液亏损,无水舟停,用增液法,增液承气汤扩充。④伴有比较严重的兼证,可以主证与兼证同时治疗,如《温病条辨》的宣白承气汤、牛黄承气汤、导赤承气汤等。如结合西医学来看,不转矢气如为麻痹性肠梗阻,根据天津南开医院与遵义医学院的经验,在慎重辨证的基础上,可以考虑用巴豆温下或用大陷胸汤逐水;不转矢气如为绞窄性肠硬阻或癌性完全性肠梗阻则是攻下法的禁忌。

(八) 大承气汤的药物组成与配伍

大承气汤由大黄、芒硝、厚朴、枳实(古代不分枳壳、枳实,统称枳实)四味药组成。主药大黄用量与调胃承气汤相同均为四两,芒硝用量小于调胃承气汤。但其攻下作用并不弱于调胃承气汤,并且其作用更为全面。这是因为方中不用缓急的甘草,而用大量的厚朴与枳实,枳、朴能消痞泄满,也就是调理肠胃气机。实验研究发现,枳实、厚朴对肠胃平滑肌既能兴奋又能抑制,有双相调节作用。对阳明腑实证来说,主要是恢复肠道功能的失调,有利于肠内积滞的排出。汤名"承气"的原因可能也在于此。由于配伍周到,作用也全面,既能清热泻火、泻下积滞,又能理气宽中、消痞泄满。

(九) 大承气汤的煎服法

大承气汤的煎药方法是先煎枳实、厚朴,去滓,再煎大黄,再去滓,然后溶入芒硝。这一煎法的意义不十分明确,可能一是为了适当减少大黄的煎煮时间,二是避免芒硝与其他药物同煎。

本方的服法是分 2 次服,就大黄与芒硝的一次服用量而言明显小于调胃承气汤顿服的用量。但是,方后指出"得下,余勿服"。可见其攻下力量甚强。

其原因是否与大量厚朴、枳实有关,目前尚无定论。

(十)大承气汤的现代临床应用

1. 外科急腹症　如遵义医学院的复方大承气汤、清胰汤用于治疗急性肠梗阻、急性胰腺炎等疾病。也有一些医家灵活应用大承气汤治疗急性胆道感染、急性阑尾炎的报道。

2. 内科传染病、感染性疾病　如流行性出血热少尿期、胆汁郁积型病毒性肝炎、乙型脑炎、急性菌痢、重证肺炎等在病程中出现热传阳明肠腑结热者颇多应用大承气汤加减,攻下实热而取效。

3. 内科其他疾病　如狂证发作,急性铅中毒,急慢性肾炎暂用于消除浮肿、高血压,改善尿毒症、高血钾,以及皮质醇增多症等,亦有用本方加减治疗的报道。

4. 骨伤科疾病　严重创伤导致的呼吸窘迫综合征、挤压综合征用本方治疗取得较好疗效,通过泻下能明显改善高钾血症。

(十一)大承气汤的实验研究

1. 促进胃肠运动　对其具体机制有多种不同说法,有研究指出大承气汤能直接增加肠道平滑肌的电兴奋性。

2. 增加胃肠及腹腔脏器的血流量　对离体肠襻及兔腹膜炎时膜腔脏器的观察均发现大承气汤能增加其血流量。

3. 对血管通透性的双相调节作用　大承气汤对血管通透性的调节作用是以祛除病邪为转移的,不足的予以促进,过分的予以抑制。

4. 改善肺组织的病变　动物实验发现,改善肠道功能可促进肺损害的修复。大承气汤通过泻下作用,刺激肺巨噬细胞增多,从而提高免疫力。

5. 抗菌、抗内毒素作用　大承气汤对多种革兰氏阳性菌及阴性菌有抗菌效应。通过抗菌、排除肠道有害物质、改善血液循环及直接对血液中的毒素产生拮抗等机制,达到抗内毒素的作用。

(十二)小承气汤证的证候特点

《伤寒论》中有7条原文8次用小承气汤。本小节3次用小承气汤,已能基本反映小承气汤证的证候特点。

1. 第208条,已有明显的腹满便秘等阳明腑实证,但表证未罢,不宜用大承气汤,退一步改用小承气汤。

2. 第209条,已有潮热等阳明腑实证,但不知大便是否干结,如大便干结可用大承气汤,大便稀溏则不可用。此时可以用小承气汤,既是试探也是稳妥的治法。

3. 第209条还记载,已经攻下之后,又出现发热、大便硬结,宜用小承气汤。

从以上3点可以看出,小承气汤证是不典型的大承气汤证或阳明腑实证的轻证。

(十三)小承气汤的药物组成、配伍、服法与临床应用

小承气汤由大黄、厚朴与枳实三味药组成。三味药同煎,去滓,分2次温服。大黄用量也是四两,厚朴仅用二两,是大承气汤中厚朴用量的1/4,枳实用3枚,也小于大承气汤中的用量(5枚),并且不用芒硝,其力量虽明显小于大承气汤,但仍具有清热泻火、泻下积滞、理气宽中、消痞泄满等功能,故称小承气。因此,原文在方后明确指出,"初服汤,当更衣,不尔者,尽饮之,若更衣者,勿服之"。小承气汤常用于阳明腑实证之较轻者,或虽有大承气汤证而同时又存在某些不宜用大承气汤之脉症者。

(十四)三承气汤方证的简要比较

1. 病机　调胃承气汤证为阳明实热初结,以热结为主,无肠胃气机阻滞或阻滞不明显;大承气汤证为阳明实热结甚,肠胃气机阻滞明显或严重;小承气汤证为阳明实热结聚轻,肠胃气机阻滞亦轻。

2. 主症　调胃承气汤证有蒸蒸发热,心烦甚则谵语,腹胀满,或有其他部位的实热结聚见症;大承气汤证有潮热,心烦或谵语,腹胀满痛甚则喘冒,便秘或热结旁流;小承气汤证的主症与大承气汤证相似而较轻,或虽有大承气汤证又兼有表证未罢、脉弱等不宜用大承气汤的见症。

3. 药物异同　调胃承气汤用大黄4两,芒硝0.5升,炙甘草2两;大承气汤用大黄4两,芒硝3合,厚朴0.5斤,枳实5枚;小承气汤用大黄4两,厚朴2两,枳实3枚。

4. 方药的基本功能　调胃承气汤,泻热通便;大承气汤,峻下实热;小承气汤,轻下实热。

(十五)本节3条原文对阳明病攻下法中可下、不可下、泻热、峻下与轻下的具体治法作出了初步辨析

包括:①潮热(表已解)、大便硬(燥屎)、腹满(喘)为可下之症;②若以上几点具备则可用大承气汤峻下;③虽有可下之症,但热未潮表未罢、大便硬否尚未可知、攻下之后又有发热大便硬者,则用小承气汤轻下;④阳明病早期里热已盛,心烦明显而腹满便秘不明显者,宜用调胃承气汤泻热;⑤可下之症不具备而表证未罢者、腹中不转矢气或服小承气汤后仍不转矢气者,一般不可用攻下法。(对此问题在本章第八节有进一步的归纳)

[医案医话选]

(一) 吴鞠通论三承气汤

承气者,承胃气也。盖胃之为腑,体阳而用阴,若在无病时,本系自然下降,今为邪气蟠踞于中,阻其下降之气,胃虽自欲下降而不能,非药力助之不可,故承气汤通胃结,救胃阴,仍系承胃腑本来下降之气……故汤名承气……大黄荡涤热结,芒硝入阴软坚,枳实开幽门之不通,厚朴泻中宫之实满,曰大承气者,合四药而观之,可谓无坚不破,无微不入,故曰大也。非真正实热蔽痼,气血俱结者,不可用也。若去入阴之芒硝,则云小矣;去枳、朴之攻气结,加甘草以和中,则云调胃矣。(《温病条辨·中焦篇》)

(二) 吴又可列陈温疫病中应下诸症

包括:①舌白苔渐变黄苔。②舌黑苔(阴证亦有此,并非下证)。③舌芒刺(老人微疫无下证,生津润燥,芒刺自去)。④舌裂。⑤舌短、舌硬、舌卷。⑥白砂苔。⑦唇燥裂、唇焦色、唇口皮起、口臭、鼻孔如烟煤。⑧口燥渴,更有下证者,宜下之(若大汗,脉长洪而渴,未可下,宜白虎汤)。⑨目赤、咽干、气喷如火、小便赤黑涓滴作痛、大便极臭、扬手掷足、脉沉而数,皆为内热之极,下之无辞。⑩潮热、谵语(邪在胃有此证,宜下。然又有不可下者,详在似里非里,热入血室,神虚谵语三条)。⑪善太息(胃家实,呼吸不利,胸膈痞闷)。⑫心下满、心下高起如块、心下痛、心下胀痛、腹胀满、腹痛按之愈痛。⑬头胀痛(初起头痛别无下证者,未可下)。⑭小便闭(大便不通,气结不舒,大便行,小便立解,服行气利水药无益)。⑮大便闭,转矢气极臭(虚燥,宜蜜煎导及胆导)。⑯大肠胶闭(其人平日大便不实,遇疫邪传里,但蒸作极臭,状如黏胶,至死不结)。⑰热结旁流。⑱四逆、脉厥、体厥(并属气闭,阳气郁内,不能四布于外,胃家实也,宜下之,下后反见此证者,为虚脱,宜补)。⑲发狂(有虚烦似狂,有欲汗作狂,忌下)。(《温疫论·应下诸症》)

(三) 大承气汤实验研究小结

炭末推进实验表明,大承气汤能促进胃肠道的推进功能;家兔离体十二指肠紧张性实验表明,大承气汤的各单味药,除芒硝外,其他均以舒张为主,其中以枳实作用最为明显;大承气汤能改善肠血流、降低毛细血管通透性、抑菌及促进腹腔内血液吸收,为消除腹腔内炎症创造了有利条件。通过肠道运动及血流的改善,也能达到预防术后腹腔内粘连的作用。(《新急腹症学·急腹症常用中医治则、代表方剂的实验研究》)

(四) "通"法及其对急腹症的治疗意义

包括:①肠道运动加强可减轻与肠道相通的其他管腔系统的梗阻现象;

②肠道运动增加可促进腹腔炎症的吸收；③胃肠道畅通是保证营养供给和药物吸收的前提；④增加肠道运动可减少并发症的产生。(《新急腹症学·绪论》)

（五）吴鞠通用承气汤法治冬温

某。冬温，脉沉细之极，舌赤面赤，谵语，大便闭。邪机纯然在血分之里，与润下法。

细生地六钱，元参六钱，粉丹皮三钱，生大黄五钱，元明粉一钱，生甘草二钱，连心麦冬六钱。煮三杯，先服一杯，得快便，止后服。外，牛黄清心丸二丸。

复诊：冬温谵语神昏，皆误表之故。邪在心包，宜急急速开膻中，不然则内闭外脱矣。大便闭，面正赤，昨与润下法未通，经谓下不通者死，非细故也。得药则呕，忌甘也。先与广东牛黄丸二三丸，以开膻中，继以大承气汤攻阳明之实。

生大黄八钱，元参八钱，老厚朴二钱，元明粉三钱，丹皮五钱，小枳实四钱。煮三杯，先服一杯，得便即止，不便再服。(《吴鞠通医案·冬温》)

（六）大承气汤加味治中毒性肠麻痹

蒋某，女，58 岁。高热(39.7℃)咳嗽 2 日，继而体温不升，血压下降，诊断为中毒性肺炎，用多种抗生素及激素未能完全控制，6 日后出现中毒性肠麻痹及口腔霉菌感染，请中医会诊。症见胸闷气急，腹胀痛，恶心呕吐，尿少，便秘，神疲，腹部膨隆，拒按，肠鸣音消失。舌暗红，苔干焦，脉细小。内热炽盛，阴液耗伤……拟新加黄龙汤法。

皮尾参 9g，北沙参 30g，麦冬 12g，元参 18g，当归 12g，石斛 30g，生川军 6g（后入），元明粉 9g（冲），枳实 9g，川厚朴 3g，淡竹沥 20ml（冲）。药后大便解下燥屎数枚，腹胀痛减，肠鸣音已可闻及，尿量稍增。上方加减服 6 剂，肠麻痹解除，改用凉血解毒、益气养阴之剂。(《张伯臾医案·厥证》)

（七）大承气汤加味治急性肠梗阻

某男，28 岁。突发腹胀腹痛呕吐已 1 日。无发热恶寒，不能食，腹痛拒按，肠鸣音亢进，可闻到气过水声，X 线透视中腹部有两处较大液平，结肠充气，血白细胞计数 1.2×10^9/L，中性 0.7。诊断为急性肠梗阻。症见舌苔黄厚，脉沉滑有力。2 日未解大便，小便短赤。腑气不通，可下之。方用：大黄 12g（后下），生枳实 12g，厚朴 15g，元明粉 9g，莱菔子 9g。服 1 剂，上午服药，夜 7 时泻稀水便 2 次，放矢气。腹痛、呕恶缓解。腹部 X 线透视，液平消失。调理而愈。(《伤寒论方运用法·承气汤类方》)

（八）大承气汤加味治狂证

张某，女，19 岁。因思虑过度，经常失眠，发展为言语失常，见人詈骂，不避亲疏,不知饥饱,心烦不宁,绕街狂跑,掖之不回,已有月余,逐渐加重。右脉沉滑有力,大便三四日一行。断为痰热蒙闭清窍,用大承气汤加豁痰之品。

生大黄 20g,枳实 12g,厚朴 10g,元明粉 12g,瓜蒌 30g,菖蒲 12g,郁金 10g。

连服 2 剂,每日溏泄二三次,无明显效果。生大黄加至 30g,服药后每日腹泻七八次,3 剂后,疲惫不欲起立,精神逐渐清醒。后以化痰和胃之剂调理而愈。(《伤寒论临床实验录·阳明病篇》)

(九)先用小承气汤后用大承气汤治败血症

钟某,男,13 岁。10 日割伤左踇趾后化脓,4 日来恶寒发热(40.6℃),汗出,腹痛。化验:血白细胞计数 $1.42 \times 10^9/L$,中性 0.87,淋巴 0.13。血培养,金黄色葡萄球菌生长。诊断为败血症。予抗感染及支持疗法。中医会诊:高烧,汗出,神志恍惚,腹满而痛,大便 4 日未解,脉数,苔黄而干。邪热在气分,热结阳明。治以清气解毒,通里攻下,佐以开窍。

处方:大黄 12g,枳实 10g,油厚朴 10g,芦根 30g,淡竹叶 10g,甘草 3g,银花 30g,连翘 15g,旱牛角 6g,知母 10g,焦山栀 10g,蒲公英 30g,川郁金 6g,至宝丹 3g(化服)。

复诊:服上方 2 剂,体温 39℃,神识已清,大便未解。脉弦数,舌质红,苔黄浊。

前方加元明粉 10g(冲服)。药后,大便解,体温接近正常,腹微满,小便短赤,脉濡,黄苔退。再清气分之热。治疗 10 日出院。(《中国现代名中医医案精华》王文雄医案)

(十)焦树德用小承气汤治疗急性心肌梗死的经验

焦氏在治疗急性心肌梗死时,遇有心痛数日不得缓解,大便干秘,数日不行,面红气盛,痛连胸腔,舌苔黄厚少津,属于实热证者,常用小陷胸汤合小承气汤加减,每获良效。药用全瓜蒌、川黄连、半夏、厚朴、枳实、生大黄、红花、檀香、薤白、丹参、槟榔。服药大便通畅后,则疼痛减轻,病情很快好转。大便畅通后,生大黄可减量,但不宜立即去掉,以保持处方中化瘀、导滞、和降、清热之作用。(《心脑血管病·冠心病》)

(十一)小承气汤加味治杂病腹胀

某。向有宿痞……腹形坚大,二便或通或闭。是时右膝痛肿溃疡,未必非湿热留阻经络所致。诊脉左小弱,右缓大。面色青减,鼻准明亮,纳食必腹胀愈加,四肢恶冷,热自里升,甚则衄血、牙宣,全是身中气血交结,固非积聚停水气胀。考古人于胀症,以分清气血为主。止痛务在宣通,要知攻下皆为通腑,温补乃护阳以宣通。今者单单腹胀,当以脾胃为病数,太阴不运,阳明愈钝,议以缓攻一法。

熟大黄一钱,厚朴一钱,枳实一钱,川桂枝一钱,生白芍一钱半,淡干姜一钱。三帖。(《临证指南医案·肿胀》)

(十二)小承气汤加味治慢性胰腺炎

戚某,男,46岁。有慢性胰腺炎病史10年,1年来腹胀加剧,左上腹隐痛。做剖腹探查,未见恶性病变。症见便难如粟而量少,口干,舌苔白腻而干,脉沉滑有力。拟小承气汤加味:生川军10g(后下),厚朴9g,枳实12g,火麻仁12g,当归12g,红藤20g,败酱草30g,生苡仁30g,槟榔12g,生山楂12g,赤白芍各12g。上方服4剂之后大便畅行,日2~5次,大便时稍有腹痛,便后腹部觉松,但纳差,口干苦,苔白中兼黄而干,脉细滑。腑气尚未尽畅,上方减生军、厚朴剂量,续进5剂,证情基本缓解。改用大柴胡汤加减调理而收功。(《中国现代名中医医案精华》张伯臾医案)

(十三)小承气汤加味治产后麻痹性肠梗阻

袁某,女,24岁。产后3日,腹胀腹痛,便闭,呕吐,发热……体温38℃,脉率126次/min,呼吸40次/min……腹部膨隆,全腹轻压痛……未触及包块,肠鸣音弱。血白细胞计数1.27×10^9/L,中性0.88。腹部透视:大小肠曲扩张,并见数个气液平面。诊断:产褥感染,麻痹性肠梗阻。给抗生素、胃肠减压等治疗,未见缓解。加用中药小承气汤加味。

处方:大黄9g,厚朴9g,枳实9g,陈皮6g,党参15g,黄芪15g。浓煎100ml从胃管注入。6小时后排出大量大便及气体,腹部变小变软,腹胀消失……继续抗感染及支持疗法而愈。(《伤寒论方医案选编》)

(十四)调胃承气汤加味治急性胰腺炎

郑某,女,23岁。昨日中午过食油荤,入夜上腹部剧痛,拒按,并向腰部放射,恶心欲吐,口干,便秘,今起发热38℃,血白细胞计数1.71×10^9/L,中性粒细胞0.82,血淀粉酶1 600U/L脉小弦,苔薄黄腻,急拟清热解毒通腑法。

生大黄9g(后下),元明粉9g(冲),枳实12g,生山楂15g。另,红藤30g,败酱草30g,煎汤代水煎上药。服1剂腹痛减,2剂腹痛除,热退,血白细胞计数、分类及血淀粉酶正常。(《张伯臾医案·胃心痛》)

(十五)调胃承气汤合小陷胸加减治脑血栓形成

杨某,男,53岁。左侧偏瘫4日入院。意识清楚,血压19.95/11.97kPa(150/90mmHg),偏身麻木,口舌歪斜,左上肢肌力0级,左下肢肌力2级……西医诊断为脑血栓形成。症见思睡,意识朦胧,头晕,大便4日未解,痰白黏不易咯出,舌质淡红,苔黄厚腻,脉弦滑,偏瘫侧脉大有力。拟化痰通腑,平肝息风为治。

生大黄 10g(后下),芒硝 6g,(冲),生甘草 3g,全瓜蒌 30g,菊花 10g,钩藤 30g,半夏 10g,黄芩 10g,竹沥水 30g(冲)。服 2 剂,大便已通,黄腻苔渐化,头晕稍减,偏瘫亦轻,肌力左上肢 0 级升至 1 级,左下肢 2 级升至 3 级。改用平肝化痰、活血通络法。(《中国现代名中医医案精华》王永炎医案)

(十六) 调胃承气汤加味治小儿肺炎

李某,男,3 岁。咳嗽气急高热 2 日。面色苍白,口唇紫绀。心率 140 次/min,两肺满布细湿啰音。X 线:两肺有大小不等片状浸润阴影。血白细胞计数 0.98×10^9/L,嗜中性粒细胞 0.58,淋巴细胞 0.42。诊断为病毒性肺炎并发心力衰竭。西医治疗外,中医会诊。症见壮热(39.8℃),有汗不解,咳嗽喘促憋气,鼻扇而干,手足厥冷,神烦嗜卧,哭无涕泪,腹胀而满,二便闭塞。舌苔糙腻,舌质红绛,脉弦滑数大有力。证属温邪化火,热深厥深之证。治当通腑泄热。生大黄 10g,风化硝 5g(化服),生甘草 3g,牛角粉 1.5g(冲),大生地 10g,黄连 1g,生石膏 25g(先下),连翘 10g,赤芍 10g,淡竹叶 10g。药后大便畅泻 2 次,体温逐渐下降(38.3℃),手足转温,喘平咳爽。舌苔化薄,舌尖仍红,脉弦滑。改用清热化痰、宣肺止咳法。(《中国现代名中医医案精华》刘弼臣医案)

第四节　阳明病谵语辨证及白虎汤证

谵语是阳明病主症之一。无论阳明腑证或阳明经证均可出现谵语。因此在阳明病篇中对谵语作专题辨证。阳明谵语的基本病机是里热上熏心包。谵语多见于阳明病,但不限于阳明病,太阳病或少阳病的变证、火逆证、热入血室、厥阴病热化等均可出现谵语,其轻重缓急差异甚大,必须仔细辨证。阳明腑证实热所致之谵语主要用二承气汤攻下,对三承气汤如何选用,又当进一步辨证;三阳合病以阳明经证为主者用白虎汤清气分大热;少阳病变证所致者可用柴胡加龙骨牡蛎汤;热入血室所致者大多用针刺法;火逆或其他误治所致者可能因证情复杂而未出方,更有正气虚衰、神不守舍所致的《伤寒论》原文所称的"郑声"亦未出方。

[原文]

夫实则谵语,虚则郑声。郑声者,重语也。直视谵语喘满者死,下利者亦死。(阳明病篇第 210 条)

发汗多,若重发汗者,亡其阳,谵语。脉短者死,脉自和者不死。(阳明病篇第211条)

伤寒若吐若下后不解,不大便五六日,上至十余日,日晡所发潮热,不恶寒,独语如见鬼状。若剧者,发则不识人,循衣摸床,惕而不安,一云顺衣妄撮,怵惕不安。微喘直视,脉弦者生,涩者死。微(证情较轻)者,但发热谵语者,大承气汤主之。若一服利,则止后服。(阳明病篇第212条)

阳明病,其人多汗,以津液外出,胃中燥,大便必鞕,鞕则谵语,小承气汤主之。若一服谵语止,更莫复服。(阳明病篇第213条)

阳明病,谵语,发潮热,脉滑而疾者,小承气汤主之。因与承气汤一升,腹中转气者,更服一升,若不转气者,勿更与之。明日又不大便,脉反微涩者,里虚也,为难治,不可更与承气汤也。(阳明病篇第214条)

阳明病,谵语,有潮热,反不能食者,胃中必有燥屎五六枚也;若能食者,但硬耳,宜大承气汤下之。(阳明病篇第215条)

阳明病,下血谵语者,以为热入血室,但头汗出者,刺期门,随其实而泻之,濈然汗出则愈。(阳明病篇第216条)

汗一作卧。出谵语者,以有燥屎在胃中,此为风也。须下者,过经乃可下之。下之若早,语言必乱,以表虚里实故也。下之愈,宜大承气汤。(阳明病篇第217条)

伤寒四五日,脉沉而喘满,沉为在里,而反发其汗,津液越出,大便为难,表虚里实,久则谵语。(阳明病篇第218条)

三阳合病,腹满身重,难以转侧,口不仁面垢,又作枯,一云向经。谵语遗尿。发汗则谵语,下之则额上生汗,手足逆冷。若自汗出者,**白虎汤**主之。(阳明病篇第219条)

知母六两 石膏一斤,碎 甘草二两,炙 粳米六合

上四味,以水一斗,煮米熟汤成,去滓。温服一升,日三服。

二阳并病,太阳证罢,但发潮热,手足漐漐汗出,大便难而谵语者,下之则愈,宜大承气汤。(阳明病篇第220条)

[发微]

(一)主旨

本节11条原文有2个谵语辨证的内容,一是辨谵语的虚实,二是对阳明病的谵语进行深入细致的辨证。对阳明谵语的辨证可以从3个层面加以分析:①阳明谵语的证候是阳明腑证、阳明经证还是阳明蓄血证,腑证应该用下法,经证则用清法,蓄血证宜用凉血清心化瘀,也有可能用针刺法调理经气;②阳

明腑证谵语分析其轻重缓急,急重者用大承气汤,比较轻缓者用小承气汤,更轻的也可以用调胃承气汤少少温服(参见太阳病上篇第29条);③提出实热未结、表证未罢、不转矢气与脉见虚象等不宜用大承气汤的见症。

(二)辨谵语的虚实

谵语可出现于多种病证,都需要辨其虚实,但对阳明病谵语来说,辨虚实更为重要。阳明谵语无论为实热结聚的腑证或为里热炽盛的经证皆为实证,如病情比较严重,里实热过盛必然损伤气阴或严重扰乱心神,可以转化为虚实夹杂证或虚证。由此可见阳明谵语虚实辨证的重要性。本节原文第210条与第211条从三方面进行辨证:①辨所发的声音,音低而多重复者,称为"郑声",属虚;音高而响亮者属实。②辨脉,脉短、涩及其他虚弱脉属虚;脉自和及其他比较有力为实。③辨其他见症,其他见症较轻者预后较好,证情严重(如直视、喘满等)者预后较差。

(三)辨证情的轻重缓急

阳明病出现谵语,证情固然不轻,但未必都是危重证。应根据全部脉症,综合分析其轻重缓急,才能确定其证治。兹按原文,逐条分析如下:

1. 第212条所述,"独语如见鬼状"属于郑声,还有神识昏迷,更见动风之症(不自主的手指徐动与眼球固定),证情十分严重,如脉涩无力,便属危重证。如但因潮热熏心而见谵语,虽然便秘多日,热结肠腑,可用大承气汤攻下而愈。危重辨证的关键在于动风与脉涩无力。

2. 第213条所述,阳明病汗出较多,发热渐退,津液受损,大便干结,肠腑结热未除,虽有谵语,证情已属轻缓,可用小承气汤轻下。

3. 第214条所述,阳明病见谵语、潮热、便秘,一般可以考虑用大承气汤峻下。现在脉见滑而疾,滑脉提示有里热或有痰食,不妨用大承气汤。但疾脉往往提示正气不足,为慎重起见,改用小承气汤轻下。服小承气汤之后,继续观察:①大便通畅,热退证减,可以停用攻下;②大便未通但有转气,再进一服;③不仅大便不通,且无转气肠鸣,更加脉涩无力,属危重证,应进一步分析病情,辨证论治,不可盲目乱投,重用攻下。本条原文充分体现根据证情轻重缓急灵活用药的精神。

4. 第215条所述,阳明病有谵语、潮热,在腹壁能触及大肠中的粪块,无疑可用攻下法。在此情况下,原文提出可以观察食欲以定证情的轻重缓急。不能食,证较重,宜用大承气汤;能食,证较轻,可改用小承气汤或少少与调胃承气汤。

5. 第216条为阳明病而兼有热入血室,谵语是由热入血室所引起,其病机是肝经经气郁结,用针刺期门调其肝气。如兼有阳明实热病证,当另有治法。

6. 第 217 条提出,表证未罢,虽有谵语,不宜早用重剂攻下,可以表里同治,攻下宜轻。"风"是指外感表证。"表虚里实"是指表证已罢,实热已经里结。

7. 第 218 条是进一步说明第 217 条的内容。

8. 第 220 条具体指出,太阳阳明并病,要太阳表证消失,阳明里实热已成,出现潮热、便秘、谵语,才宜用大承气汤峻下。基本观点与 217 条相同。

9. 第 219 条原文称为"三阳合病",虽有谵语,用白虎汤治疗,近似阳明经证,与上述阳明腑证有别。分析详见下文。

(四)三阳合病与白虎汤证证治分析

1. 小议三阳合病条文的特点 望文生义,三阳合病应是太阳、阳明、少阳三经病的见症同时出现,但《伤寒论》2 条三阳合病原文(另一条为少阳病篇第268 条)中,只有里热炽盛的见症,并无太阳病与少阳病的代表性的症状。再看《伤寒论》中 7 条合病原文,也存在同样的情况,其所列出的症状,并非合病两经的典型见症,而是辨证用药的关键见症,如太阳阳明合病见下利用葛根汤,太阳少阳合病用黄芩汤。其所选方药与合病两经之证候仍有密切联系,如葛根汤主治太阳表证,兼顾阳明里证。可见此合病除下利可以属于阳明之外,必有一定的太阳病的见症,或有其他阳明病见症。由此可以推知,三阳合病的见症,除腹满、谵语多见于阳明病之外,可能还有发热、头痛、胸胁痛、口苦等见症,甚或出现发热恶寒、无汗或少汗以及便秘、腹痛等症。由于见症虽属阳证热证,但复杂而不典型,只能称之为三阳合病。综观《伤寒论》中 7 条合病原文,所列症状甚少,其中必有省略。

2. 本条三阳合病何以用白虎汤治疗 如上所述,三阳合病是一类复杂而不典型的病证,则其治疗也相应地无定法定方,只能随证施治。本条三阳合病,从原文所列症状来看,腹满身重是热郁于里,肠胃气机阻滞之症,如伴有便秘潮热则为阳明腑证,如伴有高热汗多亦可为阳明经证。口不仁、面垢是里热上熏之象,谵语为里热炽盛上熏心包所致,以上三症均提示热盛,多见于高热病人,无论阳明经证腑证均可出现。遗尿多见于虚寒病证,阳病见遗尿为热盛扰乱神明之象。本条原文:①未言便秘、潮热,排除下法;②未言恶寒、无汗,又排除汗法;③并无明显的伤阴动风之象;④明确指出"自汗出",这是所以选用白虎汤主治的关键见症。有热而无汗,如为表证未罢,可用大青龙汤法;如为阴津受损,可用加减复脉汤法,均不宜用白虎汤。如大量汗出或脉见洪或芤者应该加人参。但本证并非典型的白虎汤证。

3. 白虎汤的方药与配伍 白虎汤由知母、石膏、炙甘草与粳米 4 味药组成。用大剂量的知母、石膏清泻气分大热。知母,性味苦寒而润降,能泻肺、胃、肾(上中下三焦)之火。清热泻火而无苦燥伤阴之弊,这也是知母与黄连清热燥湿泻火的主要区别。石膏性味辛寒,能清泻肺胃(上中二焦)之邪热,能使邪热外达,故有石膏能"解肌"之说。二药配合则能使全身邪热,既从下泻又从外达。加炙甘草与粳米,起益气和胃作用,避免大剂寒凉损伤胃气。本方一定要知母、石膏同用,如单用石膏只能起轻清里热的作用,不能起清泻气分大热的作用。

4. 白虎汤的实验研究　上海中医药大学王氏等实验发现,知母解热的有效成分为芒果苷,其解热作用强,持续时间较长,但开始起作用的时间较慢。石膏的解热作用较知母为弱,持续时间较短,但开始起作用的时间快。二者配合正好取长补短。有人认为白虎汤解热与钙离子浓度有关,但王氏认为石膏解热的有效成分不是硫酸钙,可能是石膏中的某些微量物质,因此,石膏用量宜大。此外,还有人认为白虎汤具有抗炎、抗过敏作用,知母还有降血糖作用。以上几点均与中医临床经验相吻合。[王爱芳等 . 上海中医药杂志,1981(6):43]

5. 白虎汤的临床应用　白虎汤的主要功用是清气分大热。外邪引起之热证,只要表证已罢,邪热由太阳进入阳明,但非实热结聚之腑证者,或由卫分进入气分阶段者均可应用。如证情更加深入,由阳明进入少阴、厥阴,虽有热象,慎用白虎汤。如出现损耗阴液、蒙蔽心包等营分、血分见证者,亦非白虎汤所能胜任。内伤杂病中,如消渴、热痹等亦可以本方为基础方治疗。

近年临床本方主要用于治疗流行性乙型脑炎初起,恶寒已罢,壮热自汗者;流行性出血热发热期,无少尿、多尿、血压下降者。此外,夏季皮炎、皮肤红斑、眼科疾患表现为暴赤肿痛者用本方亦有较好疗效。

(五) 白虎汤证与调胃承气汤证的鉴别

白虎汤证与调胃承气汤证都是阳明病,其外证都是发热不恶寒,汗出热不退。此外,腹满身重、谵语、便秘等症,二者都有可能出现,也有可能不出现。可见,二者虽分属阳明经证与阳明腑证,临床表现颇多近似之处,而处方用药差距甚大,宜加仔细鉴别。①脉象:承气汤证多见沉实,白虎汤证多见洪大;②舌象:承气汤证多见焦黄厚腻,白虎汤证多见薄白或薄黄;③热型:承气汤证多见潮热或蒸蒸发热,白虎汤证多见高热汗多;④腹部见症:承气汤证多见腹满、按之痛,白虎汤证少见腹满、按之濡;⑤口渴:承气汤证较轻,白虎汤证严重。

[医案医话选]

(一) 吴又可论谵语与郑声

应下稽迟,血竭气耗,内热、烦渴、谵语,诸下证具,而数下之,渴热并减,下证悉去,五六日后,谵语不止者,不可以为实。此邪气去,元神未复,宜清燥养营汤,加辰砂一钱。郑声谵语,态度无二,但有虚实之分,不应两立名色。(《温疫论·神虚谵语》)

(二)吴鞠通提出的白虎汤证

太阴温病,脉浮洪,舌黄,渴甚,大汗,面赤,恶热者,辛凉重剂白虎汤主之。脉浮洪,邪在肺经气分也。舌黄,热已深。渴甚,津已伤也。大汗,热逼津液也。面赤,火炎上也。恶热,邪欲出而未遂也。辛凉平剂(指银翘散)焉能胜任,非虎啸风生,金飚退热,而又能保津液不可,前贤多用之。(《温病条辨·上焦篇》第7条)

(三)吴鞠通提出的白虎汤四禁

白虎本为达热出表,若其人脉浮弦而细者,不可与也;脉沉者,不可与也;不渴者,不可与也;汗不出者,不可与也;常须识此,勿令误也。

此白虎之禁也。按白虎剽悍,邪重非其力不举,用之得当,原有立竿见影之妙,若用之不当,祸不旋踵。懦者多不敢用,未免坐误事机;孟浪者,不问其脉证之若何,一概用之,甚至石膏用至斤余之多,应手而效者固多,应手而毙者亦复不少。皆未真知确见其所以然之故,故手下无准也。(《温病条辨·上焦篇》第9条)

(四)吴鞠通用白虎汤加味(玉女煎)治冬温

某。脉不浮而细数,大渴引饮,大汗,里不足之热病也。用玉女煎法。

知母四钱,石膏一两,甘草三钱,粳米一撮,细生地五钱,麦冬五钱,桑叶三钱。

复诊:温热,大渴大汗,脉数,昨用玉女煎,诸症俱减。平素有消渴病,用玉女煎大便稀溏,加牡蛎,一面护阴,一面收下。(《吴鞠通医案·冬温》)

(五)吴鞠通用小承气汤治湿温谵语肢厥

王某,三十三岁(湿温多日,此前三诊略)。面赤,舌黄,大渴,脉沉,肢厥,十日不大便,转矢气,谵语,下证也。议小承气汤。

生大黄八钱,小枳实五钱,厚朴四钱。水八碗,煮成三碗,先服一碗,约三时得大便,止后服,不便再服第二碗。又:大便后,宜护津液,议增液法。

麦冬(不去心)一两,细生地一两,玄参四钱,炒甘草二钱,连翘三钱,金银花三钱。煮三碗,分三次服,能寐不必服。

次日复诊:陷下之余邪不清,仍思凉饮,舌黄腻,以调胃承气汤小和之。

生大黄二钱,元明粉八分,生甘草一钱。头煎一杯,二煎一杯,分二次服。(《吴鞠通医案·湿温》)

(六) 叶天士用白虎汤加味治温热

叶,二八。仲景云,阴气先伤,阳气独发,不寒但热,令人消烁肌肉。条例下不注方,但曰以饮食消息之。后贤谓甘寒生津,解烦热是矣。今脉数,舌紫,渴饮。气分热邪未去,渐次转入血分。斯甘寒清气热中,必佐存阴。为法中之法。

石膏、知母、生甘草、粳米、生地、白芍、竹叶心。(《临证指南医案·温热》)

(七) 张锡纯寒解汤治阳明里热略兼太阳

寒解汤治周身壮热,心中热而且渴,舌上苔白欲黄,其脉洪滑,或头犹觉疼,周身犹有拘束之意者。或问:此汤为发表之剂,且重用石膏、知母,微用连翘、蝉蜕,何以能得汗? 答曰:用此方者……盖脉洪滑而渴,阳明腑热已实,原是白虎汤证,特因头或微疼,外表犹似拘束,是犹有一分太阳流连未去。故方中重用石膏、知母以清胃腑之热,而复少用连翘、蝉蜕之善达表者,引胃中化而欲散之热仍还太阳作汗而解。斯乃调剂阴阳,听其自汗,非强发其汗也。(《医学衷中参西录·治温病方》)

(八) 张凤郊用大承气汤合麻杏甘石汤治肺炎谵语

张某,男,57岁。高热5日,傍晚热盛,39.5~40℃,汗多淋漓。咳嗽气喘,痰多呈黄绿色,鼻翼扇动,面色青,直视惊惕,神志时清时昧,谵语,两手撮空,四肢逆冷。口渴引饮,小便短赤,大便秘结,腹胀硬满,舌红苔黄垢腻,脉沉迟。血压10.64/6.65kPa(80/50mmHg),血白细胞计数1.2×10^9/L,西医诊断为中毒性肺炎。证属温邪上受,热毒蕴肺,阳明燥实,遏伏阳气,热深厥深。治宜急下阳明,清宣肺毒。

处方:生大黄9g(后下),枳实6g,川朴9g,元明粉9g(分冲),炙麻黄3g,生石膏30g,生甘草3g,光杏仁12g,银花12g,连翘12g,炙葶苈4.5g,鲜竹沥20ml,羚羊角粉0.6g(吞服)。服1剂,体温38℃,大便虽通而量不多……续服1剂,体温正常,大便通畅,神清,垢苔退尽,血压14.36/10.64kPa(108/80mmHg)。清肺生津养阴以善其后。(《仲景方在急难重病中的运用·中毒性肺炎》)

(九) 刘渡舟用白虎汤加味治高热神昏谵语

郑某,男,22岁。外感时邪,高热神昏,手足厥冷,且时索水喝,睡前谵语频作。脉洪大任按,舌质绛而苔黄,大便通顺,小便色黄。此为阳明热厥之证,热邪有内闭之危。治当辛寒重剂,佐以芳开。

处方:生石膏30g,知母9g,甘草6g,粳米一大撮,广牛角3g,菖蒲3g,郁金3g,连翘心3g。服2剂,热退厥回,病愈。(《中国现代名中医医案精华》刘渡舟医案)

第五节 阳明病兼变证辨治

本节 17 条原文集中论述阳明病的兼变证证治,可分以下 4 类:①阳明病攻下以后的多种变证,包括阳明病热退后的肠燥便秘;②阳明病兼有太阳病或少阳病;③阳明中风发黄与阳明湿热发黄;④阳明蓄血。在每一类中,再按寒热虚实、轻重缓急加以分析,辨证论治。

第一 阳明病攻下后或经其他治疗之后的多种变证

[原文]

阳明病,脉浮而紧,咽燥口苦,腹满而喘,发热汗出,不恶寒,反恶热,身重。若发汗则躁,心愦愦(kuì 心烦不安)反谵语。若加温针,必怵惕烦躁不得眠。若下之,则胃中空虚,客气动膈,心中懊恼,舌上胎者,**栀子豉汤**主之。(阳明病篇第 221 条)

肥栀子十四枚,擘 香豉四合,绵裹

上二味,以水四升,煮栀子取二升半,内豉,更煮取一升半,去滓。分二服,温进一服,得快吐者,止后服。

若渴欲饮水,口干舌燥者,**白虎加人参汤**主之。(阳明病篇第 222 条)

知母六两 石膏一斤,碎 甘草二两,炙 粳米六合 人参三两

上五味,以水一斗,煮米熟汤成,去滓,温服一升,日三服。

若脉浮发热,渴欲饮水,小便不利者,**猪苓汤**主之。(阳明病篇第 223 条)

猪苓去皮 茯苓 泽泻 阿胶 滑石碎,各一两

上五味,以水四升,先煮四味,取二升,去滓,内阿胶烊消。温服七合,日三服。

阳明病,汗出多而渴者,不可与猪苓汤,以汗多,胃中燥,猪苓汤复利其小便故也。(阳明病篇第 224 条)

脉浮而迟,表热里寒,下利清谷者,**四逆汤**主之。(阳明病篇第 225 条)

甘草二两,炙 干姜一两半 附子一枚,生用,去皮,破八片

上三味,以水三升,煮取一升二合,去滓,分温二服。强人可大附子一枚、干姜三两。

若胃中虚冷,不能食者,饮水则哕。(阳明病篇第 226 条)

脉浮发热,口干鼻燥,能食者则衄。(阳明病篇第 227 条)

阳明病,下之,其外有热,手足温,不结胸,心中懊憹,饥不能食,但头汗出者,栀子豉汤主之。(阳明病篇第 228 条)

[发微]

(一)主旨

阳明病有腑证与经证之分。治腑证宜用下法,治经证应该用清法。但是阳明病也可能出现介于腑证与经证之间的证候,既有部分腑证的临床表现,又有经证的临床表现。遇到这种证候,可以酌情将下法与清法综合运用。如单独用下法治疗,往往不能完全治愈,使证情发生转变,甚至会发生严重的变证。本小节 8 条原文主要分析不典型的阳明腑证用攻下法之后的多种变证及其进一步的治疗。

(二)阳明病介于经证与腑证之间的证候

原文第 221 条所述的见症,发热汗出,不恶寒反恶热,咽燥、口苦,基本上属于经证,但未见壮热多汗、脉洪大等比较典型的见症。身重,腹满而喘,属于腑证的表现,但尚未出现潮热、便秘等典型见症。脉浮而紧,阳明病之浮脉属热,阳明病的紧脉提示里有积滞。脉浮而紧,与经证、腑证都有关联。可见这是阳明病经腑同病的证候。

(三)阳明病经腑同病的治疗

阳明病忌辛温发汗,误用则伤心阳而增邪热,故见心烦谵语。阳明病忌用火法治疗,误用则惊扰心神,更增邪热,故见惊恐烦躁,不得安眠。单用攻下法,虽能祛除胃肠之实热结聚,但难以清除弥漫于气分的邪热。故而,攻下之后视遗留邪热之轻重而出现不同的变证。若攻下过猛,正气受损,如病人阳气素虚,则可能出现或轻或重的虚寒变证。

(四)下后腑实已去,余热留于胸膈

原文第 221 条与第 228 条所述均为阳明病攻下后最轻的变证——余热留于胸膈。原文说得很具体,"胃中空虚",提示攻下之后,肠中结聚已经祛除;"客气动膈",提示尚有余邪结于胸膈;"不结胸",排除了攻下可能造成的结胸变证;"其外有热,手足温",说明体表尚有低热;"但头汗出",提示里有郁热;"心中懊憹,饥不能食"是余热留扰胸膈的主症。治疗用栀子豉汤(方药分析参见太阳病中篇第五节栀子豉汤证)。

(五)下后腑实已去,气分邪热尚盛

原文第 222 条所述,省略了气分大热证的基本见症(发热汗出,不恶寒,反恶热),突出了因热邪尚盛与攻下所导致的阴津受损的见症(渴欲饮水,口干舌

燥）。治疗宜用白虎加人参汤,既清气分大热,又益气以生津。(方药分析参见本章第四节白虎汤证)

(六) 下后腑实已去,尚有轻度余热,兼有下焦轻度停水与轻度伤阴

原文第223条所述,是阳明病攻下之后所出现的证情轻而复杂的一个变证。"脉浮发热"提示余热尚存;"渴欲饮水"提示有轻度伤阴;"小便不利"提示下焦有水气停留。此证之所以复杂是在于停水与伤阴在治疗上有矛盾,利水可能导致伤阴,养阴又不利于利水。选方用药必须照顾这两个方面。

(七) 猪苓汤方药分析

猪苓汤方药仅五味,已照顾到清余热、利水与养阴三方面,而以利水为主。方中猪苓、茯苓甘平淡渗利水;泽泻甘咸微寒,利水通淋而不伤阴;滑石淡寒,利水通淋兼能清热;阿胶甘平,既能滋阴养血,又能利水治浮肿。本方的主要功能是利水,所以原文第224条进一步说明,不是凡有发热口渴见症者都能用猪苓汤,如汗出多而口渴,只有阴津损伤(胃中燥),并无水气停留,便不宜用猪苓汤利水。

(八) 猪苓汤证与五苓散证的比较

原文第223条猪苓汤证与第71条五苓散证所列见症基本相同,都是脉浮、发热、小便不利与口渴四症,而治法方药同中有异,比较分析如下:

1. 二者相同之处在于 ①证候:二者都是汗下之后的变证;二者都有余邪未尽,都有气化失司、水气停留;二者都有发热、口渴、小便不利等见症。②治疗:二者皆需宣通气化以利水,皆用猪苓、茯苓、泽泻治疗。

2. 二者的不同之处在于 ①证候:五苓散证是太阳病汗下后的变证,余邪性质基本属寒;猪苓汤证是阳明病汗下后的变证,余邪性质属热,津液受损。②治疗:五苓散证需要温散余邪,温通脾阳以利水,用桂枝、白术;猪苓汤证需要滋养阴液,清热通淋以利水,用阿胶、滑石。

(九) 下后腑实已去,但留有上焦燥热

原文第227条所述,脉浮发热,口干鼻燥,能食而衄,是比较典型的阳明病上焦燥热证候,热伤津液,灼伤血络,出现上述见症。本证治疗,《伤寒论》原文未出方。按《温病条辨》上焦篇及叶天士的经验可用玉女煎加减。如发热无汗,表证未罢者,可用三黄石膏汤。

(十) 下后损伤正气,可能出现虚寒证

并非可下之证而误用攻下法,或可用攻下法而选药有误,可能损伤正气而出现虚寒证。①严重损伤阳气者,如原文第225条所述,出现里真寒、外假热的危重证。症见下利清谷、脉浮虚而迟缓等。需用四逆汤回阳救逆。②证情较轻,仅仅损伤胃气,证属胃气虚寒,症见纳差、呃逆等。治宜温中和胃,可用甘草干姜汤或旋覆代赭汤。

[医案医话选]

(一)张锡纯论下后不解可用白虎加人参汤

寒温(张氏提出的证候名,包括伤寒与温病)下后不解,医者至此,恒多束手。不知《伤寒论》原有治此证之方,即白虎加人参汤也。其一百六十八节云:"伤寒病,若吐、若下后,七八日不解,热结在里,表里俱热,时时恶风,大渴,舌上干燥而烦,欲饮水数升者,白虎加人参汤主之。"……其在下后多日,大便未行,脉象不虚弱者,即按《伤寒论》原方。若在甫下之后,或脉更兼虚弱,即以山药代粳米,或更以生地代知母,莫不随手奏效……下后不解,多系阴分素虚之人,阴分充足,自能胜外感之余热也。(《医学衷中参西录·治伤寒温病同用方》)

(二)腹泻之后用白虎加人参汤

天津迟氏妇,年二十二岁。于季秋得温病……表里陡然大热,呕吐难进饮食,小便不利,大便泄泻日三四次(经治之后,吐泻止,一度症减,两日后病人加重)。面红,精神昏愦,时作呻吟,自言热甚,两目直视。脉左右皆弦硬而长,数近七至,舌苔变黑。血虚阴亏,而阳明之热又炽盛也。拟用白虎加人参汤,再加滋阴理气之品。

处方:生石膏五两(轧细),野台参六钱,知母六钱,甘草三钱,粳米三钱,天花粉六钱,玄参六钱,生杭芍五钱,生莱菔子四钱(捣碎),生麦芽三钱,鲜茅根三钱(一剂热退强半,二剂热全退)。(《医学衷中参西录·医案·伤寒门》)

(三)白虎加人参汤治暑热证误用消食苦降之后的变证

蔡。暑湿热,都着气分,乃消食苦降滋血乱治,热炽津涸,舌板成痉,究竟邪闭阻窍,势属不稳。

人参、生甘草、石膏、知母、粳米。(《临证指南医案·痉厥》)

(四)栀子豉汤治热病后胃气不和

陈。热病后,不饥能食,不寐,此胃气不和。

香豉、黑山栀、半夏、枳实、广皮白。(《临证指南医案·温热》)

(五)栀子豉汤治大便虽通仍有痰热气阻

宋……两番大便,胸次稍舒,而未为全爽,此岂有形之滞,乃气郁必热,陈腐黏凝胶聚,故脘腹热气下注,隐然微痛,法当用仲景栀子豉汤,解其陈腐郁热。暮卧另进白金丸一钱。盖热必生痰,气阻痰滞,一汤一丸,以有形无形之各异也。

黑山栀、香豉、郁金、杏仁、桃仁、瓜蒌皮、降香,另白金丸。(《临证指南医

案·痞》)

（六）猪苓汤治结核性心包积液

刘某,男,64 岁。发热 38.8℃,心悸,胸满憋气,周身浮肿,小便不利。西医诊断为结核性心包积液。中医会诊:口渴欲饮,咳嗽泛恶,不欲饮食,心烦寐少,脉来弦细而数,舌红少苔。治以养阴清热利水疏结之法,用猪苓汤。

猪苓 20g,茯苓 30g,泽泻 20g,阿胶 12g,烊化,滑石 16g。3 剂,小便畅利,胸满等症爽然而愈。20 剂后,心包积液完全消尽。(《刘渡舟临证验案精选·少阴阴虚热与水结》)

（七）玉女煎治阳明衄血

某,三四。此热蒸于水谷之湿,龈血龂衄,纳谷如昔。治在阳明。

熟地、知母、石膏、元参、牛膝。(《临证指南医案·衄》)

（八）四逆汤治误治吐利亡阳

陈某,年近 40 岁。禀赋素弱(夏季受凉,服药不解,误服安宫牛黄丸数丸),当夜突转吐利并作,肢端清冷,蜷卧,神困欲寐。面唇青暗,目无光,声低,肢冷近肘膝,脘腹凹陷而软。脉沉微欲绝,舌紫无苔。拟通脉四逆加参术汤,倍其量。经半日,2 剂竟,吐利瘥,肢冷渐复,糜粥少进。守原方,减其量,加橘皮、麦芽,再 3 剂而愈(原书无方药组成与剂量)。(《中国现代名中医医案精华》马骥医案)

第二 阳明兼少阳证治

［原文］

阳明病,发潮热,大便溏,小便自可,胸胁满不去者,与**小柴胡汤**。(阳明病篇第 229 条)

柴胡半斤　黄芩三两　人参三两　半夏半升,洗　甘草三两,炙　生姜三两,切　大枣十二枚,擘

上七味,以水一斗二升,煮取六升,去滓,再煎取三升。温服一升,日三服。

阳明病,胁下鞭满,不大便而呕,舌上白胎者,可与小柴胡汤,上焦得通,津液得下,胃气因和,身濈然汗出而解。(阳明病篇第 230 条)

［发微］

（一）主旨

叙述两种既有阳明见症又有少阳见症的不典型的证候。其证虽有阳明之症,其治则从少阳,用小柴胡汤。

（二）阳明兼少阳证证候分析

《伤寒论》原文所述脉症虽然精简,但多为辨证之关键。

1. 如原文第 229 条，阳明病见潮热，如更见便秘，则是承气汤证。原文指出"大便溏"，基本否定了承气汤证。但是，在特殊情况下，潮热而大便溏，偶或有用调胃承气汤的可能（参见太阳病中篇第 105 条）。原文进一步指出"小便自可"，是再一次否定承气汤证。最后，指出"胸胁满不去"，这是辨证的关键见症。在否定承气汤证的基础上，见胸胁满便可考虑用小柴胡汤施治。"不去"二字也有一定的辨证意义，提示胸满不是偶而乍见，而是持续时间较长。本证应该用小柴胡汤无疑。

2. 再如原文第 230 条，阳明病见不大便（原文未指明热型），用承气汤攻下的可能性很大。但是，胁下硬满、呕吐与舌上白苔均符合柴胡汤证，而非承气汤攻下的适应证，故原文明确指出"可与小柴胡汤"。

3. 又如原文第 230 条所述，服用小柴胡汤之后，"上焦得通，津液得下，胃气因和，身濈然汗出而解"。这具体地说明了小柴胡汤的药理作用，既能宣通上焦皮肤腠理，使全身汗出而退热，又有一定的和降胃气作用而使大便通畅。这主要是小柴胡汤中应用大剂量柴胡所起的效应。柴胡苦辛微寒，药性升浮，解表退热时有出汗效应。柴胡又能疏肝解郁，通过疏肝气以调理脾胃，缓解肠胃道的痉挛使排便顺畅。拙著《疑难病证思辨录》第一回载一大叶性肺炎病人高热无汗便秘，服麻黄加术汤加柴胡、黄芩、瓜蒌等药之后，全身汗出、大便通畅的同时高热亦退。与《伤寒论》所述完全相符合。

（三）本小节阳明兼少阳证用小柴胡汤主治的意义

包括：①纵观《伤寒论》全书，阳明兼少阳病证，未必全部用小柴胡汤，在一定条件下也可以用大柴胡汤（见太阳病中篇第 103 条、太阳病下篇第 136 条）或柴胡加芒硝汤（见太阳病中篇第 104 条）；②本小节两条原文安排在阳明病篇，有一定的阳明病见症而用小柴胡汤主治，提示虽有一定的阳明见症，同时出现少阳见症者慎用攻下法，虽不用大小承气汤，但可以适当应用大黄或芒硝或枳壳。如阳明见症严重者，亦可用较大剂量的调胃承气汤。

［医案医话选］

（一）改变柴胡、黄芩的剂量以适应病证由少阳向阳明的轻微转化

钱某，三十四岁。太阳中风汗多，误与收涩，引入少阳，寒热往来，口苦，脉弦，与小柴胡汤和法。其人向有痰饮喘症，加枳实、橘皮，去人参。

柴胡五钱，黄芩炭一钱五分，姜半夏六钱，炙甘草三钱，生姜五钱，大枣二枚（去核），广皮五钱，小枳实四钱。煮三杯，先服一杯。寒热止，止后服。尽剂不止，再作服。二剂。

复诊：风入少阳，与小柴胡汤已解其半，仍须用和法。寒少热多而口渴。

较前方退柴胡,进黄芩,加天花粉。

柴胡二钱,炒黄芩三钱,姜半夏三钱,炙甘草二钱,生姜三大片,大枣二枚 (去核),天花粉三钱。煮三杯,分三次服。(《吴鞠通医案·伤寒》)

(二)小柴胡加石膏汤治疗少阳略兼阳明

马某,男,48 岁。往来寒热,体温 39℃,心烦喜呕,口苦咽干,舌红绛,脉弦大。证属邪入少阳。法当和解清透,并防热邪内陷阳明,小柴胡汤加石膏主之。

柴胡 15g,黄芩 10g,法半夏 15g,党参 10g,甘草 10g,大枣 5 枚(擘),生姜 10g 切,生石膏 50g。药后全身漐然汗出。1 剂热退身凉。(《当代医家论经方·小柴胡汤治验》)

(三)大柴胡汤加味治老人发热咳嗽便秘

宋某,女,76 岁。畏寒发热 10 余日,体温 38.9℃,口干口苦,作呕不能食,胸胁苦满,头晕,咳嗽无痰,大便秘结,10 日未行,声音高亢,面赤咽红,脉弦实,舌苔黄腻,舌质淡红……大柴胡汤主之。

柴胡 10g,黄芩 10g,白芍 10g,枳实 10g,法半夏 10g,大黄 10g,杏仁 10g,沙参 20g,桔梗 10g,桑白皮 10g,生姜 3 片,大枣 3 枚。服 1 剂,大便通,去大黄,续服 3 剂,发热退,病愈。(《当代医家论经方·大柴胡汤治疗急症》)

(四)大柴胡汤加味治疗胆道急性感染

胆道急性感染中医辨证为脓毒型:此型包括梗阻性胆管炎伴有败血症或中毒性休克者。临床表现为右胁持续性灼痛,口干渴,寒战高热,腹胀而满,尿短赤,大便燥结,舌红或绛,苔黄燥或有芒刺,脉弦滑数或细数。此型病人宜立即施行手术或短期准备后早期手术。此型病人中药可以清胆泻火汤为主方,随证加减。药物组成:柴胡 15~30g,黄芩 15g,半夏、木香、郁金各 10g,板蓝根 30g,龙胆 10g,生大黄 15~30g(后下),芒硝 15~30g(冲服)。每日 1~2 剂,水煎服。(《中西医结合治疗常见外科急腹症·急性胆道感染》)

第三 阳明中风发黄证治

[原文]

阳明中风,脉弦浮大而短气,腹都满(全腹胀闷),胁下及心(剑突下)痛,久按之气不通,鼻干不得汗,嗜卧,一身及目悉黄,小便难,有潮热,时时哕,耳前后肿,刺之小差,外不解,病过十日,脉续浮者,与小柴胡汤。(阳明病篇第 231 条)

脉但浮,无余证者,与**麻黄汤**。若不尿,腹满加哕者,不治。(阳明病篇第 232 条)

麻黄三两,去节　桂枝二两,去皮　甘草一两,炙　杏仁七十个,去皮尖

上四味,以水九升,煮麻黄,减二升,去白沫,内诸药,煮取二升半,去滓,温服八合,覆取微似汗。

[发微]

（一）主旨

本小节2条原文叙述一证情比较严重而复杂的热毒发黄证候（姑名之为阳明中风发黄）,并对其进行辨证论治。

（二）阳明中风发黄的证候分析

1. 基本证情　阳明中风提示病由外感风热邪毒所致,从六经辨证来看,太阳表证已罢,目前出现的为阳明与少阳的见症。

2. 具体脉症分析　①脉弦浮大,弦属少阳,浮大属阳明;②腹满短气、潮热、嗜卧,属阳明里热,未言便秘与否,不能肯定是腑证还是经证。鼻干属阳明经热;③胁下及心痛,久按之气不通,耳前后肿,属少阳;④不得汗是热郁于里,小便难是热盛伤津、气机不利,哕是肝气犯胃,黄疸则与肝胆脾胃都有关联,这几个见症提示里热炽盛,气机不利;⑤耳前后肿,其部位为少阳经络分布区域,其红肿热痛则与热毒有关。

（三）阳明中风发黄证的发展与相应的治疗

1. 对当前的证候,《伤寒论》原文没有提出全面的治法。这可能是因证情复杂而不典型,没有对症的成方,只能"观其脉证,随证治之"。

2. 刺法是对局部肿痛的治疗,"小差"就是症状略为减轻。"外不解"是发热不退。

3. 病期超过10日,病情比较稳定,没有出现热毒内陷,也没有出现虚寒阴证,只是（脉续浮提示）发热未退,此时可用小柴胡汤清解。

4. 如果除黄疸之外,只有表证发热（脉但浮）恶寒无汗,没有复杂的其他见症,则可用麻黄汤发汗解表。

5. 如果症见"无尿,腹胀满,呃逆",则是热毒内陷,全身气机严重阻滞,证情危重,可能出现内闭外脱。原文没有出方,应该立即抢救,中药可用泻下热毒、凉血解毒等方法。

[医案医话选]

（一）朱自成用小柴胡汤治疗流行性腮腺炎

万某,男,8岁。右侧腮腺漫肿,触之即痛,发热,口渴。先用五味消毒饮,无效。腮腺为阳明、少阳经脉循行部位,乃改用小柴胡汤加蒲公英、夏枯草、生石膏、板蓝根。服药3剂,热退肿消。（《当代医家论经方》）

（二）小柴胡汤合茵陈蒿汤治疗急性黄疸型肝炎

刘某,男,14 岁。过食肥甘又感时邪而发病,症见疲乏无力,心中懊恼,不欲饮食,时时泛恶,小便短黄,大便尚可。2 日后身目发黄。医院诊为急性黄疸型肝炎,服药 4 日未愈,更增胁痛呕吐,舌苔黄腻,脉弦滑数。为肝胆湿热蕴郁不解之证。

处方:柴胡 12g,黄芩 9g,半夏 10g,生姜 10g,大黄 6g,茵陈 30g(先煎),生山栀 10g。服 3 剂病愈大半,又服 3 剂后改用茵陈五苓散调理而愈。(《刘渡舟临证验案精选·黄疸》)

（三）何廉臣用麻黄剂治疗"黄耳伤寒"的经验

黄耳伤寒,前清光绪己丑年四五月间,经过七人,皆四乡藜藿体。其证两耳红肿光亮,扪之焮热而痛,两腮亦红肿痛甚,耳中望之红肿,时有黄涎流出,筑筑然痛,声如蝉噪,两眼白及眼睑亦皆发黄,身热体痛,恶寒无汗,背脊拘挛串痛,强直难伸,不能转侧,尿短赤涩,脉右濡滞,左浮弦略紧,舌苔白腻带黄,边尖俱红。断其病由风热挟湿温时毒,作流行性中耳炎治。以麻黄连翘赤小豆汤加味(药物组成略)送下聪耳芦荟丸,辛凉开达、疏风散寒以发表,苦寒清利、解毒泻火以治里(外用药从略)。似此表里双解,内外并治,速则一候,缓则二候,七人皆愈。(《重订通俗伤寒论·黄耳伤寒》)

（四）王玉茹等用小柴胡汤加减治疗热性急性耳病的经验

小柴胡汤对于急性实热证之耳病……都有很好疗效。治疗时,根据病情适当加减,若耳部湿疹或鼓室积液(非化脓性中耳炎),流脓量多者(化脓性中耳炎),宜解少阳兼行水湿。本方去大枣,加茯苓、车前子、木通、泽泻、白术等。耳部炎症肿痛俱重(如急性化脓性中耳炎酿脓期,鼓膜充血,耳痛剧烈,发热等),为肝胆热盛,以本方去参、枣,重用柴胡,加龙胆、栀子、夏枯草、大青叶之类。若热毒盛,灼痛肌膜,耳部成疮痈者(如耳前漏管感染,外耳道疖,乳突骨膜脓肿等),宜加银花、连翘、地丁草、野菊花、蒲公英等……(《当代医家论经方·王玉茹经验》)。(笔者注:以上 2 例耳病与阳明中风发黄颇多相似之处,姑录以备参)

第四　阳明病肠燥便秘可用导法

[原文]

阳明病,自汗出,若发汗,小便自利者,此为津液内竭,虽鞭不可攻之,当须自欲大便,宜**蜜煎**导而通之。若土瓜根及大猪胆汁,皆可为导。(阳明病篇第233 条)

蜜煎方

　　食蜜七合

上一味,于铜器内,微火煎,当须凝如饴状,搅之勿令焦着,欲可丸,并手捻作挺,令头锐,大如指,长二寸许。当热时急作,冷则鞕。以内谷道中,以手急抱,欲大便时乃去之。疑非仲景意,已试甚良。

又大猪胆一枚,泻汁,和少许法醋,以灌谷道内,如一食顷,当大便出宿食恶物,甚效。

[发微]

(一)主旨

本条原文指出,阳明病恢复期,汗出热退肠燥便秘可用"导法"(灌肠法)。

(二)本条原文的意义

1. 历史意义　本条是世界上最早记录的灌肠法。

2. 辨证意义　热病恢复期的肠燥便秘不可误认为实热未尽而用攻下法。如属阴液不足之便秘宜用养阴润肠法。如有轻微余热可用清热润肠法,已无余热可用导法。导法的作用不仅在于润滑肠道,还有刺激肠道使其恢复蠕动的作用。原文所说的"小便自利",不是伤津的原因,而是提示热病恢复期,由热盛尿少转化为热退气化恢复,津液流通,小便通畅。

第五　阳明兼太阳证治

[原文]

阳明病,脉迟,汗出多,微恶寒者,表未解也,可发汗,宜**桂枝汤**(阳明病篇第234条)

　　桂枝三两,去皮　　芍药三两　　生姜三两　　甘草二两,炙　　大枣十二枚,擘

上五味,以水七升,煮取三升,去滓,温服一升,须臾,啜热稀粥一升,以助药力取汗。

阳明病,脉浮,无汗而喘者,发汗则愈,宜麻黄汤。(阳明病篇第235条)

[发微]

(一)主旨

本小节2条原文,根据先表后里的治则,提出表证明显存在,虽有一定的阳明见症,其治疗仍当以解表为主。这与上文第二小节"阳明兼少阳证治"用小柴胡汤的基本精神是一致的。

(二)证候简析

包括:①2条原文均称"阳明病",但条文中何以没有阳明病的见症?从

《伤寒论》行文习惯以及本文紧接上文便秘用导法来看,此处阳明病的见症主要是便秘,其次如心烦、咽红咽痛等里热见症,亦可视为已涉及阳明。②本小节2条原文中并无发热二字,而其证候均应有发热一症。第234条之证如无发热,则无热恶寒而汗出,为明显的阳气虚衰,岂能发汗解表,有发热而汗出微恶寒,才是桂枝汤证。第235条如无发热则是虚喘,忌用麻黄。发热恶寒无汗而喘,才是适用麻黄汤的风寒束表证。③本小节两个证候的发热皆为表证,但略有区别。第234条"阳明病脉迟",此脉迟非指虚寒证,而是提示发热不高。与本章第三节第208条的脉迟相同。第235条"阳明病脉浮",则其发热必较第234条为高。脉浮既指表证,又指发热,也指虚证。本条当指表证发热。

[医案医话选]

(一)张锡纯论麻黄汤证略兼阳明的治法

麻黄汤原用解其外寒,服后遍体汗出,恶寒既愈,有其病从此遂愈者,间有从此仍不愈,后浸发热而转为阳明证者,其故何也? 若其热不复还表而内陷益深,其热必将日增,此即太阳转阳明之病也。悟得此理后,再用麻黄汤时,必加知母数钱以解其内陷之热,主治伤寒无汗,服后未有不愈者矣。大青龙汤治伤寒无汗烦躁,是胸中先有内热,无所发泄,遂郁而作烦躁,故于解表药中加石膏以清内热。然麻黄与石膏并用,间有不汗之时。若用麻黄加知母汤,将知母重加数钱,其寒润之性入肺中化合而为汗,随麻黄而达于外,而烦躁自除矣。上所论者,麻黄汤原宜加知母矣,而间有不宜加者,此又不得不斟酌也。间有其人阳分虚者,又当于麻黄汤中加补气之药以助之出汗。(《医学衷中参西录·太阳病麻黄汤证》)

(二)张锡纯治太阳略兼阳明之证

曾治邻村李姓少年,得伤寒证已过旬日,表证未罢,时或恶寒,头犹微痛,舌苔犹白,心中微觉发热,小便色黄,脉象浮弦,重按似有力。此证虽在太阳之表与腑,实已连阳明矣。投以麻黄汤,为加知母八钱、滑石六钱,服后一汗而愈。(《医学衷中参西录·太阳病麻黄汤证》)

(三)章次公治太阳病表证伴便秘

曹某,男。形寒骨楚,风寒束于太阳之表,腠理不得疏泄也。不更衣7日,仲景有桂枝汤加大黄之例,今师其意。

川桂枝3g,生麻黄3g,杏仁泥18g,粉甘草3g,蔓荆子3g,羌活9g,郁李仁12g,晚蚕砂9g(包),生大黄粉3g(吞服)。(《章次公医案·感冒》)

(四)章次公治孕妇感冒伴便秘

马某,女。临风洒然毛耸,一身酸楚如被杖,此时气之征也。重身6个月,大便难,不可峻下。

桂枝 5g,杭白芍 9g,粉甘草 3g,青防风 9g,川羌活 9g,左秦艽 9g,光杏仁 15g,枳实 9g,全瓜蒌 12g,六神曲 9g,生姜 2 片,大枣 7 枚。(《章次公医案·感冒》)

第六　阳明蓄血

[原文]

阳明证,其人喜忘者,必有蓄血。所以然者,本有久瘀血,故令喜忘。屎虽鞕,大便反易,其色必黑者,宜**抵当汤**下之。(阳明病篇第 237 条)

水蛭熬　虻虫去翅足,熬,各三十个　大黄三两,酒洗　桃仁二十个,去皮尖及两仁者

上四味,以水五升,煮取三升,去滓,温服一升,不下更服。

[发微]

(一)主旨

指出阳明病亦有蓄血证,其临床见症与太阳蓄血证有不同之处,其治疗则皆用抵当汤下瘀血。

(二)阳明蓄血证与太阳蓄血证的证候比较

包括:①太阳蓄血发生于外感病早期,可能"表证仍在";阳明蓄血表证早已消失,甚或是在慢性病基础上发展而来,往往有"久瘀血"。②二者都存在瘀血乘心这一病机,都有神经精神症状,太阳蓄血较为严重,出现发狂;阳明蓄血较轻,多见"喜忘",较少发狂。③太阳蓄血多见"少腹硬满",原文没有指明阳明蓄血的腹部症状,临床多见全腹胀满。④原文没有指明太阳蓄血证大便的性状,对阳明蓄血则有"屎虽硬,大便反易,其色必黑"的记载,这是上消化道中等量出血的表现。从临床来看,太阳蓄血与阳明蓄血都有出血倾向,出血量可大可小。

关于蓄血证的病机、证候与治法方药可参照太阳病中篇第十二节太阳病蓄血证。

[医案医话选]

(一)重症病毒性肝炎出现的蓄血证

包括:①主症:病人初起龈血衄血,少腹满,小便自利,或腹不满而病人自觉满,或病人喜忘或如狂,大便黑色,脉沉细,舌质红,边有瘀斑。②证候分析:湿热与疫毒交结,迫血妄行,故初起龈血衄血,病程日久,气血衰败,湿浊残留,瘀血不行……蓄血于中则出现腹满、喜忘等症。③治法:活血化瘀,清热泻火。④方药:抵当汤或加紫雪丹。生大黄 12g,桃仁泥 9g,水蛭 9g,虻虫 9g,另紫雪丹 3g,日服 3 次。如出血过多,应即予输入鲜血或鲜血浆以支持之,然后再用

上方。(《中医外感病辨治·重症病毒性肝炎》孟宪益执笔)

(二) 肝硬化用下瘀血汤活血化瘀

王某,女。肝病 10 余年,1 个月来腹胀有腹水,神疲乏力,面色晦黑,巩膜黄染,身体消瘦,肝痛鼻衄,易寐,纳差便稀,唇红。(肝功能检查从略)

处方:制大黄 9g,桃仁 9g,䗪虫 3g,蟋蟀 10 只,对坐草 30g,黑大豆 60g,田基黄 30g,鳖甲 15g,黄芪 15g,党参 9g。此方加减,调理 7 周以上,症状好转,肝功能亦有改善。(《仲景方在急难重病中的运用·肝硬化·姜春华方》)

第六节 燥 屎 辨 证

燥屎又称"结粪",是阳明病腑证重要辨证标识之一。从《伤寒论》原文第 215 条"胃中必有燥屎五六枚也"来看,燥屎是指在腹壁上可以触摸到的粪块,但从原文第 209 条"不大便六七日,恐有燥屎"来看,是根据临床见症推测肠中有结粪。燥屎而伴有腹满痛、潮热、烦躁等症,基本上宜用大承气汤攻下。《伤寒论》中共有 8 条原文论及燥屎,7 条在阳明病篇,本节集中 5 条原文论述燥屎,故专列一节加以探讨。后世医家也极为重视燥屎这一见症,作为使用攻下法的重要依据之一。

[原文]

阳明病,下之,心中懊𢙐而烦,胃中有燥屎者,可攻。腹微满,初头鞕,后必溏,不可攻之。若有燥屎者,宜大承气汤。(阳明病篇第 238 条)

病人不大便五六日,绕脐痛,烦躁,发作有时者,此有燥屎,故使不大便也。(阳明病篇第 239 条)

病人烦热,汗出则解,又如疟状,日晡所发热者,属阳明也。脉实者,宜下之;脉浮虚者,宜发汗。下之与大承气汤,发汗宜桂枝汤。(阳明病篇第 240 条)

大下后,六七日不大便,烦不解,腹满痛者,此有燥屎也。所以然者,本有宿食故也,宜大承气汤。(阳明病篇第 241 条)

病人小便不利,大便乍难乍易,时有发热,喘冒不能卧者,有燥屎也,宜大承气汤。(阳明病篇第 242 条)

[发微]

(一) 主旨

论述形成燥屎的多种病机,与燥屎同时出现的多种临床表现以及出现燥屎时宜用承气汤攻下。

（二）形成燥屎的多种病机

包括：①就外感病而言，燥屎主要是由实热病邪内结肠腑，既影响胃肠气机，又耗伤阴津，从而形成燥屎，多出现于阳明腑证阶段。②外感病用攻下法之后，扰乱胃肠气机，反而出现气机停滞。此时，邪热未尽，重又结聚，不出数日，再次形成燥屎。③外感病发热汗出，再次发热汗出，多次反复，虽非阳明病证，由于胃肠津液耗伤，也有可能形成燥屎。但证情较轻。老年人、体虚者或病后虚弱，胃肠运化滞缓，也可能出现干结的粪块。其基本性质与阳明燥屎不同，禁用攻下法。

（三）与燥屎同时出现的多种临床表现

包括：①燥屎大多与便秘同时出现，但也可能已有燥屎结聚后，仍有少量大便排出，如原文所说"大便乍难乍易"。也可能既有燥屎，又有下利（见少阴病篇第 321 条、厥阴病篇第 374 条）。②阳明腑证的燥屎大多与潮热、腹满痛、烦躁谵语等里热炽盛的症状同时存在。③也可能实热热毒郁闭于里形成燥屎的同时，外见手足厥冷等虚寒见症，这是十分危重的"内闭外脱"证。④在外感病少阳阶段发热反复时间较长或恢复期，也可能有燥屎形成。此时，表现为低热或发热时起时伏，与阳明腑证有明显不同。

（四）燥屎的治法

包括：①阳明腑证的燥屎宜用攻下法，《伤寒论》原文中 8 条燥屎，7 条用大承气汤，1 条用小承气汤。②内闭外脱证的治疗比较复杂，或先回阳救逆，或急下存阴，或攻补兼施，全在临证决断，不可局限于燥屎。③反复发热及恢复期的燥屎，证情比较轻缓，可以用桂枝汤或小柴胡汤加味，一边解热，一边润肠。

（五）注意继发性便秘而形成燥屎

本节原文第 238 条与第 241 条均指出攻下之后又出现燥屎，对此如何理解？这是强烈攻下之后出现的继发性便秘。如用大剂量大黄泻下，大黄含鞣质量较高，多量鞣质以及里热尚未全部清除，就容易导致继发性便秘。如用巴豆等泻下，对肠壁刺激极大，泻下之后，也可能出现反应性的肠蠕动减缓，这也可能导致继发性便秘（参见太阳病中篇第 105 条，丸药攻下后用调胃承气汤）。《伤寒论》具体记录了这一临床表现。

［医案医话选］

（一）发热腹痛便秘，大承气汤攻下燥屎

病人女性，36 岁。发热，阵发性绕脐痛（西医拟诊急性阑尾炎或肠梗阻）。

大便数日未行,不欲食,时欲泛恶,手足濈然汗出,口苦,舌苔黄厚而燥,脉沉实而有力,急宜攻下。

生大黄 5g(后下),玄明粉 6g(冲),厚朴 12g,炒枳实 15g,白蜜 30g,蒲公英 30g,忍冬藤 30g,麻仁丸 20g(包煎)。下午服药,当晚大便 1 次,色黑坚硬,量不多。后半夜身热减,腹痛轻,舌脉同前。前方加连翘、红藤、桃仁,再服 1 剂。药后,大便 2 次,转溏薄,腹痛消失,热净身凉,知饥能食。腑气已通,再用麻仁丸等调理 3 剂而愈。(《伤寒论方运用法·承气汤类方》)

(二)高热便秘昏迷,大承气汤攻下燥屎

李某,男,18 岁,学生。突发高热,头痛,心烦,继而昏迷,抽搐,牙关紧闭。经西医治疗 3 日,体温正常,呼吸心跳平稳,但仍昏迷不醒。脉沉实,舌暗红,苔黄燥,中部厚腻,大便 7 日未行,触压腹部,有燥屎数枚。诊为燥屎内结,痰浊内闭……拟大承气汤合安宫牛黄丸。

大黄 12g(后下),枳实 9g,厚朴 9g,芒硝 10g,安宫牛黄丸 1 粒(冲服)。次日病人下燥屎五六枚,硬结如石。下后神志逐渐苏醒,呼之可应。以生脉饮调理,1 周后出院。(《当代医家论经方·王启政医案》)

(三)咳喘热闭肢厥,大承气汤攻下燥屎

梁某,男,56 岁。突然寒战发热,咳嗽喘促,汗出,烦渴引饮,躁扰不宁,四肢厥逆。面色晦暗,声音低沉,寸脉伏,其他部脉沉细略数,腹部拒按。此系外假寒而内真热也。大承气汤合白虎汤治之。

大黄 20g,枳实 15g,厚朴 15g,芒硝 10g(分 2 次兑服),生石膏 25g,知母 15g,甘草 10g,粳米 20g。药后腹中作响,下球样燥屎 10 多枚,汗出收敛,咳喘亦平,疲乏无力,能入睡。用竹叶石膏汤调理而愈。(《中国现代名中医医案精华》孙允中医案)

第七节　转属阳明诸证

本节 5 条原文论述太阳病由表入里,转变为与阳明有一定联系(属)的证候,如吴茱萸汤证、脾约证。并指出入里化热,阳热过盛,汗出过多,转化为阳明病的病机。

[原文]

食谷欲呕,属阳明也,**吴茱萸汤**主之。得汤反剧者,属上焦也。(阳明病篇

第 243 条）

吴茱萸一升,洗　人参三两　生姜六两,切　大枣十二枚,擘

上四味,以水七升,煮取二升,去滓,温服七合,日三服。

太阳病,寸缓关浮尺弱,其人发热汗出,复恶寒,不呕,但心下痞者,此以医下之也。如其不下者,病人不恶寒而渴者,此转属阳明也。小便数者,大便必(可能)鞕,不更衣十日,无所苦也。渴欲饮水,少少与之,但以法救(治疗)之。渴者,宜**五苓散**。(阳明病篇第 244 条)

猪苓去皮　白术　茯苓各十八铢　泽泻一两六铢　桂枝半两,去皮

上五味,为散,白饮和服方寸匕,日三服。

脉阳微而汗出少者,为自和也。汗出多者,为太过。阳脉实,因发其汗,出多者,亦为太过。太过者,为阳绝(极盛)于里,亡津液,大便因鞕也。(阳明病篇第 245 条)

脉浮而芤,浮为阳,芤为阴。浮芤相抟,胃气生热,其阳则绝。(阳明病篇第 246 条)

趺阳脉(足背动脉)浮而涩,浮则胃气强,涩则小便数,浮涩相抟,大便则鞕,其脾为约(脾胃津液减少,运行减缓),**麻子仁丸**主之。(阳明病篇第 247 条)

麻子仁二升　芍药半斤　枳实半斤,炙　大黄一斤,去皮　厚朴一尺,炙,去皮　杏仁一升,去皮尖,熬,别作脂

上六味,蜜和丸如梧桐子大,饮服十丸,日三服,渐加,以知(愈)为度。

[发微]

（一）主旨

本节 5 条原文叙述了 5 种转属阳明的证候,这些证候有寒热虚实之别,但与阳明(包括胃肠)有一定的联系,主要由太阳病转化而来。原文第 245 条与第 246 条论述转化为典型阳明病的病机是阳热炽盛,损伤阴液。

（二）吴茱萸汤证

吴茱萸汤证的 3 个主症之一是"食谷欲呕",与胃有关。此证可能由感受风寒的太阳病转化而来,故称转属阳明。本证的基本病机是胃气虚寒,肝气来犯,胃气上逆而呕。吴茱萸汤证的其他证候与方药分析,参见第七章少阴病篇第 309 条及第八章厥阴病篇第 378 条。

（三）太阳病转化过程中可能出现的 5 种与阳明有一定关联的证候

1. 呕吐或进食欲呕。

2. 太阳病攻下之后,发热汗出而恶寒,不呕而有心下痞。心下痞与胃有关。但非痞证,痞证出现于寒热解之后。本证与桂枝人参汤证(太阳病下篇第

163 条）、痞证兼表证（太阳病下篇第 164 条）、大柴胡汤证（太阳病下篇第 165 条）相近似。是太阳病变证，与胃有关。

3. 太阳病未经攻下而出现发热不恶寒而渴，提示表证化热入里，有热伤津液之象，已是初入阳明之证。所以原文明确指出"此转属阳明也"。

4. "小便数"提示发热减退。"不更衣十日，无所苦"提示太阳病恢复期肠燥便秘，即下文的脾约证。

5. 对渴欲饮水，宜加分析，如发热已退，病症已除，则适量饮水便能解渴。如发热尚未退尽，口渴明显，小便不利，则为气化不利、水饮停留的五苓散证。如水停于胃，可以出现心下痞一症，近人刘渡舟称之谓"水气痞"（水气痞参见太阳病下篇第 156 条，五苓散方药分析见太阳病中篇第 71 条）。

（四）转化为典型阳明病的病机

原文第 245 条与第 246 条论述转化为典型阳明病的病机为体内阳热炽盛（阳绝于里）、耗伤阴津（亡津液）。其临床表现是脉浮而芤，汗出过多（热盛汗多原文称为"太过"），导致大便干结。脉浮提示发热，脉芤提示气阴不足，发热而持续少量出汗，则为发热渐退之象（原文称为"自和"）。这里所说的阳明病包括阳明经证与阳明腑证。根据这一基本病机，可知治疗阳明病的大法是泻热保津。白虎汤与承气汤的药物组成差异极大，而其基本目的都是为了清泻里热，保护阴津。

（五）脾约证的病机与证候

外感病中的脾约证是恢复期尚有轻微余热（胃气强），而肠道津液不足，从而导致大便干结难解。原文"脉浮而涩"是指上述病机，并非具体的临床表现。本证与上文第五节第 233 条用导法的肠燥便秘基本相同，略有区别。本证尚有余热，故主治方中有少量清热药，用导法之证已无余热。

（六）麻子仁丸的方药分析

本方由三部分药物所组成。一是油脂类润肠药，有麻仁、杏仁以及有滋润作用的白蜜。三者的用量最大，是本方的主要部分。二是调整肠道气化的药物，有枳实、厚朴与芍药，枳实与厚朴对肠道的蠕动有双相作用（详见本章第三节大承气汤药物组成与配伍），芍药通过柔肝以调理肠胃，芍药本身也有一定的通利大小便的作用。三是清泻余热又能通大便的大黄，大黄虽用一斤（250g），但在三部分药物的剂量中较轻。麻子仁二升重约 212g，杏仁一升重约 112g，二者已超过大黄之量，更有白蜜。芍药、枳实合为一斤，更有厚朴。由此可知，本方的作用虽以润肠为主，仍有一定的清热泻下作用。少数病人服用本方之后，有腹痛这一副反应。由此可知，本方的服法由小量逐渐增加是很有必要的。

本方药物组成中配用芍药柔肝以缓解肠痉挛是很确当的。孕妇不宜用本方，年高体弱者不宜大量、长期应用本方。

[医案医话选]

(一)叶天士用吴茱萸汤治胃痛得食则呕

董氏。产后三年，经水不转。胃痛，得食则呕，汗出形寒，腰左动气闪烁，大便七八日始通，脉细弦右涩，舌白稍渴，脘中响动下行痛缓。病属厥阴顺乘阳明，胃土久伤，肝木愈横。法当辛酸，两和厥阴体用，仍参通补阳明之阳。俾浊少上僭，痛有缓期。

人参一钱(同煎)，开口吴萸一钱(滚水泡洗十次)，生白芍三钱，良姜七分，熟半夏二钱(醋炒焦)，云茯苓三钱(切块)。(《临证指南医案·胃脘痛》)

(二)叶天士用吴茱萸汤治腹痛食谷微满

江。晨起腹痛，食谷微满，是清浊之阻，按脉右虚左弦，不思饮食。脾胃困顿，都属虚象，古人培土必先制木，仿以为法。

人参、淡吴萸、淡干姜、炒白芍、茯苓。(《临证指南医案·木乘土》)

(三)吴茱萸汤治呕吐食物、稀水

运某，女，25岁。1年前开始呕吐，由轻逐渐加重。某医院诊为神经性呕吐。现症为每于饭后，一口一口吐少量食物和稀水，呕吐物淡而无味，吐前无恶心，也无痛苦，食欲尚可，二便正常，周身乏力。脉沉，舌淡苔白。治以温中补虚，降逆止呕。

处方：吴茱萸 9g，太子参 15g，生姜 9g，大枣 5 枚，半夏 15g，茯苓 15g。3 剂呕止。(《仲景方药古今应用·温中补虚剂》)

(四)麻子仁丸治大便燥结

某，男。大便燥结，五六日一行。每次大便困难异常，往往因用力太过而汗出如雨。口唇发干，唇厚皮如痂，撕则唇破出血。舌苔干黄，属胃强脾弱之脾约证。麻子仁丸一料，服之而愈。(《伤寒论通俗讲话》)

第八节　各种攻下法的比较

本节 11 条原文反复论述调胃承气汤、小承气汤、大承气汤与抵当汤的不同的适应证候、不同的使用方法。虽然只有 4 个汤方，但从治法角度归纳为 6 种不同的攻下法，即泻热(调胃承气汤)，轻下(小承气汤)，缓攻、急下、当下(大承气汤)与下瘀血(抵当汤)。

第一　泻热

[原文]

太阳病三日,发汗不解,蒸蒸发热者,属胃也,调胃承气汤主之。(阳明病篇第248条)

伤寒吐后,腹胀满者,与调胃承气汤。(阳明病篇第249条)

[发微]

(一) 主旨

论述阳明腑实证早期,里实热已盛,初结于胃肠,或出现于阳明经络的其他部位,尚未出现严重的实热内结胃肠之征。此时应及时应用调胃承气汤通便以泻热。

(二) 由表化热入里,初结阳明

本节原文第248条只有"蒸蒸发热"一症,但此症提示发热较高,汗出较多,已属阳明病的热型。而病程较短,"太阳病三日"提示刚刚进入阳明病阶段,腑实结聚未甚,但热型已经转变,此种热型,高热多汗,极易伤阴,此时即使没有便秘,亦宜用调胃承气汤通腑以泻热。如果不是三日,而是六七日不大便,则可考虑用大承气汤。如果不是蒸蒸发热,而是"微烦",汗出不恶寒而发热不高,即使有便秘,宜用小承气汤。莫看条文简单,通过前后左右一比较,便能显出辨证论治的意义。

(三) 已结阳明,虽吐无益

本节原文第249条,只有"吐后腹胀满"一症,如属伤食阻于胃脘,则吐后腹胀满多能缓解,今吐后仍腹胀满,可以说明邪热已经初结阳明,气机阻滞,尚属初结,应该速去实热,故用调胃承气汤。此时虽有气机阻滞,尚未成为主要病机,故而不用泻热力量较轻的小承气汤。

(四) 泻热的另一主要见症——心烦

本章第三节原文第207条,阳明病只提出"心烦"一症,用调胃承气汤治疗。其用意与本节2条原文相同,也是证属初入阳明,用以泻热,可以互相参照。在《伤寒论》中,用调胃承气汤治疗的条文还有5条,在太阳病上篇与中篇,均为太阳病的变证,里热初结,用调胃承气汤通腑以泻热,其基本精神是一致的。

[医案医话选]

(一) 由表入里,初入阳明

汪某,女。流行之七日热,少有前驱症者。违和五六日,骤有高热,面色潮红,两目充血,则七日热正式开始,而以前是感冒之类也。

制锦纹 9g,元明粉 12g,粉甘草 3g,黑山栀 9g,黄芩 9g,竹叶 30 片,连翘 12g,薄荷叶 4.5g。(《章次公医案·温疫》)

(二)热结便秘,初入阳明,气热尚盛

钱某,男。苔如积粉,不更衣五日,渴喜冷饮。白虎合凉膈散。

生川军 9g,元明粉 12g,甘草 2.4g,生石膏 30g,知母 12g,粳米 1 杯,黄芩 9g,山栀 9g,连翘 9g,薄荷 6g,竹叶 30 片,白蜜 30g。药后畅便 3 次,壮热下挫,苔转为松黄潮润。改用清解之剂。(《章次公医案·温热》)

(三)虽吐,腹满胀痛不减,急当泻热

苏某,男,78 岁。脘腹满痛拒按,得呕而满痛不减,发热 38.3℃,口渴,大便秘结,口臭,小溲短赤,舌苔黄厚,舌质红,脉弦紧滑。西医根据血淀粉酶明显升高至 512U/L 而诊断为急性胰腺炎。证属脾胃积滞,腑气内闭,病起伤于饮食。虽年逾古稀,痞满燥实俱全,治宜苦寒通泄⋯⋯为急。

生大黄 9g,元明粉 6g(冲),生甘草 3g,枳实 9g,大腹皮 6g,槟榔 4g,藿苏梗各 9g,黄芩 9g,黄连 6g,旋覆花 9g(包)。服药 2 剂,泻下垢便甚多,脘腹满痛顿松,呕吐亦止,体温 37.7℃。原方大黄减为 6g,去元明粉。续服 3 剂,复查血常规及血淀粉酶均恢复正常而愈。(《中国现代名中医医案精华》姜春华医案)

第二 轻下

[原文]

太阳病,若吐若下若发汗后,微烦,小便数,大便因鞕者,与小承气汤和之愈。(阳明病篇第 250 条)

得病二三日,脉弱,无太阳、柴胡证,烦躁,心下鞕。至四五日,虽能食,以小承气汤,少少与,微和之,令小安,至六日,与承气汤一升。若不大便六七日,小便少者,虽不受食,但初头鞕,后必溏,未定成鞕,攻之必溏;须小便利,屎定鞕,乃可攻之,宜大承气汤。(阳明病篇第 251 条)

[发微]

(一)主旨

论述阳明腑实证证情较轻较缓者宜用泻热攻下力量较轻的小承气汤主治。

(二)经治之后,余邪入里,津液有伤,热结尚轻

本节原文第 250 条,太阳病经治疗之后,热邪已减、高热已退(微烦),但津液受损,并有少量邪热内结肠腑,出现小便数、大便硬。证候虽由太阳转变为阳明,但病情已轻,轻证宜用小承汤轻下。

（三）证情不典型,正气略有不足,虽有阳明里热轻度结聚,宜用小承气汤微和之

本节原文第 251 条指出,得病二三日,太阳、少阳证已罢,出现烦躁、大便硬,可能已有阳明热结。但脉弱提示正气不足,心下硬不是典型的阳明证情,能食提示热结轻微。这样的证候只能用小量小承气汤作试探性治疗。

（四）《伤寒论》中,本小节之外,用小承气汤轻下的记载

1. 表证未罢　阳明病篇第 208 条"若汗多,微发热恶寒者,外未解也,其热不潮,未可与承气汤;若腹大满不通者,可与小承气汤,微和胃气,勿令至大泄下"。

2. 试探　第 209 条"若不大便六七日,恐有燥屎。欲知之法,少与小承气汤……"

3. 下后复热　第 209 条"其后发热者,必大便复鞕而少也,以小承气汤和之"。

4. 虽有里结,邪热已减　第 213 条"阳明病,其人多汗,以津液外出,胃中燥,大便必鞕,鞕则谵语,小承气汤主之"。

5. 正气略有不足　第 214 条"阳明病,谵语,发潮热,脉滑而疾者,小承气汤主之"。脉疾提示正气略有不足。

以上 5 点可与本小节的内容互相参照。

［医案医话选］

（一）和胃降逆消食积

李某,女,5 岁。肠胃失调,食积化热。初诊用苏叶、香附、厚朴、枳壳等调和肠胃兼消食积之后,发热已退。因饮食不慎,发生腹痛、呕吐。

二诊:用温胃消滞,第二日又发热 38.2℃,咽喉微红,食纳差,大便 2 日未解,小便短黄,舌质淡,苔转白腻,脉沉涩。因肠胃阻滞,积食未消,以致便滞呕逆,治宜和胃降逆消积。

处方:酒军七分,厚朴一钱,炒枳实一钱,柴胡一钱,炙甘草五分,槟榔一钱,木香五分,法半夏一钱五分,炒莱菔子一钱五分,苏梗一钱。

药后热降,大便解,仍有咳嗽,继续调理肺胃。(《蒲辅周医案·食积发热》)

（二）粘连性肠梗阻用大承气汤攻下燥屎之后,再用小承气汤轻下余邪

赵某,男,27 岁。平素嗜食牛羊肉,经常便秘腹痛,近日加剧。西医诊断为粘连性肠梗阻。脉弦,苔薄。用大承气汤加味两剂之后,便下黏腻,燥屎甚多,腹痛已瘥。脉弦,苔薄腻。用小承气汤加味,理气通便,清泄余邪。

处方:制川军 10g,川朴 10g,枳实 10g,当归 10g,皂角针 10g,木香 10g,青

陈皮各 10g,制半夏 10g,生米仁 30g,败酱草 15g。5 剂。(《中国现代名中医医案精华》何承志医案)

第三　缓攻

[原文]

得病二三日,脉弱,无太阳、柴胡证,烦躁,心下鞭。至四五日,虽能食,以小承气汤,少少与,微和之,令小安,至六日,与承气汤一升。若不大便六七日,小便少者,虽不受食,但初头鞭,后必溏,未定成鞭,攻之必溏;须小便利,屎定鞭,乃可攻之,宜大承气汤。(阳明病篇第 251 条)

[发微]

(一) 主旨

论述虽有实热结聚的阳明病证,如兼见某些脉症,宜仔细观察之后再用大承气汤。

(二) 分清用攻下法的先后缓急

阳明病实热结聚,原则上应该用承气汤类方攻下。其中,用大承气汤的时机之先后缓急,直接影响临床疗效,《伤寒论》有关章节对此进行了对比分析。本小节原文第 251 条论述的是缓攻,下一小节论述急下。

(三) 宜缓用大承气汤攻下的脉症

1. 本节原文第 251 条所提出的宜缓攻的脉症为脉弱,提示正气有所不足。心下硬,提示病变主要部位不典型。大便初硬后溏,提示结聚不严重。有此三点,故宜缓攻。

2. 其他宜缓用大承气汤攻下的脉症　综合《伤寒论》中其他条文的内容,缓攻的脉症可以归纳为以下几个方面:①轻微的正气不足的表现,如脉弱、脉疾等;②邪热主要在全身气分,邪热里结尚不明显,如高热汗多、面红目赤、口渴引饮等症明显;③腹胀痛、大便干结或便秘等邪热结聚肠胃的见症不明显。

[医案医话选]

(一) 证情缓慢,年事较高,病已月余,始用攻下

王某,女,55 岁。气息急促,腹痛呻吟,口唇干燥,舌苔干裂,脉象滑实,脘腹饱满,可见跳动……肠型可及。半年来大便无规律,常见球状便,午后低热,迄今已有月余未正常排便。此乃阳明腑实无疑。以大承气汤合当归导滞汤化裁。

大黄 30g(后下),元明粉 20g(分 2 次冲服),枳实 15g,厚朴 15g,当归 10g,芍药 10g,黄芩 10g,黄连 10g,吴茱萸 10g,肉桂 5g,木香 5g,槟榔片 10g。服药

后排出黑硬燥粪数十枚,腹痛立减,查其腹,可能尚有燥屎,未完全排出,虑其年老体弱,故隔日,前方大黄、芒硝量减半,合增液汤继服。药后腹痛消失,精神清爽,唇舌转润,脉平和。(《中国现代名中医医案精华》高仲山医案)

(二)先用小承气汤合清热解毒药,大便未解,再用大承气汤通里攻下,治疗败血症

钟某,男,13岁。踇趾外伤后化脓,4日来恶寒发热40.6℃,汗出,腹满而痛,神志恍惚,4日未解大便,脉数,苔黄而干。西医根据血培养诊断为败血症。中医辨证为邪热在气分,热结阳明。治以清气解毒为主,兼通里攻下,佐开窍法。

处方:芦竹根30g,毛银花30g,连翘15g,广角6g,知母10g,焦山栀10g,蒲公英30g,郁金6g,淡竹叶10g,甘草3g,大黄12g,厚朴10g,枳实10g,至宝丹3g(化服)。

服上方2剂,体温39℃,神志已清,大便未解。脉弦数,舌质红,苔黄浊。热毒仍重,里结未解。前方加元明粉10g冲服。药后大便解,体温接近正常,腹微满,小便短赤。脉濡,舌黄苔退。里结虽通,热毒未尽,再清气分之热。(《中国现代名中医医案精华》王文雄医案)

第四　急下

[原文]

伤寒六七日,目中不了了,睛不和,无表里证,大便难,身微热者,此为实也,急下之,宜大承气汤。(阳明病篇第252条)

阳明病,发热汗多者,急下之,宜大承气汤。(阳明病篇第253条)

发汗不解,腹满痛者,急下之,宜大承气汤。(阳明病篇第254条)

(笔者注:在第七章少阴病篇也有3条用大承气汤急下的原文,将在以后论述。)

[发微]

(一)主旨

在阳明病实热里结的证候中,有一部分病人的临床见症虽然不典型,如同时伴有括弧内情况之一者(①病情发展迅速;②有热盛严重伤阴之可能;③已经出现热盛伤阴之见症;④阳明实热里结而伴有胸闷气喘),应及时用承气汤类方(主要用大承气汤)攻下,这种治法称为急下。本章第六节燥屎辨证原文第242条的内容也有急下之义,将结合本小节的内容一起论述。

（二）实热里结，严重伤阴，虽无潮热便秘，应即急下

本小节原文第252条所述之证，虽体表热象不明显，排便虽难，并无便秘，表面看来，似非重证。可是，目中不了了是视物模糊，乃肝肾阴精不足之征，睛不和就是眼球固定，如直视、上视之类，乃热盛伤阴动风之征。且其病属伤寒，病程六七日，已是化热入里传经之期，其他热象原文虽未详述，亦可想而知。故辨证为阳明热盛，已严重耗伤阴精，病情较为严重。只要正气能耐受攻下，可用大承气汤急下，泻下热结，以存阴精，不可延迟。

（三）阳明里热而发热汗多者极易伤阴，宜早用攻下

原文第253条，已属阳明实热里结之证，病情虽较第252条之证为轻，但发热而汗多，必然伤津，重则伤阴。为防止病情加重，可以早用攻下。

（四）表证发汗，迅速传变，宜用急下

原文第254条，没有明确指出证属阳明，可能采取发汗法之时确有表证，或近似表证而里热已经内郁，一经发汗，迅速出现阳明实热里结的主要见症之一——腹满痛，由于病情转变迅速，亦宜急下。这种证情在急腹症中常可见到。

（五）虽无潮热、便闭，但有喘冒、燥屎，亦应急下

本章第五节原文第242条，仅有微热，而无潮热，大便乍难乍易而无便秘，仅就这两点而言，似与阳明实热里结之证不符，但原文何以作出了"有燥屎"的辨证结论，用大承气汤攻下？这是由于出现了喘冒（头晕眼黑）不能卧（不能平卧）与小便不利两个见症。喘冒不能卧是胃热上熏，肺气不降，清阳不升所致，提示中焦实热结聚严重，属于危重病证，可见于成人呼吸窘迫综合征。小便不利可见于多种里热炽盛灼伤阴津之证。吴又可《温疫论》将"小便闭"与"小便赤黑涓滴作痛"列入应下诸证。可见，在阳明热盛之证中，如见小便不利与喘冒，应该考虑用大承气汤急下。因此，我们将这条原文也纳入阳明急下中分析讨论。

［医案医话选］

（一）阳明实热，上熏心包，法当急下

任某，男。热6日，其热不甚壮，而神识有迷蒙状。不更衣6日，时作呕，苔垢腻。此阳明腑实证，当急下存阴。

生锦纹6g，生枳实9g，制厚朴2.4g，元明粉12g（分2次冲），全当归9g，杭白芍9g，姜半夏9g，石菖蒲9g，莱菔子12g。（《章次公医案·温热》）

（二）厥逆初复，阳明燥热结聚，法当急下，大承气汤加味

张某，女，40岁。感染时疫，用辛温解表，汗出而厥，用生脉散合白虎汤加大量生地之后,仍有壮热,人事稍清,渴喜冷饮,小便短赤,大便燥结不通。脉来洪数,苔黄黑而生芒刺。邪热内炽不退,燥结阳明,真阴可有涸竭之虞,拟白虎汤加味。

生大黄 10g,枳实 13g,厚朴 13g,芒硝 6g,生石膏 26g,知母 16g,生甘草 5g,沙参 16g,黄连 5g,生地 16g。

服 1 剂,大便始通,苔刺渐软,身热稍退。又服第 2 剂,热退六七,口津稍回,仍渴喜冷饮。续服第 3 剂,乃下黑燥粪,恶臭甚,热退七八,已不见渴,稍进稀粥。调理 10 余日而愈。(《中国现代名中医医案精华》吴佩衡医案)

(三)发热、腹痛、便秘,可下之症具备,法当急下

某女,36 岁。因发热腹痛入院已 1 周。西医无确诊,改用中医诊治。发热,手足濈然汗出,绕脐腹痛阵作,大便数日未行,不欲食,时欲泛恶,口苦苔黄厚而燥,脉沉实有力。急宜攻下。

生大黄 5g,元明粉 6g(冲),厚朴 12g,炒枳实 15g,白蜜 30g,忍冬藤 30g,麻仁丸 20g(包煎)。

服 1 剂,大便 1 次,色黑坚硬,量不多,夜间身热大减,晨起又回升,腹痛已减,舌脉如前。再以攻下。上方加红藤 20g,败酱草 20g,桃仁 12g,丹皮 8g。又服 1 剂,大便 2 次,转溏,腹痛消失,热退身凉,知饥能食。调理而愈。(《伤寒论方运用法·承气汤类方》)

(四)重症肝炎昏迷之属于胃肠热毒腐浊上冲阳明型者宜用大承气汤急下

此型病人症见深度黄疸,口臭齿垢结瓣,神识恍惚或呆钝,语言错乱,不识亲人,或昏睡不醒,舌苔黄腻或白腻,脉沉实滑数。证属外感湿热疫毒,肝经受热,郁久化火,火毒炽盛迫于胃肠,热毒久积,腐浊不化,蓄积于里,阳明腑实,神明受扰。热甚湿甚之证,治当通下解毒逐秽,大承气汤主之。

生大黄 12~30g,厚朴 9g,炒枳实 10g,元明粉 12g。服药后以大便日行三四次为度。还可加用安宫牛黄丸、牛黄粉等。一般随着大便通畅神识逐渐转清,效果显著。(《中医外感病辨治·重症病毒性肝炎》)

第五　当下

[原文]

腹满不减,减不足言,当下之,宜大承气汤。(阳明病篇第 255 条)

阳明少阳合病,必(果真)下利,其脉不负者,为顺也。负者,失也。互相克贼,名为负也。脉滑而数者,有宿食也,当下之,宜大承气汤。(阳明病篇第 256 条)

[发微]

(一)主旨

论述常见的有代表性的适宜用大承气汤攻下的脉症要点,之所以称为"当下",其意为出现这些脉症,应当考虑用攻下法。

(二)腹满不减是阳明实热里结与太阴虚寒气滞的辨证要点之一

阳明实热结聚的腹满是持续性的,脾气虚寒或气滞则为间歇性的。《金匮要略·腹满寒疝宿食病脉证治》有"腹满时减,复如故,此为寒,当与温药"之论,当下与当温,对比明显。

(三)脉滑而数提示既有肠胃结聚又有一定热象

如果确知有不消化食物停留,也是当下之征。《伤寒论》原文第 233 条有宿食而无热故用导法。第 241 条有宿食更见心烦、腹满痛,则用大承气汤。第 393 条余热伴有宿食,则酌加少量大黄。《金匮要略》宿食篇有 6 条原文,其中 3 条用大承气汤。足证宿食结聚中焦而有明显热象者,应当考虑用大承气汤。

(四)对于"阳明少阳合病,必下利……互相克贼,名为负也"这一段原文,历来有多种不同认识

本人对此提出一些不成熟的看法:①这段原文是与下一段原文相对比而言的,宿食之病证可能伴有下利,仍有可能用大承气汤攻下。《金匮要略》宿食篇原文:"下利不欲食者,有宿食也,当下之,宜大承气汤。"可以参照。②"阳明少阳合病,必下利"是指很不典型的阳明病,既无潮热又无便秘,但有下利,如属宿食积滞所致,有可能用攻下法。③面对这样不典型的病证应该仔细观察其脉象,脉证结合加以分析。④脉证结合分析,证情较轻(顺)的可以先用小柴胡汤和解,以观其变,如本章第五节第 229 条原文所列之证治。⑤脉证结合分析,证情较重(负)的可以考虑用承气汤类方治疗。⑥负,失败。克,制约。贼,伤害。三字的含义相近,均指证情较重。参见《伤寒论·平脉法》。

[医案医话选]

(一)饮食不慎,导致肠梗阻,当用攻下

赵某,男,27 岁。平素嗜食牛羊肉,常有便秘腹痛,近日加剧。西医诊断为肠梗阻。脉弦,苔薄。此属手足阳明腑实也。治以承气汤。

生大黄 10g,元明粉 10g(冲),川朴 10g,枳实 10g,木香 10g,青陈皮各 10g,皂角针 10g,败酱草 15g,红藤 15g。2 剂。药后便下黏腻,燥屎甚多,腹痛已瘥。继用小承气汤加味调理。(《中国现代名中医医案精华》何承志医案)

(二)菌痢而有宿食,亦当攻下

某,男,45 岁。暴饮食,先则冷饮、西瓜,继则啤酒、鱼肉鸡鸭。次日即腹痛下利,里急后重,红白都有,1 日 10 余次。西医诊断为细菌性痢疾,病已 3 日,下利脓血,日 20 余次,腹痛明显,拒按,脉沉而有力,舌苔黄厚,燥中带腻。患者宿食内结,西药抗生素、痢特灵等不能下其宿食,非大承气汤不为功。

生大黄 9g,生枳实 9g,厚朴 12g,芒硝 9g(冲),白头翁 9g,黄连 9g,黄柏 9g,秦皮 9g。服 1 剂,下坚硬大便甚多,便后腹已不痛,安然睡去。再服白头翁汤 2 剂而愈。(《伤寒论方运用法·承气汤类方》)

第六　下瘀血

[原文]

病人无表里证,发热七八日,虽脉浮数者,可下之。假令已下,脉数不解,合热则消谷喜饥,至六七日不大便者,有瘀血,宜抵当汤。(阳明病篇第 257 条)

若脉数不解,而下不止,必(可能)协热便脓血也。(阳明病篇第 258 条)

[发微]

(一)主旨

指出在阳明病攻下法中有下瘀血一法,其主治方药为抵当汤,其证候与不典型的阳明腑证、胃热消谷证及下利便脓血有近似之处,宜注意辨别。

(二)阳明瘀血证与相似证候的辨别

1. 体表虽无明显里证(原文"表里"为偏义复词,实指里证),但发热已经超过一经。脉浮数提示有里热,已非表证发热,乃不典型的阳明里实热证,可用攻下法治疗。

2. 攻下之后,实热结聚已去,仍见数脉,可能是无形胃热导致消谷善饥,不宜攻下。

3. 不典型阳明里实热证攻下之后,仍有脉数等热象,同时有继发性便秘,则有可能夹有瘀血,可以考虑用抵当汤下瘀血。

4. 既有脉数等热象,又有下利脓血,对此宜加辨析,或为热毒热利,可用白头翁汤主治;也可能夹有瘀血,宜适当选用下瘀血法。

(三)关于太阳病蓄血证、阳明病蓄血证与抵当汤的方药分析

可参考本书第二章第十二节"太阳病蓄血证"、本章第五节第六小节"阳明蓄血"。

[医案医话选]

(一)重症病毒性肝炎湿热蕴盛,气血瘀滞者可用攻下瘀血法

主症:黄疸急骤加深,起初颜色鲜明,久则晦暗或面色黧黑,皮肤瘙痒,两胁胀痛,大便秘结或便次较多,肝脾肿大,舌红边有瘀斑,苔少或黄腻或白腻,

脉多弦实或弦涩。治当凉血活血,清热利湿解毒。

处方:生大黄 9~15g,枳实 9~12g,厚朴 6~9g,元明粉 6~9g,茵陈 30g,金钱草 30g,桃仁 9~12g,红花 5~9g,赤芍 9~60g,牛膝 9~12g,当归 9g,丹参 9~15g,大黄䗪虫丸 9g(分 3 次吞服)。(《中医外感病辨治·重症病毒性肝炎》)

(二)某男,28 岁。先有头痛,腹痛,下利红色黏液,服用磺胺类药片后有尿血,病已 2 周。目前无发热恶寒,有头痛,眩晕,耳鸣,少腹硬满胀痛,拒按,腰痛。小便日夜十余次,尿液中杂少量血水,排尿时刺痛。大便日一二次,溏薄,杂少许红色黏液。舌红,脉弦数……此属《金匮要略》所谓"男子膀胱满急,有瘀血者"宜抵当汤(《妇人杂病脉证并治》)。拟抵当汤与桃核承气汤两方合用。

生大黄 10g,虻虫 6g,水蛭 6g,桃仁 10g,芒硝 10g(冲),甘草梢 6g,桂枝 6g。1 剂。

药后当夜大便 3 次,畅下杂黑血块。今晨,排尿已不痛,尿中血液减少,大便中已无血液。余症均减。前方去虻虫、水蛭,续服 1 剂,诸症均除。用当归芍药散 2 剂善后。(《伤寒论方运用法·承气汤类方》)

第九节 阳明湿热发黄证治

《伤寒论》阳明病篇中论及发黄的条文共有 13 条,其中 2 条虽未明言发黄而实为论述发黄之证治。本章阳明病概论中第 187 条说明阳明病发黄可以由太阴病寒湿发黄转化而来。第 259 条也是叙述寒湿发黄,是与本节第 260 条、第 261 条、第 262 条湿热发黄对比而言的。第 195 条、第 196 条、第 199 条与第 200 条叙述阳明里热郁蒸发黄及火逆发黄,属于不典型的阳明病,是与胃家实相比较而言的。第 206 条的发黄是误下之后的变证。第 231 条及 232 条是阳明病的兼变证,从其治疗用小柴胡汤与麻黄汤来看,证情复杂,主证不在阳明。第 236 条,按条文排列次序亦属于阳明病兼变证,由于其证情与本节第 260 条相似,治疗皆用茵陈蒿汤,故合在本节中一起探讨。

出现黄疸的病机古代多认为病在脾胃。明代张介宾《景岳全书·杂证谟·黄疸》才提出:"胆黄证……皆因伤胆,盖胆伤则胆气败而胆液泄,故为此证。"论其因为惊恐或斗殴伤,而其证治则与湿热黄疸及今肝炎、胆囊炎不同。

本节 4 条原文 3 个汤方证,其发生黄疸的病机都是湿热郁蒸,肝胆疏泄失司,胆液流溢所致。但湿热有轻重之别,有郁于肠胃还是充斥气分之异,故宜作仔细的辨证论治。本节用的 3 个方剂,在近年甲型病毒性肝炎流行时,均取得了满意的疗效。本节 4 条原文均以"伤寒"二字冠首,这不仅提示这一类黄疸是由外感病所致。如按张仲景《伤寒卒病论集》一文的内容来看,"伤寒"可能包括许多传染性疾病,则本节所论述的黄疸可能包括病毒性黄疸型肝炎及钩端螺旋体病等多种传染性感染性疾病所引起的黄疸在内。

[原文]

阳明病,发热汗出者,此为热越,不能发黄也。但头汗出,身无汗,剂颈而还,小便不利,渴饮水浆者,此为瘀热在里,身必发黄,**茵陈蒿汤**主之。

茵陈蒿六两　栀子十四枚,擘　大黄二两,去皮

上三味,以水一斗二升,先煮茵陈,减六升,内二味,煮取三升,去滓,分三服。小便当利,尿如皂荚汁状,色正赤,一宿腹减,黄从小便去也。(阳明病篇第 236 条)

伤寒发汗已,身目为黄,所以然者,以寒湿一作温在里不解故也。以为不可下也,于寒湿中求之。(阳明病篇第 259 条)

伤寒七八日,身黄如橘子色,小便不利,腹微满者,茵陈蒿汤主之。(阳明病篇第 260 条)

伤寒身黄发热,**栀子柏皮汤**主之。(阳明病篇第 261 条)

肥栀子十五个,擘　甘草一两,炙　黄柏二两

上三味,以水四升,煮取一升半,去滓,分温再服。

伤寒瘀热在里,身必黄,**麻黄连轺赤小豆汤**主之。(阳明病篇第 262 条)

麻黄二两,去节　连轺二两,连翘根是　杏仁四十个,去皮尖　赤小豆一升　大枣十二枚,擘　生梓白皮切,一升　生姜二两,切　甘草二两,炙

上八味,以潦水(雨水)一斗,先煮麻黄再沸,去上沫,内诸药,煮取三升,去滓,分温三服,半日服尽。

[发微]

(一)主旨

首先辨别湿热发黄与寒湿发黄的不同证候与治法,然后根据湿热的轻重及其所在部位之不同,论述阳明湿热发黄的 3 个汤证。

(二)**湿热发黄与寒湿发黄的辨别**

二者有同有异。二者均有湿邪,病变部位均在肝胆脾胃,在临床上均可出现胸脘痞闷、腹胀、纳呆、大便不爽或便溏、尿少、疲乏、苔腻、脉缓等症。二者的不同之处在于兼寒与兼热以及正气之虚实。湿热发黄兼有热象,如发热、口渴、便秘或不爽、舌红、苔黄、黄色鲜明等症。湿热发黄大多无虚象,其治法在

清化湿热之外,可以考虑用不同程度的攻下法。寒湿发黄则兼有寒象,如形寒怯冷、大多不发热、口不渴、便溏、苔白润滑、脉濡细无力、黄色晦暗等症。寒湿发黄大多兼有轻重不等的脾胃气虚见症,其治法不宜攻下,宜温中化湿,可选用理中汤、附子理中汤、真武汤或实脾饮等方。

（三）湿热互结于里的发黄,茵陈蒿汤证

本证发热多日,邪已由表入里,进入阳明,但头汗出,小便不利,口渴,腹满,黄疸黄色鲜明,均为湿热内郁之象。由于原文提出"渴引水浆",故大多认为本证热多于湿。从临床实际情况来看,湿热发黄证中,湿邪比热邪更为难治,治疗不彻底,转为慢性,大多为湿邪淹缠所致。

（四）茵陈蒿汤方义分析

方中茵陈、大黄、山栀三味药都有清化湿热、利胆退黄的作用。茵陈是主药,大黄是关键药,山栀起辅助作用。三味药都有利尿作用,大黄还有通大便的作用。本方大黄既不配芒硝,又不配厚朴、枳实,用量又小,为承气汤中大黄用量之半,故其泻下之力轻微,仅能抵消茵陈抑制肠管运动的副反应,保持大便通畅而已。所以,原文方后称服药后"小便当利"。本方三味药,如单独应用,作用都不强,结合应用,效果才明显,配伍中有了大黄,效果就显著增加。

（五）茵陈蒿汤的实验研究及近年临床应用

茵陈有促进胆汁分泌的作用,对人的胆囊有收缩作用,可使麻醉犬奥迪括约肌松弛。栀子、大黄也有利胆作用,栀子能协助茵陈加强利胆、降低血中胆红质。用本方后动物肝细胞的肿胀、气球样变、脂变及坏死程度均有一定程度的减轻……血清谷丙氨酸氨基转移酶下降。此外,本方还有很好的抗菌、抑菌作用与降低血脂的作用。

本方现代广泛用于治疗急性黄疸型传染性肝炎及其他传染性疾病如钩端螺旋体病、疟疾、肠伤寒、败血症、胆囊炎、胆石症等引起的黄疸。(《现代中医药应用与研究大系·伤寒及金匮·仲景方的实验研究》)

（六）栀子柏皮汤方证

原文叙述本证只有"伤寒身黄发热"6个字。内容比较简单,提示为外感引起的伴有发热的黄疸,属于阳明湿热发黄。其证情较轻,故用药也较轻。栀子柏皮汤方中,栀子有清热化湿、利胆退黄作用已如上方所述。小量炙甘草起和中解毒作用。黄柏能清热化湿,并无利胆退黄作用,主治下焦湿热;有较好的抗菌作用,且能杀灭钩端螺旋体,对多种感染引起的黄疸有间接的治疗作用。本方用量较轻,属于小方,在治疗多种湿热黄疸时可起辅助作用。

（七）麻黄连轺赤小豆汤证

原文对本证的叙述过于简单,只有"伤寒、身黄"二症。因此,后人多以方测证,认为本证为兼有表证的黄疸。此说固然合理,但不可否认,如黄疸虽无表证,但有湿热流连气分之证(其主症为发热起伏,有汗不解,多日不退,脘腹痞胀痛,尿少色深,纳少便溏等)者,更适宜用本方主治。原文称本证的病机是"瘀热在里",非指表证。近年临床应用本方亦不限于表证。

（八）麻黄连轺赤小豆汤方义分析与临床应用

本方主要功能在于清热解毒、利水化湿,也有一定的解表作用。麻黄既能解表又能利水,连翘(近年临床不用连翘根)、甘草清热解毒。生梓白皮为梓树的根皮或树皮的白色韧皮部。功能清热解毒,性味虽属苦寒,但并不伤胃。近年药店不备此药,医者改用桑白皮,效力较逊。赤小豆能利水。杏仁、生姜为辅助药。近年本方除用于急性黄疸型肝炎之外,还用于急性肾小球肾炎、胆囊炎等病证,无黄疸无明显表证者亦用本方。

麻黄是否有直接的退黄作用尚难肯定。《备急千金要方》有麻黄醇酒汤,用一味麻黄,酒煎治黄疸,已列入《金匮要略》黄疸篇的附方。《太平圣惠方》亦有用一味麻黄治黄疸之方。但明清以降尚未见类似应用者。

（九）以上4个黄疸方证的综合比较

在本节4个黄疸证中,第259条是寒湿黄疸,属于太阴。其余3条均为阳明湿热黄疸,三者的区别在于:茵陈蒿汤证湿热郁结于肠胃肝胆,其治疗不仅需要清化湿热,还需要较强的利胆作用与轻下作用。栀子柏皮汤功能清热化湿解毒,本证是湿热轻证。麻黄连轺赤小豆汤证是湿热流连全身气分或兼有表证。本方功能清热解毒、利水化湿,兼能解表。

[医案医话选]

（一）茵陈蒿汤为主治疗甲型病毒性肝炎

王育群等对收治的2 562例"甲肝"病例设中西医对照组进行分析。中医组用药:茵陈、生大黄、山栀、枳壳、车前草、金钱草等(西药组用药略)。结果中药组在黄疸消退时间、降低丙氨酸氨基转移酶、改善症状、缩短病程等方面均优于西药组。(《中医外感病辨治·病毒性肝炎》)

（二）茵陈蒿汤为主治疗丙型病毒性肝炎

肝胆湿热、热重于湿型:主症为肝区疼痛,身目黄染,其色鲜明,发热口渴,心中懊憹,恶心呕吐,小便短赤,便秘腹胀,苔黄,脉弦。治当清化湿热,通腑退黄。

茵陈蒿汤加味:茵陈15~30g,生山栀9~15g,生大黄9~15g,苦参9~15g。(随

症加味从略)(《中医外感病辨治·病毒性肝炎》)

(三)茵陈蒿汤合栀子柏皮汤加味治疗重症病毒性肝炎热重于湿型

主症:黄疸急剧加深持久不退,发热口渴,小便黄赤有灼热感,大便秘结,脉浮数或弦滑,舌苔黄腻。

处方:茵陈30g,生大黄9~12g,生山栀9~12g,黄柏9~12g,金钱草10~30g,黄连6~9g,黄芩6~9g,田基黄10~30g,虎杖根10~30g,生甘草6g,大便不通加元明粉9~12g。(《中医外感病辨治·病毒性肝炎》)

(四)栀子柏皮汤加味治郁热发黄

曹某,男,42岁。巩膜及皮肤发黄,小便赤涩,下午轻度潮热,胃脘胀满,脉弦,舌苔滑腻而黄。证属肝中郁热发黄。以栀子柏皮汤加味。

生栀子10g,黄柏10g,茵陈15g,甘草3g,桃仁15g。服3剂,发热退,症有好转。服13剂,黄疸消退,以健脾和胃之剂调理。(《伤寒论临证实验录·阳明病篇》)

(五)麻黄连翘赤小豆汤治表证发黄

骆某,男,38岁。发热恶寒,身痛脉浮数,以辛温疏表药2剂,发热不减,胃脘满,食后作呕,胁痛,倦怠。当时肝炎正在流行,查体发现肝大有压痛,巩膜、皮肤黄染,肝功能异常。而表证未解,遂以麻黄连翘赤小豆汤加味与之。

麻黄3g,连翘15g,赤小豆15g,生梓皮10g,广郁金10g,赤芍10g,甘草3g,青皮15g,京三棱10g。服药后汗出热解。原方加生大黄6g、生米仁15g。连服1周,症情明显好转。再服10剂,诸症消失,黄疸退净,肝功能接近正常,再以清热化湿调理而愈。(《伤寒论临证实验录·阳明病篇》)

(六)王孟英用麻黄连翘赤小豆汤的经验

余治夏月湿热发黄,而表有风寒者,本方(麻黄连翘赤小豆汤)以香薷易麻黄辄效。夏月用香薷与冬月用麻黄其理正同。(《温热经纬·仲景湿温篇》)

(七)温阳化湿治阴黄

姜某,男,26岁。病已月余,全身色黄而暗,面色晦滞而垢。大便溏,日行二三次,小便少。全身虚浮似肿,神疲短气,无汗而身凉。舌质淡,苔白腻,脉沉迟。黄疸指数85U,丙氨酸氨基转移酶500U/L。辨为寒湿阴黄之证。

处方:茵陈30g,茯苓15g,猪苓10g,泽泻10g,桂枝10g,附子10g,干姜6g。初服日进2剂,3日后诸症好转。继则日服1剂,3周痊愈。化验各项指标均为正常。(《刘渡舟临证验案精选·黄疸》)

第五章

辨少阳病脉证并治

第一节　少阳病概论

本节 4 条原文论述少阳病的多种证型、基本治法、主要方药与治疗禁忌。我们认为,本节原文反映了少阳病证候的多样性,这个观点是在传统观点基础上的扩充。

[原文]

少阳之为病,口苦、咽干、目眩也。(少阳病篇第 263 条)

少阳中风,两耳无所闻,目赤,胸中满而烦者,不可吐下,吐下则悸而惊。(少阳病篇第 264 条)

伤寒,脉弦细,头痛发热者,属少阳。少阳不可发汗,发汗则谵语,此属胃。胃和则愈,胃不和,烦而悸一作躁。(少阳病篇第 265 条)

本太阳病不解,转入少阳者,胁下鞕满,干呕不能食,往来寒热,尚未吐下,脉沉紧者,与**小柴胡汤**。(少阳病篇第 266 条)

柴胡八两　人参三两　黄芩三两　甘草三两,炙　半夏半升,洗　生姜三两,切　大枣十二枚,擘

上七味,以水一斗二升,煮取六升,去滓,再煎取三升。温服一升,日三服。

[发微]

(一) 主旨

本节 4 条原文提出了辨治少阳病的基本内容、基本概念。有以下五点:①列举少阳病 4 种基本证型,加以对比;②提出治疗少阳病的主方是小柴胡汤,由此可知治疗少阳病的基本方法是清解邪热、益气和中;③治疗少阳病不宜辛温发汗,不宜攻下,不宜用吐法,称此为"少阳三禁";④提示少阳病可以由太阳病传变而来,更可能是病邪直接侵袭,起始便是少阳病;⑤少阳病邪热入里可以传变为阳明病,也可能损伤正气而出现其他变证。

(二) 口苦、咽干、目眩是不是少阳病的提纲

传统认为原文第 263 条所列 3 个症状是少阳病的提纲。其主要根据是:①原文有"少阳之为病"一句,与其他六经病篇的提纲性条文的句式相同;②这 3 个症状与少阳经络的病变有关。这 3 个症状是邪热侵袭少阳经络,表现于头面部的见症,可见于少阳病,是常见症,但非主症,也不能反映主要病机,如与其他 5 条提纲证相比较,其重要性较为逊色。

（三）少阳病证型的多样性

本节 4 条原文列出了许多症状,至少反映了 4 种不同证型,体现了少阳病证型的多样性。

1. 原文第 263 条口苦、咽干、目眩之症已如上述,为邪热侵袭少阳经在头面部的经络。

2. 原文第 264 条提出了耳聋、目赤、胸闷、心烦 4 个症状。耳聋、目赤仍属邪热侵袭少阳经在头面部的经络。胸闷、心烦则不仅影响少阳经络而且影响肝胆与心等脏腑。

3. 原文第 265 条提出头痛、发热、脉弦细,反映病邪已波及全身。原文"伤寒"二字提示证由风寒表证起始,如头痛发热而恶寒,则仍为太阳表证,今无恶寒则提示太阳表证已罢,邪已化热入里。此时如见脉洪大滑实则为传入阳明。今头痛、发热而见弦细脉,则证属少阳。文字虽然简短,细加分析,其辨证思路清晰可见。

4. 原文第 266 条是少阳病的主要证型。其所述的往来寒热、胁下硬满是少阳病的主要见症,与太阳病、阳明病有明显的鉴别意义。往来寒热与太阳之发热恶寒、阳明之发热恶热有别。胁下硬满与太阳之头项强痛、阳明之腹满胀痛有别(参照第二章原文第 96 条)。沉紧虽非少阳病主脉,在寒热往来过程中恶寒明显时沉紧脉颇为多见。

（四）少阳病的来路

少阳病的来路既有本经自发,如本节前 3 条(第 263 条、第 264 条、第 265 条)所述;更多由太阳病传经而来,如本节原文第 266 条所述,太阳病中篇原文第 96 条也是由太阳病传经而来的。更有三阴病回阳转变成为少阳病以及差后余热近似少阳病。

（五）少阳病的传变

本节原文第 265 条指出,少阳病可能因热盛伤津而传经为阳明病。这只是传经的一种形式,下一节还有补充。本节原文第 264 条与第 265 条指出了少阳病邪热入里,影响心气,可能出现心悸或惊惕等变证。

（六）少阳病的主方与治法

本节原文没有直接提出少阳病的治法。本节前 3 条原文只有证候没有出方。原文第 266 条提出小柴胡汤,这是少阳病的主方,但不是惟一的可用方药,后世对少阳病的多样化的证型提出了不少新的方药。如叶天士《外感温热篇》所推荐的用于分消上下的"杏朴苓"或温胆汤。王孟英提出的用栀芩蒌苇等治疗风温流连气分。还有《温病条辨》的杏仁滑石汤及 4 个加减正气散、人参泻心汤。俞根初《通俗伤寒论》的蒿芩清胆汤等。其病机与少阳病相近,虽然未用柴胡,而其基本治法则与小柴胡汤的治法清解邪热、扶正和中相似,可以看做是对《伤寒论》少阳病治法方药的扩充与发展。(小柴胡汤的方义与配伍参照太阳病中篇第96条)

(七)少阳病的治疗禁忌

本节原文提出了治疗少阳病的 3 个禁忌——不可用辛温发汗,不可用吐法,不可用攻下法。少阳病表证已罢无需发汗,少阳邪热尚未结聚肠胃不宜攻下,少阳邪热弥漫气分非吐法所能祛除。这汗、吐、下三禁容易理解,需要说明的是,如少阳病确实兼有太阳表证,亦可适当兼用解表药,如柴胡桂枝汤;确实兼有阳明里热结聚,亦可适当兼用攻里药,如大柴胡汤。

［医案医话选］

(一)叶天士论和解表里与分消上下

再论气病有不传血分而邪留三焦,亦如伤寒中少阳病也。彼则和解表里之半,此则分消上下之势。随证变法,如近时杏、朴、苓等类,或如温胆汤之走泄。(叶天士《外感温热篇》)

(二)王孟英论轻清化气

试以《临证指南医案》温、湿各案参之自见,若风温流连气分,下文云“到气才可清气”,所谓清气者,但宜展气化以轻清,如栀芩蒌苇等味是也。(《温热经纬》外感温热篇按语)

(三)叶天士用多种方法治疗不同证型的少阳病

1. 火升眩晕　徐,脉左浮弦数,痰多,脘中不爽,烦则火升眩晕,静坐神识稍安,议少阳阳明同治法。

连翘、香豆豉、广皮白、半夏曲、黑山栀、羚羊角。(《临证指南医案·眩晕》)

2. 伏暑寒热头痛　孙,二四。暑伏寒热头痛。

鲜荷叶边、连翘、苦丁茶、夏枯草、山栀、蔓荆子、厚朴、木通。(《临证指南医案·头痛》)

3. 暑邪耳聋　顾,二二。暑邪窍闭,耳失聪。

鲜荷叶、鲜菊花叶、苦丁茶、夏枯草、蔓荆子、连翘、淡黄芩、黑山栀。(《临证指南医案·耳》)

4. 胆火目赤　宓,头重,耳聤胀,目微赤,少阳相火上郁,以辛凉清解上焦。

连翘、羚羊角、薄荷梗、丹皮、牛蒡子、桑叶。(《临证指南医案·耳》)

5. 秋燥目痛　鲍氏,秋风化燥,上焦受邪,目赤珠痛。

连翘、薄荷、黄芩、山栀、夏枯草、青菊叶、苦丁茶、桑皮。(《临证指南医

案·目》)

6. 肝胆气热,目痛目赤　汪,目痛偏左,翳膜红丝,诊脉左弦涩,由肝胆气热所致。

草决明、冬桑叶、夏枯草、小胡麻、丹皮、谷精草。(《临证指南医案·目》)

(四)吴鞠通用小柴胡汤加减治太阳转入少阳

钱某,三十四岁。太阳中风汗多,误与收涩,引入少阳,寒热往来,口苦,脉弦,与小柴胡汤和法。其人向有痰饮喘症,加枳实、橘皮,去人参。

柴胡五钱,姜半夏六钱,生姜五钱,广皮五钱,小枳实四钱,大枣二枚(去核),炙甘草三钱,黄芩炭一钱五分。煮三杯,先服一杯,寒热止,止后服,尽剂不止,再作服。二帖。

二诊:风入少阳,与小柴胡汤已解其半,仍须用和法,寒多热少,而口渴,较前方退柴胡,进黄芩,加天花粉。

柴胡二钱,姜半夏三钱,生姜三大片,天花粉三钱,炒黄芩三钱,大枣二枚(去核),炙甘草二钱。煮三杯,分三次服。(《吴鞠通医案·伤寒》)

(五)吴鞠通用辛甘化风法治少阳外风头痛

陈某,三十五岁。少阳风动,又袭外风为病,头偏左痛,左脉浮弦而数,大于右脉一倍,最有损一目之弊。议急清胆络之热,用辛甘化风方法。

丹皮五钱,青葙子二钱,薄荷二钱,苦桔梗三钱,茶菊花三钱,钩藤钩二钱,刺蒺藜二钱,桑叶三钱,羚羊角三钱,生甘草一钱。水五杯,煮取二杯,分两次服,渣再煮一杯服。二帖(二诊、三诊略)。(《吴鞠通医案·头痛》)

(六)小柴胡汤加味治伤寒少阳证兼脾湿

刘某,女。得伤寒少阳证,寒热往来无定时,心中发热,呕吐痰涎连连不竭,脉象沉弦。为开小柴胡汤原方,柴胡减半用四钱,加生石膏一两、云苓四钱……此乃少阳病而连太阴(脾)也。少阳之去路原为太阴之经,太阴在腹为湿土之气,若与少阳相并,则湿热化合,即可多生黏涎,故于小柴胡汤中加石膏、茯苓以清少阳之热,即以利太阴之湿也。此方服二剂痊愈。(《医学衷中参西录·医论·少阳病小柴胡汤证》)

(七)小柴胡汤加减治流行性感冒

孙某,男,35岁。当地流行感冒,发热10余日不解。寒热往来,胸脘满闷,食欲欠佳,口苦微渴,周身酸楚,心烦热,咽干痛。舌淡红,苔白,脉弦细而数。以伤寒理法辨证属少阳脉证……宜和解枢机,清泄郁热,宗小柴胡汤加减。

柴胡25g,黄芩20g,半夏15g,甘草10g,栀子15g,连翘15g,荷叶10g,陈皮15g,生姜5片,大枣5枚。服2剂,寒热平,胸脘舒。又服前方加减2剂而愈。

（《中国现代名中医医案精华》杨书章医案）

第二节 少阳病的转归

本节 6 条原文主要论述少阳病的传经病证、变证以及好转的脉症，故合称为少阳病的转归。

[原文]

若已吐下、发汗、温针，谵语，柴胡汤证罢，此为坏病。知犯何逆，以法治之。（少阳病篇第 267 条）

三阳合病，脉浮大，上关上（出现在关部），但欲眠睡，目合则汗。（少阳病篇第 268 条）

伤寒六七日，无大热，其人躁烦者，此为阳去入阴故也。（少阳病篇第 269 条）

伤寒三日，三阳为尽，三阴当受邪，其人反能食而不呕，此为三阴不受邪也。（少阴病篇第 270 条）

伤寒三日，少阳脉小者，欲已也。（少阳病篇第 271 条）

少阳病，欲解时，从寅至辰上。（少阳病篇第 272 条）

[发微]

（一）主旨

本节 6 条原文论述了少阳病的 5 种不同转归：成为坏病；三阳合病；传入三阴；停留于少阳；好转。

（二）少阳误治成坏病

原文第 267 条论述少阳病或因治疗不当（汗法、吐法、下法与温针均为治疗少阳病的禁忌），或因邪热炽盛、正气严重不足而成为坏病。坏病是被误治而导致的变证，与一般的六经传变所出现的证候不同。因此，不能按六经传变的常规进行治疗。原文把坏病治疗的原则归纳为"知犯何逆，以法治之"。（参照太阳病上篇第五节原文第 16 条）

（三）三阳合病

太阳未罢，与少阳、阳明之证同时出现，成为三阳合病。原文第 268 条所述三阳合病之证候，以阳明为主，关脉明显浮大，欲眠睡，多汗，皆里热炽盛之症。这与阳明病篇第四节第 219 条所述之证相似。本证亦可以白虎汤为主方施治。

（四）少阳病传入三阴的关键见症

少阳阶段正气已略有不足，病情发展，较易传入三阴。传入三阴的关键见症是无大热与烦躁同时出现。烦躁与高热同时出现，向阳明转化的可能较大，邪热严重者可能出现内闭外脱之危重证。如原文第 269 条所说，无大热而烦躁则为正气虚衰病邪内陷三阴的可能极大。如果不是一般的烦躁，而是以躁动为主的躁烦，提示正不胜邪，内陷三阴的可能更大。

（五）少阳内陷的时机

少阳内陷的时机，如原文第 269 条与第 270 条所示，早则三日，大多在六七日，这是符合临床实际情况的。少阳病病程如长达 13 日以上，则提示正邪分争，正气尚能御邪，内陷三阴的可能较小。

（六）不入三阴，流连少阳

原文第 270 条所说："其人反能食而不呕，此为三阴不受邪也。"三阴不受邪，并非即将痊愈。少阳病每多病程延长达 13 日以上，或更长，如叶天士《外感温热篇》所说的"流连气分"，临床颇为多见，故暂称为"流连少阳"。

（七）少阳病欲愈

原文第 271 条对少阳病欲愈只提出了一个脉象——小脉。小脉提示邪少正虚。少阳病的基本性质是正气略有不足，病邪不太严重，经过正邪分争，出现邪少正虚，可以认为是疾病将愈的征象之一。原文第 272 条的欲解时可参照太阳病上篇第 9 条。

［医案医话选］

（一）少阳病篇三阳合病治法简说

少阳篇有三阳并病之证，提纲中详其病状而未列治法，此或有所遗失欤？本欲拟一方以补之，犹恐所拟者未必有效……陶华氏谓，此节所言之病，当治以小柴胡汤加葛根、芍药。而愚对于此证有治验之案二则，又不拘于小柴胡汤中加葛根、芍药也。（《医学衷中参西录·医论》）

（二）少阳病篇三阳合病治验

一人年过三旬，于初春患伤寒证已七八日。头痛，周身发热，恶心欲吐，心中时或烦躁，头即有汗而身上无汗，左右脉象皆弦，右脉尤弦而有力，重按甚实，关前且甚浮。即此论脉，其左右皆弦者少阳也，右脉重按甚实者阳明也，关前之脉浮甚者太阳也，此为三阳合病无疑。其既有少阳病而无寒热往来者，缘与太阳、阳明相并，无所谓往无所谓来也。遂为疏方：生石膏一两，玄参一两，连翘三钱，茵陈二钱，甘草二钱。共煎汤一大盅，顿服之。药后俄顷，汗出遍体,近一小时其汗始竭。从此诸病皆愈……用石膏、玄参之凉润者,调剂其燥热,凉热化合,自能作汗,又少加连翘、茵陈(可代柴胡)以宣通之。遂得尽随病机之外越者,达于皮毛而为汗解矣,此其病之所以愈也。(《医学衷中参西录·医论》)

(三)通变大柴胡汤及治验

通变大柴胡汤治伤寒温病,表证未罢,大便已实者。柴胡三钱,薄荷三钱(若治伤寒以防风易薄荷),知母四钱,大黄四钱……用柴胡以解在经之邪,大黄以下阳明在府之热,方中以此两药为主……加薄荷、防风以散表邪。

一人,年二十余。伤寒六七日,头痛恶寒,心中发热,咳吐黏涎,至暮尤寒热交作,兼眩晕,心中之热亦甚,其脉浮弦,重按有力,大便五日未行。投以此汤,加生石膏六钱,芒硝四钱。下大便两次,上半身微见汗,诸症皆见轻,惟心中犹觉发热……投以白虎加人参汤(以生山药代粳米),连服二剂痊愈。(《医学衷中参西录·治伤寒方》)

第六章

辨太阴病脉证并治

第一节 太阴病概论

本节 5 条原文主要论述太阴病的主要证型、基本治法、基本脉象及欲愈脉象。综合太阴病篇 8 条原文的内容来看,太阴病并不完全是里(脾胃)虚寒证,也可兼有外感发热,或兼有里热便秘,而脾胃虚寒是其基本证候。

[原文]

太阴之为病,腹满而吐,食不下,自利益甚,时腹自痛。若下之,必胸下结鞕。(太阴病篇第 273 条)

太阴中风,四肢烦疼,阳微阴涩而长者,为欲愈。(太阴病篇第 274 条)

太阴病,欲解时,从亥至丑上。(太阴病篇第 275 条)

自利不渴者,属太阴,以其脏有寒故也,当温之,宜服四逆辈。(太阴病篇第 277 条)

伤寒脉浮而缓,手足自温者,系在太阴。太阴当发身黄,若小便自利者,不能发黄。至七八日,虽暴烦下利日十余行,必自止,以脾家实,腐秽当去故也。(太阴病篇第 278 条)

[发微]

(一)主旨

论述太阴病的主要脉证、基本治法及欲愈脉象。

(二)太阴病的主症

太阴病的主症是"自利不渴"。六经病都有可能出现下利,以太阴病与少阴病为多见,少阴病下利多伴口渴。太阳病、阳明病下利多因误用攻下,不是"自利",多属热证,故多伴有口渴。少阳病偶有下利,也属热证。厥阴病下利的证情复杂,有寒有热,而以热利为多见。再从病邪性质来分析,热证下利必然口渴,寒证下利如因阳虚津不上承则口渴,如兼水湿则不渴。由此可见,自利与不渴同时出现是太阴病脾虚寒湿为病的主症。

(三)太阴病的其他见症

太阴病除主症自利不渴之外,还有不少其他见症。如呕吐、腹满、腹痛、纳呆等,这些见症也是由脾虚寒湿所致。还可能出现黄疸,而导致太阴黄疸的病机,大多是寒湿,但也可能是由阳明转化而来,湿热病邪未尽。也可能出现腹痛便秘,其病机为肠胃有轻度实热结聚,从而成为虚实夹杂之证。太阴病正气虚弱易感外邪而发热,亦应注意。

（四）太阴病的脉象

太阴病的主脉是缓脉与弱脉。原文第278条所述的"脉浮而缓",浮为兼有外感,与原文第276条的浮脉的含义相同。缓是太阴病主脉之一。弱脉见下一节原文第280条。太阴病可能出现微脉或涩脉,提示气血虚弱比较明显。太阴病如见长脉,提示正气正在恢复,是欲愈之象。

（五）太阴病的治法

太阴病的基本治法是温中化湿。原文第277条没有提出具体方药,所提出的"四逆辈"当指四逆汤、附子理中汤、理中汤一类方药。这是针对太阴病主症而言的,若为兼变证则另有变法。参看下一节的内容。太阴病脾胃之气虚弱,一般不宜用攻下法,确实兼有热邪结聚也只能谨慎地使用小量清热通里的药物。

（六）太阴发黄腐秽当去

太阴发黄未必全是虚寒之证,每多兼有湿热或积滞。很可能先有湿热积滞,邪伤正气,由阳明转化为太阴,而积滞仍在。积滞不去,正亦难复,黄更难消。可以在不明显损伤正气的前提下,适当应用消积导滞利胆之剂以祛除"腐秽"。下一节桂枝加大黄汤就是这种治法的一个具体方证。

［医案医话选］

（一）吴鞠通论脾胃寒湿

1. 湿之入中焦,有寒湿,有热湿,有自表传来,有水谷内蕴,有内外相合。其中伤也,有伤脾阳,有伤脾阴,有伤胃阳,有伤胃阴,有两伤脾胃。伤脾胃之阳者,十常八九;伤脾胃之阴者,十居一二。彼此混淆,治不中窾,遗患无穷,临证细推,不可泛论。

2. 足太阴寒湿,舌灰滑,中焦滞痞,草果茵陈汤主之;面目俱黄,四肢常厥者,茵陈四逆汤主之(具体方药从略)。(《温病条辨·中焦篇·寒湿》,吴鞠通还有关于脾胃寒湿的论述,可参照第九章霍乱病篇)

（二）叶天士治脾胃寒湿

1. 某氏。脉微肢冷,呕吐清水,食不下化,带下,脊髀酸软,阳气素虚,产后奇脉不固。急扶其阳,用附子理中汤。

附子、人参、生白术、炮姜、炙甘草。(《临证指南医案·呕吐》)

2. 郁,四八。经营劳心,纳食违时,饥饱劳伤,脾胃受病,脾失运化。夜属阴晦,至天明洞泻黏腻……脾弱恶食柔浊之味。五苓通膀胱,分泄湿气,已走前阴之窍,用之小效。东垣谓,中气不足,溲便乃变,阳不运行,湿多成五泄矣。

人参、生白术、炙甘草、炮姜、肉桂、茯苓。(《临证指南医案·泄泻》)

(三)丁甘仁治湿温邪陷三阴

范某,童。(湿温发热多日,谵语,便溏,用寒凉药之后)变为泄泻无度,稀粥食升,犹不知饱,渴喜热饮,身热依然,夜有梦语如谵。舌灰淡黄,脉象濡数。此藜藿之体,中气本虚,寒凉太过,一变而邪陷三阴……中虚求食,有似除中……势已入于险境。姑仿附子理中汤合小柴胡意……

熟附块一钱五分,炒潞党二钱,炮姜炭六分,炒冬术二钱,炙甘草四分,云茯苓三钱,煨葛根一钱五分,软柴胡七分,仙半夏二钱,陈皮一钱,炒谷芽三钱,炒苡仁三钱,红枣二枚,荷叶一角。连服三剂,身热、泄泻渐减,已不多食,均属佳境。又服三剂。(《孟河四家医集·丁甘仁医案·湿温案》)

(四)王文雄治胸闷胸痛

张某,男,40岁。胸部痞闷疼痛,连及胁下。脉弦,苔白腻。初与瓜蒌薤白剂治之未效……再诊见病人面色青暗,指尖冷,形气不足,脉弦无力,确为中阳不足……改用人参汤原方,略佐理气之品。

处方:红人参10g,干姜10g,白术10g,炙甘草10g,炙柴胡10g,吴萸3g,黄连5g,白芍10g。服2剂,痛症若释。(《中国现代名中医医案精华》王文雄医案)

(五)王建孚治菌痢阳虚

吴某,女,65岁。病经半月,下利赤白,腹痛坠胀,四肢厥逆不温,形气羸弱,奄奄一息,今增气喘,大非所宜。大便镜检:脓细胞(++),红细胞(+),吞噬细胞0~2。脉沉细,舌质淡,苔薄白。年高体弱,脾阳大伤,太阴之气下陷,防其突变。急拟附子理中汤加味。

处方:熟附片15g,党参15g,白术12g,甘草9g,黑姜9g,白芍12g,茯苓12g,肉豆蔻6g,荷叶15g。服3剂,四肢转温,下利稍好,喘亦见平,但仍气短,已能进稀饭1碗。脉弦细。大便镜检:脓细胞(+),红细胞0~2。前法增减,再进3剂。大便镜检(-)。病人已能起床活动。(《中国现代名中医医案精华》王建孚医案)

第二节　太阴病的三个兼证

《伤寒论》太阴病篇第一节5条原文,论述了太阴病的主症、主脉与主要治法。但没有叙述太阴病的具体汤证。本节叙述了3个太阴病兼证的汤方证,即太阴兼表的桂枝汤证、太阴腹痛的桂枝加芍药汤证与太阴兼"大实痛"的桂枝加大黄汤证。略述如下：

[原文]

太阴病，脉浮者，可发汗，宜**桂枝汤**。（太阴病篇第 276 条）

桂枝三两，去皮　芍药三两　甘草二两，炙　生姜三两，切　大枣十二枚，擘

上五味，以水七升，煮取三升，去滓，温服一升。须臾啜热稀粥一升，以助药力，温覆取汗。

本太阳病，医反下之，因尔腹满时痛者，属太阴也，**桂枝加芍药汤**主之。大实痛者，**桂枝加大黄汤**主之。（太阴病篇第 279 条）

桂枝加芍药汤方：桂枝三两，去皮　芍药六两　甘草二两，炙　大枣十二枚，擘生姜三两，切

上五味，以水七升，煮取三升，去滓，温分三服。本云桂枝汤，今加芍药。

桂枝加大黄汤方：桂枝三两，去皮　大黄二两　芍药六两　生姜三两，切　甘草二两，炙　大枣十二枚，擘

上六味，以水七升，煮取三升，去滓。温服一升，日三服。

太阴为病，脉弱，其人续自便利，设当行大黄、芍药者，宜减之，以其人胃气弱，易动故也下利者，先煎芍药三沸。（太阴病篇第 280 条）

[发微]

（一）主旨

本节 4 条原文叙述 3 个太阴病的兼证，且这 3 个兼证都是以桂枝汤证为基础。太阴病还有不少其他兼变证，可参考上一节的"医案医话选"、阳明病篇第一节"中风中寒之辨"及霍乱病篇等章节。

（二）太阴兼中风表证

脾胃虚弱病人轻度外感风寒，出现太阴兼中风表证。原文以脉浮提示既有外感表证，又提示正气尚有驱邪外出的能力。故用桂枝汤主治。桂枝汤具有调和营卫以驱除外邪的功能（参见第一章第二节桂枝汤证治），又有调整脾胃的功能。方中桂枝、甘草相配，能温振脾胃之阳；芍药、甘草相配，能调和脾胃之阴。可见，用桂枝汤治疗太阴病兼中风表证是确当的。如脾胃虚弱十分严重，可以改用桂枝新加汤（见太阳病中篇第五节）或桂枝人参汤（见太阳病下篇第六节）。如外邪严重，正气明显虚弱，则可能传变为少阴病。

（三）太阴腹满时痛证证治与太阴实痛证证治

原文第 279 条明确指出，原是太阳病表证，误用攻下法，损伤脾胃正气，扰乱肠胃运动，出现腹满伴间歇性腹痛，成为轻度的太阴病，此时，太阳表证可能

未罢,从而成为太阳太阴并病。此证如与原文第 276 条之证比较,二者大致相同,所不同之处,仅在于第 276 条之证未明言腹痛,而本证则明言"腹满时痛"。针对腹痛故加重芍药剂量,配伍甘草以缓急止痛。虽另立方名为桂枝加芍药汤,而其基本治法与第 276 条之证治相似。

如果太阳病误用攻下之后,出现的不是腹满时痛,而是"大实痛",则其证治便有所不同。"大实痛"提示腹痛程度较重(大),并有大便干结或不思进食等症(实)。可见太阴实痛证与太阴时腹自痛证基本相同,所不同之处在于前者兼有轻微的肠胃实热。故其治疗也是在桂枝加芍药汤中加小量大黄,以清肠胃实热。

(四)太阴病下利如何用大黄、芍药简析

太阴病如果没有下利,可用大黄、芍药治腹痛已见上文。原文第 280 条指出太阴病有下利者,如有需要仍可用大黄、芍药,但须照顾正气,减量应用。对这二味药如何应用于下利病人,简析如下:大黄是清热解毒、通便攻下、活血祛瘀的要药,主要用于实热便秘诸证,亦可用于实热下利,称为通因通用。如与温药配伍可用于寒实下利,如与益气健脾药配伍,可酌情应用于虚实夹杂的下利,但不宜用于完全虚寒性的下利。芍药是柔肝缓急止痛的要药,药性微苦微寒,适用于热利腹痛,如属虚寒性的下利腹痛,须与温里药同用。

［医案医话选］

(一)何任用桂枝汤治体弱外感

陆某,男,40 岁。形寒畏风,行动感心悸,自汗出,胃纳不佳,二便正常,苔白舌淡,脉浮缓。素体本弱,复感风寒,宜调营卫。

桂枝 9g,白芍 9g,生甘草 6g,生姜 6g,大枣 9 枚。2 剂而愈。(《当代医家论经方·经方论析》)

(二)叶天士用桂枝加芍药汤

1. 某,四十。脉弦,胁痛引及背部,食减,此属营损传劳。

桂枝木四分,生白芍一钱五分,炙甘草四分,煨姜一钱,南枣三钱,归身一钱半,茯神三钱,生牡蛎三钱。(《临证指南医案·虚劳》)

2. 陆,劳伤阳气,不肯复元,秋冬之交,余宗东垣甘温为法,原得小效。众楚交咻,柴葛枳朴是饵,二气散越,交纽失固,闪气疼痛,脘中痞结,皆清阳凋伤,无攻痛成法,惟以和补,使营卫之行,冀其少缓神苏而已。

桂心、炒白芍、炙甘草、人参、当归、茯神。(《临证指南医案·虚劳》)

(三)张伯臾用桂枝加芍药汤

1. 治细菌性痢疾　朱某,女,39 岁。痢之初,已服葛根芩连汤、白头翁汤之类……寒热见减……改用理气和营泄化。腹痛痢下,次数仍多,色白无赤冻,里急后重不爽,自汗出,面黄倦怠,脉濡小,舌质暗,苔白。热邪渐化,湿邪黏腻,脾伤气滞,拟桂枝汤参入理气和血之品。

桂枝 4.5g,炒白芍 12g,炙甘草 3g,生姜 4.5g,大枣 2 枚,全当归 18g,广木香 6g,川连 2.4g,炙升麻 6g,薤白头 6g,全瓜蒌 9g。1 剂。下痢腹痛已止,里急后重亦减,便溏无黏冻,身热尚未退尽,苔白腻稍化,脉濡细。仍守前法进退。

桂枝 4.5g,炒赤白芍各 4.5g,炙甘草 3g,生姜 4.5g,大枣 3 枚,炒白术 9g,茯苓 9g,木香 4.5g,银花炭 9g,焦楂曲各 9g。2 剂。大便成形,色黄,日 2 次,无腹痛,身热退尽,纳增,食后无不适…再拟健脾和中善后。(《张伯臾医案·痢疾》)

2. 治慢性发作性胰腺炎 张某,女,39 岁。患慢性胰腺炎,多次发作,近半年内发作 5 次。此次发作经治疗得吐得泻后,腹痛减轻,寒热虽减未尽,仍有恶风畏寒,口不欲饮,便软,苔薄白,脉小滑。寒湿内阻,气血凝滞则痛,拟温通止痛。

桂枝 4.5g,炒赤白芍各 4.5g,生甘草 3g,生山楂 12g,红藤 15g,败酱草 30g,柴胡 4.5g,炒当归 9g,茅术 9g,厚朴 4.5g。3 剂。腹痛已止,背有隐痛,畏寒汗出,大便软,日一二次,已能纳食,苔薄白,脉细,口干喜热饮。胰腺炎热证为多,惟此证属寒明显。仍守前法出入。

上方加苏梗 9g,制香附 9g,去柴胡、茅术、厚朴。7 剂。再进上方加减 14 剂而获效。随访观察 1 年未见复发。(《张伯臾医案·胃心痛》)

(四)矢数道明用桂枝加芍药汤

1. 治阑尾术后腹痛 吉某,男,47 岁。14 岁时做阑尾手术,术后发生肠粘连,再次手术。术后遗留下至今未愈的腹痛,肠内积气,有肠鸣,有压痛,稍胀满。体格、营养、面色均一般,脉弱,血压 15.96/9.31kPa(120/70mmHg)。投给桂枝加芍药汤,1 周后腹痛开始减轻,1 个月后,肠鸣、腹痛均消失,2 个月后体力恢复,自称如同换成新人一样。(《汉方临床治验精粹·神经性疾病》)

2. 治月经痛 中某,女,23 岁。每次经期,下腹及腰部均感疼痛,第 1 日最重,必须卧床休息。营养一般,面色不佳,脉弱,血压 13.3/9.31kPa(100/70mmHg),手足不温,全身倦怠,有起立性头昏。腹部脐下两侧有抵抗压痛……投给当归芍药散与桂枝茯苓丸 2 个月,月经痛未见效。改用桂枝加芍药汤提取物粉末剂 5g,分 2 次服。次月经期未感疼痛,连服 3 个月,始终未发生疼痛,腹证也见好转。(《汉方临床治验精粹·妇科疾病》)

(五)叶天士用桂枝加大黄汤治腹痛

徐,四十。疹发五六年,形体畏寒,病发身不大热,每大便腹痛里急,此皆气血凝滞,当从郁病推求。

桂枝、白芍、炙甘草、酒制大黄、枳实、当归。(《临证指南医案·腹痛》)

(六)邢锡波用桂枝加大黄汤治表里同病的腹满证

翟某,男,26 岁。平素腹胀、泛酸,因捕鱼感寒而发热恶寒,头痛身痛。服辛温疏表之剂,症已减。又恣意饮酒食脍,恶寒又作,腹痛膨胀,按之痛不可忍,面色苍白,四肢厥逆。苔腻,脉沉微……此乃虚中夹实之证……加味桂枝加大黄汤两解表里,温通食滞,可称对证之剂。

桂枝 12g,生姜 10g,芍药 15g,大黄 10g,甘草 6g,干姜 10g,枳实 10g。

药后复泻 3 次,胀痛减,安睡一夜,周身不断汗出寒热退。后以健脾消食之剂调理而愈。(《伤寒论临床实验录·太阴病篇》)

(七)王明辉用桂枝加大黄汤治荨麻疹

某,患荨麻疹多年,每年发六七次,近年愈发愈频,发作时全身疹痒,伴腹部胀痛,大便干结,3 日一行。因依《伤寒论》用桂枝加大黄汤。

桂枝 10g,白芍 10g,甘草 3g,大黄 10g,生姜 3 片,大枣 7 枚,麻仁 10g。1 剂痒止疹隐,2 剂身有微汗,二便通畅,3 剂其病若失。随访 1 年未见发作。(《当代医家论经方·桂枝汤证治变化》)

第七章

辨少阴病脉证并治

第一节　少阴病概论

本节原文主要论述少阴病的主症及常见症、主脉及常见脉象、常见证型与治疗禁忌。

[原文]

少阴之为病,脉微细,但欲寐也。(少阴病篇第281条)

少阴病,欲吐不吐,心烦,但欲寐,五六日自利而渴者,属少阴也,虚故饮水自救。若小便色白者,少阴病形悉具。小便白者,以下焦虚有寒,不能制水,故令色白也。(少阴病篇第282条)

病人脉阴阳俱紧,反汗出者,亡阳也。此属少阴,法当咽痛而复吐利。(少阴病篇第283条)

少阴病,咳而下利谵语者,被火气劫故也,小便必难,以强责少阴汗也。(少阴病篇第284条)

少阴病,脉细沉数,病为在里,不可发汗。(少阴病篇第285条)

少阴病,脉微,不可发汗,亡阳故也。阳已虚,尺脉弱涩者,复不可下之。(少阴病篇第286条)

[发微]

（一）主旨

本节6条原文主要论述少阴病寒化证的主症、主脉、基本病机、辨证要点与治疗禁忌。

（二）少阴病的主症与重要见症

1. 原文第281条与282条均指出,少阴病的主症是"但欲寐"。但欲寐是精神委靡,似睡非睡。原文提出其病机是"下焦虚有寒"与"亡阳",也就是寒邪损伤阳气,阳气虚衰导致神委。这是少阴病寒化证的最主要的见症、最基本的病机。但欲寐与脉微细同时出现,则少阴病寒化证的辨证可以基本确定。但欲寐的病人可能很安静,没有主诉不适,医生对此容易忽略而延误病情,需加注意。

2. 原文第282条提出心烦但欲寐,少阴病人的但欲寐可能间有心烦不安,这是机体已经虚弱的阳气与病邪作时起时伏的斗争的反映,虽非主症,但有重要的辨证意义。

3. 原文第 282 条提出的自利而渴多见于热性下利,亦可见于阳虚下利而津不上承者,对少阴病辨证有参考意义但非主症。如见下利清谷则为少阴病主症之一。

4. 原文第 282 条还提出小便色白(即小便清),这提示并无热证,不能直接提示虚寒证。对少阴病辨证有参考意义,亦非主症。

5. 原文第 283 条提出少阴病"法当咽痛而复吐利"。咽部是手少阴心经的支脉与足少阴肾经的直脉经行之处。从经络学说来看,咽喉部的病变无论寒热均与少阴经有关,故称"法当"。本章有 4 条原文专论咽痛证,皆标明为少阴病。

(三)少阴病的主脉

原文第 281 条提出少阴病的主脉是微细,"脉为血府,气为之先",产生脉微细的病机主要是阳气虚,而阴血不足也是其原因之一。原文第 285 条提出少阴病脉细沉数。沉脉主里,为少阴病主脉之一。数脉多见于热证,大多发热愈高脉愈数。但数脉亦可见于虚寒证,并且虚寒程度愈重脉愈数,故数脉对少阴病有重要辨证意义,而又必须分清寒热。原文第 283 条提出的脉阴阳俱紧不是少阴脉象,是汗出亡阳之前风寒束表的脉象。因素体阳虚或发汗不当而导致汗出亡阳。如少阴病兼有寒实证时亦可见紧脉。(参见原文第 287 条)

(四)少阴病的治疗禁忌

原文第 284 条、第 285 条与第 286 条分别提出了少阴病禁用下法与汗法,也不能用火劫发汗。必须说明的是,典型的少阴病虚象明显,一般不至于误用下法或汗法,而是在少阴病兼有发热无汗的表证或兼一定的里实证时,不可轻易用单纯的攻下、强烈的发汗、甚至火劫发汗。但可以适时适量地应用温阳发汗或温运寒积等方法,兼顾表里虚实。至于特殊情况下的特殊的治法则当别论,如下文将要论及的"少阴三急下"。

需要加以说明的是,原文第 284 条所说的咳嗽、下利、谵语、小便难等症是误用火劫发汗之后的变证,其病机是邪热化燥伤阴,扰乱气机,影响肺、胃肠与心等多个脏腑功能。

(五)少阴病的不同证型

本节 6 条原文所列见症较多,其中以少阴病阳虚寒化证为主。此外,还指出了 3 种少阴病的常见证型:一是汗出亡阳证(第 283 条),二是吐利亡阳证(第282 条、第 283 条),三是咽痛证(第 283 条)。这一点可资研读下文的参考。

(六)少阴病阳虚寒化证与内伤杂病中的心肾阳虚证的比较

1. 主脉　少阴寒化证与心肾阳虚证的主脉均为微细沉,并均可伴见数脉,心阳虚证更可见结代脉。

2. 主症 二者均可出现精神委靡(但欲寐),形寒肢冷甚至四肢厥逆,口唇指甲青紫等阳虚见症,少阴寒化证还多见下利清稀,心阳虚则多见心悸怔忡,肾阳虚多见尿少身肿。

3. 治法方药 少阴寒化证应回阳救逆,以四逆汤为主方;心肾阳虚证应温补心肾阳气,以保元汤(人参、甘草、肉桂、黄芪、糯米)、真武汤为主方。

4. 病因病机 少阴寒化证是外感病的一个阶段。阴寒邪盛,急性全身性阳气虚衰,无论外感病的早期、中期或晚期均可出现本证。心肾阳虚证多为劳倦内伤或久病不愈,导致心肾阳气不足。如阳虚进而波及全身,到晚期发展到严重程度则与少阴寒化证基本相同。

[医案医话选]

(一)少阴病为危重证

少阴病为外感病发展过程中的危重阶段,常关系到生命的存亡,故不可等闲视之。少阴病病变较为复杂,不仅有阴盛阳虚的寒化证,还有阳盛阴虚的热化证。因此要求不仅有正确的辨证,而且有及时、果断的治疗……《伤寒论》少阴病篇的重点在于论述寒化证的证治,故以寒化证的主症、主脉为少阴病的辨证提纲。(《伤寒论选读·辨少阴病脉证并治·小结》)

(二)外感病早、中、晚期均可出现少阴寒化证

感受寒邪,因正气不足,体质阳虚,病邪迅速由表入里,由阳证陷入阴证,或直入阴分,严重损伤阳气,特别是心肾之阳,出现阴寒邪盛、正阳衰退的阴盛阳衰证,是临床上常见的一种危重证候……无论外感病的早期、中期、晚期均可出现本证。本证的主症为精神委靡,脉象微细,四肢不温……本证如能早期发现,及时正确治疗,大多能够恢复;病邪严重或体质素虚者预后严重,往往出现亡阳厥脱而死亡。(《中医外感病辨治·邪伤阳气证候·阴盛阳衰证》)

(三)阴盛阳衰证的辨证要点

证情严重,主症充分显现者,不难辨识。早期必须注意两点:①神情委靡,表情淡漠,为心神受损的表现,在临床上易被忽视;②脉象细弱无力,是气血运行无力的表现,对此必须提高警惕。《伤寒论》将"脉微细,但欲寐"作为少阴病的提纲,不愧为中医的经典著作,既有理论意义,又有临床价值。(《中医外感病辨治·邪伤阳气证候·阴盛阳衰证》)

(四)从西医学看少阴病

从西医学看,少阴病的主要脉症"脉微细,但欲寐"与心力衰竭、休克的病变相关。休克是机体受各种强烈有害因素作用后,出现的以血液循环严重障碍为主,尤其是微循环障碍,导致组织器官缺血缺氧的全身性综合征。休克的特征有表情淡漠、反应迟钝、面色苍白、四肢厥冷、血压下降等。有人认为少阴阳衰、阴寒内盛的见症……与冷休克极为相似。少阴病见身反不恶寒、其人面色赤等虚阳外越证,则与暖休克相似。(《伤寒经纬·辨少阴病脉证并治》)

(五)太阳伤寒脉浮紧转化为阳虚畏寒,用温经祛寒法

某,四十余岁。头项强而恶寒,脉浮而紧,无汗,的系伤寒,法当发汗,何得妄为冬温而恣用凉药。

麻黄(去节)六钱,杏仁四钱,甘草四钱,桂枝五钱。煮三杯,先服一杯,复被令微汗周身佳。得汗止后服,不汗再服。尽剂而汗始足。

第二日复诊:伤寒与麻黄汤,头项强痛已解,脉不浮紧,胃亦开,但受伤太重,阳虚体痛畏寒,与温太阳经脉。桂枝六钱,熟附子三钱,焦白芍四钱,甘草三钱,生姜五片,大枣(去核)二枚,防己一钱,杏仁泥三钱。煮三杯,分三次服。(《吴鞠通医案·伤寒》)

第二节　少阴病的预后

少阴病的预后决定于阴寒之邪的严重程度与人体阳气恢复的程度,尤以后者为主。病情虽重,但人体阳气明显恢复者为"自愈"、为"欲愈"、为"可治"、为"不死"。阳亡、气脱或阴竭者为"难治"、为"不治"。

[原文]

少阴病,脉紧,至七八日,自下利,脉暴微,手足反温,脉紧反去者,为欲解也,虽烦下利,必自愈。(少阴病篇第 287 条)

少阴病,下利,若利自止,恶寒而蜷卧,手足温者,可治。(少阴病篇第 288 条)

少阴病,恶寒而蜷,时自烦,欲去衣被者,可治。(少阴病篇第 289 条)

少阴中风,脉阳微阴浮者,为欲愈。(少阴病篇第 290 条)

少阴病,欲解时,从子至寅上。(少阴病篇第 291 条)

少阴病,吐利,手足不逆冷,反发热者,不死。脉不至者,灸少阴七壮。(少阴病篇第 292 条)

少阴病,八九日,一身手足尽热者,以热在膀胱,必便血(尿血)也。(少阴病篇第 293 条)

少阴病,但厥无汗,而强发之,必动其血,未知从何道出,或从口鼻,或从目出者,是名下厥上竭,为难治。(少阴病篇第 294 条)

少阴病,恶寒,身蜷而利,手足逆冷者,不治。(少阴病篇第 295 条)

少阴病,吐利躁烦,四逆者死。(少阴病篇第 296 条)

少阴病,下利止而头眩,时时自冒者死。(少阴病篇第 297 条)

少阴病,四逆,恶寒而身蜷,脉不至,不烦而躁者死。(少阴病篇第 298 条)

少阴病,六七日,息高者死。(少阴病篇第 299 条)

少阴病,脉微细沉,但欲卧,汗出不烦,自欲吐,至五六日自利,复烦躁,不得卧寐者死。(少阴病篇第 300 条)

[发微]

(一) 主旨

本节 14 条原文,以"可治""难治"与"不治"3 种不同预后分析少阴病危重证候。其分析方法特别重视相关见症的同时出现与病程,而不是拘泥于一脉一症。脉不至,未必就是死证,恶寒、蜷卧仍有可能属于可治。

(二) 病情虽重,但提示可治的见症

1. 手足温　提示阳气虚衰的程度不太严重。7 条可治原文中有 4 条指出手足温(第 287 条、第 288 条、第 292 条、第 293 条)。

2. 有热象　7 条可治条文中有 3 条指出有热象(第 289 条欲去衣被,第 292 条反发热,第 293 条一身手足尽热)。

3. 脉象略为有力,第 290 条寸脉虽微而尺脉见浮。

(三) 病情危重,提示难治或不治的见症

往往不是一个孤立的见症,而是两个以上脉症的结合。

1. 下厥上竭,即既有四肢厥冷,又有因误用发汗而导致的出血,从而形成阳亡阴竭的危证(第 294 条)。

2. 手足逆冷与恶寒身蜷同时出现(第 295 条),或手足逆冷与躁烦同时出现(第 296 条),或手足逆冷、恶寒身蜷与不烦而躁三者同时出现(第 298 条)。

(四) 某些见症,在一定条件下只提示病情比较严重,但在一定条件下则提示病属不治

1. 脉不至,提示病情严重,如手足温而不逆冷,并有发热,虽有脉不至,尚属可治(第 292 条)。如脉不至而伴有四肢厥冷、恶寒身蜷、躁扰不安等症便为不治之证(第 298 条)。

2. 眩冒一症有轻有重,也可能是邪去正虚病邪欲解之象。如在少阴病阳虚重证中,出现反复发作的眩冒,也可能是不治之兆(第 297 条)。

3. 息高(呼吸困难)当属重证,如出现在少阴病的后期(进入少阴已六七日),也有可能是不治之兆。由此可见,对于重要的见症,一定要联系相关脉症,才能作出正确的辨证结论。

(五)对原文第287条脉象变化的分析

本节原文第287条所述的少阴病证候,先是脉紧,这紧脉是少阴病兼有寒实病邪结聚的表现。下利后出现脉微是邪去正虚的表现,这种脉微是一时性的,故称"暴微"。手足温提示阳气虽虚并不严重,烦提示正邪斗争,脉症结合,以症为主,所以得出"为欲解"的结论。本条紧脉与第283条的紧脉同中有异,二者都非少阴本脉,都是寒邪的反映,这是二者之同。本条是寒实里结,第283条是风寒束表,这是二者之异。由此可见,脉象往往只能反映一个复杂证候的一个方面,未必都能反映复杂证候的全部。

[医案医话选]

(一)阳虚寒积,用温下后恢复(肾结石、肾衰竭)

徐某,男,73岁。两肾结石、积水多年,发展成尿毒症(肌酐8mmol/d,尿素氮0.87mmol/d)。病人刻下全身浮肿,神志时清时糊,面色萎黄,小便点滴而下,大便干结,恶心呕吐,难以进食,形寒,四肢欠温,皮肤瘙痒,夜不能寐。脉沉细弦,舌淡胖,苔根黄腻。中医辨证为少阴病,肾阳虚衰,阳虚水泛,湿毒阻滞。

处方:熟附块20g,生川军10g,生黄芪40g,炒党参18g,姜半夏15g,代赭石18g,猪茯苓各12g,泽泻18g,生龙牡各30g,川椒目12g,白术12g,葶苈子12g,赤白芍各12g,冬葵子12g,鸡内金8g,白豆蔻4.5g,海金沙12g(包煎),琥珀粉1.5g(吞服)。

药后腹泻每日五六次,尿量增加,有泥沙样物排出,饮食逐步增加,浮肿逐步消退。1个月后,能吃软饭,起床活动。5个月后能料理家务。复查肌酐4mmol/d,尿素氮0.3mmol/d。(《历代名医医案精选·柯雪帆医案》)

(二)温下法治疗阳虚腹痛(粘连性肠梗阻)

王某,男,45岁。腹部手术后,慢性发作性腹痛1年。饮食不慎,今日腹痛剧烈,便秘,无矢气,恶心呕吐,身寒肢冷,面色萎黄,脉象沉紧,舌色暗,苔白厚腻。宜温中散寒,泻下实积。

处方:大黄15g,制附子15g,细辛5g,白芍药30g,炙甘草9g。煎二汁,合而顿服。

药后泻下黏浊粪便甚多,腹痛顿减。2剂后腹痛消失。(《仲景方药古今应用·承气汤类·周念兴医案》)

第三节　太少两感证（麻黄细辛附子汤证与麻黄附子甘草汤证）

太少两感证既有太阳病风寒外感的证候，又同时有寒邪明显损伤阳气的少阴病证候。《伤寒论》少阴病篇原文提出麻黄细辛附子汤证与麻黄附子甘草汤证，都是太阳病伤寒证与少阴阳虚证同时出现，并都采用发表温阳同治的方法。如从广义来看，则太阳病上篇第20条的桂枝加附子汤证也属于太少两感，也用表里同治的方法。此外，太阳病中篇第82条的真武汤证与第91条、第92条用四逆汤急当救里的证候，虽然未用表里同治法，但也属于太少两感证。

［原文］

少阴病，始得之，反发热，脉沉者，**麻黄细辛附子汤**主之。（少阴病篇第301条）

麻黄二两，去节　细辛二两　附子一枚，炮，去皮，破八片

上三味，以水一斗，先煮麻黄，减二升，去上沫，内诸药，煮取三升，去滓，温服一升，日三服。

少阴病，得之二三日，**麻黄附子甘草汤**，微发汗。以二三日无证，故微发汗也。（少阴病篇第302条）

麻黄二两，去节　甘草二两，炙　附子一枚，炮，去皮，破八片

上三味，以水七升，先煮麻黄一两沸，去上沫，内诸药，煮取三升，去滓，温服一升，日三服。

［发微］

（一）主旨

叙述太少两感证的辨证要点、治法方药，特别强调其随着病程所发生的证候与治疗的变化。

（二）麻黄细辛附子汤证与麻黄附子甘草汤证的比较分析

1. 病程　麻黄细辛附子汤证是"始得之"，即发病第一日。麻黄附子甘草汤证是"得之二三日"，二者只差一至二日，但证候已略有变化。

2. 证候　麻黄细辛附子汤证只提示了两个代表性的见症，反发热提示有太阳病，脉沉提示有少阴病。麻黄附子甘草汤证只有"无证"二字，可能有缺文。多数医家认为"无证"宜理解为既无严重的少阴里虚寒见症，太阳表证也略有

减轻。这既符合"微发汗"这一治法,也符合"得之二三日"的病程。

（三）麻黄细辛附子汤证与麻黄附子甘草汤证的治法方药的比较

二者均用辛温解表与辛热温阳同用的治法。都用麻黄解表,用附子温阳。二者的区别在于:麻黄细辛附子汤的发汗与温阳的力量均强于、急于麻黄附子甘草汤。这是由于细辛这味辛温药既能温散外感之风寒,又能温振人体的阳气,加强了麻黄的解表作用又加强了附子的温阳作用。在麻黄附子甘草汤中不用细辛而用甘缓的炙甘草,缓和了麻黄与附子的辛散作用。故原文称麻黄附子甘草汤为"微发汗"。

（四）麻黄细辛附子汤与麻黄附子甘草汤的现代临床应用

近年对两方的临床应用有两种倾向,一是对这两首方剂不作明确区分,大多在麻黄细辛附子汤中加甘草,将两方合为一方应用。二是用于外感病的报道较少,而用于内伤杂病的报道甚多。如用于治疗心血管系统的病态窦房结综合征、房室传导阻滞等,呼吸系统的慢性支气管炎或哮喘之出现阳虚肾虚而有寒象者,神经系统的面神经瘫痪、神经性头痛及部分中风后遗症偏瘫。此外,如寒湿型类风湿关节炎、过敏性鼻炎、寒性慢性咽炎、寒性齿痛等亦有用本方治疗有效的报道。

（五）麻黄细辛附子汤与麻黄附子甘草汤何以较少应用于外感有发热的证候简析

①畏忌副作用:方中细辛、附子有一定的毒性,麻黄也有过于升散、耗伤阳气及太过兴奋等副反应。缺乏经验者不敢轻易应用。②畏忌辛温:方中麻黄、细辛、附子均为辛温药,炙甘草亦偏温。一般认为外感病皆属于热,不知外感病亦有属于寒者,因而不敢轻易用温性药物。③误认为体温升高便是热证:须知体温升高既有热证也有寒证,风寒湿邪表证发热宜用辛温。现代药理实验发现,麻黄、细辛确有解热作用。发热病人也并不完全忌用附子。

（六）发热用附子的文献摘录

包括:①本节原文第 301 条"少阴病,……反发热,脉沉者,麻黄细辛附子汤主之"。②太阳病中篇第 82 条"太阳病,发汗,汗出不解,其人仍发热……真武汤主之"。③《金匮要略·妇人产后病脉证治》第 9 条"产后中风,发热,面正赤,喘而头痛,竹叶汤主之（方中有炮附子一枚）"。④日本汉方医藤平健的经验:虚弱老人的咳嗽,有发热者用麻黄细辛附子汤为宜,没有发热的用苓甘姜味辛夏仁汤可能奏奇效。（摘自藤平健《汉方临床手册——治验篇·咳的治疗经验》）

［医案医话选］

（一）麻黄细辛附子汤治疗阴暑（空调病）

夏某，女，40岁。低热（38℃左右）20余日。炎暑很少出汗，时感烦热、恶风，头痛、骨节酸痛，胸闷腹胀，不思饮食，神疲乏力。面白形丰，夏季怕热，多开低温空调。曾用发汗解热药片、抗生素及中药生脉饮之类均无效。脉沉细，80次/min。前臂皮肤无汗。舌色略淡，苔薄白而润。按阴暑论治。

处方：净麻黄10g，熟附块12g，北细辛10g，炙甘草8g，苏叶10g，制川朴10g。2剂。

药后有温热感，微微出汗，1剂热减，2剂后发热恶寒、头痛骨楚消失。仍有胸闷腹胀、纳差、口干、尿少等症。外感已解，内蕴之暑湿尚在。改用五苓散加味调理。（《疑难病证思辨录》医案小说第43回）

（二）麻黄细辛附子汤治少阴发热

杨某，男，60岁。严冬感寒，头痛腰痛，发热恶寒，虽厚衣重被仍觉恶寒。舌质淡而苔黑润，脉沉细而紧。为少阴伤寒，宜麻黄细辛附子汤以扶阳散寒。

生麻黄6g，制附子10g，北细辛3g，生甘草3g。服1剂，汗出至足，诸症皆愈。（《伤寒论临床实验录·少阴病篇》）

（三）麻黄附子甘草汤治虚人冬季感寒

贾某，男，30岁。身体素虚，寒冬之际，偶受风寒，以致无汗，恶寒较重，发热较轻，疲乏无力，嗜睡，口渴喜热饮，尿清长。脉不浮反沉细。此为少阴病表邪未去故也。拟温经助阳，散寒解表之法。

处方：麻黄15g，炙附子10g，细辛5g，甘草7.5g。水煎分3次服。1剂证减，2剂愈。（《中国现代名中医医案精华》孙允中医案）

（四）麻黄附子甘草汤合麻杏甘石汤治高年阳虚肺有痰热

姚某，女，75岁。素有痰饮，近加外感，咳嗽气急，口渴自觉内热，四末欠温，两足浮肿，脉小数促，苔薄白腻。正虚邪实，寒热夹杂，拟标本兼治，益心气而清化痰热。

处方：净麻黄4.5g，熟附子9g，炙甘草3g，生石膏24g，杏仁9g，党参9g，炙苏子9g，开金锁30g，泽漆18g，鱼腥草30g，防己12g。2剂。药后诸症均减，前方连服5剂。继续调理1周，证情大减。后以温阳益气收功。（《仲景方在急难重病中的运用·张伯臾方案》）

（五）麻黄细辛附子汤加味治肺源性心脏病

许某，女，63岁。患慢性支气管炎30年。近3年常有下肢水肿。3日前感受风寒，咳喘又作。症见面色晦暗，精神委靡，时有恍惚，呼吸气促，喉中痰鸣,四肢逆冷,腹部胀满,下肢水肿,舌紫暗,脉沉弦。体检:两肺满布哮鸣音,两下肺可闻水泡音,肝肋下三指。胸片示两肺纹理粗乱,透光度增强。心电图示肺型 P 波。诊为慢性气管炎、肺心病心衰。证属太少两感,表寒里虚。治宜温里解表,以麻黄细辛附子汤加味。

麻黄 15g,制附子 15g,细辛 10g,茯苓 30g,红参 15g,肉桂 5g。服 1 剂,气喘大减。连服 5 剂,症状明显好转,调理 1 个月后,两下肺湿啰音亦消失。(《当代医家论经方·罗陆一医案》)

（六）麻黄细辛附子汤治病态窦房结综合征

王某,男,43 岁。心悸、胸闷 20 余年,晚上为甚,舌质红,口干,脉迟,有时结。动态心电图:心率多在 50 次/min,最慢心率 33 次/min,发生在下半夜。阿托品试验阳性。西医诊断为病态窦房结综合征。证属阳虚寒盛,可能格阳于外。先试服麻黄细辛附子汤加味 1 剂:麻黄 10g,制附子 10g,细辛 10g,人参 10g。药后心悸、胸闷减轻,心率有所加快。

再用上方:麻黄 12g,制附子 20g,细辛 20g,人参 10g。服 6 剂后,最慢心率为 44 次/min,口干减轻。上方再加鹿角胶 10g。1 个月后,最慢心率 60 次/min,无心悸、胸闷,舌淡红,脉缓和。(《当代医家论经方·罗陆一医案》)

（七）麻黄细辛附子汤治慢性肥厚性咽炎

刘某,女,37 岁。咽痛如有物梗阻历时 6 年。五官科医师诊为慢性肥厚性咽炎。每因受凉或劳累而咽痛加重。渴喜热饮,大便溏薄,小便清利。舌质淡胖,有齿痕,苔白,脉沉紧。用麻黄细辛附子汤加味。

生麻黄 10g,熟附子 10g,细辛 6g,桔梗 3g。服 3 剂后咽痛止,余症减。再服 6 剂而愈。(《当代医家论经方·张树田经验》)

（八）麻黄附子甘草汤加味治阳虚外感寒湿

吴,女,二十三岁。五日前头项强痛而恶寒,脉缓有汗,太阳中风,主以桂枝汤,次日加羌活。脉静身凉之后复感风寒,脉紧无汗,改用麻黄汤加羌活。服药不知。身重疼痛,其人肥而阳气本虚,平素面色淡黄,舌白,湿气又重,非加助阳胜湿之品不可。

麻黄(去节)八钱,桂枝五钱,熟附子三钱,炙甘草三钱,白术三钱,杏仁泥三钱。

水五碗,先煮麻黄,去上沫,入诸药取三碗,分两次服。服一帖而汗出愈。(《吴鞠通医案·伤寒》)

第四节　少阴热化证（黄连阿胶汤证）

本节 1 条原文叙述少阴病邪热炽盛灼伤阴液的证治。这是比较典型的少阴热化证，此外尚有四逆散证、猪苓汤证与少阴三急下证属于不典型的少阴病热化证，参见本章第九节、第十节。

[原文]

少阴病，得之二三日以上，心中烦，不得卧，**黄连阿胶汤**主之。（少阴病篇第 303 条）

黄连四两　黄芩二两　芍药二两　鸡子黄二枚　阿胶三两

上五味，以水六升，先煮三物，取二升，去滓，内胶烊尽，小冷，内鸡子黄，搅令相得，温服七合，日三服。

[发微]

（一）主旨

叙述比较典型的少阴热化证——黄连阿胶汤证治。

（二）病程分析

本条原文明确指出，本证是"少阴病，得之二三日以上"。如联系上文，原文第 301 条麻黄细辛附子汤证是"少阴病，始得之"，是发病第一日。第 302 条麻黄附子甘草汤证是"少阴病，得之二三日"，稍后于前者，仅差一二日，虽略有区别，但均属少阴病的早期。而本证则为"得之二三日以上"，可见本证属于少阴病的中期甚或是后期。葛洪《肘后备急方》将黄连阿胶汤用于"时气差后"，那是恢复期了。这是本证与前两个证候在病程上的主要区别。如果本证出现于外感病的早期，则应考虑伏气伤阴。

（三）证候分析

原文指出，本证主要有"心中烦，不得卧"两个症状。不得卧，不仅失眠，并且卧起不安，较失眠为严重。这是由于少阴病病程较长，初起之病邪无论是寒是热，至此时已经化热，并且由表入里，里热（主要是心火）炽盛，损伤心肾阴液，导致阴虚阳亢，阴阳不交（即阴阳明显地失去平衡，亦称心肾不交），从而出现本证。需要注意的是，本证以火旺为主，阴虚较为次要。

（四）方药分析

本方用黄连、黄芩苦寒泻火以制阳亢。黄连用大量（四两），倍于黄芩，可见本方主要功能是泻心火。黄芩辅佐黄连。芍药、阿胶滋养肝肾阴液,又能减少大量苦寒药苦燥伤阴之弊。鸡子黄有滋阴润燥、养血息风的作用,又能和胃,是适当的佐使药。有些医家对此物讲得过于神奇。须知,本方以苦寒泻火为主,养阴为辅。《温病条辨》明确指出"邪少虚多者不得用黄连阿胶汤"是很有见识的。与"壮火尚盛者不得用定风、复脉"一句相对比,更见其重要的临床指导意义。

(五)少阴病黄连阿胶汤证与杂病心肾阴虚证的比较

心阴虚证的主症是心悸而烦,少寐多梦,舌红,脉细数;治法为滋阴养心安神;主方为天王补心丹。肾阴虚火旺证的主症是潮热盗汗,腰脊酸痛,虚烦不寐,梦遗,口干咽痛,舌红,脉细数;治法为滋阴降火;主方为知柏地黄汤(《中医内科学·总论》)。可见其主要区别在于本证以火旺为主,杂病心肾阴虚以阴虚为主。

[医案医话选]

(一)吴鞠通论黄连阿胶汤方证

心中烦,阳邪挟心阴,阳独亢于上,心体之阴,无容留之地,故烦杂无奈;不得卧,阳亢不入于阴,阴虚不受阳纳,虽欲卧得乎! 故以黄芩从黄连,外泻壮火而内坚真阴;以芍药从阿胶内护真阴而外捍亢阳。(《温病条辨·下焦篇》)

(二)黄连阿胶汤治外感病早期的少阴热化证

严某,男,35岁。工作劳累,一经感寒,即深入少阴而从火化。初起身壮热,不能言语,心烦不眠,舌质红绛,苔黑且燥,脉微细而数。宜育阴清热法,以扶阴抑阳,拟黄连阿胶汤与之。

黄连 12g,阿胶 10g,黄芩 10g,白芍 10g,鸡子黄 1 枚。

连服 2 剂,热势渐平,仍觉烦热口干,不欲饮水,阴气尚未恢复。原方黄连、黄芩各减少 3g,加元参 15g。服 3 剂,诸症皆退。(《伤寒论临床实验录·少阴病篇》)

(三)黄连阿胶汤治不寐

倪某,男。不寐之恙,乍轻乍剧,胁痛略减,头晕心悸,皆由阴虚不能敛阳,阳亢不入于阴也。拟柔肝潜阳,和胃安神。

蛤粉炒阿胶二钱,川雅连二分,生白芍二钱,朱茯神三钱,青龙齿三钱,左牡蛎四钱,酸枣仁三钱,半夏二钱,远志一钱,柏子仁三钱,北秫米(包)三钱,琥珀多寐丸(吞服)一钱。(《孟河四家医集·丁甘仁医案》)

(四)黄连阿胶汤变化(苦甘合化)治温疫余热

谢某,三十四岁。(温疫,大便昼夜十数下,脉象模糊,苔如积粉。经治十日之后,腹泻止,发热退)左关(脉)独大,仍喜凉物,余热未清,小便赤,用苦甘法。

黄连一钱,黄芩二钱,赤芍二钱,生草一钱,知母三钱,麦冬二钱,丹皮五钱,细生地二钱,桑叶三钱,木通二钱。今晚一帖,明早一帖。(《吴鞠通医案·温疫》)

(五)黄连阿胶汤加味治狂躁

湛某,男,70岁。情绪激动,日夜不寐,烦躁不安,狂言乱骂。面红目赤,口干喜饮。脉弦数,寸关大,舌绛苔少……乃肝肾阴虚致心肝阳亢,郁火炽盛之证。治法:滋阴凉肝,清心宁神。

黄连 8g,黄芩 12g,赤白芍各 9g,蛤粉炒阿胶 9g,龙胆 9g,大生地 24g,朱麦冬 12g,珍珠母 30g,酸枣仁 9g。上方加减共服 11 剂,诸症悉除,舌脉基本恢复正常。(《中国现代名中医医案精华》朱师墨医案)

(六)汉方医用黄连阿胶汤治寻常型牛皮癣

片某,女,34岁。8年前全身出疹,迄今未婚。医院诊断为寻常型牛皮癣。体型瘦,胃肠弱,有冷症,食欲普通,大便二三日 1 次,有白带,肩凝,视力较差。胸腹部牛皮癣多发,后背较少,腰及大腿亦多发,有痒感。血压 14.63/9.31kPa(110/70mmHg),脉及腹力均呈软弱。开始用十味败毒散粉末剂 2 个月未见效,改投黄连阿胶汤,服药 1 个月皮肤症状无明显改善,但失眠有好转,续服 1 个月后,皮肤红色减退约一半,痒感基本消失。再服两个月后,皮肤好转达 80%,以后继续好转。(《汉方临床治验精粹·皮肤疾病》)

第五节　少阴寒湿证

本节 2 条原文叙述因寒湿病邪侵袭人体,损伤人体阳气,或阳气本虚之体更受寒湿而出现的一种少阴病。本证除全身阳气受损之外,其症状还表现在肌肉筋骨。治疗本证的主方为附子汤。

[原文]

少阴病,得之一二日,口中和,其背恶寒者,当灸之,**附子汤**主之。(少阴病篇第 304 条)

附子二枚,炮,去皮,破八片　茯苓三两　人参二两　白术四两　芍药三两

上五味,以水八升,煮取三升,去滓,温服一升,日三服。

少阴病,身体痛,手足寒,骨节痛,脉沉者,附子汤主之。(少阴病篇第305条)

[发微]

(一)主旨

本节2条原文论述少阴寒湿证的证候与治法方药。2条原文原是同一个证候,应结合起来理解。

(二)证候分析

1. 病程 第304条指出"得之一二日",第305条没有明言病程,合而理解,可知本证或因阳气本虚,感受寒湿之后证候即显,见症以阳气受损为主。或发病较缓,寒湿逐步侵入,见症以肌肉筋骨受损为主。

2. 脉症 ①口中和、背恶寒、手足寒:口中和即口中不苦不燥,提示无热。无热而恶寒发于阴也,已经提示有少阴病可能。②身体痛、骨节痛:提示寒湿侵袭肌肉筋骨。③脉沉:沉脉是少阴病重要脉象之一(参照本章第十一节原文第323条),脉沉与背恶寒、手足寒同时出现则为阳气不足之象。

3. 病机 从以上分析可知,本证总的病机是阳气不足,气血虚弱,寒湿侵袭或内生寒湿更伤阳气。其症状不仅表现于全身,更表现于肌肉筋骨。总之,本证是少阴病的一种证型,不仅阳虚,还兼有气血虚;不仅有寒邪,还有湿邪;不仅病在气分,还表现于筋肉骨节。

(三)方药分析

1. 附子的作用 附子汤由炮附子、茯苓、人参、白术与芍药五味药组成。以附子为主药,用2枚,用量较大,但用炮附子,且不与干姜同用,其温性并不强于四逆汤中的生附子1枚。本方附子的作用主要在于温通阳气、散寒祛湿止痛,与太阳病下篇甘草附子汤中附子的作用相同,而与回阳救逆之用生附子不同。

2. 配伍 本方术附相配,既能通阳健脾以化水湿,又能温散筋肉之寒湿以止痛,是本方中的主要配伍。参附相配温阳益气生血。参术相配健脾益气。方中芍药虽为辅佐之品,但具有多方面的作用,有显著的缓急止痛作用,能养血活血、利水,又能制附子之刚燥,在方中之重要性不可忽视。

3. 本方与类似方剂的比较 ①本方与真武汤都有温阳利水之功。真武汤主要在于温阳利水,以祛邪为主。本方虽有温阳利水作用,但非主要功能。本方的主要作用在于温阳益气、祛寒湿,以补为主。②本方与甘草附子汤均有温振阳气、祛除筋肉骨节的寒湿以止痛之功。甘草附子汤用桂枝能祛风通阳,本方用人参有益气生血之功,这是二方之异。但二方之异并非对立,可以互用。

甘草附子汤证之气血虚者亦可加参,后世治痹证颇多用参,如三痹汤。附子汤证如无水气泛滥之象,不妨加用甘草。

(四) 治法

本证用附子汤是以温补阳气为主的综合性治法。温阳、益气、生血、活血、祛寒、化湿、行水,多种作用综合成方,以补为主,兼能祛邪。

[**医案医话选**]

(一) 附子汤加味治慢性肾盂肾炎

女性。患肾盂肾炎年余,反复发作,愈作愈甚。头面四肢浮肿,腰酸痛,小便短赤浑浊如橘汁,怯冷甚,无汗,神疲,腹胀食少,头昏耳鸣,心悸健忘,少寐多梦,口臭,大便时溏。苔根黄腻,脉迟。

处方:熟附子 10g,白术 10g,茯苓 10g,芍药 10g,党参 10g,麻黄 3g,甘草 15g,浮萍 10g,白茅根 15g,米仁 15g,赤豆 15g。6 剂,诸症大减,守方调理多剂获愈。(《当代医家论经方·万友生·经方十谈》)

(二) 附子汤加味治阳虚带下

杨某,女,48 岁,售货员。5 年来经行前后不定,量少而色淡,平时带下量多,色白质稀如水。伴腰酸胀坠,腿膝困软,尿多便溏。脉沉细迟,苔薄白,舌质淡嫩。证属肾阳虚衰……

制附子 12g,茯苓 15g,白术 12g,党参 15g,益智仁 10g,乌药 9g,怀山药 15g,桑螵蛸 5g。连服 6 剂。(《当代医家论经方·班秀文医案》)

(三) 附子汤加味治风湿痹证

唐某,女,32 岁。患风湿痹证,左腰腿硬痛四五年,腰痛有沉重感,近年且右膝关节酸胀痛甚,怯寒易感。舌苔白黄而腻,脉沉迟弱。

投以附子汤加味:熟附子 30g,党参 30g,白术 30g,茯苓 30g,炒白芍 30g,当归 15g,鸡血藤 30g,葛根 50g,桑寄生 30g,杜仲 15g,续断 15g。3 剂。腰腿痛明显减轻,过去不能平卧,现在可以平卧 1 小时左右,硬感稍有转软,大便成条。守上方再进 5 剂。腰腿痛基本解除,硬感转软,可以平卧 2~3 小时。再进 5 剂而获良效。(《万友生医案·痹症案》)

(四) 附子汤加味治眩晕腹痛

女性,45 岁。2 周前患感冒,3 日来,起床前头晕,动则更甚,上班工作正常。2~3 个月来,背恶寒,两小腿至脚踝微肿,手足不温。日暮时较显著。饮食如常,不渴。舌质淡,苔薄白,边有齿印。脉沉缓。头晕、脚肿是真武汤证,背寒可用附子汤,于是两方合用。

炮附子 12g,芍药 9g,茯苓 10g,白术 10g,党参 12g,生姜 10g。

服 2 剂,头晕、脚肿、背恶寒等症均除。昨日下午突感少腹痛,似有冷风吹袭。诊其舌脉同前。续服上方两剂,少腹冷痛亦除。(《伤寒论方运用法·真武汤类方》)

(五)叶天士用温通补阳法治痰饮

王,三四。脉沉,背寒,心悸如坠,形盛气衰,渐痰饮内聚。当温通补阳法复辟,斯饮浊自解。

人参、淡附子、干姜、茯苓、生於术、生白芍。(《临证指南医案·痰饮》)

(六)叶天士用温阳益气法治呕吐

潘,十八。食后吐出水液及不化米粒,二便自通,并不渴饮,五年不愈,宜理胃阳,用仲景法。

熟附子、半夏、姜汁、白粳米。

又,泄浊阴,劫水饮,以安胃阳,服四日,腹胀吐水已减。知阳腑之阳,非通不阖,再宗仲景法。真武汤加人参。(《临证指南医案·呕吐》)

(七)《金匮要略》用附子汤治"少腹如扇"

妇人怀娠六七月,脉弦,发热,其胎愈胀,腹痛恶寒者,少腹如扇(少腹有风冷感)。所以然者,子脏(子宫)开故也。当以附子汤温其脏(按:本病为孕妇子宫舒缓症。近年有报道用附子汤有效)。(《金匮要略·妇人妊娠病脉证并治》)

第六节　少阴便脓血证

本节原文叙述便脓血而表现为少阴虚寒证之证治。便脓血大多表现为实热、热毒之证,病久可能转化为虚寒证而仍有脓血便,也有起病即为虚寒而便脓血之病证,与热毒便脓血是两种不同的疾病,二者有原则区别。

[原文]

少阴病,下利便脓血者,**桃花汤**主之。(少阴病篇第 306 条)

赤石脂一斤,一半全用,一半筛末　干姜一两　粳米一升

上三味,以水七升,煮米令熟,去滓,温服七合,内赤石脂末方寸匕,日三服。若一服愈,余勿服。

少阴病,二三日至四五日,腹痛,小便不利,下利不止,便脓血者,桃花汤主之。(少阴病篇第 307 条)

少阴病,下利便脓血者,可刺。(少阴病篇第 308 条)

[发微]

(一) 主旨

叙述既有少阴虚寒见症又有下利便脓血的证候与治法,主要用方药,也可配合刺法。本证之典型者表现为反复发作的虚寒的下利脓血。溃疡性结肠炎与本证近似。

(二) 证候分析

1. 病程 本证大多长期反复发作。第307条原文"二三日至四五日"是指急性发作,故下利不止、便脓血、腹痛等见症比较明显。另两条原文未言明时日,可能是较为慢性的长期过程。

2. 辨证 本证有以下4个辨证要点:①有全身性的虚寒见症,如面色淡白、神疲乏力、脉细无力等。舌多淡胖,苔多白腻。②有局部虚寒见症,如腹痛时轻时重、喜按喜暖、腹泻次数多,甚至滑脱不禁,泻下物多白色黏液与血液,有腥味而无异臭。原文没有明确提出虚寒见症,而以"少阴病"概括之。③本证一般无明显的湿热积滞见症,舌色不红绛,大多无厚黄腻苔、里急后重、肛门灼热少见,但有虚坐努责。本证可能兼夹湿热积滞,而使辨证施治复杂困难。④本证虽与久痢相似,但并非久痢,并无热痢的初发病史。

(三) 方药分析

桃花汤的作用主要为"涩以固脱",兼能温护脾胃。主药赤石脂,甘温而涩,能涩肠、止血、收湿、生肌。《本草求真》指出,本品能"入下焦血分固脱,及兼溃疡收口,长肉生肌也"。用大量煎汤去滓,更用少量粉末吞服,使溃疡收口作用更加明显。赤石脂的化学成分是硅酸盐类矿物多水高岭土,含硅、铝、氧化铁、锰、镁、钙等多种元素。赤石脂色红,故方名桃花。干姜温中,粳米和中护肠胃。

本方是一个小方,作用比较单纯,可以随证加味。气虚明显者可加人参或更加甘草,如《温病条辨》的人参石脂汤与桃花粥。阳虚明显者可加附子,兼有轻微湿热者可加地榆等。

[医案医话选]

(一) 桃花汤加味治疗"结肠溃疡"

女性,48岁。下利脓血绵延20年,久治不愈,最后诊断为"结肠溃疡"。病人形体消瘦,面色少华,畏寒神疲,纳少,大便时下脓血,无血时大便溏如果酱,或白色黏液,少腹急痛,但无后重感。近来上腹胀满,泛酸,饥饿时痛,得食则减,遇寒则剧。月经痛,经色黑。脉沉迟细弱。治以桃花汤加味。

赤石脂30g,干姜6g,炒粳米15g,党参12g,白术12g,炙甘草9g,川芎9g,芍药15g,桂枝6g,红花9g,延胡索12g,蒲黄炭9g。服5剂症减,去红花,加炙黄芪12g。又服6剂症状基本消失。原方去桂枝、蒲黄,加山药12g、广木香4g。又服11剂,基本告愈。(《中国现代名中医医案精华》李今庸医案)

（二）桃花汤加鸦胆子治疗阿米巴痢疾

某男,45岁。下利自夏至秋,日夜10余次,红多白少,下腹胀痛,肛门下重,便后仍有便意。神疲乏力,四肢酸软不温,纳减。脉细弱,舌淡,苔白。脾肾阳虚,拟温涩之剂。

赤石脂24g(一半煎汤,一半研粉冲服),粳米30g,干姜9g,鸦胆子仁2g。

服2剂症减,续服3剂而愈。(《伤寒论方运用法·杂方类方》)

（三）桃花汤改粥法治误下洞泄

田某,男,十四岁。暑温误下,寒凉太多,洞泄之后,关闸不藏,随食随便,完谷丝毫不化,脉弦。与桃花汤改粥法。

人参、赤石脂末、干姜、炙甘草、禹余粮细末、粳米。

先以人参、甘草、干姜三味煎去滓,汤煮粥成,然后加入赤石脂、禹余粮末。愈后补脾阳而大健。(《吴鞠通医案·暑温》)

（四）桃花汤加味治温热后期,下利稀水

席。(温热后期第四次诊)昨黄昏后诊脉,较诸早上,左手数疾顿减,惟尺中垂而仍动。呓语不已,若有妄见。因思肾热乘心,膻中微闭,神明为蒙,自属昏乱。随进周少川牛黄丸一服,俾迷漫无质之热,暂可泄降。服后颇安。刻诊脉濡小,形质大衰,舌边色淡,下利稀水。夫救阴是要旨。读仲景少阴下利篇,上下交征,关闸欲彻,必以堵塞阳明为治。以阳明司阖,有开无阖,下焦气阴仍从走泄矣。议用桃花汤。

人参、赤石脂、炮姜、白粳米。

又,晚服照方加茯苓。

又,脉左沉数,右小数。暮热微汗,时烦,辰刻神清。虚邪仍留阴分,议用清补。

人参、茯苓、川石斛、炙甘草、黑槐豆皮、糯稻根须。

又,《金匮》麦门冬汤。(《临证指南医案·温热》)

笔者按:本案徐灵胎评"此症恐不治"。但从本案全过程来看已有明显好转。

（五）桃花汤治下利无度

某。脉微细,肢厥,下利无度。吴茱萸汤但能止痛,仍不能进食。此阳败阴浊,腑气欲绝,用桃花汤。

赤石脂、干姜、白粳米。(《临证指南医案·痢》)

第七节　少阴吐利证

本证由于手足逆冷故列入少阴病篇,但本证手足逆冷之病机,是肝气逆乱导致脾胃气机阻滞,影响四肢阳气之宣通所致,并非心肾阳虚所致,列于本篇有鉴别意义。故原文首列吐利二症,提示本证主要病变发生在脾胃,发病根源主要在肝。《伤寒论》中吴茱萸汤证有 3 条原文,分别列于阳明病篇、厥阴病篇与本篇,宜互相参照。

[原文]

少阴病,吐利,手足逆冷,烦躁欲死者,**吴茱萸汤**主之。(少阴病篇第 309 条)

吴茱萸一升　人参二两　生姜六两,切　大枣十二枚,擘

上四味,以水七升,煮取二升,去滓,温服七合,日三服。

[发微]

(一) 主旨

叙述吴茱萸汤证证治之一种,与少阴病其他手足逆冷而吐利之证相鉴别。

(二) 证候分析

原文在少阴病的前提下,提出吐、利、手足逆冷与烦躁四症。既称少阴病,则神疲、怯冷、脉沉细、面色淡白等症之中亦可出现一二,但非本证之主症。从吴茱萸汤的主要作用及方中倍用生姜来看,本证吐利并作而以呕吐为主,下利次之。手足逆冷为一时性发作性的,逆冷程度较轻。本证手足不温与太阳病上篇第 29 条甘草干姜汤证之厥近似。烦躁是由脘腹不适所致。结合脉象与全身情况可与心肾阳虚之四肢厥冷及心肾阳衰阴盛之阴躁相区别。原文称“欲死”,既在于说明脘腹不适较为严重,又说明本证之逆冷、烦躁并非死证。

(三) 病机分析

本证之基本病机在于寒滞肝脉或情绪变动导致肝气郁结、肝气横逆,从而发生 4 个方面的病证:①肝气犯胃,出现呕吐、心下不适或胃脘痛等症,严重者可见烦躁不安。此证可参见第四章阳明病篇第 243 条。②肝气犯脾,出现腹痛、腹泻,腹痛喜按,得泻痛减等症。③阳气内郁不能外达,甚则影响全身气机不利,从而出现手足逆冷,严重者可见冷汗出。④肝气上逆,影响清阳上达,从而出现头晕、头痛、眼花等症。以上 4 组证候可以兼夹出现,又未必全部出现。

（四）吴茱萸汤方药

分析见第八章厥阴病篇第 378 条。

［医案医话选］

（一）吴茱萸汤治吐利烦躁

郭某,女,62 岁。先上吐下泻,厥逆无脉,泻下清水,转筋。用通脉四逆汤,并补液。泻减,脉现微细,但烦躁、呕吐甚剧,手足厥冷。此属阴寒浊气上逆,治宜吴茱萸汤。

吴茱萸 15g,高丽参 9g,生姜 24g,大枣 4 枚。

服 1 剂症减,再服 1 剂诸症消失。用理中汤加减调理。(《仲景方药古今应用·经方串解》)

（二）吴茱萸汤治忧思郁结

男性,32 岁。患慢性病初愈,忧思郁结面㿠唇白,双目无神,二便利,手足不温,咳嗽轻微,厌食,无表证。精神恍惚,2 日来月夜盘膝静坐,喃喃自语,语仅三句,重复而无片刻休止,字句清楚,音低语慢,医生护士问之,均置之不理。舌淡无苔,脉迟弱……综合之,合乎"少阴病……手足逆冷,烦躁欲死者,吴茱萸汤主之"条文。

遂予吴茱萸汤加附子:吴茱萸 12g,党参 15g,生姜 15g,大枣 12 枚,炮附子10g。一剂明显改善,二剂诸症消失。(《伤寒论方运用法·杂方类方》)

第八节　少阴咽痛证

《伤寒论》中记载有咽喉症状的条文有 19 条,包括咽干燥、咽烂、咽痛、咽中伤生疮(溃疡)、咽喉不利等症,分布较广,在太阳、阳明、少阳、少阴、厥阴等病证中均有记载。大多为各种病证兼有咽喉见症,其性质大多为热证,也有虚寒痰湿及寒热夹杂诸证。治法充实多样。本节 4 条原文则以咽喉病证为主,其治法方药主要为咽喉病证所用。这些咽喉病证也有寒热虚实之异,但与本篇原文第 281 条少阴病提纲所述的心肾阳虚之少阴病明显不同,之所以也列入少阴病篇,是因为咽部是少阴经经络主要循行部位之一。(《灵枢·经脉》:"心手少阴之脉……其支者从心系上挟咽……是动则病嗌干、心痛……肾足少阴之脉……其直者从肾上贯肝膈,入肺中,循喉咙,挟舌本……是主肾所生病者,口热、舌干、咽肿上气、嗌干及痛……")从经络学说出发,故将咽喉病证为主的条文列入少阴病篇。

本节叙述 3 种不同性质、不同治法的咽痛以资鉴别,又叙述咽部溃疡一证,且用专方治疗。

[原文]

少阴病,下利、咽痛、胸满、心烦,**猪肤汤**主之。(少阴病篇第 310 条)

猪肤一斤

上一味,以水一斗,煮取五升,去滓,加白蜜一升,白粉(即米粉)五合熬香,和令相得,温分六服。

少阴病,二三日,咽痛者,可与**甘草汤**。不差,与**桔梗汤**。(少阴病篇第 311 条)

甘草汤方:

甘草二两

上一味,以水三升,煮取一升半,去滓,温服七合,日二服。

桔梗汤方:

桔梗一两　甘草二两

上二味,以水三升,煮取一升,去滓,温分再服。

少阴病,咽中伤,生疮(有溃疡),不能语言,声不出者,**苦酒汤**主之。(少阴病篇第 312 条)

半夏洗,破如枣核,十四枚　鸡子一枚,去黄,内上苦酒(醋),著鸡子壳中

上二味,内半夏著苦酒中,以鸡子壳置刀环中,安火上,令三沸,去滓,少少含咽之,不差,更作三剂。

少阴病,咽中痛,**半夏散及汤**主之。(少阴病篇第 313 条)

半夏洗　桂枝去皮　甘草炙

上三味,等分,各别捣筛已,合治之,白饮和服方寸匕,日三服。若不能散服者,以水一升,煎七沸,内散两方寸匕,更煮三沸,下火,令小冷,少少咽之。半夏有毒,不当散服。

[发微]

(一) 主旨

本节 4 条原文均为以咽喉见症为主的证候,包括 3 种不同性质的咽痛,采用不同的方药治疗,还有 1 条为咽喉部溃疡的证治。

(二) **猪肤汤治疗的咽痛**

本证是在热性下利的恢复期,肺胃心肾等脏轻度气阴不足,故而出现咽痛、胸闷、心烦等症。

猪肤汤的作用不在于清热消肿,而在于调养,即滋阴、益气、润燥,给予适当的营养。猪肤为去除了皮下脂肪的猪皮,富含蛋白质。蜂蜜、米粉均为常用的营养品。

(三)甘草汤与桔梗汤治疗的咽痛

从药物可知本证是热毒咽痛,从原文"少阴病二三日"可知本证是外感邪热的早期,证情比较简单,就是咽痛或伴轻度咽部红肿。故治疗可用一味生甘草清热解毒,或加用桔梗(甘桔汤)清热祛痰、消肿利咽。本方自仲景提出之后,广泛应用至今。

(四)半夏散及汤治疗的咽痛

1. 证候分析 本证是何种咽痛?成无己《注解伤寒论》提出是"少阴客寒咽痛"。近人唐容川亦从其说,认为是"外感风寒,客于会厌,所见甚多"。细读古医籍,用桂枝、半夏治咽喉病证者颇多,不限于外感风寒一证,还可能是痰湿壅阻或过于劳累而导致的咽喉部急慢性炎症、神经性失语或中风病人的痰气上逆咽喉不利等。但近年罕见以上这些病证用桂枝、半夏治疗的报道。

2. 方药分析

(1)剂型:本方既可作散剂少量吞服,亦可煎煮成汤液少少含咽。古医籍记载多用后者。

(2)桂枝用于咽喉病证:①《神农本草经》牡桂治喉痹吐吸。②《备急千金要方》桂着舌下咽汁,治喉痹卒不得语方:浓煮桂汁服一升,亦可末桂着舌下,渐咽之良。③《本草纲目》桂心治风僻失音喉痹。④《外科全生集》用肉桂、干姜、甘草各五分,研极细末,滚水冲掉,慢以咽下。⑤《薛氏医案》补中益气汤加肉桂治一考生,三场毕,忽咽喉肿闭,不省人事,喘促痰涌。一剂顿苏。

总之,桂枝对全身能起通阳散寒、平冲逆、通血脉等作用。对咽喉局部能起活血消肿,改善吞咽困难、发音困难、语言困难(可合称为"开闭")等作用。

(3)半夏用于咽喉病证:①《神农本草经》半夏主咽喉肿痛。②《备急千金要方》干姜、半夏等分末,以少少着舌上,治悬痈咽热、暴肿胀方。③《外台秘要》引《古今录验》治喉痹方:半夏末纳醋中煎煮。④《本草纲目》重舌木舌,肿大塞口,半夏醋煎含漱之。

总之,"半夏有毒,不当散服"之说可从,但并非绝对禁用。半夏对全身来说,有燥湿化痰、和胃止呕等作用。对咽喉局部可以减少分泌,使痰量减少,减轻肿胀,如有溃疡则使溃疡面干燥。半夏与桔梗都有化痰作用,但二者的性质不同,半夏使稀痰减少变稠,桔梗使稠痰变稀,容易咯出。故称桔梗能升而半夏能降。

（4）炙甘草在方中虽非主药，但既能配合桂枝通阳益气，又能减少半夏的毒性，有重要的辅助作用。

（五）苦酒汤治疗的咽喉部溃疡

1. 证候分析　颇多医家将本证的主要见症看做是"不能语言，声不出"。实际上，本证的主要病变是"咽中伤，生疮"。也就是咽喉部发生溃疡，从而导致失音。再从方后"不差，更作三剂"来看，本证还可能是个慢性过程。溃疡大多伴有疼痛，或有轻度肿胀，但未必有红肿、化脓等热症，即使有也较轻。

2. 方药分析　本方是含咽剂。少量频频含咽，尽量使药物作用于咽喉局部。本方主药是米醋，直接作用于溃疡，使之收敛。半夏煎出液使局部分泌减少（燥湿功能的一种体现），使溃疡面干燥，也有利于消肿。鸡子清既能敛疮又能润燥，是合适的辅佐药。古医籍颇多记载用本方（或略有变化）治疗喉痹、失音，不一一备录。今人更有广其义而用之者。

[医案医话选]

（一）薛生白用猪肤汤于湿热证后期

湿热证，十余日后，尺脉数，下利，或咽痛、口渴、心烦，下泉不足，热邪直犯少阴之证，宜仿猪肤汤凉润法。（《湿热病篇》转录自《温热经纬》）

（二）叶天士用猪肤汤治阴虚咽痛

张，二三。阴损三年不复，入夏咽痛拒纳。寒凉清咽反加泄泻，则知龙相上腾，若电光火灼，虽倾盆暴雨，不能扑灭。必身中阴阳协和方息。此草木无情难效耳！从仲景少阴咽痛用猪肤汤主之。（《临证指南医案·咽喉》）

（三）刘渡舟用猪肤汤治声音嘶哑

某女，22岁。擅歌唱，经常演出，声音嘶哑，咽喉干痛，屡服麦冬、胖大海等药不效。舌红，脉细，辨为肺肾阴亏，虚火上扰，金破不鸣之证。授以猪肤汤法，令其调鸡子白，徐徐呷服。尽一剂而嗓音亮、咽痛除。（《伤寒论方运用法·杂方类方》）

（四）杨鲁一用苦酒汤治声带红肿失音

刘某，男，46岁。半月前因风热感冒而咳嗽，吐黄痰，继而失音，声闷气粗。舌红苔黄腻，脉滑有力。五官科检查：声带充血水肿……给苦酒汤。2剂后发声自如，又2剂痊愈。

制法服法：制半夏10~15g，加水500~600ml，煎约30分钟，取200ml，去滓，加米醋50ml，待凉后，加入鸡子清2个，搅拌溶合，徐徐含咽。每日1剂。（《当代医家论经方·经方治验之一》）

（五）裴正义用苦酒汤治食管炎伴糜烂性十二指肠炎

肖某，男，54岁。胃脘疼病史20年，因吞咽梗阻伴疼痛3年……纤维内镜查：食管上段黏膜充血肿胀，血管网可见；十二指肠球后壁片状糜烂。诊断：食管炎，糜烂性十二指肠炎。用苦酒汤方：食醋70ml，制半夏3g，鸡蛋1个（去黄留清）。醋煎半夏数沸，去半夏滓，趁热兑冲鸡蛋清，同时竹筷搅打，成黏液状（勿将鸡蛋白煮成块状），候温徐徐含咽之，每晚睡前服1次。2周后症状大减，3周后症状完全消失。经食管钡餐与纤维内镜复查，无异常。（《当代医家论经方·苦酒汤运用刍议》）

（六）张志民用半夏汤加味治寒痰咽痛

女性，48岁。痰饮宿疾发作多日，昨起恶寒微发热，头痛，咽喉肿痛，色暗红，饮食时痛加剧，痰涎不时流出。舌苔白黏，脉浮弦。病由感寒而起，拟半夏汤加味。

制半夏10g，桂枝9g，生甘草9g，桔梗6g。服3剂而愈。

（七）蒲辅周用甘桔汤治风热咽痛

马某，女，65岁。咽痛，微咳，咯黄痰，气口脉微数，舌正苔微薄白腻，舌尖有小裂纹。由风热搏结，咽间阻滞，影响肺卫，以致微咳咯痰。治宜清疏肺卫。

处方：苦桔梗一钱，生甘草五分，藏青果三枚，象贝母一钱，苡仁三钱，瓜蒌皮一钱，前胡一钱，苏叶五分，竹茹一钱。2剂。咽痛消失，尚吐黄痰。改用千金苇茎汤，1剂而愈。（《蒲辅周医疗经验·内科案例》）

第九节　少阴下利证

下利是少阴病的常见症，本节集中6条原文，对少阴病之以下利为主要见症者进行辨证论治。此外，在少阴病篇中，桃花汤证以便脓血为其特点，吴茱萸汤证以呕吐为主、下利其次，猪肤汤证是下利后咽痛，与本节之下利有明显区别，宜互相对照。

在《伤寒论》中，下利是仅次于发热的多见而重要的症状。六经病中无不有下利一症，太阳病下利以兼有表证为特点，葛根汤证为代表。阳明下利有寒热之分，寒者吴茱萸汤，热者如阳明少阳合病可用承气汤攻下。少阳病下利虽无明文，但黄芩汤证可以作为代表。太阴病，下利是其主症，原文提出"四逆辈"，理中汤当然是代表方。厥阴病下利有寒热虚实之异，证情复杂，有原文详细辨治。

第一　白通汤证与白通加猪胆汁汤证

[原文]

少阴病,下利,**白通汤**主之。（少阴病篇第 314 条）

葱白四茎　干姜一两　附子一枚,生,去皮,破八片

上三味,以水三升,煮取一升,去滓,分温再服。

少阴病,下利脉微者,与白通汤。利不止,厥逆无脉,干呕烦者,**白通加猪胆汁汤**主之。服汤脉暴出者死,微续者生。（少阴病篇第 315 条）

葱白四茎　干姜一两　附子一枚,生,去皮,破八片　人尿五合　猪胆汁一合

上五味,以水三升,煮取一升,去滓,内胆汁、人尿,和令相得,分温再服。若无胆,亦可用。

[发微]

(一) 主旨

叙述急需回阳救逆的少阴病下利证。分为比较重急（白通汤证）与十分危急（白通加猪胆汁汤证）两个层次。危急病证服白通汤后的脉象变化,对救治急症是一个重要标识。

(二) 证候分析

1. 第 314 条原文对白通汤证仅言"少阴病,下利",对其临床见症未加详述,但从以下三点可知本证是比较重急的阳气不足、阴液亏损、阴寒邪盛的少阴下利证。①第 315 条原文补出的"下利脉微"提示比较重急;②服药后,利不止,即发生"厥逆无脉"的危重证;③白通汤的药物组成适用于急证。

2. 第 315 条无疑是十分危急的少阴下利证。服白通汤后利不止,病情必然加重;厥逆无脉,有阳亡气脱之险;干呕而烦,是阴阳两伤,阳气将亡,阴液耗竭,浮阳外越之征,也就是一般所说的虚性兴奋。

(三) 服药后脉象变化的分析

危重病人脉绝,服药或经其他方法治疗之后,脉搏得以恢复,有得救之望,当然比不能恢复为佳。但也不能因脉搏很快出现（暴出）而掉以轻心。必须继续确当的治疗措施。如忽视继续治疗,再见无脉,就更难救治了。脉搏刚刚恢复时虽然极为微弱,但能持续不断,便有生还的希望。不要因其微弱而失去救治的信心。原文"脉暴出者死,微续者生"的指导意义主要在此。

有些注家将"脉暴出"说得比"脉不出"更为严重,这是不符合临床实际的。《伤寒论·辨厥阴病脉证并治》第 370 条原文通脉四逆汤方后有"其脉即出者

愈"。可见,从脉绝转为脉出,总是病情好转之机。也有注家提出"暴出与即出不同"之论。生死岂能系于一字,未免牵强。

(四)方药分析

1. 白通汤　用生附子配干姜,回阳救逆为本方主要功能,更加用葱白温中通阳散寒以治下利。葱白温通阳气有一定的解表作用,但下利是本证的主症,故本方用葱白不在解表而在温中治下利。古方、民间验方及药理实验均提示葱白常用于腹泻或痢疾,并且不完全限于虚寒证。至于葱白能治虚阳外越之说,依据不足。

本方何以未用甘草?这可能是仲景采用的古方。从本证证情而论可用炙甘草。《肘后备急方》中"疗伤寒泄利不已"的白通汤中便有炙甘草半两。

本方干姜用一两,与四逆汤相比,少半两。试看救急回阳的干姜附子汤,也用干姜一两与生附子一枚相配。可能仲景所采古方即如此,还不足以说明这是救急回阳方的特点。

2. 白通加猪胆汁汤　本方为白通汤煮成之后,加入猪胆汁一合(20ml)、人尿半升(100ml)。人尿,今临床已不作药用,古代以验方单方形式应用较多;大多认为性味咸寒,但李时珍认为性温不寒;主要功能为滋阴降火、消瘀血;大多用于咳嗽咯血、外伤瘀血出血及急救。猪胆汁,今临床常用于丸散,性味苦寒,功能清热解毒,能泻肺胃肝胆之火,善治痰热咳喘、黄疸及耳鼻炎症。历来认为白通汤中加这两味药是起反佐作用,但从以上所述人尿与猪胆汁的作用及临床应用来看,再看这两味药的用量,共为120ml,占药汁总量的1/3以上,可见这两味药不仅其药性及功用与主药姜、附相反,能起避免温药被格拒的"反佐"作用,还可能单独起滋阴降火、清热解毒的作用。并且可以进一步推测,中医辨证理论中的"虚阳外越",未必只有真寒、全是假热,可能也存在一定的真的热象或热证,否则,严重的全身性的阳虚寒盛病人怎能耐受20ml苦寒的胆汁。提此刍议,以供思考。

[医案医话选]

(一)白通汤治阳虚泄泻

余某,女,42岁。平素脾胃虚弱,夏令食瓜果,引起腹泻,服药未痊愈,迁延近3个月。近日夜间受凉,发生剧烈腹满痛,冷汗出,四肢厥逆,精神恍惚,心烦不安。脉伏欲绝……脾阳欲脱,心肾之阳,亦摇摇欲坠,以白通汤与之。

葱白15g,炮姜15g,附子12g,吉林参6g。

1剂症情好转,3剂下利、腹痛消失,后以温中健脾调理而愈。(《伤寒论临床实验录·少阴病篇》)

（二）白通加猪胆汁汤治泄泻

俞某，男，6个月。腹泻13日，近日加重而入院。营养差，皮肤弹性差，前囟凹陷，口唇干燥。血红细胞计数 $3.21 \times 10^{12}/L$，白细胞计数 $3.2 \times 10^{9}/L$，中性0.38，淋巴0.62。诊断：单纯性消化不良、脱水、营养不良 I～II度。用过多种抗生素、乳酶生、补液及中药葛根芩连汤均未见效。仍泻下无度，烦躁，口渴，呕吐，体温38℃……舌苔白腻，脉细数无力。病已入少阴，有阴盛格阳之势，予白通加猪胆汁汤。

川附片15g（先煎），干姜4.5g，葱白2寸（后下），水煎3次汤成，将童便30ml、猪胆汁6ml炖温加入，分6次服。药后，体温正常，泄泻减。继续以附桂理中汤治疗。（《伤寒论方医案选编·廖浚泉医案》）

（三）白通加猪胆汁汤治汗后肢厥烦躁

洪某，男，36岁。房劳后两三日，自觉不适，后又突发寒热，鼻流清涕，面赤稍晦，头痛身痛，腰痛无汗。投数剂辛温发散之品，汗出太多，以致四肢厥冷，烦躁不宁。脉微欲绝……拟白通加猪胆汁汤加味治之。

炙附子15g，干姜20g，葱白3g，胆汁1匙，童便2盅，炙甘草20g，桂枝10g，白芍20g，党参20g，茯苓15g。1剂。先煎群药，过滤，再兑猪胆汁、童便，再煎一二沸，分2次服。服1剂，稍有好转。续服2剂，一切症状消失。改用六君子汤调理。（《中国现代名中医医案精华》孙允中医案）

（四）白通加猪胆汁汤加川椒治寒湿腹痛

方，四四。形质颓然，脉迟小涩，不食不寐，腹痛，大便窒痹。平昔嗜酒，少谷中虚，湿结阳伤，寒湿浊阴，鸠聚为痛。

炒黑生附子，炒黑川椒，生淡干姜，葱白，调入猪胆汁一枚。（《临证指南医案·湿》）

（五）蒲辅周话童便

阴虚火动，热蒸如燎，服药无益者，用童便滋阴清热。回忆我1934年在成都行医，友人之妻，年30余岁，病内热两年，诸药无效，注射针药亦然。请我设法，教她服童子尿，每日3次，每次1盏，服20日效，60日愈。朱丹溪谓："降火最速，莫过于童便。"童便其味咸而走血，治诸血病不可缺，能消瘀血，止吐、衄、咳、咯诸血。血逆加童便其效更速，我治一溃疡病大出血，用《金匮》柏叶汤，以童便代马通治疗而愈。（《蒲辅周医疗经验·方药杂谈》）

（六）蒲辅周用犀角地黄汤加童便治白血病出血

万某，男，27岁。1961年4月会诊住某医院诊为慢性髓性白血病。先用益气补血，通络消瘀月余。三诊时，症见口干欲饮，烦不能眠，皮肤易出血，小便黄。脉左沉细弱,右弦细数,舌苔薄黄燥。属阴虚血热,治宜凉血益气养阴。

处方:犀角粉(冲服)四分,生地黄四钱,杭芍三钱,丹皮二钱,玉竹五钱,玄参三钱,麦冬三钱,山萸肉三钱,石斛五钱,阿胶(烊化)三钱。水煎服,童便200ml兑服,日服3次。服2周,出血现象有好转,睡眠亦较好。2个月后因外感发热,病情恶化。(《蒲辅周医疗经验·内科案例》)

第二　真武汤证

[原文]

少阴病,二三日不已,至四五日,腹痛,小便不利,四肢沉重疼痛,自下利者,此为有水气,其人或咳,或小便利,或下利,或呕者,**真武汤**主之。(少阴病篇第316条)

茯苓三两　芍药三两　白术二两　生姜三两,切　附子一枚,炮,去皮,破八片

上五味,以水八升,煮取三升,去滓,温服七合,日三服。若咳者,加五味子半升、细辛一两、干姜一两;若小便利者,去茯苓;若下利者,去芍药,加干姜二两;若呕者,去附子,加生姜,足前为半斤。

[发微]

(一) 主旨

叙述少阴病真武汤证的证治。与太阳病中篇第82条的真武汤证有明显的区别,可以明显看出本证属于少阴病,而后者属于太阳病的变证。

(二) 证候分析

"少阴病,二三日不已,至四五日"提示病程已过少阴病早期,进入中期。寒邪由体表入里,侵入多个脏腑,损伤人体阳气(或其人素体阳气较虚),导致阳不化水,水气停留,水气形成之后又阻碍阳气之宣通。寒水之邪影响脾胃则腹痛、下利或呕吐,影响到肺则咳,流窜四肢则沉重疼痛,阳气虚,气化不利,水气停留表现于肾与膀胱,可能出现小便不利,也可能出现小便清长,或二者兼有。如气化不利明显,水气泛滥,则可能出现下肢浮肿或全身性浮肿。本证总的病机是脾肾阳气不足,气化不利,水气停留,甚则泛滥。

(三) 本证与太阳病发汗后的真武汤证的比较

二者总的基本病机相同(见上文),所以治法方药相同,都是温振脾肾阳气以化水气,用真武汤。但二者的发病阶段不同、临床表现不同。一者是于太阳病早期所发生的变证,表证发热未罢,阳虚水泛的见症表现于心脏(心下悸)、头部(头眩)及四肢肌肉(身瞤动,严重的头眩或与身瞤动同时出现则振振欲擗地)。一者发生在少阴病中期,并无表证,阳虚水泛的见症表现得比较广泛,

对肺、脾胃、肾与膀胱及四肢均有影响。但二者阳虚的程度均不太严重。

（四）真武汤方药分析

见第二章第五节第十三小节太阳病中篇原文第 82 条。

[医案医话选]

（一）温通脾肾阳气治腹泻

周，四十。脉象窒塞，能食少运便溏，当温通脾阳。

生白术一钱半，茯苓三钱，淡附子一钱，干姜一钱，荜茇一钱，益智仁一钱。

又，温通脾阳，颇适。脉象仍然窒塞，照前方再服二剂。如丸方，当以脾肾同治着想。（《临证指南医案·脾胃》）

（二）温脾肾利气机治单腹胀

徐，三九。攻痞变成单胀，脾阳伤极，难治之证。

生白术、熟附子、茯苓、生干姜、厚朴。（《临证指南医案·肿胀》）

（三）真武汤加人参治脂肪性腹泻

韩，三一。冷酒水湿伤中，上呕食，下泄脂液，阳气伤极，再加浮肿作胀则危。

人参、茯苓、熟附子、生於术、生白芍、生姜。（《临证指南医案·湿》）

（四）真武汤治痰饮胃痛呕吐

陈。痛久气乱阳微，水谷不运，蕴酿聚湿，胃中之阳日薄。痰饮水湿，必倾囊上涌，而新进水谷之气，与宿邪再聚复出，致永无痊期。仲景云：饮邪当以温药和之。又云：不渴者，此为饮邪未去故也。则和理通阳诚有合于圣训，断断然矣。真武汤。（《临证指南医案·痰饮》）

（五）真武汤加减治痰饮咳喘

戴。十二月间诊得阳微，浊饮上干为咳，不能卧。曾用小青龙汤减去麻黄、细辛，服后已得着枕而卧。想更医，接用不明治饮方法。交惊蛰阳气发泄，病势再炽。顷诊，脉来濡弱无神，痰饮咳逆未已。谅非前法可效，宗仲景真武汤法，以熟附配生姜，通阳逐饮立法。真武汤去白术加人参。（《临证指南医案·痰饮》）

（六）真武汤加减治正水

女孩，7 岁。全身浮肿月余，近日加剧。腹满按之软，大便时溏，小便短少色黄，手足冷，不渴，偶欲饮热，食欲差。舌苔白润，脉沉小迟。昨晚微咳，流清涕。拟真武汤加减。

附片 6g，茯苓 8g，白术 8g，生姜 6g，炙甘草 6g。2 剂好转，4 剂愈。（《中国现代名中医医案精华》李今庸医案）

（七）真武汤加味治心力衰竭

孙某，男，53岁。有风湿性心脏病史，近日病情加重。心动悸，胸憋喘促，咳吐泡沫状白痰量多，昼夜不能平卧，起则头眩。四末厥冷，腹胀，小便短少，腰以下肿，按之凹陷不起。食少呕恶，大便干结，口唇青紫，面色黧黑，苔白滑，脉结。西医诊为风湿性心脏病，充血性心力衰竭，心功能Ⅳ级。中医辨证为心脾肾三脏阳虚，阴盛而水寒不化之证。治当温阳利水，方用真武汤加味。

附子10g，茯苓30g，生姜10g，白术10g，白芍10g，红人参6g，泽泻20g。

服3剂后证情好转。续用真武汤与苓桂术甘汤合方。

附子12g，茯苓30g，生姜10g，白芍10g，白术12g，桂枝6g，炙甘草10g，党参15g，泽泻15g，干姜6g。此方服10余剂，临床症状基本消失，改用春泽汤调理。（《刘渡舟临证验案精选·水气凌心》）

第三　通脉四逆汤证

［原文］

少阴病，下利清谷，里寒外热，手足厥逆，脉微欲绝，身反不恶寒，其人面色赤，或腹痛，或干呕，或咽痛，或利止脉不出者，**通脉四逆汤**主之。（少阴病篇第317条）

甘草二两，炙　附子大者一枚，生用，去皮，破八片　干姜三两，强人可四两

上三味，以水三升，煮取一升二合，去滓，分温再服，其脉即出者愈。面色赤者，加葱九茎；腹中痛者，去葱，加芍药二两；呕者，加生姜二两；咽痛者，去芍药，加桔梗一两；利止脉不出者，去桔梗，加人参二两。病皆与方相应者，乃服之。

［发微］

（一）主旨

叙述少阴病下利证中出现"里寒外热，手足厥逆"的一种严重而复杂的证型，及其辨证与治法方药。

（二）证候分析

本证有3个互相交织的特点，为便于分析将这三点分别论述。

1. 严重　本证下利清谷而见手足厥逆，病情已经严重。不仅如此，还有脉微欲绝甚至脉不出，还有其他复杂的兼证，兼证复杂也表示病情较重。

2. 复杂　本证除主症下利清谷、手足厥逆之外，还有不少复杂的兼症，如腹痛、干呕、咽痛，更有令医者辨治困难的见症，如下利停止的同时，病情非但不减而是更加严重。因阳将亡、阴将竭而脉不出。再如本证不仅表现为严重

虚寒,同时兼有多种热象,原文称为"里寒外热",这也是本证的第三个特点。

3. 里寒外热　里寒是指下利清谷、手足厥逆、脉微欲绝等虚寒征象。外热的临床表现原文指出了"身反不恶寒,其人面色赤"与"咽痛"三点。过去注家都认为这种热象是"假热",是阴寒之邪过盛,格阳外出所致。本人过去的认识也是如此。如从方后所加药物的基本功能进行分析,面色赤加葱白,咽痛加桔梗,葱白与桔梗皆非能治假热之品。本证主证为严重虚寒无疑,但这3个兼证未必皆由里虚寒所致,有可能是兼有的较轻的热证,此"面色赤"与危重病人临终前的回光返照、面红如妆有别。如属回光返照安能用"葱白九茎"。

(三)方药分析

本方的药物组成与四逆汤相同,均由炙甘草、生附子与干姜三味药组成,但用量有别。生附子由普通大小的一枚(10~15g)改为大者一枚(20~30g),重量增加0.5~1倍。干姜由一两半增加到三两或四两。本方的配伍方法与四逆汤相同。可参照太阳病中篇第七节表里先后辨。

[医案医话选]

(一)灸法合通脉四逆汤接用四逆加人参汤治吐泻亡阳无脉

卢某,男,35岁。吐泻不止,四肢厥冷,六脉全无,气息微细,言语断续,大汗出,唇舌淡白。灸中脘、神阙、天枢、关元、足三里各5壮,灸后吐泻略减,手足微温。继给大剂通脉四逆汤。

处方:北干姜45g,炮附片30g,炙甘草18g。服1剂。翌日复诊,泻已止,吐仍有,脉搏仍无,手足微温。原方用量略变,再服1剂。

三诊:呕吐已止,手足转温,但脉仍未现。

处方:高丽参15g,黑附片12g,北干姜18g,炙甘草9g。服后脉出现,饮食渐进,调理而安。(《仲景方药古今应用·回阳温阳剂》)

(二)通脉四逆汤加味治肠伤寒并发肠出血

张某,男,8岁。患伤寒病10余日,大便下血2次,小便短少而赤,形体羸瘦,腹胀如蛊,体表潮热,日轻夜重,言语错乱,神识昏愦。面青唇白而焦,舌红而润,无苔,脉象弦紧,按之空虚无力。证属寒入阴分,腹中阴霾四布,元阳大虚,恐有生阳将脱之虞……急以通脉四逆汤加肉桂主之。

处方:黑附片100g,干姜26g,生甘草10g,葱白2茎,上肉桂10g(研末泡水兑入)。2剂略有好转。前方加味,共服3剂之后,大便色转黄,神识清明,体温、脉搏已转正常,稍能进食物。再经调理而安。(《中国现代名中医医案精华》吴佩衡医案)

(三)通脉四逆汤加味治咽痛失音

周某,女,42岁。4日前突然声音嘶哑,语音低微,咽痛,畏寒。经抗生素及寒凉中药治疗,目前音哑,咽痒微痛,梗阻感,形寒畏风,自汗出。脉沉细微迟,舌淡白。咽微红,扁桃体不肿。证属少阴寒邪遏伏咽喉,用通脉四逆汤加味。

附子、甘草、蝉衣各3g,干姜4g,桔梗4.5g,半夏5g。1剂诸症减,原方加白芍6g。2剂发音正常。(《伤寒论方医案选编·李松贤医案》)

第四 四逆散证

[原文]

少阴病,四逆,其人或咳或悸,或小便不利,或腹中痛,或泄利下重者,**四逆散**主之。(少阴病篇第318条)

甘草炙 枳实破,水渍,炙干 柴胡 芍药

上四味,各十分,捣筛,白饮和服方寸匕,日三服。咳者,加五味子、干姜各五分,并主下利;悸者,加桂枝五分;小便不利者,加茯苓五分;腹中痛者,加附子一枚,炮令坼;泄利下重者,先以水五升煮薤白三升,煮取三升,去滓,以散三方寸匕内汤中,煮取一升半,分温再服。

[发微]

(一)主旨

叙述四逆散证的主症为四肢逆冷,同时伴有多种不同的兼症。指出治疗四逆散证的主方四逆散及其相应于各种兼症的加味。

(二)证候分析

1. 主症与或然症的结合 本证只有1个主症——四肢逆冷是肯定的,其余5个见症都是或然症。但这些或然症也有其重要性,一方面提示主症之外的病变的重要部位,一方面主方之外的加味都是由或然症决定的。并且,这些或然症不是可有可无,而是必然有其中1个或几个。

2. 主症 本证的主症是"四逆",因此本证归入少阴病篇。少阴病中其他证候所出现的四逆,大多是由阳气虚衰无力通达到四肢末端所致,但本证的四逆与之不同。产生本证四逆的病因病机,或为因病因事忧愁多虑,长期不得消解,导致肝气郁结,甚至影响全身气机不利;或因某一突发事件、或因突然发生某病而受到刺激,一时难以应对而导致肝气突然横逆(紊乱)而发病。其肝气郁结或横逆严重者可能出现手足拘挛、昏倒、口不能言等症。注意与阳虚寒盛的四逆相鉴别,本证手足逆冷的程度较轻,二者的兼证明显不同。

本证的四肢逆冷由于其发病的病机是肝气郁结或横逆,所以一般称为"气厥"。也有将本证与阳虚阴盛的厥逆相对而言,称本证为"阳厥"。

3. 或然症　或然症的出现,或为引发四逆的原有疾病,或为气机不利影响所及而致。肺气不利则咳,心气不利则悸,膀胱气化不利则小便不利,脾胃气滞则腹痛。这些或然症或单个出现,或几个同时出现。

(三) 方药分析

1. 主方——四逆散　四逆散的主要功能是疏肝柔肝解郁,以针对主症四逆的病机。兼有调和肝脾与调理气血的功能,亦有利于平肝逆、解肝郁。方中柴胡虽是疏肝理气的要药,但其用量与方中其他三味药相等,这是和法的一个配伍特色。柴胡用于疏肝理气,不必用大量,如用于解热(大、小柴胡汤)则必须用大剂量。芍药柔肝和血,芍药与甘草相配能和中缓急。枳实(东汉时枳壳、枳实不分,统称枳实)能散气滞,降气逆。枳实之降气、下气与柴胡的疏散合用使本方疏肝理气作用更加全面。甘草和中缓急,既有独立的功能,又起调和作用。本方是理气的基础方,疏肝解郁理气方剂大多在本方基础上加减变化而成。

本方剂量单位为"分"。根据《金匮要略》痰饮病篇中五苓散所标剂量单位"分"与《伤寒论》中五苓散的剂量对比,可知:东汉时 1 两 =4 分;1 分 =6 铢;1 铢 =0.65g。

2. 或然症加味　《伤寒论》中的随证加味也是仲景的临床经验,不应忽视。①咳者加五味子、干姜,这是仲景常用于性质偏寒咳嗽的方法,已见于小柴胡汤与真武汤的方后;②悸者加桂,这种悸主要在脐部或脐下,故用桂降冲逆之气;③小便不利用茯苓属常规;④腹中痛明显属寒者可用附子,小柴胡汤方后腹痛用芍药;⑤泄利下重用薤白,取其温中行气之功,有减少便次的作用,适用于腹胀满而无明显热象的泻利。(薤白三升约重 252g。为大剂量,为《金匮要略》胸痹心痛篇瓜蒌三方中用量的 2~6 倍)

[医案医话选]

(一) 四逆散合葛根黄芩黄连汤治食厥

吴某,幼。骤然而厥者,非虫厥即食厥。此当考其既往症及得病之由。病者是食厥,大便溏不爽……

柴胡 5g,枳实 9g,白芍 9g,粉草 2.4g,葛根 9g,黄芩 3g,黄连 2.4g,蚤休 3g,地龙 9g,钩藤 9g。(《章次公医案·儿科》)

(二) 四逆散合紫雪治热郁昏厥

丛某,男,39 岁。工作不遂,心中抑郁,逐渐发生寒热,脘满身倦,不思饮食,五六日,猝然昏厥,四肢逆冷,面色苍白,小便赤涩,口唇焦燥,大便 3 日未行,脉沉弦有力,苔黄垢。诊为热郁神昏……以四逆散加清热醒神之剂。

柴胡 6g,白芍 12g,枳实 10g,郁金 10g,甘草 10g,送服紫雪丹 3g。

1 剂好转,2 剂神识清楚,后用四逆散加清热育阴疏肝之剂调理而愈。(《伤寒论临床实验录·少阴病篇》)

(三)四逆散加味治郁证

吴某,女,40 岁。情志不遂,常自叹息,或咳而心悸,手足欠温,胸胁不适,纳差,腹胀痛或泄泻,脉弦缓,舌红苔灰白。此为肝郁脾虚之候。治宜四逆散加味。柴胡、芍药、枳壳、炙甘草、黄连、白术、麦芽、佛手花、砂仁、生姜、橘叶。服药 1 周症减,继续用上方调理。(《当代医家论经方·刘健运医案》)

(四)四逆散合左金丸治慢性痢疾

高某,女,39 岁。慢性痢疾 7 个月,每半月左右复发下利 1 次,虽续服抗生素仍时止时发。近 2 个月每日大便三五次,成形,夹黏液,不发热,乏力,纳差,胃胀,嗳气,平时易急躁,尿少色黄,睡眠不佳。脉两关弦细,舌质红,苔黄腻。属脾胃不调,肝胆热郁。用四逆散合左金、香连丸加味。

处方:柴胡一钱五分,炒枳实一钱五分,白芍二钱,炙甘草一钱,吴茱萸三分,川连八分,木香七分,乌梅肉二枚(炮)。隔日 1 剂,服 5 剂。因口酸,去乌梅加白术一钱五分,隔日 1 剂,服 10 剂后停药,注意饮食、调适情绪而愈。(《蒲辅周医案·内科治验》)

(五)四逆散加味治肝胃不和

曾某,女,54 岁。消化不好,自觉上下气不通,大便干燥如球状,有时隔日 1 次,矢气少,口干,小便正常。脉沉细涩,舌红无苔少津。属肝胃不和,气郁所致,治宜疏肝和胃散郁结。用四逆散加味。

柴胡一钱,白芍二钱,炒枳实一钱,炙甘草五分,青陈皮各一钱,三棱一钱半,莪术一钱半,大腹皮一钱半,木香八分,白通草一钱,郁李仁一钱半,决明子一钱半。

上方增减一二味,服用 13 剂之后,病势好转,于理气药中,兼顾中气,攻补并进。

前方作较大修改,仍以四逆散为基础,改用散剂(粗末),每包约重四钱,纱布包煎,分早晚两次温服。(《蒲辅周医疗经验·内科案例》)

(六)四逆散加味治慢性胆囊炎

王某,女,50 岁。患胆囊炎,经抗生素治疗好转。3 个月后又复发。右胸胁前后均痛,并向肩臂部放射作痛。恶心,有时呕吐,嗳气,食欲不佳。大便干燥,每日 1 次,小便正常,睡眠不佳……脉右寸弦、尺弱、关滑,左寸尺沉细,左关弦大有力。舌正,微有黄苔。属胆火上逆,影响胃气。治宜清胆和胃降逆。

处方:竹柴胡一钱半,白芍二钱,炒枳实一钱半,炙甘草一钱,吴茱萸五分,桂枝(去皮)一钱,当归一钱半,川芎一钱,木瓜一钱半。上方略有加减,服 11 剂之后……病势好转。改为粗末散剂(具体处方略),布包水煎服。(《蒲辅周医疗经验·内科案例》)

(七)四逆散加味治无黄疸型肝炎

王某,男,48 岁。食欲不振,肝区疼痛 1 年余,经传染病医院诊为无黄疸型肝炎。症见胁痛隐隐,脘腹胀闷,神疲乏力,胃纳不佳,眠尚可,二便自调。舌色暗,苔根黄腻,脉弦细。辨为肝郁化热,日久入络。治宜轻宣郁热,佐以通络之法。

处方:柴胡 10g,枳壳 10g,白芍 10g,甘草 6g,栀子 10g,菊花 10g,桑叶 10g,僵蚕 9g,丝瓜络 12g,佛手 6g,米仁 15g,焦三仙 30g。连服 15 剂,症好转。再服 15 剂,胁痛消失。半年后复查,病愈。(《刘渡舟临证验案精选·胁痛》)

(八)四逆散加味治食积发热

李某,女,5 岁。病儿经常咳嗽有痰,时有低热 37.4℃左右……昨夜有呕吐,今晨体温 38.2℃,咽喉微红,食纳差,大便 2 日未解,小便短黄,舌质淡,苔白腻,脉沉涩,因肠胃阻滞,积食未消,以致便滞呕逆,治宜和胃降逆消积。

处方:柴胡一钱,白芍一钱,炒枳实一钱,炙甘草五分,槟榔一钱五分,木香五分,酒军七分,厚朴一钱,法半夏一钱五分,炒莱菔子一钱五分,苏梗一钱。药后热降,大便解,但仍咳嗽,脉沉数,舌苔减,仍属积滞未消,肺胃未和。(改用香苏饮加味调理)(《蒲辅周医案·儿科治验》)

(九)四逆散加味治阳郁发热

孙某,女,12 岁。病儿长期低烧,每日上午 8 时开始发烧,每小时体温上升 1℃,至 12 时发烧停止,后体温开始下降,至夜 12 时,体温降至正常。如此反复有规律发热达 4 年之久,辛温、辛凉、益气养阴、补气养血、清虚热、甘温除热、调和营卫诸法遍试,寸功未收。诊见发育良好,饮食及二便正常,能坚持上学。细询病儿出生于新疆,4 年前随父迁居南阳,除手足常有凉感外,无其他不适症状。脉弦细长,舌红,苔薄黄。证属异地迁居,阴阳失调,阳气郁遏所致。治宜调气血,疏郁阳。药用柴胡 15g,白芍 12g,枳实 12g,薄荷 6g,蝉衣 6g,炙甘草 6g。日 1 剂,水煎服。服药 2 剂,已不再定时发烧,后去薄荷、蝉衣继服 4 剂,以巩固疗效。随访 2 年未再复发。[马洁.四逆散加味治疗杂证 4 则及其体会.国医论坛,2004,19(4):7]

第五 猪苓汤证

[原文]

少阴病,下利六七日,咳而呕渴,心烦不得眠者,**猪苓汤**主之。(少阴病篇第 319 条)

猪苓去皮 茯苓 阿胶 泽泻 滑石各一两

上五味,以水四升,先煮四物,取二升,去滓,内阿胶烊尽,温服七合,日三服。

[发微]

(一)主旨

叙述少阴病下利后期的猪苓汤证,与阳明病发热后期的猪苓汤证(阳明病篇第 223 条)遥相对比。

(二)证候分析

1. 本证的基本病机 从咳而呕、口渴、心烦不寐等目前见症及猪苓汤中的药物性能来看,本证总的病机是余热伤阴,气化不利,水气停留,影响心、肺与胃。

2. 少阴病有寒化、热化之分,导致本证的少阴病是寒化还是热化? 下利六七日,已属外感病的后期,下利已经轻减或基本缓解,但余热尚存,当属热性下利恢复期。但不能完全排除少阴病先是寒化,而后转变为热化的可能性。

3. 下利已减轻,口渴提示下利较久,一方面丧失水液、日久伤阴;一方面影响三焦气化,水液输布不利而出现水气停留。咳而呕、心烦不寐提示心、肺、胃 3 个脏腑阴液不足、气化不利。本证目前总的病机是余热伤阴,气化不利,水气停留,影响心、肺与胃。

(三)治法与方药

本证的治疗既要利水又要养阴,要做到利水而不伤阴;既要清余热又要宣通气化,要做到清热而不寒凉阻遏气机。最合适的方剂是猪苓汤。(方药分析参见第四章阳明病篇第 223 条)

[医案医话选]

(一)痰饮病暑湿停留

陈某,四十五岁(素有痰饮,长期用多种方法调理中,时当盛夏)。暑湿行令,脉弦细,胃不开,渴而小便短。议渴者与猪苓汤法。

飞滑石六钱,猪苓五钱,茯苓四钱,泽泻五钱,姜半夏四钱,益智仁一钱五分,广皮三钱。煮三杯,分三次服。胃开即止。

（改用《局方》消暑丸调理一周后）腰以下肿，当利小便。渴而小便短，议渴者与猪苓汤例。飞滑石一两二钱，猪苓八钱，半夏四钱，泽泻八钱，茯苓皮六钱。煮三杯，分三次服。以渴减肿消为度。（四日后）暑湿病退，小便已长，阳气不振，与通补阳气。（《吴鞠通医案·痰饮》）

（二）肾阴亏虚，水湿停留

陈某，男，28 岁。患肾病综合征 9 年。症见：全身水肿，腰膝酸软，眩晕耳鸣，心烦，口干……舌嫩红少苔，脉细数［尿检：蛋白（+++），红细胞（+），血肌酐 265.2mmol/L］。证属肾阴亏虚，水热互结。

处方：猪苓 15g，泽泻 15g，茯苓 10g，滑石 20g，阿胶 10g，生地 15g，山茱萸 10g，丹皮 10g，生山药 30g，车前子 30g，冬瓜皮 30g，赤小豆 30g，焦山楂 30g，石韦 30g，芡实 10g。24 剂水肿消失，化验有好转。服用上方加减 8 个月，临床治愈。（《当代医家论经方·杜雨茂医案》）

（三）经行泄泻，阴虚有热

马某，女，42 岁。患经行泄泻多年。平日大便正常，每次行经则泄泻，质稀如水。口干而渴，小溲窘迫，夜不得寐，寐则梦多，两腿自感沉重。此次经来量多，夹有血块。舌红苔白，脉弦细。辨证为阴虚生热，热与水结，代谢失序，水液下注大肠作泻。当育阴清热利水，为疏猪苓汤。

原方：猪苓 20g，茯苓 30g，阿胶 10g 烊化，泽泻 20g，滑石 16g。服 3 剂，泄泻即止，小便自利，诸症随之而愈。（《刘渡舟验案精选·经行泄泻》）

（四）产后下利，水热互结

崔某，35 岁。产后泄泻多日，温脾益气、苦寒清热均未奏效。大便每日三四次，口渴欲饮水，咳嗽，少寐，小便不利，下肢浮肿。此乃猪苓汤证，《伤寒论》少阴病篇第 319 条之证具备无疑。

遂疏：猪苓 15g，茯苓 20g，泽泻 15g，滑石 16g，阿胶 10g（烊化）。服 5 剂，腹泻止，小便畅利，诸症悉蠲。（《刘渡舟验案精选·产后下利》）

（五）猪苓汤治慢性肾盂肾炎

高某，女，成年。患慢性肾盂肾炎，长期反复发作，久治不愈。发作时有高热，头痛，腰酸腰痛，食欲不振，尿意窘迫，排尿有痛感。尿常规：有脓细胞，上皮细胞，红、白细胞等。尿培养有大肠杆菌。

辨证：湿热侵及下焦，属淋证范畴。治宜清利下焦湿热，选仲景猪苓汤。

猪苓 12g，茯苓 12g，滑石 12g，泽泻 18g，阿胶 9g（烊化）。水煎服。服 6 剂诸症消失。（《伤寒论方医案选编》引《岳美中医案集》）

第十节　少阴三急下证

过去,伤寒注家对"少阴三急下证"一直有疑问。少阴病是虚寒证,怎么可能用大承气汤急下?如以药测证,则能用大承气汤的必然是实热内结之证,何以可称少阴病?少阴病是虚寒证,阳明病是实热证,二者是性质完全对立的病证,何以有可能都用大承气汤、都需要急下?但是,原文记载明确,难以作出圆满解释。细读古典医籍,可以看到有少阴急下的内容,只是没有指出少阴急下之名。如《伤寒论·辨厥阴病脉证并治》有"厥应下之"之论。《温疫论·应下诸症》之中有"四逆、脉厥"。再看当代临床实践,有少阴证而用大承气汤者并非罕见,并观察到,不仅阳明病可能邪热内闭而陷入少阴,少阴病也可能因阳气失于宣通,邪热渐聚而向阳明病转化。可见《伤寒论》"少阴三急下"是临床实际的真实记载,是古代医家的宝贵经验,是中医理论的重要组成部分。

[原文]

少阴病,得之二三日,口燥咽干者,急下之,宜**大承气汤**。(少阴病篇第320条)

枳实五枚,炙　厚朴半斤,去皮,炙　大黄四两,酒洗　芒消三合

上四味,以水一斗,先煮二味,取五升,去滓,内大黄,更煮取二升,去滓,内芒硝,更上火令一两沸,分温再服。一服得利,止后服。

少阴病,自利清水,色纯青(青黑色),心下必痛,口干燥者,可下之,宜大承气汤。(少阴病篇第321条)

少阴病,六七日,腹胀不大便者,急下之,宜大承气汤。(少阴病篇第322条)

[发微]

(一)主旨

本节3条原文叙述少阴病出现某些见症,可能正在或已经向阳明转化,此时,可考虑或急需用大承气汤攻下。

(二)少阴病能用承气汤攻下的证候分析

本节3条原文所列见症归纳如下:

1. 两次提出口干燥　这种口干燥与"自利而渴者,属少阴"之渴不同,程度较重,故不称渴而称口燥咽干。不是阳气虚"引水自救",而是热盛伤津。此是应该用大承气汤攻下的辨证要点之一。

2. 腹胀不大便或心下痛　这与阳明病承气汤证的腹满胀痛相同,是胃肠气机甚至是全身气机受阻的表现,也是宜用承气攻下的一个辨证要点。

3. 自利清水,色纯青　这与一般腹泻不同,形象地称为"热结旁流"。可能是邪热内结肠道,刺激或灼伤肠壁而导致的渗出,是邪热严重的一种表现。

4. 病程二三日或六七日　提示热盛伤阴者病情较急,可能出现在少阴病早期,宜及早用攻下。气机受阻者病情略缓,多出现在少阴病后期,但当出现明显气机受阻时亦应急下。

(三)少阴病出现阳明可下证的病机分析

少阴虚寒,阳明可下证为实热,二者的基本性质相反,但在一定条件下,二者可以相互转化,在转化过程中,可以出现二者同时存在于一个病人身上。如先是少阴病,阳虚寒盛,肠胃或其他脏腑气机受阻,气郁化热,邪热蕴结而出现阳明可下见症。在中西医结合治疗宫外孕的临床实践中已经清楚地观察到这种转化。在休克型宫外孕(相当于中医辨证的少阴病)中有 93.10% 的病人出现阳明腑实证。攻逐结聚的实热病邪之后,气血流行通畅,有利于少阴病证的恢复。

严重的阳明病不仅伤阴,进一步阴损及阳,向少阴病转化,在转化的过程中,少阴证候已见,阳明实热并未消失,临床上出现阳明与少阴两种证候同时存在的机会较多,如化脓性胆管炎、中毒性肺炎等,已有较多报道,有些只是叙述其病证与治疗过程,没有指明是"少阴三急下证"。由此可见《伤寒论》是源自临床,符合临床实际的。清代伤寒注家对这种证候也有比较明晰的论述,如钱潢在《伤寒溯源集》中说"见症虽少阴,邪气复归阳明""邪气虽入少阴,而阳明实热尚在"等。

(四)少阴与阳明关系的新认识

过去拘泥于阳明与太阴相表里(这主要是胃与脾的生理上的联系),但阳明病不一定都向太阴病转化,也可以向少阴病或厥阴病转化。临床上也不可拘泥太阳与少阴相表里之说,太阳病寒邪入里,转化为少阴病者不少,但少阴病热化,转出太阳者不多。而少阴病热化,转为阳明实热者,在某些疾病中已非少见。在这两种转化过程中,少阴虚寒已经出现,阳明热结并未消失。此时,应衡量阳明少阴之间的关系,估计邪正之间的力量对比,采取适当的治疗方法,或先攻后补,或先补后攻,或攻补兼施。必须排除阳明实热,阴气才能真正恢复,疾病才能彻底治愈。在此过程中,掌握时机,及时攻下,排除实热病邪,是辨证施治的关键。《伤寒论》中阳明三急下与少阴三急下就是讨论这个问题的 6 条原文,其基本精神是:抓住时机,迅速果断地攻下实热结聚——急下。

（五）急下的作用

由上述分析,我们可以进一步认识到,"急下"不仅可以存阴,还可以宣化气机,通顺阳气。大承气汤之所以名为"承气",也不仅在于具有泻下功能,而在于其能承顺肠胃气机。

[医案医话选]

（一）宫外孕的主要兼证——腑实证

腑实证是宫外孕最多见最重要的兼证,其临床症状和体征是胃肠功能紊乱。如大便秘结,鼓肠腹胀,胃脘不适,腹痛拒按,肠蠕动音减弱或消失等。腑实证在子宫外孕破损后的各型病人中均可出现,尤以休克型(相当于中医辨证的少阴病)发病率最高,约占93%;不稳定型次之,约占47%;包块型病人尚有18%左右有此兼证……及时防治腑实证也是治疗子宫外孕取得良效的关键。在治疗子宫外孕的过程中,应将攻下药疏通胃肠定为防治腑实证的常规。(《新急腹症学·子宫外孕的治疗》)

（二）宫外孕伴发阳明腑实证的治疗

山西中医研究所的经验是:可用调胃承气汤,也可以加枳实、厚朴(大承气汤),但要慎重。也可以用温下法。如连用2次,效果不显著,可改用主方(丹参、赤芍、桃仁),隔一二日,再给予攻下。(《中华医学杂志》1975年第6期)

（三）由阳明腑实证转为少阴而用攻下法1例（急性梗阻性化脓性胆管炎）

王某,女,50岁。胆道蛔虫手术取蛔10余条之后,10余年来年年发作。此次发作10余日,经治后,黄疸、疼痛、发热刚退,误吃油腻,旋即发作,绞痛,寒战高热(39.8℃),脉数、126次/min,微细欲绝,血压10.64/7.31kPa(80/55mmHg),黄疸加深,口渴,神昏谵语,四肢厥冷,舌质干红,上腹饱满,压痛明显,拒按,有反跳痛。西医治疗:输液,胃肠减压(未用升压药)。耳针、体针(穴位略)。中药:先用生脉散1剂。2小时后,血压平稳。改用攻下法结合清热解毒。

处方:大黄五钱,玄明粉五钱,柴胡七钱,茵陈七钱,银花一两,金钱草一两,黄连二钱,黄芩三钱,山栀三钱,广郁金五钱。

共用攻下法2日。多次排便,排出结石两块,病情显著好转。9日后出院。(《新医药学杂志》1976年第6期)

（四）呼吸衰竭用大承气汤攻下

陈某,男,67岁。有慢性支气管炎、肺气肿病史。发热1周,咳嗽加剧,痰黄稠,气急不能平卧。昨夜发现昏迷不醒而急诊。采取同步呼吸机人工呼吸、抗感染等西医治疗措施,病人仍不苏醒,深昏迷,皮肤湿冷,四肢不温,口唇紫绀,球结膜充血水肿,眼球运动不灵活。尿短赤,大便干结。脉弦、重按无力,舌质红、边有齿印,苔黄厚腻少津。体温 38℃,心率 90 次 /min,血压 13.3/7.98kPa(100/60mmHg)。X 线片示:两肺小片状阴影,右下融合成片。西医诊断:慢性支气管炎,肺气肿,继发感染,呼吸衰竭。中医辨证:阳明少阴并病,肺胃痰热壅阻,肺肾阳气虚衰。中医治疗用大承气汤加味急下。

处方:生川军 10g,玄明粉 10g,枳实 10g,丹皮 10g,赤芍 12g,桃仁 10g,牛膝 10g,川芎 10g,郁金 10g,菖蒲 12g,天竺黄 10g,礞石滚痰丸 10g(包煎),鲜竹沥 10ml(冲服),紫雪丹 3g(冲服)。药后稀便 2 次,尿量增加,神志转清。3 剂后,问之能答,肢体活动良好。改用平胃散加味,5 日后,停用人工呼吸机。1 个月后出院。(《历代名医医案精选·柯雪帆医案》)

(五)中毒性肺炎用大承气汤合麻杏石甘汤急下

张某,男,57 岁。素有肺气肿,5 日来高热持续不退,傍晚热甚,39.5~40℃。咳嗽,气喘,喉中痰声辘辘,痰稠色黄绿,鼻翼扇动,面色青惨,两目直视,时有惊惕,神志时清时昧,谵语,两手撮空,汗多淋漓,四肢逆冷,口渴引饮,溲热短赤,大便秘结,腹胀硬满。舌红苔黄垢腻,脉沉迟。血压 10.64/6.65kPa(80/50mmHg),血白细胞计数 1.2×10^9/L,经 X 线胸部摄片,西医诊断为中毒性肺炎。中医辨证为温邪上受,热毒蕴肺,移热大肠,阳明燥实遏伏阳气,热深厥深。治拟清宣肺毒,急下阳明。

处方:炙麻黄 3g,生石膏 30g,光杏仁 12g,生甘草 3g,炙葶苈 4.5g,鲜竹沥 1 支(分冲),生大黄 9g(后下),枳实 6g,厚朴 9g,玄明粉 9g(分冲),羚羊角粉 0.6g(分 2 次冲)。1 剂。

药后,体温降至 38℃,大便通而量不多,肢温,余症亦有好转。续服 1 剂,体温正常,大便通畅,神清,垢苔退净,血压 14.36/10.64kPa(108/80mmHg)。清肺养阴善后。(《仲景方在急难重病中的运用·张凤郊医案》)

(六)下利、肢厥、高热、神昏用大承气汤急下

李某,男,30 岁。高热谵妄,已 12 日,腹胀痛,大便日 10 余次,为黄色混浊水液,小便少,粒米不入,人事不清。肢冷,脉弦数,右关独大有力,舌红苔黄腻而干。按腹部胀满灼热,压之皱眉。此乃腑实日久失下,热邪充斥于里,协热下利,气阴两伤,治宜急下存阴。

大黄 20g(后下),厚朴 15g,枳实 10g,芒硝 15g(分冲),白干参 6g(另蒸)。

药后下结粪 4 块,黄色水样便不复出现,高热顿挫,神清,各症悉减……继用增液养营汤调理 1 个月而愈。(《伤寒论方医案选编》引 1979 年第 4 期《湘潭医药》所载向日医案)

（七）吴又可论四逆、脉厥可下

四逆、脉厥、体厥，并属气闭，阳气郁内，不能四布于外，胃家实也。宜下之。下后反见此证者，为虚脱，宜补。（吴又可《温疫论·应下诸症》）

第十一节　少阴病温法提要

本节3条原文探讨少阴病辨证论治中的两个基本问题。一是少阴病的主要证候——寒化证的辨证要点：脉沉。二是少阴病的一个常见症——四肢不温的辨证意义：四肢不温与温法的辨证关系。

［原文］

少阴病，脉沉者，急温之，宜**四逆汤**。（少阴病篇第323条）

甘草二两，炙　干姜一两半　附子一枚，生用，去皮，破八片

上三味，以水三升，煮取一升二合，去滓，分温再服。强人可大附子一枚、干姜三两。

少阴病，饮食入口则吐，心中温温欲吐，复不能吐。始得之，手足寒，脉弦迟者，此胸中实，不可下也，当吐之。若膈上有寒饮，干呕者，不可吐也，当温之，宜四逆汤。（少阴病篇第324条）

少阴病，下利，脉微涩，呕而汗出，必数更衣，反少者，当温其上，灸之。（少阴病篇第325条）

［发微］

（一）主旨

本节3条原文有重要的理论意义：①指出脉沉对少阴病寒化证的重要辨证意义；②紧接在用大承气汤的少阴三急下之后，提出脉沉用四逆汤温阳，寒温补泻明显对比；③手足不温有宜用四逆汤温阳的，有不宜温法的，也有并无手足不温却当用温法的，宜加明辨。

（二）少阴病"脉沉"的分析

1. 沉脉是少阴病寒化证的辨证要点　少阴病寒化证主要表现在三方面：一是在精神方面出现但欲寐，即心神不振；二是在阳气敷布方面出现四肢逆冷，即阳气温煦功能减退；三是气血运行方面出现脉搏的变化（微、细或沉等）。每个方面都很重要，应该密切注意这三方面的变化。对一个比较严重的外感病来说，如果脉搏突然由不沉（如浮、滑、紧等）转变为沉脉，即使其他见症变化

不明显,也应该考虑病已转入少阴。这就是本条原文单独提出脉沉一症,而即宜用四逆汤急温的临床意义。

2. 在动态变化中理解沉脉　单就沉脉来说有虚有实,脉沉结有可能用抵当汤,脉沉紧有可能用大陷胸汤,不能认为凡见沉脉皆可用四逆汤。但在疾病发展过程中,观察脉象的动态变化,由不沉而转为沉,就有重大辨证意义。也就是古人常说的"见微知著"。这是为医之常理,凡辨证皆应从动态变化中、从证候的相互联系中看出问题,不能孤立地、静止地看问题。

(三)"手足寒"未必皆用温法

手足寒与四肢逆冷,从症状学的角度看基本相同,只是手足寒冷的程度不同。但从病机学的角度看,产生手足寒或四肢逆冷的原因有多种,需加以鉴别。少阴病阳气虚,寒邪盛,宜用四逆汤之类回阳救逆,本章此前的原文多有论述。本节原文第324条指出,痰气结聚于胸部(胸中实),胸阳不得展布而出现手足寒,同时有饮食入口则吐,中上腹部温温欲吐,即使脉弦迟,不可用下法,也不适宜用温法,按仲景当时常用的是吐法(如属严重的食积胃脘目前亦用洗胃,如为贲门痉挛或其他食管疾病则不宜用吐法)。作为对比,仲景原文进一步指出,虽非典型的少阴病阳虚,而是"膈上有寒饮"(如慢性支气管炎辨证属寒者),虽有干呕,可用温法(甘草干姜汤、苓桂味甘汤等亦可选用),而不宜用吐法。

(四)并无手足寒,亦有宜用温法者

本节原文第325条对温法与手足寒的关系作进一步分析,提出在一定情况之下,虽无手足寒亦宜用温法治疗。这种情况是出现中气下陷伴阳气不足,急需温阳益气之时。本条原文所描述的下利,次数多而大便量少,并伴有汗出,就有可能是中气下陷。原文又指明为少阴病、脉微涩,则可排除热毒利所致的里急后重。由于本证有呕吐,证情较急,故首先考虑用灸法。即使其证兼夹一些热象,只要以虚为主,也可先用灸法以振奋全身阳气,调整肠胃气机。温其上,主要指灸百会、中脘、关元等偏于上部的穴位。也可以用温阳益气的汤方,如四逆加人参汤。

(五)方药分析

四逆汤方药分析见第二章太阳病中篇第七节表里先后辨。

[医案医话选]

(一)岳美中论急性心肌梗死用四逆汤急温

岳氏认为,猝心痛急性心肌梗死时,病人面色苍白,心悸气短,恶寒冷汗,四肢厥逆或疼痛,或下利清谷,甚者肢端青紫,唇青面黑,舌质紫黯,大小便失

禁,脉微欲绝或见结代。用回阳救逆法急救,张仲景四逆汤主之。四逆汤方:生附子 12~24g,干姜 45~49g,炙甘草 6g。若脉不出者,加人参。水 10 盅,先煮生附子 3 小时,至水 3 盅,再入姜、草,煎成 1 盅,热服。若嫌煮药时间长,也可用熟附子片 24~30g,(与姜、草)一起急火煮服,但不如生附子之回阳力大。仲景治急性心衰证,附子与干姜配伍,率用生附,不用熟附。若全身厥逆由于痰涎壅遏,食积结滞不开者,应另行处理,不可投此方。(《名医临证经验丛书·心脑血管病·冠状动脉粥样硬化性心脏病》)

(二)灸法合通脉四逆接用四逆加人参汤治吐泻亡阳无脉

卢某,男,35 岁。吐泻不止,四肢厥冷,六脉全无,气息微细,言语断续,大汗出,唇舌淡白。灸中脘、神阙、天枢、关元、足三里各 5 壮,灸后吐泻略减,手足微温。继给大剂通脉四逆汤。

处方:北干姜 45g,炮附片 30g,炙甘草 18g。服 1 剂。翌日复诊,泻已止,吐仍有,脉搏仍无,手足微温。原方用量略变,再服 1 剂。

三诊:呕吐已止,手足转温,但脉仍未现。

处方:高丽参 15g,黑附片 12g,北干姜 18g,炙甘草 9g。服后脉出现,饮食渐进,调理而安。(《仲景方药古今应用·回阳温阳剂》)

(三)麻后伤阳,肺胃阳衰,咳喘便溏

史某,1 岁。病程已越 1 个月。初起,由发热 10 日始出麻疹,但出之不顺,出迟而没速,因而低热久稽不退,咳嗽微喘,咽间有痰,不思饮食,大便日行二三次,稀水而色绿,面色黯而颧红,肌肉消瘦,皮肤枯燥,脉沉迟无力,舌淡唇淡,无苔,奄奄一息,甚属危殆。此由先天不足,后天营养失调,本体素弱,正不足以胜邪,所以疹出不透,出迟而没速,余毒内陷肺胃,又因苦寒过剂,以致脾胃阳衰,虚阳外浮,救治之法,以急扶胃阳为主,若得胃阳回复则生。

处方:炙甘草二钱,干姜(炮老黄色)一钱,党参一钱,粳米(炒黄)二钱,大枣(擘)二枚。2 剂。每剂煎取 120ml,分 6 次服,4 小时 1 次。

二诊:服第 1 剂,稍有转机,开始少思饮食,脉稍有力,舌苔亦渐生。服第 2 剂,手足见润汗,仍咳喘有痰,脉沉迟,舌淡苔薄白,此胃阳渐复,正气尚虚,仍宜益气温阳。

处方:人参一钱,白术一钱,茯苓一钱,炙甘草五分,干姜五分。2 剂。服 1 剂体温恢复正常,大便已不清稀,食纳渐增,两颧不红。服 2 剂……胃阳已复,肺中虚冷渐化,续以脾胃并调善其后。(《蒲辅周医案·儿科治验》)

(四)温法治痰饮病咳而呕 2 例

1. 李女。咳而呕,古称痰饮,不可予刺激性祛痰剂。平素缺乏营养,面色不华,与咳有连锁性。

茯苓 9g,桂枝 2.4g,白术 9g,清炙甘草 2.4g,旋覆花 9g(包),姜半夏 9g,橘皮 6g,白芍药 9g,五味子 2.4g。

2. 施女。慢性气管炎,古称痰饮,当以温药和之。温药皆能祛痰,苓桂术甘殆其代表剂。其痰活,其咳因之减少。若云根治,难矣。

桂枝 2.4g,生白术 9g,茯苓 9g,炙甘草 3g,细辛 2.4g,五味子 9g,旋覆花 9g(包),款冬 9g,紫菀 9g。(《章次公医案·咳喘》)

第八章

辨厥阴病脉证并治

第一节　厥阴病概论

本节原文为厥阴病的概论。具体内容包括：①厥阴病中较轻的常见的临床见症；②厥阴病有好转可能的临证表现：脉有浮象，渴欲饮水；③厥阴病有可能好转的时机："从丑至卯上"；④四肢厥逆用下法的原则：不可轻易用下法。

[原文]

厥阴之为病，消渴，气上撞心，心中疼热，饥而不欲食，食则吐蛔。下之利不止。（厥阴病篇第 326 条）

厥阴中风，脉微浮为欲愈，不浮为未愈。（厥阴病篇第 327 条）

厥阴病，欲解时，从丑至卯上。（厥阴病篇第 328 条）

厥阴病，渴欲饮水者，少少与之愈。（厥阴病篇第 329 条）

诸四逆厥者，不可下之，虚家亦然。（厥阴病篇第 330 条）

[发微]

（一）主旨

本节原文叙述厥阴病的基本概念，包括常见轻证、证情好转的标识、厥的治疗原则等。

（二）厥阴病常见轻证分析

原文第 326 条所述是寒热夹杂、气机升降逆乱的证候，其病变部位主要在胆与胃，也影响到肠。本条原文所说的"心"不是指心脏，而是指剑突下这一体表部位。这一部位是人体体表的中心，故称为"心"。气上撞心，心中疼热是胆胃有热、气机上逆的表现。胃寒胃热均能出现食则吐蛔。脾胃或寒或热均能出现饥而不欲食。下之利不止则为脾胃虚寒所致。脾胃或肺有热、气化失司均可出现消渴一症（消渴病的消渴又当别论）。从以上分析来看，本条原文所述证候比较接近于胆道蛔虫病，这在古代是常见病。严重者可出现四肢厥逆，甚则厥热胜复，所以我们将本证称为厥阴病常见轻证。

（三）厥阴病证情好转的标识

1. "脉微浮"是指脉略带浮象，微是形容词。脉有浮象提示正气有驱邪外出的可能，故称欲愈。"不浮"是指厥阴病原有的沉、细等脉象，提示正气抗邪仍然无力，故称未愈。

2. 渴欲饮水，提示厥阴病阴证回阳，略有化热，病情轻减，肺胃津液略为受损,故少少与之(饮水,不排除其他调理治法)可愈。不宜一时过多饮水反而阻遏气机。

(四)厥阴病证情好转的时机

从丑至卯上,是即将日出,阳气渐盛之时。厥阴病为阴证,大多日轻夜重。如在凌晨,自然界一天之内阳气明显上升时,有利于人体阳气的恢复,此时如见病情轻减,提示有好转可能。

(五)四肢厥逆的治疗原则

《伤寒论》中的厥是指四肢厥逆,辨证属虚寒占多数,属实热者较少,也有寒热错杂或寒热先后不易辨别者,也有因气机一时阻滞而致寒热不明显者。治疗方法各有不同,虚寒者宜温宜补,实热者可清可下。原文第330条的基本精神,并非四肢厥逆者绝对不可用攻下法,而是对肢厥证应慎用攻下,对病人平素体质虚弱者(虚家)更应慎重。因为虚寒易见,深郁于里的实热辨证较难,每易忽略。本章下文第335条有"厥应下之"的明训。后人对实热之厥用攻下法每多研讨,可参考吴又可《温疫论》。本书第七章第十节少阴三急下证对此亦有论及,可以参照。

[医案医话选]

(一)"厥阴"的基本概念

1.《素问·天元纪大论》 "帝曰:善。何谓气有多少、形有盛衰? 鬼臾区曰:阴阳之气各有多少,故曰三阴三阳也。形有盛衰,谓五行之治,各有太过不及也。"(黄帝与鬼臾区正在讨论自然界阴阳之气的盛衰变化,厥阴是自然界变化过程中的一种形态)

2.《素问·至真要大论》 "帝曰:善。愿闻阴阳之三也何谓? 岐伯曰:气有多少异用也。帝曰:阳明何谓也? 岐伯曰:两阳合明也。帝曰:厥阴何也? 岐伯曰:两阴交尽也。"(黄帝在三阴三阳中,重点提问阳明与厥阴的含义,岐伯的回答源自《灵枢》,见下文)

3.《灵枢·阴阳系日月》 "黄帝曰:(十二月)合之丁脉奈何? 岐伯曰:……辰者三月,主左足之阳明。巳者四月,主右足之阳明。此两阳合于前,故曰阳明……戌者九月,主右足之厥阴。亥者十月,主左足之厥阴。此两阴交尽,故曰厥阴(交,指足厥阴经交叉至足太阴经之后)。"(这是古典医籍中以经络循行部位对厥阴的较早的解释)

4.《素问·六微旨大论》 "帝曰:其有至而至,有至而不至,有至而太过,何也?"王冰注:"皆谓天之六气也。初之气,起于立春前十五日。余二、三、四、五、终气次至,而分治六十日余八十七刻半。"(初之气,指厥阴。依次为少阴、少阳、太阴、阳明,终之气为太阳。合称为六气。这是以三阴三阳解释一年或若干年之内的气象变化,从而解释疾病的发生与治疗方法)《金匮要略·脏腑经络先后病脉证》有相似论述:"冬至之后,甲子(60 日)夜半少阳起。少阳之时,阳始生,天得温和。"与《素问》相比,基本精神相同而具体时日不同。

这两段经文都认为厥阴是指一年气候变化的第一个阶段,是在冬至一阳生之后,自然界气候阴寒之气渐减,阳和之气开始萌动而渐增的时段。

5.《素问·热论》 "帝曰:愿闻其状。岐伯曰:伤寒一日,巨阳受之……六日厥阴受之。厥阴脉循阴器而络于肝,故烦满而囊缩……岐伯曰:两感于寒者……三日则少阳与厥阴俱病,则耳聋、囊缩而厥,水浆不入,不知人,六日死。"这段经文是用经络受邪逐步发展解释热病证候的发生与变化。热病厥阴经受邪的证候属于严重阶段或终末期。这与《伤寒论》的六经分证的基本精神相吻合,二者都把"厥"作为主症。但尚未将厥阴直接作为病证名。

6.《伤寒论》 在《伤寒例》中仍沿用《素问·热论》的用法,文字亦基本相同。在《辨厥阴病脉证并治》中才直接将厥阴作为病名使用。除篇名之外,第328 条与第 329 条称厥阴病,第 326 条称厥阴之为病,第 327 条称厥阴中风。列为伤寒病六经病证的第六个病证,可以理解为伤寒病发展阶段的严重的终末期,也是阴尽阳生,接着便是恢复期。这与上述所引用的《素问·热论》《素问·至真要大论》等关于厥阴的经文是一脉相承而又逐步发展的。

(二)对厥阴病与厥阴病篇的不同看法

1. 陆渊雷 伤寒厥阴篇,竟是千古疑案,篇中明称厥阴病者仅四条,除首条提纲有证候外,余三条略而理不清,无可研索。以下诸条,皆不称厥阴病。《玉函》且别为一篇,题曰辨厥利呕哕病形证治第十,然其论意与序次,则厘然可辨。首论厥与发热,次专论厥;次论吐利,次专论下利,次专论呕;末二条论哕。夫下利呕哕,为诸经通有之证,无由辨为厥阴……又旧说皆以舌卷囊缩为厥阴证,而本论无明文可征,验之病者,多是大承气汤之重证,乃阳明,非厥阴也。盖因《热论》有六日厥阴、烦满囊缩之文,而不知《热论》之厥阴,即仲景之阳明胃家实。(《伤寒论今释·辨厥阴病脉证并治》)

2. 程应旄 厥阴者,两阴交尽,阴之极也。极则逆,逆固厥,其病多自下而上,所以厥阴受寒,则龙雷之火逆而上奔,撞心而动心火,心火受触,则上焦俱扰,是以消渴而心烦疼,胃虚而不能食也。食则吐蛔,则胃中自冷可知,以此句结前证,见为厥阴自病之寒,非传热也。且以见乌梅丸为厥阴病之主方,不但治蛔宜之。盖肝脉中行,通心肺,上巅,故无自见之证,见之中上二焦。其厥利发热,则厥阴之本证,胃虚脏寒,下之则上热未除,下寒益甚,故利不止。(《伤

寒论后条辨·辨厥阴病脉证并治》)

3.《医宗金鉴》　此条总言厥阴为病之大纲也。厥阴者,阴尽阳生之脏,与少阳为表里者也,邪至其经,从阴化寒,从阳化热,故其为病阴阳错杂,寒热混淆也。(《医宗金鉴·订正仲景全书·伤寒论注·辨厥阴病脉证并治全篇》)

4. 丹波元坚　厥阴病者,里虚而寒热相错杂证是也。其类有二:曰上热下寒,曰寒热胜复。其热俱非有相结,而以上热下寒,为之正证。盖物穷则变,是以少阴之寒极,而为此病矣。然亦有自阳变者,少阳误治,最多致之,以其位稍同耳。更有自阳明过下者。其为证也,消渴,气上撞心,心中疼热,饥而不欲食者,上热之征也。食则吐蛔,下之利不止者,下寒之征也。是寒热二证,一时并见者,故治法以寒凉兼施为主,如乌梅丸。(《伤寒论述义·述厥阴病》)

第二节　辨　厥

《伤寒论》中的厥,原文第 337 条明确指出是指手足逆冷。厥是厥阴病的主症。但本章所论的厥不限于厥阴病,内容极为广泛。本节则主要论述厥的概念、厥热胜复与厥的危重证,是厥阴病中最关键的证治。

第一　厥的概念

[原文]

凡厥者,阴阳气不相顺接,便为厥。厥者,手足逆冷者是也。(厥阴病篇第337 条)

[发微]

(一) 主旨

本条原文论述厥的概念与产生厥的病机。

(二) 厥的概念

本条原文明确指出厥是指四肢逆冷,不是单独指昏迷。神识昏迷与四肢逆冷是两个不同的见症,可以分别出现,也可以同时出现。本论提到"不识人"(昏迷)时并不称厥。故而《伤寒论》所称的厥与《素问·厥论》所称的厥是不完全相同的。《素问·厥论》之厥是指气上逆,气上逆可以导致四肢逆冷,也可能导致昏迷。神识昏迷的病人四肢未必逆冷,四肢逆冷的病人神识还可以是清醒的。二者应分别命名,并说明其轻重的程度,不宜混称为厥。

（三）厥的病机

本条原文明确指出厥的病机是"阴阳气不相顺接"，也就是我们常说的气机不通。寒热虚实，大汗大下，痰食阻遏，气血暴脱，精神情绪异常等多种原因均可使气机不通而出现四肢逆冷。

［医案医话选］

蒲辅周论厥。

中医急救辨证，首当分清闭与脱。闭为实，其厥为外邪内闭，六脉不通；脱为虚，其厥为阴阳二气不相顺接，是名虚脱。闭者祛邪开闭，脱者扶正固脱，虚实并见，攻补兼施。（《蒲辅周医疗经验·医话》）

第二　厥热胜复

［原文］

伤寒，先厥后发热而利者，必自止，见厥复利。（厥阴病篇第 331 条）

伤寒先厥后发热，下利必自止，而反汗出，咽中痛者，其喉为痹。发热无汗，而利必自止，若不止，必便脓血，便脓血者，其喉不痹。（厥阴病篇第 334 条）

伤寒一二日至四五日厥者，必发热。前热者，后必厥；厥深者，热亦深；厥微者，热亦微。厥应下之，而反发汗者，必口伤烂赤。（厥阴病篇第 335 条）

伤寒病，厥五日，热亦五日，设六日当复厥，不厥者自愈。厥终不过五日，以热五日，故知自愈。（厥阴病篇第 336 条）

伤寒热少微厥，指头寒，嘿嘿不欲食，烦躁，数日小便利，色白者，此热除也，欲得食，其病为愈。若厥而呕，胸胁烦满者，其后必便血。（厥阴病篇第 339 条）

伤寒发热四日，厥反三日，复热四日，厥少热多者，其病当愈。四日至七日，热不除者，必便脓血。（厥阴病篇第 341 条）

伤寒厥四日，热反三日，复厥五日，其病为进。寒多热少，阳气退，故为进也。（厥阴病篇第 342 条）

［发微］

（一）主旨

论述厥热胜复证的辨证要点——厥与热持续时间的长短与深浅，以此了解病势与预后。

（二）厥热胜复证的临床表现

厥热胜复证在临床上并不少见，主要出现于感染性疾病中。

1. **先厥后热**　可能一开始尚未出现明显的热象，就出现感染性休克，四肢不温,脉沉微细,神情淡漠,这是比较典型的寒厥(此时可能已有一些热象,但被严重的寒厥所掩盖而忽略)。当厥回之后,正气恢复,与病邪作斗争,乃出现逐渐加重的热象。这就是原文第331条所说的"先厥后发热"。

2. 复厥 先厥后热之证,如邪热炽盛,损伤正气,可能再次出现厥。这就是原文第342条所说的"复厥",提示病情严重。

3. 先热后厥 开始就有明显的热象,数日后,邪热损伤正气,或邪热内郁使气机严重受阻,而出现四肢厥逆。这就是原文第335条所说的"前热者,后必厥"与第341条所说的"伤寒发热四日,厥反三日",简称先热后厥。

4. 厥深热深与厥微热微 在先热后厥证中,邪热炽盛者严重阻遏、损伤阳气者,厥亦深重。邪热不太炽盛则厥证较轻。这就是原文第335条所说的"厥深者,热亦深;厥微者,热亦微"。

5. 复热 先热后厥之证,厥回之后,可能逐渐好转,也可能邪热依然炽盛,热象又现。这就是原文第341条所说的"复热"。

以上这些不同发展过程,在临床上都可能出现。

(三)预计厥热胜复病情的严重程度

厥热胜复证,病情都比较严重,为了力求其好转,医者必须对其严重程度心中有数,以便采取适当的治疗措施。《伤寒论》原文对此作了原则性的指示(十分危重的病证将在下一小节论述)。

凡出现以下情况之一提示病情好转可能较大:①先厥后发热(原文第331条);②厥的持续时间较短,厥热相当(原文第336条)或厥少热多(原文第341条);③热与厥的程度均轻,热少厥微(原文第339条)。

凡出现以下情况之一提示病情比较严重:①先厥后发热,又复厥(原文第331条、第342条);②先厥后热,邪热过盛,出现便血或喉痹(原文第334条、第339条、第341条);③先热后厥又发热而热不罢(原文第332条,见下一小节),可以谨慎地用攻下法。

(四)提出热厥之实热结聚者可用攻下法

原文第335条提出"厥应下之"的治疗原则。这一方面与原文第330条所说的"诸四逆厥者,不可下之,虚家亦然"相互对应、补充。两条原文结合,就明确了厥之正气虚者不可轻用下法,厥之实热结聚者可以考虑用下法。另一方面,"厥应下之"是接在"厥深者,热亦深;厥微者,热亦微"之下的。这提示我们,邪热炽盛(热深)者可用重剂攻下,邪热较轻(热微)者宜用轻下或疏导。临床实践证明了这一点。为此,我们谨选了叶天士医案与蒲辅周医案各一例以说明这一理论(见下文"医案医话选")。

[医案医话选]

(一) 先热后厥(感冒发热诱发心力衰竭)

胡某,男,62岁。露宿受凉后,头痛项强身痛,发热恶寒3日。经治后热虽退,但神疲嗜卧,神识模糊,气息微弱,四肢不温,舌质淡,脉微细欲绝。体温35.1℃,心音微弱。已经开始用洋地黄。证属少阴心肾阳衰,治宜回阳救逆,四逆汤主之。

炙甘草18g,干姜15g,生附子15g。用水500ml,煎至300ml。频频灌服。1剂手足转温,呼吸均匀,呼之应声,2剂神清,诸证若失。

复诊:原方加熟地20g、红参30g。5剂后已能下床活动。(《伤寒论方证辨析与新用·少阴病》)

(二) 热病转寒中(流行性乙型脑炎寒凉过甚)

朱某,男,29岁。住某医院已6日,诊断为流行性乙型脑炎。会诊前曾服大剂辛凉苦寒及犀、羚、牛黄、至宝之品,但高烧不退,四肢微厥,神识如蒙,时清时昏,目能动,口不能言,胸腹濡满,下利稀溏,随矢气流出,量不多,尿不利,头汗出,漱水不欲咽,口唇燥,板齿干,舌质淡红,苔白,脉象寸尺弱,关弦缓。经会诊,分析脉证虚实互见,邪陷中焦之象,与邪入心包不同……主以人参泻心去枳实易半夏,辛通苦降法。

处方:人参三钱,干姜二钱,黄连一钱五分,黄芩一钱五分,法半夏三钱,白芍四钱。

服后,尿多利止,腹满减,全身汗出,热退。但此时邪热虽去,元气大伤,而见筋惕肉瞤,肢厥汗出,脉微欲绝,有阳脱之危,急以生脉加附子、龙、牡回阳固阴。

处方:台党参一两,麦冬五钱,五味子二钱,熟川附子二钱,生龙骨八钱,生牡蛎六钱。浓煎徐服,不拘时。渐能安眠,肢厥渐回,战栗渐止,神识略清,汗出减,口齿转润,阴回阳生,脉搏徐复,后以养阴益胃,兼清余热……数剂,一切正常。停药观察数日痊愈出院。(《蒲辅周医案·内科治验》)

(三) 先热后厥,厥回微热(腺病毒肺炎、呼吸衰竭、麻痹性肠梗阻)

陈某,男,1岁半。因高烧8日,咳嗽6日入院。体温38~40℃,呼吸36次/min……临床诊断:腺病毒肺炎。4日后请蒲老会诊:病儿已深度昏迷,仍高热无汗,喘急痰阻,面灰腹满,唇干舌红少津,苔薄白而干,指纹粗大而暗,直透三关,脉左沉数,右浮大,呈呼吸衰竭的危候,延长达两日半,堵塞性喘息样呼吸,肺大片实化,出现腹胀,逐渐发展到不完全的麻痹性肠梗阻。中西医共同讨论综合治疗,中医认为……属正虚邪实之象,急宜扶正,不宜再攻……

处方:沙参一钱五分,五味子十粒,诃子二粒,法半夏一钱五分,川贝一钱,射干八分,瓜蒌壳八分,竹茹一钱。次日加西洋参一钱五分、知母五分。

西医措施:人工呼吸、吸痰、氧气吸入、高渗盐水保留灌肠、补给血浆等。

复诊:体温突然急剧下降,两足发凉,呼吸微弱,昏迷仍深,脉沉弦细无力,舌上少津。分析,患儿阴津既伤,阳气又有欲脱之势,急宜回阳救脱,参附汤加石菖蒲主之。

处方:西洋参二钱,川附子一钱,石菖蒲七分。浓煎频服。

当夜四肢渐回温,由昏迷嗜睡状态转为微烦,痰能咳出。

次日三诊:呼吸衰竭情况已缓和,痰亦不壅塞,诸般危象渐趋稳定,舌红津回,脉沉细稍有力,乃用生津益气之法,扶助正气。

处方:沙参二钱,麦冬一钱,五味子十粒,石菖蒲七分,远志七分。调理5日,痊愈出院。(《蒲辅周医案·儿科治验》)

(四)先厥后热(痛厥之后出现郁热)

王。右脉已伏,左少紧,四肢冰冷,干呕烦渴,厥阴浊泛,胃阳欲绝,此属痛厥。姑以辛热泄浊通阳。

泡淡吴萸、制附子、川楝子、延胡索、淡干姜、茯苓。

又,脉微为无阳,下利,冷汗,呕逆不食,肢厥不肯回阳,一团浊阴阻蔽,却有闭脱之危。议四逆之属,护阳驱浊。

人参、淡附子、生淡干姜、枳实、茯苓。

又,肢厥,恶心,吞酸,胸满,大便不通有六日。

川连、淡干姜、人参、枳实、陈皮、半夏、茯苓。(《临证指南医案·痉厥》)

(五)厥深热深,厥应下之(瘟疫阳极似阴治用大承气汤加味)

马某,男,30岁。瘟疫七八日。见其人张目仰卧,烦躁谵语,头汗如洗,问其所苦不能答。脉沉伏欲绝,四肢厥逆,遍身肤冷。唇焦齿枯,舌干苔黑起刺,口臭气粗,以手试之则口气蒸手。小便短赤,大便数日未通……疫邪内壅,与阳明燥气相合……热化过甚,逼其真阴外越,遂成此热深厥深、阳极似阴之证。即当急下,拟方如下:

大黄26g(泡水兑入),枳实15g,厚朴15g,芒硝10g,生石膏30g,知母12g,生地60g,黄连10g。服药1剂,病情如故。服2剂后大便始通,脉息沉而虚数,但仍神识朦胧,问不能答。照方再服2剂,连下恶臭酱黑粪便,臭不可当,其后口津略生,再服原方2剂(共服6剂),大便始转黄而溏……略识人事。前方加减连进4剂后,人事清醒,津液回生。以生脉散善后。(《中国现代名中医医案精华》吴佩衡医案)

（六）厥微热微，和解少阳，消导阳明（四逆散加味治小儿食积发热）

杨某，女，1岁。发热4日，用退热剂及抗生素仍不退烧。白昼发热39℃，夜间40℃，时有惊惕，手足反凉，无咳喘，纳差，大便日2次，夹不消化物，尿少，渴不多饮，面黄舌淡，苔中心秽，脉滑数，右大于左……乃食积发热可知，法当和而兼消，方用四逆散加味。

处方：柴胡八分，白芍一钱，炒枳实一钱，炙甘草五分，竹茹一钱，建曲一钱五分，麦芽一钱五分，莱菔子一钱，淡豆豉三钱，生姜二片。服第2剂发热即退，大便消化改善，四末仍微凉……原方去豆豉、莱菔子续服2剂而愈。（《蒲辅周医案·儿科治验》）

第三 厥的危重证

[原文]

伤寒始发热六日，厥反九日而利。凡厥利者，当不能食，今反能食者，恐为除中（临终前回光返照）。食以索饼（面条），不发热者，知胃气尚在，必愈，恐暴热来出而复去也。后日脉（诊察）之，其热续在者，期之旦日（明天）夜半愈。所以然者，本发热六日，厥反九日，复发热三日，并前六日，亦为九日，与厥相应，故期之旦日夜半愈。后三日脉之，而脉数，其热不罢者，此为热气有余，必发痈脓也。（厥阴病篇第332条）

伤寒脉迟六七日，而反与黄芩汤彻其热。脉迟为寒，今与黄芩汤，复除其热，腹中应冷，当不能食，今反能食，此名除中，必死。（厥阴病篇第333条）

伤寒六七日，脉微，手足厥冷，烦躁，灸厥阴（指厥阴经穴位太冲，或气海、关元）。厥不还者，死。（厥阴病篇第343条）

伤寒发热，下利厥逆，躁不得卧者，死。（厥阴病篇第344条）

伤寒发热，下利至甚，厥不止者，死。（厥阴病篇第345条）

伤寒六七日，不利，便发热而利，其人汗出不止者，死。有阴无阳故也。（厥阴病篇第346条）

发热而厥，七日下利者，为难治。（厥阴病篇第348条）

[发微]

（一）主旨

本小节7条原文详细叙述厥阴病危重证（原文称死证或难治）的临床见症，反映仲景仔细分析、积极救治危重病证的精神。

（二）厥阴病危重证复杂多变，兹将本小节原文内容归纳为6点，简述如下

1. 出现"除中"（证情严重而突然要求进食或出现其他虚性兴奋现象） 无

论出现寒厥多日不复,或误服寒凉药之后,均属垂死征象(原文第 332 条、第 333 条)。

2. 阴盛格阳而出现阴躁　寒厥持续六七日不复,脉微而烦躁,灸治无效 (原文第 343 条)。

3. 邪热伤阴,内闭外脱　先发热、下利,而后厥逆,烦躁严重,不得安卧 (原文第 344 条)。

4. 邪热伤阴,阴竭阳衰　先发热,下利严重,阴阳两伤,转为厥逆,持久不复(原文第 345 条)。

5. 邪热伤阴,大汗亡阳　发热多日,更兼下利,气阴已伤,再加汗出不止,大汗亡阳(原文第 346 条)。

6. 热厥日久,更兼下利,阴竭气脱　发热而厥,七日不复,气阴已严重耗伤,更兼下利,阴竭气脱(原文第 348 条)。

上列 4 条原文均先有发热,似属阳证,如兼有严重下利,应注意其阳证突然转阴之剧变。

第三节　厥证辨治

厥证辨治是厥阴病篇中最主要的内容。中医学毕竟要落实到临床辨证施治,我们将具体的厥证辨治的 12 条原文,归纳成 10 种厥证,其中 7 种厥证用汤方施治,一种用灸法,一种指明了治疗大法,1 种指出了基本病机,从而指明了治疗原则。

第一　蛔厥

[原文]

伤寒脉微而厥,至七八日肤冷,其人躁,无暂安时者,此为脏厥,非蛔厥也。蛔厥者,其人当吐蛔。令病者静,而复时烦(间歇性疼痛)者,此为脏寒。蛔上入其膈,故烦,须臾复止,得食而呕,又烦者,蛔闻食臭(食物的气味)出,其人常自吐蛔。蛔厥者,**乌梅丸**主之。又主久利。(厥阴病篇第 338 条)

乌梅三百枚　细辛六两　干姜十两　黄连十六两　当归四两　附子六两,炮,去皮　蜀椒四两,出汗　桂枝去皮,六两　人参六两　黄柏六两

上十味,异捣筛,合治之,以苦酒渍乌梅一宿,去核,蒸之五斗米下,饭熟捣

成泥,和药令相得,内臼中,与蜜杵二千下,丸如梧桐子大,先食饮服十丸,日三服,稍加至二十丸,禁生冷滑物(菠菜、莴苣、苋之类)臭食(气味浓烈的食物)等。(《本草纲目》菜部有柔滑类)

[发微]

(一) 主旨

本条原文叙述蛔厥的诊断(主症与病因病机)、治疗方药及蛔厥与脏厥的鉴别。对蛔厥病的内容有比较完整的叙述。

(二) 蛔厥的主症

主症是发作性间歇性(剑突下)疼痛,反复呕吐,有吐蛔史。本病既称为厥,则还可能因剧烈疼痛,气机一时受阻而手足厥冷。

(三) 蛔厥的病因病机

肠胃功能失调,蛔虫不安而上窜。

(四) 蛔厥与脏厥的鉴别

1. 脏厥脉微,并且是辨证的要点;蛔厥疼痛时多见弦脉,不是辨证要点,故原文未言明脉象。

2. 脏厥厥冷严重;蛔厥剧烈疼痛时才可能有厥,厥冷程度一般较轻。

3. 脏厥病情严重时可能出现持续性的烦躁;蛔厥因发作性间歇性疼痛而出现反复性间歇性的烦躁。

4. 脏厥较少吐蛔;蛔厥则多见。

5. 脏厥的病机是阳虚阴盛,病情严重;蛔厥的病机是肠胃功能失调,蛔虫不安而上窜,寒热错杂,病情一般较轻。

(五) 乌梅丸的方药配伍

乌梅丸中 11 味药的配伍有 3 个特点:

1. 从药性来看是寒温同用,黄连、黄柏苦寒泻火;附子、桂枝、细辛、干姜温阳散寒,通阳止痛。以适应寒热错杂的病情。

2. 从药物功能来看是补泻兼施,人参、附子、干姜、桂枝温振阳气、温通阳气,用以回阳救逆,并预防厥逆之再发。蜀椒杀虫,蜀椒、细辛等散寒止痛,属于祛邪之品。

3. 从药味来看,酸、苦、辛 3 种药味同用,大量酸味的乌梅与醋,对蛔虫有抑制作用(得酸则止)。用大剂量苦味的黄连与黄柏,有清热泻火、解毒、利胆等作用(得苦则安)。更用多种辛味药,以蜀椒为代表(余如细辛、当归、桂枝等也为辛味药),有杀蛔虫、散寒止痛、降逆气等作用(得辛则伏)。

（六）乌梅丸的临床应用

仲景当时已经知道乌梅丸不仅能治疗蛔厥,所以在本条原文最后加上"又主久利"四字。之后,乌梅丸的临床应用代有增加,就消化系统而言不仅能治慢性肠炎、慢性痢疾,还用于治疗胆石症、消化不良等症。呼吸系统用于治疗哮喘、慢性支气管炎、过敏性鼻炎等症,还有用于崩漏及皮肤瘙痒症、药疹等。本文医案医话选中《临证指南医案》一案近似于神经症。

［医案医话选］

（一）乌梅丸方治胆道蛔虫症

李某,女,33岁。上腹疼痛,痛甚则呕吐黄苦水,手足厥冷,现已5日,饮食不进,体温37.5℃。诊断为胆道蛔虫症。舌苔薄白腻,脉弦数。

处方:乌梅10g,胡黄连10g,吴茱萸3g,生大黄6g,桂枝5g,蜀椒5g,槟榔15g,姜半夏10g,生姜6g。2剂。药后腹痛一阵,便下蛔虫多条。吐止,痛减,手足转温,稍进米汤,体温36.8℃。前方去大黄,减槟榔用量。再进2剂而愈。(《中国现代名中医医案精华》董建华医案)

（二）乌梅丸方治慢性结肠炎

兰某,女,36岁。大便不正常已有8年,每日1~4次,粪中时有脓血,腹痛隐隐……经反复检查诊断为结肠炎。脉弦细无力,舌苔润滑……以乌梅丸与之。

干姜10g,黄连10g,当归15g,党参15g,附子5g,黄柏6g,蜀椒3g,细辛3g,桂枝15g,乌梅15g。服3剂,症状好转,连服9剂,诸症皆愈。(《伤寒论临床实验录·厥阴病篇》)

（三）乌梅丸方治急性胃炎

韩某,女,36岁。2日前突然胃脘痛,心中烦热,气上冲胸,连日不已,呕吐特甚,其味酸臭,四末时凉,不欲饮食。面色灰黯,舌淡苔白,脉微欲绝。此属……厥阴寒热错杂证。以乌梅丸加减施治。

乌梅20g,附子15g,黄柏15g,细辛5g,桂枝15g,干姜15g,黄连10g,姜半夏10g,人参15g,当归15g。1剂,肢温、脉正,余症悉平。再进1剂而愈。(《中国现代名中医医案精华》杨书章医案)

（四）乌梅丸方治肝厥（神经症）

林。据说,六七年前惊骇起病,气从左胁有声,攻及胸膈,心中胀极。气降胀减,必汗出溲溺,此属肝厥。凡烦劳动怒,即刻举发,肝木风火内寄,其来必骤,且有声音。久恙非汤药可投,缓调须用丸药。更发作自必轻减。

人参、干姜、桂枝、附子、蜀椒、黄连、当归、白芍、川楝子、乌梅肉为丸。(《临

证指南医案·痉厥》)

(五)乌梅丸变法治虫痛

王。口鼻触入异气,胃伤呕吐,土衰则木克,肝风内横,三虫扰动为痛,从蛔厥论治。

川椒、干姜、桂枝木、川楝子、人参、川连、乌梅、生白芍。(《临证指南医案·痉厥》)

第二　寒凝下焦之厥

[原文]

病者手足厥冷,言我不结胸,小腹满,按之痛者,此冷结在膀胱关元也。(厥阴病篇第 340 条)

[发微]

(一)主旨

叙述寒邪结聚于下焦所致的厥证。可与其他病邪结聚于(或影响到)下焦膀胱的证候相鉴别。原文"言我不结胸"一句便有与寒实结胸相鉴别之意。

(二)本证的证候与病机

原文指出本证有"手足厥冷"与"小腹满,按之痛"两个主症,其他寒性见症被简略。本证的病机是寒邪结聚于下焦,但从"按之痛"一症来看,本证并非完全虚寒,可能夹有实邪,至少兼有气滞。

(三)本证的治疗

本条原文所列症状的特异性不明显,原文未出方治,其意可能就在于与相关证候比较而不在于方治。后世注家大多未出方。本证可考虑用大建中汤。

(四)本证与相关证候的比较

1. 从"言我不结胸"一点来看,本证可以排除寒实结胸(见第三章第二节原文第 141 条白散证)与痰厥(见本章原文第 355 条瓜蒂散证),这两个证候均可能有厥冷,无热证,但病变部位主要在胸而不在小腹。

2. 以下二证有病邪结聚于小腹:①抵当丸证是瘀血结聚,有小腹硬满、发热、发狂等症,无手足厥冷(见第二章第十二节原文第 126 条)。②桃核承气汤证是邪热夹瘀血结聚,有小腹急结、发热、如狂等症,也没有手足厥冷(见第二章第十二节原文第 106 条)。此外,一般将五苓散证的病机说成是"膀胱蓄水",但五苓散证有小便不利而无小腹满,与本证无比较意义。这也正是五苓散证的小便不利与尿潴留的鉴别点之一。

[医案医话选]

叶天士治下焦痛厥：

叶氏。脉右大，热升风动，郁冒为厥。（初诊）宗陈无择羚羊角散方。（二诊用六味地黄加减。三诊用人参、熟地、五味子等敛补。）

又（四诊），半月经水两至，痛自下焦冲突而厥。病由阴维、冲、任，盖八脉所司也。此养营仅到中宫，所以无效。

苁蓉、鹿角霜、当归、柏子霜、桂枝木、茯苓。

又（五诊），前法已中病情，须从奇经治义。照前方去桂枝木加鹿角胶。

又（六诊），病去八九，仅以温补下元为法，不必穷治。

淡苁蓉、炒杞子、当归、柏子仁、茯苓、小茴香。（《临证指南医案·痉厥》）

第三 亡血之厥

[原文]

伤寒五六日，不结胸，腹濡，脉虚复厥者，不可下，此亡血，下之死。（厥阴病篇第 347 条）

[发微]

（一）主旨

本条原文用排除法，论述不属于实热结聚也不属于阴盛阳衰的厥证。原文又明确指出本条厥证的病因病机是"亡血"。治疗不可用攻下法。

（二）证候与治法分析

伤寒五六日是病邪每易由表入里之期，此时不出现结胸，并且腹部柔软，可以基本排除实热结聚，热深厥甚之证。脉虚提示气血不足，同样是虚证，与脉微细欲绝的阴盛阳衰的厥证有别。复厥为厥冷再次发作，提示病情较重。可能此前之治疗已有不当之处，为避免再次误治，故原文提示不可下。本条所述之证，是指一类正气不足所引起的厥证，所以只提出治疗大法而未提出具体方药。

（三）本证病机"亡血"的分析

亡血主要指出血，也可包括因病邪而耗伤阴血。本证出现于伤寒五六日之后，且与结胸相比较，则或因出血，或因热证后期耗伤阴血均有可能。

[医案医话选]

（一）肝肾阴虚阳动而厥，脉濡弱

某。脉左动如数，右小濡弱。病起嗔怒，即寒热汗出心悸，继而神魂自觉散越。因怒则诸阳皆动，所见病源，无非阳动变化而为厥，故凡属厥证，多隶厥阴肝病。考《内经》治肝,不外辛以理用,酸以治体,甘以缓急……至于补法,多以子母相生为治。此病全以肝肾下焦主法为正……

阿胶一钱半,人参一钱,生地三钱,鸡子黄一枚,金箔五片。(《临证指南医案·痉厥》)

(二)热病后期阴伤痉厥治疗大法

痉厥神昏,舌短,烦躁,手少阴证未罢者,先与牛黄、紫雪辈,开窍搜邪;再与复脉汤存阴,三甲潜阳。临证细参,勿致倒乱。(《温病条辨·下焦篇》)

第四　阳郁、阳盛之厥

[原文]

伤寒脉促,手足厥逆,可灸之。(厥阴病篇第349条)

[发微]

(一)主旨

提出外感病中,脉促而厥之证可以考虑用灸法治疗。

(二)证候与病机的分析

有两种脉象在古代均可称为促脉,一种是脉率快速,一种是脉率快速兼有停搏。在厥证中,这两种促脉均有可能出现。

出现促脉的病机或为阳盛,或为阳气郁结,而在外感病后遗症及内伤杂病中,气机逆乱也可出现促脉。至于脉促而厥之证的病机,除阳盛、阳郁或气机逆乱之外,往往夹有其他导致厥证的因素,如热毒、瘀血、痰阻、气虚等等。故而脉促而厥是许多疾病过程中的一种证候,其具体临床表现复杂多样,各以其原发疾病之不同而异,难以尽述。

(三)灸法治厥简析

原文称"可灸之",是在厥证严重时可以考虑用灸法通阳气以治厥。不仅是虚寒之厥可用灸法,即使是邪热所导致的厥证,在四肢逆冷,脉微细欲绝或细促不整之时,也可先用灸法治厥。厥回之后或同时用其他方法治疗其导致厥的原发疾病,下文引用多个不同病证的医案就是为了说明这一点。

[医案医话选]

(一)育阴息风法治温病后期脉促而厥

余。脉细促,神迷,舌缩、言謇、耳聋,四肢牵引,牙关不紧,病已月余,乃温邪劫液,阳浮独行,内风大震,变幻痉厥危笃。议以育阴息风法,必得痉止神清,方有转机。

阿胶二钱,鸡子黄一枚,人参(秋石拌烘)一钱,天冬一钱,细生地二钱,白芍一钱半。

又，神气稍苏，脉来敛静，五液交涸，风阳尚动，滋液救其焚燎，清补和阳去热，用药全以甘寒。津液来复，可望向安。

阿胶、人参、鲜生地、天冬、川斛、淡菜。（《临证指南医案·痉厥》）

（二）下焦温病脉促而厥的治疗大法

下焦温病，热深厥甚，脉细促，心中憺憺大动，甚则心中痛者，三甲复脉汤主之。

三甲复脉汤方：生牡蛎五钱，生鳖甲八钱，生龟板一两，炙甘草六钱，干地黄六钱，生白芍六钱，麦冬五钱，阿胶三钱，麻仁三钱。水八杯，煮取八分三杯，分三次服。剧者加甘草至一两，地黄、白芍八钱，麦冬七钱，日三夜一服。（《温病条辨·下焦篇》）

（三）痰火扰心，脉数疾而厥（房性阵发性心动过速）

闵某，男，43岁。患阵发性心动过速已7年多，发作频繁，一个月发五六次……往往骤然发作，心中慌乱，心跳很快难以计数（发作时心电图：心率220次/min，心律齐，P波在QRS波群之前，属于自律性增强所致的房性阵发性心动过速。不发作时为正常心电图）。有关心脏的其他检查未发现异常。发作时头晕，四肢麻木，冷汗直冒，多次昏倒。一定要到医院急诊才能控制，但不久即发。

不发作时按脉弦细，舌色偏红略黯，底有裂纹。观其人言语不多，外观沉静，但思维敏捷，反应迅速。属于阴虚体质。其发病机制是痰火扰心，火性主动，痰阻心脉，心气被扰乱，所以出现心动过速……治宜养心阴、清心火、化痰宁心、重镇安神，多方面综合用药。用丸剂，缓缓治疗。

处方：炒枣仁60g，天麦冬各30g，大生地50g，白茯苓30g，炙甘草15g，西洋参40g，柏子仁30g，活磁石20g，真马宝20g，炙远志12g，丹参150g，黄连30g，胆南星30g，珍珠粉12g，五味子15g，羚羊角粉12g。

制法与服法：上药17味中，生地、天冬、麦冬3味煮烂打糊；丹参1味煎取浓汁去渣；余药12味研成极细粉末，过筛去粗，以药糊、药汁共泛为丸，如绿豆大小。每日3次，每次3g，饭前，白开水送服。

上方服3剂，为时4个月，小发作3次。原方加重生地与黄连用量，服用半年，心动过速未发，工作如常。（《疑难病证思辨录》第32回、第33回）

（四）已椒苈黄丸加味治痰饮化热，脉促而厥（心力衰竭）

何某，男，68岁。高血压病史20年，慢性支气管炎近10年，多次出现心力衰竭。此次因慢性支气管炎继发感染而导致心力衰竭再次发作。一度出现毛地黄中毒的现象,目前暂时停用。正在口服氨茶碱与氯化钾,静脉滴注抗生素。心电图示左心高电压,心肌损伤,室性早搏。家属诉:病人1周前发热,咳嗽,痰多而稠,病情日益加重。目前,便秘,尿少,不欲进食,得食则恶心。见病人似睡非睡,唤之能应。看舌色淡,有齿痕,苔厚腻,色淡黄。按脉弦紧带数(104次/min),来盛去衰,有停搏。按四肢肌肤不温,微微汗出,下肢明显可凹性水肿。

复诊:心下痞硬,脐下不仁。证属正虚邪实。

处方:汉防己12g,川椒目10g,葶苈子18g,制大黄10g,石柱红参10g(另煎浓汁冲入),制附块12g,干姜8g,生黄芪30g,白术10g,桂枝15g,白芍12g,猪茯苓各10g,泽泻12g。

1剂厥回,3剂心力衰竭基本控制。(《疑难病证思辨录》第39回)

(五)四逆汤合玉屏风散治暑令发热,脉促而厥

田老太。发热旬日不退,而恶寒未罢,渴喜热饮,而两足不温,持其脉时有歇止。此证上热而下寒,是戴阳之渐,热在外而寒在内,是格阳于外。暑令有此证候,温补之剂,效如桴鼓,古人以井水喻之,致知格物,医者亦不可不知……拟四逆汤合玉屏风散。

炮附块9g,炮姜炭5g,清炙甘草6g,生黄芪12g,生白术9g,蜜炙防风3g,全当归9g,北细辛3g,梗通草6g。(《章次公医案·感冒》)

(六)灸法合通脉四逆汤接用四逆加人参汤治吐泻亡阳厥逆无脉

卢某,男,35岁。吐泻不止,四肢厥冷,六脉全无,气息微细,言语断续,大汗出,唇舌淡白。先灸中脘、神阙、天枢、关元、足三里各5壮,灸后吐泻略减,手足微温,厥逆基本恢复。继给大剂通脉四逆汤。

处方:北干姜45g,炮附片30g,炙甘草18g。服1剂。翌日复诊,泻已止,吐仍有,脉搏仍无,手足微温。原方用量略变,再服1剂。三诊,呕吐已止,手足转温,但脉仍未现。

处方:高丽参15g,黑附片12g,北干姜18g,炙甘草9g。服后脉出现,饮食渐进,调理而安。(《仲景方药古今应用·回阳温阳剂》)

第五　热厥

[原文]

伤寒脉滑而厥者,里有热,**白虎汤**主之。(厥阴病篇第350条)

知母六两　　石膏一斤,碎,绵裹　甘草二两,炙　粳米六合

上四味,以水一斗,煮米熟汤成,去滓,温服一升,日三服。

[发微]

（一）主旨

指出无形邪热所致之厥可用白虎汤主治。

（二）滑脉的辨证意义

滑脉的一般意义是提示有痰或食积,或有热邪,而正气颇有抗邪能力。今为"伤寒脉滑"则主要为邪热较盛,正气尚能抗邪。就本条原文而言滑脉对厥证有重要的辨证意义,提示本条原文之厥由邪热所致,正气尚能抗邪,与脉微的脏厥有明显的辨证意义,与脉濡而厥、脉促而厥也有重要的辨证意义。(关于脉象对厥证的鉴别意义下文将有详析)

（三）热邪致厥的机制

1. 热邪一般容易耗伤阴液,但热邪也能(直接或间接)伤气,伤气严重者进一步伤阳而出现厥。

2. 邪热郁结,阻碍阳气的宣通,此时正气虽尚有抗邪能力,也可能出现程度不同的厥逆。本条原文之厥属于后者。

（四）热而有厥与热而无厥都可以用白虎汤治疗,二者有何区别

邪热有轻重,邪重易致厥。正气有强弱,弱者易致厥。从但热无厥到热而有厥之间,有一个过渡性质的证候,这就是白虎加人参汤证的"时时恶风"与"背微恶寒"(参见太阳病下篇原文第 168 条与第 169 条)。由此可见,热而有厥,正气必有不足之处,除白虎汤作为主治方之外,大多宜加人参,也有宜加附子者。

（五）热厥可用清法,也有可能宜用下法,二者如何区别

无形邪热,充斥全身气分而盛于肠胃可用清法,以白虎汤为代表。有形邪热结聚阳明(从现代病理解剖学来看主要病变部位不限于肠胃,也可能在胆道、胰腺、肺等处),可用攻下法,以三承气汤为代表。二者并非对立,临证亦有将白虎与承气合用以治重证热厥者。

（六）白虎汤证与调胃承气汤证具体的临床鉴别

参见第四章第四节阳明病谵语辨证及白虎汤证之发微。白虎汤方药分析,参见第四章第四节阳明病谵语辨证及白虎汤证之发微。

[医案医话选]

（一）叶天士治暑热闭厥

1. 暑邪内陷,胞络闭结　唐。积劳伏暑,欲寐时,心中轰然上升,自觉神魂缥缈,此皆阳气上冒,内风鼓动,所以陡然昏厥。

石膏、知母、甘草、粳米、生地、麦冬、竹叶心。(《临证指南医案·痉厥》)

2. 邪闭阻窍 蔡。暑湿热都著气分,乃消食、苦降、滋血乱治,热炽津涸,舌板成痉,究竟邪闭阻窍,势属不稳。

人参、生甘草、石膏、知母、粳米。(《临证指南医案·痉厥》)

(二)邪热厥冷

郑某,男,22岁。外感时邪,高热神昏,手足厥冷如冰,且时时索水喝,睡前呓语频作。脉洪大任按,舌质绛,苔黄。大便可,小便色黄。为阳明热厥之证,热邪有内闭之危。治当辛寒重剂,以清阳明之热,佐以芳开,以杜邪传厥阴心包之路。

处方:生石膏 30g,知母 9g,甘草 6g,粳米一大撮,广角 3g,菖蒲 3g,连翘心 3g,郁金 3g。

2剂,热退厥回。(《中国现代名中医医案精华》刘渡舟医案)

(三)高热热厥

吕某,男,48岁。初秋外感,体温39.8℃。用退热剂之后,旋退旋升,4日后,升至40℃。大渴引饮,时有汗出,而手足却反厥冷。舌绛苔黄,脉滑而大。此乃阳明热盛于内,格阴于外,阴阳不相顺接的热厥之证……急疏白虎汤。

生石膏 30g,知母 9g,炙甘草 6g,粳米一撮。两剂,即热退厥回而愈。(《刘渡舟临证验案精选·高热不退》)

(四)热病昏厥

侯某,男,八岁。暑假中,在烈日下嬉戏,汗出当风,发热三日。周身灼热无汗,闭目昏昏,呼之不应,以水灌之,犹知下咽。大便三日未行。脉洪滑而长,两寸尤盛。此温热之病,阳明腑热已实,其热循经上升,兼发脑炎也……宜投以大剂白虎汤……

生石膏三两(捣细),知母八钱,甘草三钱,粳米五钱,连翘三钱,茵陈钱半。煎至米熟其汤即成。取清汁三茶杯,徐徐分三次温服。服至二次已明了能言,自言心中犹发热。将药服完,其热尽消而愈。(《医学衷中参西录·温病门》)

第六 血虚寒厥

[原文]

手足厥寒,脉细欲绝者,**当归四逆汤**主之。(厥阴病篇第351条)

当归三两　桂枝三两,去皮　芍药三两　细辛三两　甘草二两,炙　通草二两　大枣二十五枚,擘。一法十二枚

上七味,以水八升,煮取三升,去滓,温服一升,日三服。

若其人内有久寒者,宜**当归四逆加吴茱萸生姜汤**主之。(厥阴病篇第

352 条)

当归三两 芍药三两 甘草二两,炙 通草二两 桂枝三两,去皮 细辛三两 生姜半斤,切 吴茱萸二升 大枣二十五枚,擘

上九味,以水六升,清酒六升和,煮取五升,去滓,温分五服。

[发微]

（一）主旨

提出血虚寒厥的主症、主脉、主治方药与治兼证的方药。

（二）脉证分析

1. 手足厥寒 说明寒冷仅限于四肢远端,与全身性虚寒的手足逆冷不同。根据此理,当归四逆汤亦多应用于人体其他部位的局部寒凝的证候。

2. 脉细欲绝 欲绝不是气血严重虚衰的脉微细无力,几不可及,而是脉沉细几不可及,但尚有一定力量。

3. 久寒 长期慢性寒性病证,如慢性头痛、胃脘痛等。由此可见,本证是具有若干相同见症的范围较广的一类病证。

（三）当归四逆汤与当归四逆加吴茱萸生姜汤方药分析

1. 当归四逆汤以桂枝汤调和气血为基础。加当归活血养血。加细辛温散寒邪,温通经络。加通草(东汉时的通草就是现在的木通,现在白色的通草到宋代才入药,称通脱木)能通利血脉关节。近年发现木通有肾毒,不可久服。总之,本方的主要作用在于散寒邪、通血脉,而养血是次要的。

2. 当归四逆加吴茱萸生姜汤是在当归四逆汤的基础上加吴茱萸、生姜温胃和胃、暖肝平肝,有止痛、止呕的作用。煮药用水中加入与水等量的清酒(参见第三章太阳病下篇原文第 177 条炙甘草汤方药分析)加强温通血脉。

（四）当归四逆汤与当归四逆加吴茱萸生姜汤的临床应用

这两个方剂在临床上应用较广,可用于多种寒性痛证,如头痛、关节痛、肩周炎、痛经等。雷诺病、肢端发绀症与原文"手足厥寒,脉细欲绝"颇为相合,用之亦多有效。亦有用于冻疮、荨麻疹、闭塞性脉管炎及克山病者。作者手头有医案 10 多例,只能酌选若干以供参考。

[医案医话选]

（一）当归四逆汤治疗雷诺病

符某,女,18 岁。去年入冬以后,四肢末端突然变为苍白,渐渐转为青紫,冷麻刺痛,若用冷水洗足则必发,历数小时才恢复常态,向火取暖恢复较快。春暖后消除,今秋又发,比去年加重。诊寸口及跌阳脉皆沉伏细小,舌淡苔白,两手足青紫,四末及鼻尖、外耳等处皆冷。诊断为雷诺病。

处方:当归 15g,桂枝 12g,细辛 5g,白芍 9g,炙甘草 5g,大枣 5 枚,木通 9g,附子 6g。每日 1 剂。外用生姜煎汤趁热浸泡手足。3 剂有效。6 剂近冷水也不发。(《仲景方药古今应用·当归芍药散类》)

(二)当归四逆汤治久利

吕某,男,54 岁。患痢疾 20 余日,仍每日下脓血十数次,里急后重,周身恶寒,四肢逆冷,心烦脘闷,饮食减少,苔薄黄湿润,脉沉伏不扬,细为寻按始觉沉弦,有时模糊不清……根据脉象之表现,系由湿热郁闭,气血不能外达……遂疏加味当归四逆汤与之。

白芍 30g,全当归 24g,川连 6g,通草 10g,桂枝 4.5g,细辛 3g,甘草 10g。

服药后脉出肢温,腹痛减轻。连服 5 剂,下利大减,脓血消失。上方去细辛、桂枝加木香、枳壳调理而愈。(《伤寒论临床实验录·厥阴病篇》)

(三)当归四逆加吴茱萸生姜汤治呕吐涎沫

丛某,女,44 岁。家务不遂,抑郁不舒,胃脘膨闷,逐渐加剧,噫气连连,呕吐涎沫,食少体倦,四肢经常逆冷,大便二三日一行,小便赤涩。舌苔润滑,左脉沉弦,右脉沉伏。以柔肝和血、温经降逆之当归四逆加吴茱萸生姜汤与之。

当归 24g,芍药 15g,甘草 10g,通草 10g,桂枝 6g,细辛 2.4g,吴茱萸 6g,生姜 10g,半夏 10g。服 1 剂,四肢温暖,脉不隐伏。服 3 剂,胃满呕吐消失,涎沫减少。调理而愈。(《伤寒论临床实验录·厥阴病篇》)

(四)当归四逆加吴茱萸生姜汤治克山病慢型急性发作

王某,女。病人突发心口难受,恶心欲吐,出气迫促,张口呼吸,四肢厥冷,神气苦楚,颜面口唇手指色青,舌苔白滑,脉微欲绝。

辨证:伤寒血虚寒厥证。

诊断:克山病慢型急性发作,心肌缺氧。

治法:温经散寒,养血通脉,益气和胃,平肝降逆。

处方:当归 18g,芍药 18g,炙甘草 12g,通草 12g,桂枝 18g,细辛 10g,吴茱萸 18g,生姜 30g,大枣 8 枚,人参 9g,白酒 60ml。服第 1 煎后 2 小时手足温暖,脉转有力,呼吸转平稳,心口难受消失。服 2 剂,症状消失,精神好转,病人已脱险。(《中国现代名中医医案精华》米伯让医案)

(五)当归四逆加吴茱萸生姜汤治发作性腹痛

杨某,男,45 岁。突发小腹、少腹胀痛,西医治疗后痛止,旬日再发,此后反复发作 4 年,痛剧时下腹散见核桃大小团块,伴恶心欲吐,手指尖有凉感……近来,发作频繁。诊见形容清癯,面色苍白,双手压腹……四末厥冷,腹部喜暖,按之柔软,小团块按之可消散,少顷又起。二便自调。舌质稍淡,苔薄白,脉沉细弦。

治法:养血和营,温中散寒,行气止痛。

处方:当归 15g,芍药 15g,炙甘草 10g,木通 9g,桂枝 9g,细辛 4g,吴茱萸 6g,生姜 15g,大枣 12 枚,乌药 10g,香附 10g。5 剂。每 4 小时服药 1 次。痛解则 1 日服 3 次。服药 5 次疼痛消失。续服十全大补膏巩固。随访 3 年未发。(《中国现代名中医医案精华》熊魁梧医案)

(六)当归四逆汤加味治周围神经炎

姚某,男,37 岁。患周围神经炎已 1 年⋯⋯渐觉两脚如有物挤压,脚心冰冷,发展为上下肢奇痒⋯⋯麻木冰冷,从手足指趾上行过腕肘踝膝,而达前臂与大腿,尤以膝关节以下毫无冷热痛痒知觉。经多方治疗之后,上肢症状基本消失,但下肢症状依然⋯⋯脉细弦而缓。

授以当归四逆汤加味:当归 15g,芍药 15g,炙甘草 10g,木通 10g,桂枝 10g,细辛 3g,生姜 15g,大枣 30g,黄芪 30g,鹿茸 2g(研粉冲服)。服上方 12 剂,手足麻木明显减退。加党参、白术、云苓各 15g。再服 13 剂之后,知觉基本恢复,冷感亦除,仅有轻微麻痹感。汤方改为蜜丸方,长期服用巩固疗效。4 年后随访未见复发。(《万友生医案·内伤病案》)

(七)当归四逆汤加味治流行性感冒

葛某,女。在感冒流行之际,虚人最易感染,其发亦异于常人。今恶寒特甚,手足厥冷,脉细欲绝,盖当归四逆汤证也。

当归 9g,白芍药 9g,清炙草 3g,梗通草 5g,桂枝 6g,细辛 3g,生姜 2 片,大枣 7 枚,川羌活 9g,秦艽 9g。(《章次公医案·内科》)

(八)当归四逆加吴茱萸生姜汤加减治经行抽搐

何某,女,21 岁,未婚。3 年前因寒夜起床大便,感受冷气昏倒,此后每次月经来潮时,即发生麻木抽搐,经后始平,腹痛量多有紫血块。经治 2 年,未见显效。脉弦虚,舌正无苔⋯⋯治宜调和营卫,祛风活络。

处方:当归、桂枝各二钱,吴萸八分,细辛七分,黄芪、白芍各三钱,防风、川芎各一钱五分,生姜三片,大枣三枚。连服 7 剂。

下月行经即无抽搐,但感觉麻木未解除,仍用前法。经净后即停汤药,早晚各服十全大补丸二钱⋯⋯数月后诸证平,经期亦复正常。

原按:此例某医院检查,血中之磷、钙均较正常人减少,自服中药后,不仅症状逐渐消失,且血中磷、钙亦转正常,这里是由病愈而磷、钙自动恢复,抑药物有促进磷、钙增长作用,是值得探索的。(《蒲辅周医案·妇科治验》)

（九）灵活应用当归四逆汤法治厥阴之厥

戴。酒客中虚多湿，阳明素虚，厥阴来乘，当谷雨土旺用事，风木与阳俱升逆，郁冒而厥，此平昔积劳内因，与外邪无涉。阅医多用风药，是再伤肌表之阳，乃召风以致中耳。

当归、川桂枝、羚羊角、钩藤、明天麻、半夏、橘红、茯苓。（《临证指南医案·痉厥》）

第七　寒厥

[原文]

大汗出，热不去，内拘急，四肢疼，又下利厥逆而恶寒者，**四逆汤**主之。（厥阴病篇第 353 条）

甘草二两，炙　干姜一两半　附子一枚，生用，去皮，破八片

上三味，以水三升，煮取一升二合，去滓，分温再服。若强人可用大附子一枚、干姜三两。

大汗，若大下利而厥冷者，四逆汤主之。（厥阴病篇第 354 条）

[发微]

（一）主旨

论述在发热、大量汗出之后，更加下利而导致亡阳厥逆。

（二）证候分析

原文第 353 条所述之证，可能先有发热，经治疗之后，大量汗出。此时有两种可能：一是邪热入里，气阴两伤，出现白虎加人参汤证（参见太阳病上篇第 26 条）。二是不仅伤气阴，更伤阳气，出现"内拘急、四肢疼"，而表证未罢，仍有发热，或有轻微恶寒，如桂枝加附子汤证（参见太阳病上篇第 20 条）。从本证后续发展来看，后者的可能性较大。

其后续证候是在此基础上出现严重下利，更加损伤阴液与阳气，以致出现虚寒性的厥逆，此时的恶寒，已非表证之恶寒，而是阳气虚衰的畏寒怯冷。过去注家对本条所述证候有几种不同认识。本文限于篇幅，只论笔者的看法，与不同观点不作比较分析。

原文第 354 条所述之证，比较简明，是大汗、大下利脱液伤阳，导致厥逆。病机治法方药与第 353 条基本相同。

（三）四逆汤方药分析

见第二章太阳病中篇第七节表里先后辨。

[医案医话选]

(一)汗多寒厥

唐某,幼。受惊,人寐惊惕,因汗多而小溲少,手足不温,予温潜法。此徐小圃先生法也。

淡附片5g,淡干姜2.4g,炙甘草3g,煅牡蛎18g,灵磁石12g,炒白芍9g,云苓9g,生白术9g,山萸肉6g,细辛1.8g,浮小麦9g,肉豆蔻5g。(《章次公医案·儿科》)

(二)下多防厥

陈某,幼。长夏善病洞泄寒中,盖暑令胃酸减少,消化不良,一也;受寒之机会较多,二也;恣食生冷,三也。泄泻昼夜数十行,水分消耗太甚,厥逆之变,即在目前。

炮附块6g,炮姜炭2.4g,煨益智9g,焦六曲9g,山楂炭9g,乌梅肉2.4g,伏龙肝18g(包煎),干荷叶一角。(《章次公医案·儿科》)

(三)下多寒厥欲脱

王。……(复诊)脉微为无阳,下利,冷汗,呕逆不食,肢厥不肯回阳,一团浊阴阻蔽,却有闭脱之危。议四逆之属,护阳驱浊。

人参、淡附子、生淡干姜、枳实、茯苓。(《临证指南医案·痉厥》)

第八　痰厥

[原文]

病人手足厥冷,脉乍(忽然)紧者,邪结在胸中,心下满而烦,饥不能食者,病在胸中,当须吐之,宜**瓜蒂散**。(厥阴病篇第355条)

瓜蒂　赤小豆

上二味,各等分,异捣筛,合纳臼中,更治之,别以香豉一合,用热汤七合,煮作稀糜,去滓,取汁,和散一钱匕,温顿服之。不吐者,少少加,得快吐乃止。诸亡血虚家,不可与瓜蒂散。

[发微]

(一)主旨

论述痰厥的脉证与治法方药。

(二)脉证分析

厥而可用吐法治疗者不外两种:食厥与痰厥(包括心神不安或肝气郁结等精神神经病症)。本条原文所述之厥证以痰厥之可能较大,食厥之可能较小。试辨析如下:

1. 脉紧　寒食交阻,临床多见紧脉,《金匮要略》宿食篇原文有记载。精神神经病症亦可见紧脉,特别是乍见脉紧,倏然消失,则精神神经病症之可能较大。《金匮要略》血痹虚劳篇原文有记载,特别是"脉得诸芤动微紧,男子失精,女子梦交,桂枝加龙骨牡蛎汤主之"这条原文尤为明显,当属于精神神经病症。

2. 饥不能食　这是区别痰厥与食厥的要点。食积胃脘或寒食交阻没有饥饿感,痰气交阻基本上属于无形之邪,虽不欲进食,但有饥饿感。

3. 心下满而烦　提示病变主要表现在心下。痰厥或食厥均有可能出现本症。

(三) 本证与太阳病下篇原文第 166 条瓜蒂散证的比较

本证为痰气交阻,辨证分析如上文。后者有"胸中痞鞕"一症,故与"痞证"相鉴别,原文只说"胸有寒",并未指明是寒食交阻还是痰气交结。(参见第三章第五节太阳病下篇原文第 166 条瓜蒂散证的分析)

(四) 治法方药

关于瓜蒂散的方药分析参见太阳病下篇原文第 166 条。目前临床已不用瓜蒂散催吐。故本书不选古代用瓜蒂散治疗痰厥或食厥的医案,而选用若干用其他化痰方法治疗厥证的医案供读者参考。

[医案医话选]

(一) 玉贞丸治肾厥

某。肾厥,气逆至头。玉贞丸二十粒。

玉贞丸方:硫黄、硝石、石膏、半夏、姜汁糊丸。(《临证指南医案·痉厥》)

(二) 小半夏汤治经来肝厥

某氏。厥属肝病,几番病发,都因经水适来。夫血海贮聚既下,斯冲脉空乏,而风阳交动,厥之暴至之因由也。咸寒濡润,亦和阳熄内风之义,治之未应。下焦独冷,喉呛胸痹。思冲脉乃阳明所属,阳明虚则失阖,厥气上犯莫遏。《内经》治肝不应,当取阳明,制其侮也。暂用通补入腑,取乎腑以通为补。小半夏汤加白糯米。(《临证指南医案·痉厥》)

(三) 清热豁痰法治中风痰厥

张某,男,60 岁。散步回家,突然偏右头痛,眩晕目黑,心悸,欲倒,左半身瘫痪,神识尚清,语謇,口角流涎,喉间痰声,面红,舌歪,苔白中微黄,脉弦大滑,左脉重按较无力。平素阴精亏损,阳气亢盛……血随气而逆上,痰气壅盛。治宜清热豁痰。

处方:生石决、生赭石、旋覆花、青竹茹、天竺黄、胆南星、明天麻、清半夏、化橘红、川郁金(生白矾水浸)、竹沥(兑入)、安宫牛黄丸2粒(每次1粒,和服)。连服3剂。1剂头痛除。2剂饮食渐进,伸舌灵活。3剂手足能动,可在室内徐行。调理而安。(《中国现代名中医医案精华》汪逢春医案)

第九　水厥

[原文]

伤寒厥而心下(胃脘部)悸,宜先治水,当服**茯苓甘草汤**,却治其厥;不尔,水渍入胃(肠),必作利也。(厥阴病篇第356条)

茯苓二两　甘草一两,炙　生姜三两,切　桂枝二两,去皮

上四味,以水四升,煮取二升,去滓,分温三服。

[发微]

(一)主旨

论述水厥之证属轻缓者,可以先治胃脘停水,兼通阳气。

(二)证候分析

本证之厥与此前所述之厥,有一个关键性的区别之处,本证之厥轻而且缓,仅有轻微的四肢欠温,其病机在于胃脘有水饮停留,影响阳气宣通。在局部表现为胃脘部(心下)悸动,影响四肢末端则出现轻微的厥。如未能及时治疗胃脘的水饮,影响脾阳,证情波及肠道则可能发生泄泻。

(三)治法方药

根据上文之分析,饮停胃脘是本证之"本",轻微之厥是本证之"标"。根据"急则治标,缓则治本"的治疗原则,本证宜用茯苓甘草汤和胃通阳利水。本方四味药中,茯苓、生姜、甘草三味均能和胃,茯苓、生姜又能利水。桂枝与茯苓相配,既能通阳利水又能治悸。本方剂量较小,适用于较为轻缓的病证。本方一次服用量较少,可能与胃有停水、胃气失于和降有关。

(四)厥证治法中的标本缓急问题

此前所述之厥,对整个疾病来说都是"标",导致厥逆的原发病证才是"本"。本证厥逆轻微,所以先治本(方中用桂枝通阳已兼顾到治标)。但厥逆较为急重者,须要先治厥。如蛔厥在厥回之后需要进一步驱蛔及调整胆胃功能以治本。寒凝下焦之厥应进一步温散寒邪,以防复发。亡血之厥应进一步治其亡血脱液之病证(如出血严重应先止血与治厥并重)等等。其中热厥之偶感暑热者用白虎汤标本兼顾;如属邪热内闭,热深厥深者,厥回之后还当治其邪热。寒厥之偶感寒邪伤阳者,用四逆汤有标本同治之效;如属慢性虚寒病证一时加重致厥者,厥回之后,还当治其原发病证。此其大略而已,具体难以

尽述。

（五）用桂枝茯苓相配的 4 个方剂的比较

四方均用桂枝、茯苓，均有通阳利水之功。本方桂枝、茯苓与生姜同用，重在和胃。苓桂术甘汤桂枝、茯苓与白术同用，重在健脾。茯苓桂枝甘草大枣汤茯苓用八两作为安心宁神的主药，桂枝既能平降冲逆之气，也能宁神，对脐下悸能起重要的治疗作用。五苓散桂枝、茯苓之外更加泽泻、猪苓、白术，且不用甘草，其主要作用是利水，并且融通阳利水、健脾利水、淡渗利水 3 种利水方法于一方之中。由此可知，五苓散证是全身性的气化失司，津液输布失衡，不仅水液停留，而且津液难以上承，故口渴是五苓散证的一个主症。茯苓甘草汤证的基本病机是胃脘有水饮停留，故而不渴，也是应有之症。回顾第二章太阳病中篇第五节原文第 73 条以渴与不渴鉴别五苓散证与茯苓甘草汤证，其机制也就十分清楚了。

[医案医话选]

（一）茯苓甘草汤治胸脘满闷，逆气上冲，四肢逆冷

程某，男，48 岁。平素脾气虚弱，常患噫气胃满，消化滞呆之证。后在夏季贪食瓜果而患腹泻，服药后腹泻止而胸脘满闷异常，逆气上冲，烦躁不安，头眩欲呕，心下漉漉作水声，四肢逆冷，舌质淡，苔白腻，脉沉弦。此脾不健运，水湿停滞之证……以扶阳温胃行水之茯苓甘草汤治之。

桂枝 15g，茯苓 24g，生姜 15g，甘草 3g。

连服 2 剂而烦躁不作，脘闷消失，冲逆平降，脉象虚软，后以健脾行水之剂调理而愈。（《伤寒论临床实验录》）

（二）茯苓甘草汤治心下悸，四肢不温

闫某，男，26 岁。心下筑筑然动悸不安，腹诊有振水音与上腹悸动。三五日发作一次腹泻，泻下清冷……泻后心下之悸动减轻。舌苔白滑少津，脉弦。辨为胃中停饮不化，与气相搏的"水悸"病证……泻后胃饮稍减，故心下悸动随之减轻，然去而旋生，转日又见悸动。当温中化饮为治。

桂枝 10g，茯苓 24g，生姜 24g，炙甘草 6g。

服药 3 剂，小便增多，而心下之悸明显减少。再进 3 剂，诸证得安。此后未复发。（《刘渡舟临证验案精选·心下悸》）

（三）桂枝汤去芍药加茯苓治中阳不运，食减中痞

沈，二四。精气内损，是皆脏病，萸地甘酸，未为背谬。缘清阳先伤于上，柔阴之药反碍阳气之旋运。食减中痞，显然明白。病人食姜稍舒者，得辛以助阳之用也。至于黄芪、麦冬、枣仁更蒙上焦，斯为背谬极。议辛甘理阳可效。

桂枝汤去芍加茯苓(笔者注:方中有桂枝、茯苓、生姜、炙甘草、大枣五味药,即茯苓甘草汤加大枣)。(《临证指南医案·痞》)

第十 痰热厥

[原文]

伤寒六七日,大下后,寸脉沉而迟,手足厥逆,下部(尺部)脉不至,喉咽不利,唾脓血,泄利不止者,为难治,**麻黄升麻汤**主之。(厥阴病篇第 357 条)

麻黄二两半,去节 升麻一两一分 当归一两一分 知母十八铢 黄芩十八铢 萎蕤(即玉竹)十八铢 芍药六铢 天门冬六铢,去心 桂枝六铢,去皮 茯苓六铢 甘草六铢,炙 石膏六铢,碎,绵裹 白术六铢 干姜六铢

上十四味,以水一斗,先煮麻黄一二沸,去上沫,内诸药,煮取三升,去滓,分温三服,相去如炊三斗米顷令尽,汗出愈。

[发微]

(一)主旨

叙述痰热厥(麻黄升麻汤证)的证候与治法方药。

(二)证候分析

1. 本证起始于外感,但病程已超过一经,表证已罢,邪已入里。又经重剂攻下,至今泄泻不止,脾脏阳气已明显受损。再从脉象来看,脉沉而迟是气血两虚(参见太阳病中篇原文第 62 条、第 50 条),尺脉更沉,几不能及(不至),提示正气不足。以上是偏于虚寒方面的脉症。

2. 咽喉不利,吐脓血,这是热毒蕴结于肺的突出表现,可以看作是本证的一个主症。这是实热方面的见症。

3. 至于手足厥逆,从此前已经论述的 9 种厥逆来看,寒热虚实各种不同病因均有可能导致。结合本证主治方药麻黄升麻汤来看,本证的厥逆不是严重的阳衰寒盛,而可能是痰热热毒蕴结,阻滞气机宣通所致的较为轻微的手足不温,尚未达到热深厥深的程度。而泄泻导致的脾胃阳虚、气血不足尤疑也是导致厥逆的原因之一。

4. **小结** 从辨证角度看,本证是表邪已经由表入里的寒热虚实错杂的证候。病变部位主要在肺与脾,肺的病变是基本的,属于痰热热毒;脾的病变是由攻下导致的,属于阳气虚衰。从辨病角度看,界于肺痿与肺痈之间,即肺痿伴热毒,肺痈伴气虚。

(三)麻黄升麻汤方药分析

麻黄升麻汤有 14 味药,寒温补泻俱备,确是一个复杂而不易理解的方剂,

历来对本方颇多疑问,甚至加以否定。

1. 结合方中药物的剂量(便于比较均折合成铢)进行分析　方中麻黄的用量最大(60铢),其次为升麻、当归(各30铢),再次为知母、黄芩、玉竹(各18铢)。以上六味药的用量较大,为以下八味药用量的10倍、5倍或3倍,可以认为是本方的主药。以下八味药(芍药、天门冬、桂枝、茯苓、甘草、石膏、白术、干姜)的用量各为6铢,可以看做是较为次要的药物。

2. 根据药物的作用分析　六味主药的作用:宣通肺气(麻黄),排除脓痰(当归、麻黄),清热解毒养阴(升麻、知母、黄芩、玉竹)。针对本证的主要病变。八味次要药物的作用是从多方面起辅助作用:甘温益气,辛散痰液(甘草、干姜);健脾通阳,化痰饮(桂枝、茯苓、白术、甘草);辅助清热解毒养阴(石膏、芍药、天门冬)。

3. 小结　由此可见,本方用药虽多,其思路清晰,并不紊乱。正如阎德润之意,因为病情复杂而难治,所以用药也比较复杂些。对手足厥逆而言,本方是治导致厥逆之本,只是兼顾厥逆,而不是专治厥逆,与茯苓甘草汤治水厥的治法相同。

[医案医话选]

(一)麻黄升麻汤治猩红热后期咽喉糜烂

黄某,女,21岁……猩红热20余日,身热不甚,精神委靡,不思饮食,咽喉糜烂,通身红痧,隐约皮下,呈黑褐色,面色苍白,舌燥唇焦,口出腐气,腹胀腹泻。脉细数无力,舌光亮少津……宜宣表清里,温中暖下,生津解毒,麻黄升麻汤为适用之方。

麻黄5g,升麻10g,当归15g,桂枝6g,茯苓24g,知母10g,黄芩10g,玉竹15g,芍药15g,天冬12g,生石膏18g,白术10g,干姜10g,银花30g,板蓝根12g。(外用吹喉药粉的组成略)。1剂微微汗出,头面前胸红痧外布,体温38℃,泄泻停止。3剂后咽痛减轻,热退。减干姜、桂枝、麻黄,连服5剂,咽痛大减,饮食增加,精神恢复,调理而愈。(《伤寒论临床实验录·厥阴病篇》)

(二)麻黄升麻汤治老年性口腔炎、自主神经功能失调

柳某,女,52岁。病人经常腰以上热,腰以下冷,手热足寒……头晕耳鸣,面烘热,多汗,短气心悸,夜寐不安,口干少津,舌根部麻辣感。病已8年,屡治无显效。脉寸关弦滑,尺脉沉细小数,舌嫩红尖赤,中有剥苔。投知柏地黄汤少佐肉桂,无效,反见便溏、痞满纳减。辨证为气阴两虚、上热下寒。在此种复杂情况下,亟宜升阳和中,补益气阴,调和寒热为法,拟麻黄升麻汤化裁……

处方:炙麻黄、干姜各3g,升麻、桂枝、白芍、知母、党参、茯苓、白术各15g,

姜半夏、黄芩、当归各 10g,甘草 7.5g。水煎服,2 剂。药后,症状有明显好转。适当加减,续服 6 剂,诸症均愈。用三才汤方熬膏调理。随访半年未见发作。(《当代医家论经方·李寿山医案》)

(三) 麻黄升麻汤治上呼吸道感染、自主神经功能失调

韩某,女,50 岁。6 年来,经常头昏脑胀,烘热汗出,口燥咽干但不欲饮水,口舌时有糜烂溃疡,胸闷烦热,心神不安,少寐多梦。半个多月前外感风寒,寒热,头痛身痛,服羚翘解毒丸,更增咽痛、便溏。西医诊断为上呼吸道感染、自主神经功能失调。用青霉素、镇静剂等,迁延 3 周未愈。诊脉两寸弦大,关尺细弱,舌红尖赤,根苔白腻,咽红不肿,体温 37.8℃,血压 18.7/12kPa (140/90mmHg),血白细胞计数 12.8×10^9/L。证属表邪内郁、寒热错杂。方用麻黄升麻汤加减:炙麻黄、升麻各 7.5g,干姜 5g,桂枝、白芍、党参、茯苓、白术、天冬、玉竹各 15g,生石膏 25g,知母、甘草各 10g。水煎服。2 剂。药后,体温 37.2℃,症状明显好转或消失。改用小剂量竹叶石膏汤 3 剂而安。又用百合地黄汤加味 10 余剂调理。随访半年未发作。(《当代医家论经方·李寿山医案》)

第四节　下利辨治

下利是《伤寒论》中极为多见的症状,在六经病篇中提到 92 次,仅次于发热。可见消化系统感染是当时的常见病。自原文第 358 条开始有 18 条原文论述下利。兹将有关下利辨治的 9 条原文编入本节,将下利辨脉的 9 条原文编为下一节。本节虽仅 9 条原文,但包含寒热虚实不同病机的下利与寒热虚实错杂、表里兼夹的下利,以及下利后余热的证治。因而,可以将本节看做是下利辨证论治的简要提纲。

第一　下利的基本见症

[原文]

伤寒四五日,腹中痛,若转气下趣(趋)少腹者,此欲自利也。(厥阴病篇第358 条)

[发微]

本条原文指出下利之前的常见的临床表现,提出肠胃气机向下的一般病机,并无寒热虚实的辨证指向。作为下利辨治的开始。

第二 寒热虚实错杂下利（干姜黄芩黄连人参汤证）

[原文]

伤寒本自寒下，医复吐下之，寒格更逆（误治）吐下，若食入口即吐，**干姜黄芩黄连人参汤**主之。（厥阴病篇第 359 条）

干姜 黄芩 黄连 人参各三两

上四味，以水六升，煮取二升，去滓，分温再服。

[发微]

（一）主旨

叙述证情复杂、寒热虚实错杂的下利的证治。

（二）证候分析

本证起始时为寒性下利，又因治疗不当，误用吐法或下法，病邪阻遏于中焦，胃肠气机升降失常。原有寒性下利未愈，又增食入即吐。食入即吐是胃热所致，从而导致吐下交作，寒热夹杂。本证误用吐下损伤正气，而致虚实错杂。可见本证是比较典型的寒热虚实错杂的下利。

（三）干姜黄芩黄连人参汤方药分析

本方的方义简明，干姜温中，黄芩、黄连清热燥湿，人参益气扶正。四味药用量相等。从寒热角度看，以清热为主。从补泻角度看，以祛邪为主。但四方面都照顾到了。药味虽不多，但是个复方。

（四）本证与寒热夹杂痞证、本方与半夏泻心汤的比较

本证与寒热夹杂痞证均属寒热虚实错杂的证候。本证的主症是下利与呕吐，而无心下痞。寒热夹杂痞以心下痞为主症，经常出现呕吐与下利，即使没有下利或呕吐，只要有心下痞，仍属痞证。

本方与半夏泻心汤均属于寒热虚实各方照顾的复方，均有干姜、黄芩、黄连、人参四味药，但半夏泻心汤还有半夏、甘草与大枣。本证有热性呕吐，不宜用大量甘药，故未用甘草与大枣，而心下痞之属于气虚者甘草是要药。从半夏泻心汤、生姜泻心汤、甘草泻心汤三方皆用较大剂量甘草，而大黄黄连泻心汤不用甘草，亦可悟出此中之理。至于半夏，本证亦可应用，并非禁忌，亦非必需。《金匮要略·呕吐哕下利病脉证治》食已即吐用大黄甘草汤，方中用大量大黄、小量甘草，未用半夏，与本方用法相通。

[医案医话选]

（一）干姜黄芩黄连人参汤加味治痢疾

沈。暑必挟湿，伤在气分，古称滞下，此滞字，非停滞饮食，言暑湿内侵，腑中流行阻遏,而为滞矣,消导,升举,温补,暑邪无有出路,胸痞不饥不食,黏腻未已,而肛门沉坠里结,三焦皆受邪蒸,上下浑如两截,延为休息痢疾,缠绵展转,岂旦晚骤愈之病。

淡干姜、生姜、小川连、淡黄芩、人参、枳实。(《临证指南医案·痢》)

(二)干姜黄芩黄连人参汤治夏月吐利

丁某,男,29岁。夏月酷热,贪食寒凉,因而吐泻交作,吐多于泻。伴心烦、口苦。脉数而滑,舌苔黄而润。证属火热在上而寒湿在下,且吐利之余,胃气焉能不伤。是为中虚而寒热相杂之证。

处方:黄连6g,干姜3g,黄芩6g,人参6g。另捣生姜汁1盅,兑药汁冲服。1剂,吐利止。(《中国现代名中医医案精华》刘渡舟医案)

(三)干姜黄芩黄连人参汤治呕吐泄泻

吕某,女,39岁。平素脾虚便溏,后因情绪抑郁,出现头眩作呕,逐渐加剧,饮食入口即吐,心中烦闷,食少,口苦不渴,苔中薄黄润滑,脉沉细无力……此系脾肾虚寒,阻格胸阳,郁热壅滞胃中,而现上热下寒之症状,宜温下清上,调理阴阳,因拟干姜黄芩黄连人参汤加镇逆止呕之剂。

干姜10g,黄芩10g,黄连6g,吉林参6g,姜半夏10g,生赭石10g,陈皮10g,甘草6g。1剂后呕吐大减,心烦减,可以进食。3剂后,呕吐止,知饥能食,调理而愈。(《伤寒论临床实验录·厥阴病篇》)

(四)干姜黄芩黄连人参汤加味治复发性呕吐

张某,女,10岁。起病于饮食不节,每进食后30~60分钟即吐,甚或饮水亦吐,伴胃脘痛……时轻时重。多治不愈,体重减2kg,精神不振,口干,大便少而不畅,喜暖怕凉。舌淡红,苔薄黄微腻,脉细。腹平坦,肝脾未及,无包块,无明显压痛。证属脾胃虚弱,寒热错杂。

处方:党参12g,干姜6g,黄芩9g,黄连6g,炒三仙30g,炒内金10g。7剂,每日1剂。针刺内关、期门、中脘,隔日1次。1周后,每日呕吐由四五次减为一二次,余症亦减。原方再7剂,呕吐基本消失。用越鞠保和丸善后。观察2周呕吐未发作。(《当代医家论经方·张大荣医案》)

(五)干姜黄芩黄连人参汤加味治小儿中毒性消化不良

女童,6岁。蛋花样大便2天,日行10余次,口渴,尿少,渴欲饮水……发热39℃,面色苍白,精神委靡,腹部凹陷,四肢清冷,舌质红绛,脉细数。诊断为中毒性消化不良,辨证属阴损及阳,寒热错杂,正虚欲脱。

处方:干姜10g,黄芩12g,黄连6g,人参10g,葛根10g,地榆12g,山楂10g。水煎,每2小时服15ml。同时,口服补液,予糖盐水适量。次日,腹泻减,体温

38.5℃,尿量增多。继续治疗 5 日,泻止,热退身凉。(《当代医家论经方·钟大瑞医案》)

第三 下利清谷,汗出而厥(通脉四逆汤证)

[原文]

下利清谷,里寒外热,汗出而厥者,**通脉四逆汤**主之。(厥阴病篇第 370 条)

甘草二两,炙 附子大者一枚,生,去皮,破八片 干姜三两,强人可四两

上三味,以水三升,煮取一升二合,去滓,分温再服,其脉即出者愈。

[发微]

(一)主旨

叙述下利清谷,出现里寒外热,汗出而厥,甚至脉不出的重证证治。

(二)证候分析

本证之所以成为重证,是由于下利清谷、里寒外热、汗出而厥同时出现,从方后来看还有可能出现脉不出。这些症状同时出现,无疑是一个重证。

在以上几个症状中以脉不出最为严重,往往提示阳亡阴竭,可能是由于下利、汗出,大量丧失水液所致。如少阴病篇第 315 条白通加猪胆汁汤证与第 317 条通脉四逆汤(加人参)证之严重也在于脉不出。虽有汗出而厥或下利、汗出而厥而有脉可得者,证情虽重而较本条之证略缓。如霍乱病篇第 388 条与第 389 条均用四逆汤治疗。

"里寒外热"这一临床表现,大多注家认为就是"真寒假热",是病情危重的主要表现。本人认为这一问题可以进一步探讨,"里寒外热"未必全是"真寒假热",也有可能"外热"与"里寒"都是真的。对此,在少阴病篇已作了分析。本条原文简单,难以断定外热之真假,留待后文再作分析。

(三)方药分析

参照少阴病篇第九节少阴下利证中的通脉四逆汤证。

[医案医话选]

(一)通脉四逆汤加味治吐泻汗多烦躁而厥

陈某,男。寒暑湿滞,互阻中焦,清浊混淆,乱于肠胃,胃失降和,脾乏升运,大吐大泻,挥霍撩乱,脉伏,肢冷,转筋,汗多,烦躁,欲坐井中之状,口渴不欲饮。是阴盛于下,格阳于上,此阴躁也……脉证合参,危在旦夕间矣!拟通脉四逆加人尿猪胆汁之意。背城借一,以冀获效。

生熟附子各三钱,淡干姜五钱,炙甘草一钱,姜半夏三钱,吴萸七分,川连三分,赤苓四钱,陈皮一钱,陈木瓜五钱,童便一杯(冲服),猪胆汁三四滴

（冲服）。

复诊：吐泻、烦躁均减，脉伏、肢冷依然，上方加炒潞党参四钱。（《孟河四家医集·丁甘仁医案·霍乱案》）

（二）四逆汤加猪胆汁治急性肠胃炎脱水

李某，男，73 岁。白天多食田间瓜果，晚上呕吐残瓜，直泻如水，达数十次，发热寒战，汗出。投藿香正气散合连朴饮，格拒难以下咽。四肢厥冷拘急，眼眶深陷，皮肤弹性不足，脉微欲绝。补液，同时给中药回阳救逆。

干姜 10g，附子 7g（先煎），甘草 10g，水煎取汁，加入猪胆汁 5g。频服。药尽神苏汗止，厥逆渐复。调理数日而愈。（《伤寒论方证辨析与新用·少阴病本证》）

第四 热利

[原文]

热利下重者，**白头翁汤**主之。（厥阴病篇第 371 条）

白头翁二两　黄柏三两　黄连三两　秦皮三两

上四味，以水七升，煮取二升，去滓，温服一升，不愈，更服一升。

下利欲饮水者，以有热故也，白头翁汤主之。（厥阴病篇第 373 条）

[发微]

（一）主旨

叙述热利（白头翁汤证）的主症与方药。

（二）证候分析

本小节 2 条原文指明了热利（白头翁汤证）的 3 个主症：发热及其他热象、里急后重、口渴。明确这 3 个主症，对后世治疗痢疾，有重要的指导意义。热象提示痢疾属于实热证，不仅应该用清热解毒药，还可以适当应用大黄、枳实等泻实导滞约。里急后重提示因热毒刺激而肠道气机逆乱，气滞明显，可以适当应用芍药、木香等理气药。口渴提示痢疾容易伤阴，慎用温燥药与利水药。凡热利均有口渴，寒利则口不渴或渴喜少量热饮，湿邪为主的下利则口不渴或渴不欲饮。

（三）方药分析

本方的配伍特点是同时应用四味性味苦寒的清热解毒药，集中兵力，攻其一点，重点突破，把较为次要的问题暂时置之不顾。这在《伤寒论》方中，有不少用这种配伍方法，如大陷胸汤的泻水、抵挡汤的逐瘀、大黄黄连泻心汤的泻热等。这种治法对于急性病是很确当的，对于慢性的、复杂的病证一般需要各方兼顾。

实验研究证明,白头翁汤对多种痢疾杆菌有抑制作用。白头翁汤对一些皮肤真菌、白色念珠菌等有抑制作用。白头翁有抗阿米巴原虫或抑制阿米巴原虫的作用,能杀灭阴道滴虫。临床上本方可用于治疗细菌性痢疾、阿米巴痢疾、滴虫性肠炎、霉菌性肠炎等疾病。

(四)白头翁汤证与葛根黄芩黄连汤证的比较

二者皆为热性下利,皆可应用清热解毒方药治疗。二者在临床辨证施治中的区别有以下几点:①从辨病角度看,白头翁汤证大多为痢疾,葛根黄芩黄连汤证大多是泄泻(肠炎)。②从临床主症来看,二者皆有热象。白头翁汤证以里急后重为特点,多脓血便,量少,便次甚多;葛根黄芩黄连汤证以暴注下迫为特点,多水样便,量多,便次较少。③从病机角度来看,二者皆有热邪。白头翁汤证主要为湿热热毒下注,导致气滞、气机逆乱,容易伤阴;葛根黄芩黄连汤证主要为邪热由表(太阳)入里(阳明、肠道),气机下陷而不升,容易伤阳。

[医案医话选]

(一)白头翁汤治痢下纯红

靳某,男。痢下纯红,里急后重,腹痛纳少,苔黄,脉濡数。此湿热入营,血渗大肠,肠中滞浊互阻,锻炼而为红积也。宜清热导滞,调气行血,气调则后重自除,血行则便红自愈。

白头翁三钱,北秦皮二钱,炒黄芩一钱五分,全当归一钱五分,酒川连五分,炒赤白芍各一钱五分,桃仁泥(包)一钱五分,杜红花八分,焦楂炭三钱,全瓜蒌四钱,春砂壳八分,细青皮一钱。(《孟河四家医集·丁甘仁医案·痢疾案》)

(二)先用葛根黄芩黄连汤继用白头翁汤治疗痢疾

某男,25 岁。外感挟滞,发热 39℃,微恶寒,头痛骨楚,腹痛下利,水样便杂少许黏液,热而臭,日夜 10 余次,口渴,尿短赤,舌红苔白厚腻,根黄,脉数。表证未罢,先予葛根黄芩黄连汤。

葛根 15g,黄芩 10g,黄连 6g,荆芥 6g。

复诊:表证罢,热退,下利减半,所下为红白黏液,肛门灼热,里急后重,窘迫不爽,腹微痛,口微渴,舌红,根有黄苔,脉沉迟,拟白头翁汤加味。

白头翁 10g,黄连 10g,黄柏 10g,秦皮 10g,炒枳实 10g,赤芍 10g,桔梗 6g。服 3 剂而愈。(《伤寒论方运用法·泻心汤类方》)

(三)白头翁汤加味治疗细菌性痢疾

周某,幼。西医诊为细菌性痢疾,服药未效,今高热不退,非白头翁汤不能。

白头翁 9g,黄连 1.5g,黄柏 5g,秦皮 9g,苦桔梗 6g,杭白芍 9g,枳实炭 9g,

马齿苋 9g,苦参片 6g,白槿花 12g,荠菜花 9g。(《章次公医案·儿科》)

(四)白头翁汤加味治疗细菌性痢疾

王某,男,7 岁。下痢 2 日,日行 10 余次,腹痛剧,里急后重,大便黏冻,偶见红,苔白腻,脉弦细。湿热挟滞,蕴阻肠道,治拟清化湿热,通积治痢。

白头翁 9g,黄连 3g,黄柏 6g,秦皮 12g,生川军 4.5g,马齿苋 18g,白芍 9g,苍术 9g,生甘草 3g。服 2 剂,证明显好转。去川军,再服 2 剂,症状基本消失。用六君子汤调理而愈。(《仲景方在急难重病中的运用·王正公医案》)

第五　虚寒下利兼表证(先温其里)

[原文]

下利腹胀满,身体疼痛者,先温其里,乃攻其表。温里宜四逆汤,攻表宜**桂枝汤**。(厥阴病篇第 372 条)

四逆汤方用本章第三节原文第 353 条方

桂枝汤方:

　桂枝三两,去皮　芍药三两　甘草二两,炙　生姜三两,切　大枣十二枚,擘

上五味,以水七升,煮取三升,去滓,温服一升,须臾啜热稀粥一升,以助药力。

下利清谷,不可攻表,汗出必胀满。(厥阴病篇第 364 条)

[发微]

(一)主旨

指出虚寒下利之兼有表证者应按急者先治的原则,重点治里虚寒证。

(二)证候分析与方药分析

参见太阳病中篇第七节表里先后辨。

[医案医话选]

(一)四逆汤加减治伤寒表证内陷

卫某,男。始由发热恶寒起见,继则表不热而里热,口十不欲饮,四肢逆冷,脉沉苔腻,加之呕恶呃逆,大便不实。外邪由太阳而陷于太阴,不得泄越,阳气被遏……伤寒内陷之重证,姑拟四逆汤加减,通达阳气,和胃降浊。

熟附子一钱五分,淡干姜五分,炙甘草五分,桂枝八分,丁香四分,柿蒂三枚,陈皮一钱五分,仙半夏三钱,川朴八分,熟谷芽三钱,生姜三片。(《孟河四家医集·丁甘仁医案·伤寒案》)

(二)附子理中汤加味治泄泻厥而有热

王某,幼。泄泻次数虽不多,但经过 1 周之久,四肢厥冷,已属严重,何况

又见高热,而脉沉细。心力大衰,非温药不能拨乱反正。

炮附块 9g,炮姜炭 3g,炙甘草 3g,潞党参 12g,生白术 9g,扁豆衣 9g,川连 1.8g,绿升麻 3g,陈红茶 6g,焦六曲 9g。(《章次公医案·儿科》)

第六 下利谵语(小承气汤证)

[原文]

下利谵语者,有燥屎也,宜**小承气汤**。(厥阴病篇第 374 条)

大黄四两,酒洗 枳实三枚,炙 厚朴二两,去皮,炙

上三味,以水四升,煮取一升二合,去滓,分二服。初一服,谵语止,若更衣者,停后服。不尔,尽服之。

[发微]

(一)主旨

指明实热结聚肠胃之证候,虽有下利仍须用承气汤类方攻下。

(二)证候分析

下利而伴有谵语,有实热燥屎结聚的可能,但要确定有燥屎,还应有一两个其他脉症,如脉滑实、苔黄腻、腹胀痛、粪便臭秽等。本证下利,便次不多,下少量臭秽粪便或稀水,也可称为热结旁流。如便次甚多而有脓血便,则为痢疾,宜用芍药汤主治。(可参照第四章阳明病篇第四节谵语辨证与第六节燥屎辨证)

(三)本证(下利谵语)**与白头翁汤证**(热利下重)**的比较**

二者均属于实热性质的下利。二者辨证论治的主要区别有以下几点:

1. 本证大多原为全身性热病(如肺部感染、乙型脑炎等),发展到一定阶段邪热燥屎结聚,转属阳明而出现本证;白头翁汤证主要病变原为湿热热毒侵袭肠道,其热毒可能影响到全身。

2. 下利谵语是外感病的一个阶段的主症,用小承气汤治疗本证是解决当前的主要问题,之后,应进一步治疗其全身性热病,以求全愈;热利下重是痢疾病的主症,白头翁汤是痢疾病的主方,主症缓解之后,应继续治疗调理,以防其复发或转为慢性,久延不愈。

3. 本证与白头翁汤证均有下利,但其临床表现不同,参见上文"证候分析"。

(四)治法方药分析

本证一般宜用小承气汤,燥屎结聚严重者也可用大承气汤,病程较早、热象明显者也可选用调胃承气汤。方药配伍参见第四章阳明病篇第三节三承气汤用法比较。

[医案医话选]

流行性乙型脑炎"热结旁流"用小承气汤：

梁某，男，28岁。住某医院诊断为流行性乙型脑炎（住院检查略）。病已6日，曾连服中药清热、解毒、养阴之剂，病势有增无减。会诊时体温40.3℃，脉象沉数有力，腹满微硬，哕声连续，目赤不闭，无汗，手足妄动，烦躁不宁，有欲狂之势，神昏谵语，四肢微厥，昨日下利纯青黑色水，此虽病邪羁踞阳明、热结旁流之象，但未至大实满，而且舌苔秽腻，色不老黄，未可与大承气汤，乃用小承气汤法微和之。

服药后，哕止便通，汗出厥回，神清热退，诸证豁然，再从养阴和胃之剂调理而愈。

原按：此病人……乃里闭表郁之证……必须下之。下之则里通而表自和，若泥于温病忌下之禁，当下不下，里愈结，表愈闭，热结精伤，造成内闭外脱。说明脑炎治疗并非绝对禁用下法；惟非下证而误下，酿成内陷则属非是。这是一个很明显的辨证论治的实际例证。（《蒲辅周医案·内科治验》）

第七 下利后余热

[原文]

下利后更烦，按之心下濡者，为虚烦也，宜**栀子豉汤**。（厥阴病篇第375条）

肥栀子十四个，擘　香豉四合，绵裹

上二味，以水四升，先煮栀子，取二升半，内豉，更煮取一升半，去滓，分再服。一服得吐，止后服。

[发微]

（一）主旨

指出热利恢复期有轻度烦热，可用栀子豉汤清热除烦。

（二）证候分析

下利已止，但出现心烦（更，不是更加严重，而是由下利换成心烦）。如按心下无痞硬而柔软，则可排除此心烦是由实热或由痰水、食积挟气滞所致，而是余热留扰所致，可用栀子豉汤治疗。此下利应是热利而非虚寒下利。

（三）方药分析

参见太阳病中篇第五节第十二小节栀子豉汤证。

[医案医话选]

栀子甘草豉汤治疗外感病表解后余热心烦、便溏。

钱某，女，37岁。中风表解后，余热未清，滞于胸膈，心烦不得眠，口干不欲饮,食少神倦,大便微溏。苔淡黄,脉虚数。先用栀子豉汤,后因便溏、神疲,发汗后中气已伤,用栀子甘草豉汤加味。

生栀子 10g,淡豆豉 10g,粉甘草 12g,丹参 10g,肥玉竹 12g,麦冬 10g,生山药 12g,茯苓 10g,琥珀粉 1.5g(冲服)。连服 4 剂,心烦消失,调理而愈。(《伤寒论临床实验录·太阳病中篇》)

第五节 下 利 辨 脉

本节 9 条原文分析下利的脉象。这些内容来自临床,其分析的方法,不拘泥于一脉一证这样一种比较固定的静止形式,而是采取脉象与证情的变化相结合,与病程相结合。这样灵活的动态的辨脉方法是值得我们重视与学习的。

[原文]

下利,有微热而渴,脉弱者,今(即将)自愈。(厥阴病篇第 360 条)

下利,脉数,有微热汗出,今自愈,设复紧,为未解。(厥阴病篇第 361 条)

下利,手足厥冷,无脉者,灸之不温,若脉不还,反微喘者,死。少阴负趺阳者,为顺也。(厥阴病篇第 362 条)

下利,寸脉反浮数,尺中自涩者,必清(圊)脓血。(厥阴病篇第 363 条)

下利,脉沉弦者,下重也;脉大者为未止;脉微弱数者,为欲自止,虽发热,不死。(厥阴病篇第 365 条)

下利,脉沉而迟,其人面少赤,身有微热,下利清谷者,必郁冒汗出而解,病人必微厥。所以然者,其面戴阳,下虚故也。(厥阴病篇第 366 条)

下利,脉数而渴者,今(即将)自愈。设不差,必清脓血,以有热故也。(厥阴病篇第 367 条)

下利后脉绝,手足厥冷,晬时(一昼夜)脉还,手足温者,生。脉不还者,死。(厥阴病篇第 368 条)

伤寒下利,日十余行,脉反实者,死。(厥阴病篇第 369 条)

笔者按:原文第 362 条"少阴负趺阳者,为顺也"与原文阳明病篇第 256 条"其脉不负者,为顺也。负者,失也,互相克贼,名为负也"的含义相符,故不作解释。

[发微]

(一)主旨

综合分析下利的多种脉象,指出脉象与病证之间的辩证关系。

(二)本节9条原文中,下利脉证结合辨证的简要归纳

1. 数脉,4条 ①下利脉数有微热汗出,是邪热渐退,故将自愈;②下利寸脉浮数、尺中涩是热邪较盛,正气不足,故可能下脓血;③下利脉微(形容词,稍见)弱数是重证已有好转,出现邪退正虚,略有余热,故称虽发热,不死;④下利脉数而渴是寒利化热之象,故称将愈。

2. 弱脉,2条 ①下利脉弱,同时有微热而渴,提示正气虽虚,但阳气渐复,阴寒已退,属恢复期,做将自愈;②下利脉微(形容词,稍见)弱数是重证已有好转,参见上文数脉之三。

3. 涩脉,1条 提示正气不足,参见上文数脉之二。

4. 紧脉,1条 下利而见紧脉,提示内有寒实病邪停留。参见少阴病篇第287条。

5. 实脉,1条 实脉而见于下利日十余行的病人,则为正虚邪盛,故预后严重。

6. 大脉,1条 下利脉大提示邪气尚盛。

7. 沉弦脉,1条 下利脉沉弦提示里有结聚,故见下重。

8. 沉迟脉,1条 下利清谷而脉见沉迟,则为比较严重的里虚寒证,可能出现厥与"戴阳"。

9. 脉绝,2条 均提示病人气血阴阳严重衰竭,但仍应积极救治,仲景往往用灸法及药物持续救治一昼夜以上,有脉搏恢复、手足厥冷回暖而生还者。

(三)郁冒与戴阳简释

郁冒:郁冒是一组症状,大多同时出现,也可能单独出现。郁,心胸烦闷。冒,轻则头晕目眩,重则晕厥,是阳气不能充分上荣所致。汗出是营卫气血流行通畅的一种标识。郁冒之轻者,得气机通畅而解;重者需经重剂温阳益气救治,才能恢复。

戴阳:症状。因虚阳上浮而出现两颧殷红。证情一般较重,但未必都是濒死之征。

[医案医话选]

(一)《中国现代名中医医案精华》一书中有泄泻医案21例

其中有脉诊记录者14例。兹将这14个医案的证候、脉象与主治方剂综合于下,由此或可领悟一些脉诊对泄泻辨证的意义。

1. 外感暑湿泄泻,脉濡数,治疗用五苓散加减(靳士英医案)。

2. 外感风寒兼脾阳虚(协热利),脉浮弦而缓,治疗用桂枝人参汤(刘渡舟医案)。

3. 外感湿热泄泻,脉弦细,治疗用二陈汤合左金丸(步玉如医案)。

4. 外感湿热泄泻,病程较长,脉细软,治疗用四君子汤合香连丸(屠揆先医案)。

5. 气虚之体,外感风邪,自汗便溏,脉缓,治疗用桂枝汤合六君子汤(颜正华医案)。

6. 食积,脘腹胀痛,大便溏泻,脉滑,治疗用保和丸(改为汤剂)(颜正华医案)。

7. 小儿腹泻,阳虚寒盛,阴盛格阳(单纯性消化不良,脱水),脉细数,治疗用白通加猪胆汁汤(廖浚泉医案)。

8. 小儿内伤久泻,脾胃阴阳两虚,脉细,治疗用理中汤加养胃阴药(江育仁医案)。

9. 痛泻反复发作,脉沉弦,治疗用痛泻要方加味(章真如医案)。

10. 久泻,肾虚兼寒湿郁热,脉沉细,治疗用四神丸合乌梅丸(改为汤剂)(秦伯未医案)。

11. 晨泄 2 年,非肾阳虚,而是肝热夹湿,脉弦细有力,治疗用黄芩、黄连、黄柏、芍药、阿胶(赵绍琴医案)。

12. 久泻滑泄不禁,脉沉弱,治疗用桃花汤加味(张琪医案)。

13. 久泻 3 年,脾肾阳虚伴水湿停留,脉沉滑,治疗用胃苓汤加人参(张鹏举医案)。

14. 高年气虚,大便稀溏失禁,脉弦细,治疗用补中益气汤(步玉如医案)。

(二)《临证指南医案·泄泻》共有 91 个医案(包括复诊)

其中有 12 个医案有脉象记录。兹将这 12 个医案的主症、证候、脉象与治疗方药综述(主要摘引其原文)于下,可见叶氏平脉辨证的基本精神。

1. 足跗日肿,大便日行五六次,小便不利。左脉之缓涩,是久病阴阳之损,右脉弦大,弦则为减,大则病进。此湿热浸淫,由乎脾肾日伤。治疗用四苓加椒目、厚朴、益智、广皮白。

2. 脉缓大,腹痛泄泻,小溲不利,此水谷内因之湿,郁蒸肠胃。议用芩芍汤。

3. 脉缓涩,腹满痛,泻不爽,气郁滞久,湿凝在肠。用丹溪小温中丸。

4. 诊脉肝部独大,脾胃缓弱。目今水泻,少腹满胀,阴阳不分,浊居于下,致肝失疏泄,当以五苓散导水利湿。

5. 脉沉缓,肌肉丰盛,是水土禀质,阳气少于运行,水谷聚湿,食稍不运,便易泄泻。四君子汤加羌活、防风、广皮、泽泻。

6. 阳伤湿聚,便溏,足肿,脉紧。初诊用五苓散去猪苓加防己。复诊,前方加茵陈。三诊,加附子,去防己。

7. 腹鸣,晨泄,巅眩,脘痹。诊脉小弦,盖阳明胃土已虚,肝风振动内起,用甘以理胃,酸以制肝。四君子汤去术,加广皮、木瓜、乌梅。

8. 脉右弦,腹膨,鸣响,痛泻半年不痊。此少阳木火郁伤脾土,法当疏通泄郁。芩芍汤加桑叶、丹皮、柴胡、青皮。

9. 脉沉,形寒,腹鸣,每晨必泻。仿仲景意。苓桂术甘汤去甘草加干姜。

10. 色白脉软,大便溏泄不爽,皆脾阳困顿,刻下姑与和中为先。益智仁、广皮、姜炭、茯苓、生谷芽。

11. 诊脉两关缓弱,尺动下垂,心下懊憹,纳谷仍不易化。盖脾阳微,中焦聚湿则少运;肾阳衰,固摄失司为瘕泄。议早进治中法,夕用四神丸。

12. 脉细下垂,高年久咳,腹痛泄泻,形神憔悴。拟进甘缓法。小建中汤去桂、姜,加茯苓。

第六节 辨 呕

呕吐在外感病的各个阶段均可出现,但在厥阴病中出现呕吐的证情比较复杂多变,故在厥阴病篇中,除已经论述的有关呕吐的条文之外,又专列4条辨呕的条文,而这4条条文的基本性质正好是实、寒、虚、热,足以提示辨呕的最基本的内容。

[原文]

呕家有痈脓者,不可治呕,脓尽自愈。(厥阴病篇第376条)

呕而脉弱,小便复利,身有微热,见厥者难治,四逆汤主之。(厥阴病篇第377条)

干呕,吐涎沫,头痛者,**吴茱萸汤**主之。(厥阴病篇第378条)

吴茱萸一升,汤洗七遍　人参三两　大枣十二枚,擘　生姜六两,切

上四味,以水七升,煮取二升,去滓,温服七合,日三服。

呕而发热者,**小柴胡汤**主之。(厥阴病篇第379条)

柴胡八两　黄芩三两　人参三两　甘草三两,炙　生姜三两,切　半夏半升,洗

大枣十二枚,擘

上七味,以水一斗二升,煮取六升,去滓,更煎取三升,温服一升,日三服。

[发微]

（一）主旨

叙述呕吐辨证的基本内容:实证、寒证、虚证与热证的辨证。

（二）证候分析

1. 原文第 376 条提出因内痈(主要是肺痈)所致的呕吐脓液,其治法应以清热解毒排脓为主,不可止呕。

2. 原文第 377 条,呕吐脉弱而厥,已属寒盛阳虚重证,三阴病小便利也多属阳虚,微热即使不是假热,也不能否定病证基本属于虚寒。呕吐已非主症,当然不能止呕,宜用四逆汤回阳救逆,不可因呕而身有微热而误用清热止呕之剂。

3. 原文第 378 条提出两个主要见症,干呕吐涎沫是胃气虚寒的表现,呕吐伴头痛是肝气犯胃的表现。二者在病机上有联系,肝气横逆容易犯胃,胃气虚寒容易导致肝气来犯。辨证必须注意,如头痛与干呕确有密切联系,则提示这种呕吐的根本原因不在胃而在肝。辨治应仔细慎重。治疗本证一般适用吴茱萸汤温胃和胃、暖肝疏肝、和中益气。

《伤寒论》中共有 3 条吴茱萸汤证的条文,其证治重点同中有异。简析如下:阳明病篇第 243 条重在呕吐,用吴茱萸汤温胃和中止呕。少阴病篇第 309 条重在吐利并作,且有四肢逆冷,用吴茱萸汤温胃和中以治吐利,又能疏理肝气以治四肢逆冷。本条不仅治呕,重点在于理气血以治头痛。

4. 原文第 379 条提出呕而发热两个见症。呕而发热基本属于热性呕吐,而以少阳呕吐的可能性最大,因为如在太阳,见发热而呕,便有由表入里的可能;如在阳明则发热而呕,提示实热结聚尚浅,故而选用小柴胡汤清解少阳以治呕。这也符合"伤寒中风,有柴胡证,但见一证便是,不必悉具"(太阳病中篇第 101 条)之论。

（三）吴茱萸汤方药分析

本方以吴茱萸为主药,性味辛温,功能疏理肝气,温散肝经寒气(暖肝),从而能疏理气血,又能温运脾胃,和降胃气;能治头痛、脘腹痛、胁痛等多种疼痛,又能温中治呕逆或下利。本方配人参益气,更适用于治疗虚寒性病证。配较大剂量生姜则适用于胃寒呕吐或下利。本方和胃用大枣而不用甘草,且近年动物实验发现甘草对吴茱萸的降血压作用有明显的拮抗作用。

（四）吴茱萸的修治

吴茱萸有小毒,入药前宜有加工处理。《伤寒论》用汤(热开水)洗 7 次。

《雷公炮炙论》用盐水洗或加醋煮沸。《本草从新》兼载以上 3 种加工方法。近年中药教科书提出用甘草水浸泡。

(五) 吴茱萸的用量

吴茱萸的用量问题复杂而无定论,古今有异,各家有别。这里只能提供一些资料,供读者思索研究之用。

1. 古代用量 《伤寒论》用汤洗之前的原药一升(200ml,约重 70g)水煎,孟诜《食疗本草》亦用此量酒煎。《肘后备急方》用一两酒煎,《圣济总录》用二两酒煎,《太平圣惠方》用二钱水煎。

2. 清代及现代临床用量 叶天士治胃痛用一钱;吴鞠通治呕吐 2 例均用三钱;蒲辅周治妇科病 2 例均用八分;《仲景方药古今应用》录载 20 世纪 60 年代以来杂志上发表的用吴茱萸汤的医案 7 例,吴茱萸用量 6 例在 9~15g,只有 1 例用 24g。

3. 本人临床用量 12~15g。(参见拙著《疑难病证思辨录》第 38 回)

4. 近年教科书载吴茱萸常用量为 2~5g。

(六) 四逆汤方药分析

见第二章太阳病中篇第七节"表里先后辨"。

(七) 小柴胡汤方药分析

见第二章太阳病中篇第八节第一小节"典型的小柴胡汤证"。

[医案医话选]

(一) 清热排脓治肺痈

金某,男,50 岁。咳嗽痰多腥臭,且夹脓血,胸痛,下午身热,脉滑数,舌尖绛,中燥白。仿千金苇茎合白虎法。

鲜芦根二两(去节),冬瓜仁五钱,生米仁四钱,生石膏八钱(杵,先煎),知母四钱,生甘草三钱,桃仁七分(杵),淡子芩二钱,鱼腥草六钱,川贝母钱半,白薇三钱。2 剂后热退咳减,胸痛轻,腥臭痰减少,继续清肺排脓之剂。(《中国现代名中医医案精华》叶熙春医案)

(二) 叶天士用温阳和中法治反胃呕吐 2 例

1. 尤。脉缓,右关弦,知饥恶食,食入即吐,肢浮,便溏尿少,不渴饮。此胃阳衰微,开合之机已废,老年噎膈反胃乃大证也。

人参、茯苓、淡附子、淡干姜、炒粳米、姜汁。(《临证指南医案·噎膈反胃》)

2. 顾。脉濡弱,左胁下久有聚气。纳食酿积于胃脘之中,二三日呕噫吞酸,积物上涌吐出。此皆怫怒动肝,肝木犯胃,胃中阳伤,不能传及小肠,遂变化失司。每七八日始一更衣,为胃气不主下行故也。法当温胃阳,制肝逆。宿病纠缠,恐多反复。

淡附子、淡干姜、生白芍、淡吴萸、白粳米、姜汁。(《临证指南医案·呕吐》)

(三)小柴胡汤治呕吐2例

1. 李某,女,32岁。不明原因失眠,心烦易怒,口苦,厌食,食则呕吐,胸胁苦满作痛。曾查肝功能、胃镜,均未见异常。其医院诊为神经性呕吐。观其表情淡漠,神情抑郁,舌质淡,苔白滑,脉弦滑……治以疏肝和胃降逆,小柴胡汤加减。

柴胡15g,黄芩10g,半夏10g,党参10g,陈皮15g,代赭石30g,生姜3片,甘草6g。服药9剂告愈。(《当代医家论经方·时立典医案》)

2. 刘某,女,60岁。患脑溢血已3个月,昏迷、瘫痪、大小便失禁、鼻饲。日前感冒,发热汗出,呕吐不止。用桑菊饮1剂,热虽退,呕仍不止,鼻饲流质入胃后,旋即喷涌而出。拟为少阳胆热犯胃,用小柴胡汤。

柴胡6g,黄芩9g,姜半夏9g,党参9g,生姜3片,炙甘草6g,大枣3枚。1剂,水煎,分3次鼻饲。药汁入胃,未即吐出,3次鼻饲之后,能开始进食。(《中国现代名中医医案精华》熊寥笙医案)

(四)吴茱萸汤治呕吐2例

1. 金某,六十八岁。旧有痰饮,或发呕吐,乃系痰饮见症……议食入则吐是无火例。

淡吴萸五钱,半夏八钱,淡干姜五钱,生姜汁每次冲三匙,生米仁六钱,广皮三钱。水五杯,煮二杯,分二次服,渣再煮一杯服。

复诊:前方业已见效,但脉迟紧,与通养胃阳。

人参一钱五分,淡吴萸三钱,半夏三钱,茯苓二钱,生姜五片。不拘帖。(《吴鞠通医案·呕吐》)

2. 梁某,女,35岁。年余来间断发作性呕吐,吐出痰涎兼有食物残渣或酸水,多在食后、情绪不佳或发怒时发作。伴有头痛……近半年来每日发作一二次。多种检查均未得出明确诊断。病人形体较瘦,腹壁较薄。住处气候寒冷,常饮食生冷。治以温中补虚,降逆止呕,用吴茱萸汤加味。

吴茱萸6g,党参15g,生姜12g,大枣12枚,法半夏10g,青皮9g,橘红10g,蔻仁10g。每日1剂,频频呷服。服3剂,诸症消失。半年后复查未复发。(《中国现代名中医医案精华》王希知医案)

(五)吴茱萸汤加味治顽固性头痛

杨某,女,53岁。头痛13年,呈发作性,头晕,头顶胀痛,伴呕吐涎沫,纳减、失眠。每次发作二三日或1周。体胖,面白,舌净,脉弦细……厥阴寒浊上扰清窍。治宜升清降浊养肝。

吴茱萸 12g，党参 15g，生姜 12g，大枣 8 枚，当归 9g，白芍 12g。2 剂症减，5 剂症状消失。5 个月未发作。（《伤寒论方医案选编》）

（六）何种情况下发热呕吐能用攻下法

在多数情况下，发热呕吐是不宜用攻下法治疗的。《伤寒论》阳明病篇第 204 条明确指出："伤寒呕多，虽有阳明证，不可攻之。"在少数情况下可以用轻下法。以下三点可资参照：

1.《温疫论》："有患时疫，心下胀满，口渴发热而呕，此应下之证也。下之，诸症减去六七，呕亦减半；再下之，胀除热退渴止……呕独转甚，此疫毒去而诸症除，胃续寒而呕甚，与半夏藿香汤一剂，而呕即止。"（《温疫论·下后反呕》）

2.《伤寒论》太阳病中篇第 103 条："太阳病，过经十余日……先与小柴胡汤，呕不止，心下急，郁郁微烦者，为未解也。与大柴胡汤下之则愈。"

3.《伤寒论》太阳病下篇第 165 条："伤寒发热，汗出不解，心中痞鞕，呕吐而下利者，大柴胡汤主之。"（笔者摘编）

第七节　辨哕（呃逆）

哕（呃逆）在《伤寒论》中并非罕见，共有 9 条原文描述呃逆，而在阳明病篇中有 5 条原文论呃逆，可见呃逆与胃肠病证关系密切。本节 2 条辨呃逆的原文，虽未出方，但提出了治疗大法，属于呃逆辨证的总结。

［原文］

伤寒大吐大下之，极虚，复极汗者，其人外气怫郁（郁遏），复与之水，以发其汗，因得哕。所以然者，胃中寒冷故也。（厥阴病篇第 380 条）

伤寒哕而腹满，视其前后（前阴、后阴，引申为大小便），知何部不利，利之即愈。（厥阴病篇第 381 条）

［发微］

（一）主旨

提出哕症辨治的大法，虚者主要为胃气虚寒，实者或为水气停留或为实热病邪结聚，从而导致胃气上逆。

（二）《伤寒论》中有关呃逆条文综述

1. 太阳病中篇第 98 条是水饮内停、饮食不当所致的呃逆，宜调理肠胃，利水化湿。

2. 太阳病中篇第 111 条是火逆所致的热毒内炽重证,神昏谵语而哕,急需清热泻火救治。

3. 阳明病篇第 194 条是误用攻下,损伤胃气,胃中虚冷,治宜温中降逆。

4. 阳明病篇第 209 条是误用攻下,扰乱胃肠气机,难以化水,饮水则哕。治宜通阳化气利水。

5. 阳明病篇第 226 条,胃中虚冷,饮水则哕。与第 194 条相同。

6. 阳明病篇第 231 条,黄疸,小便难,有潮热,时时哕。是肝胆湿热,肝气犯胃。治宜清热化湿,疏肝利胆。

7. 阳明病篇第 232 条,"若不尿,腹满加哕者,不治",这是热毒内陷,全身气化严重阻滞的危重证候。

8. 本节厥阴病篇第 380 条是多次使用汗吐下法治疗之后,损伤正气,导致胃中寒冷,治宜温中降逆。与第 194 条、第 226 条相同。

9. 本节厥阴病篇第 381 条是分析不同病因病机,采取不同治法。因水气停留者利水,因邪阻胃肠,气机不利者调理胃肠而通大便。

以上 9 条原文中有胃气虚寒者 3 条,水气停留者 2 条,热毒内炽重证 1 条,全身气化阻滞危证 1 条,肝胆湿热阻滞 1 条,分析利水与调理胃肠而通大便 1 条。这些是辨治哕症的基本大法,而和胃降逆的丁香柿蒂汤、旋覆代赭汤等则是对症施治的主要方药。

[医案医话选]

(一) 温阳益气法治虚寒呃逆

王。脉微弱,面亮戴阳,呃逆,胁痛,自利。先曾寒热、下利,加以劳烦伤阳,高年岂宜反复,乃欲脱之象。三焦俱有见症,议从中治。

人参、附子、生干姜、丁香皮、柿蒂、茯苓。(《临证指南医案·呃》)

(二) 清热泻火法治实热呃逆

马某,女,70 岁。酒肉过多,发生呃忒,声震屋瓦,不得安宁。头痛,口苦,口气臭秽,口渴欲饮,腹满便秘,小溲黄赤。辨为肝胃火气上冲所致。《素问·至真要大论》云:"诸逆冲上,皆属于火。"治当苦寒直折,使其火降则呃自止也。

黄连 10g,黄芩 10g,黄柏 10g,栀子 10g,龙胆 8g,大金钱草 20g,白花蛇舌草 15g。连服 3 剂,病减大半,转方用黄连导赤汤,使火热之邪从小便而出。

黄连 10g,生地 30g,木通 10g,竹叶 15g,生甘草 6g。服 5 剂而病瘳。(《刘渡舟临证验案精选·呃忒》)

第九章

辨霍乱病脉证并治

第一节 霍乱病的概念

《伤寒论》中的霍乱病,不是伤寒病,不属于六经辨证范围之内,而是因饮食不适,温凉不调所致的肠胃气机紊乱,出现呕吐、下利、脘腹疼痛等症的疾病。由于发病迅速,吐泻交作,气机逆乱,故而称为"霍乱"。本病没有明显的传染性。隋代巢元方《诸病源候论·霍乱病诸候》:"霍乱者,由入温凉不调,阴阳清浊二气有相干乱之时,其乱在于肠胃之间者,因遇饮食而变发,则心(脘)腹绞痛。其有先心(脘)痛者则先吐,先腹痛者则先利,心腹并痛者则吐利俱发。……霍乱言其病挥霍之间便致缭乱也。"金代成无己《注解伤寒论》仍从此说。可见我国古代(晚清之前)所说的霍乱病不是西医学所说的由霍乱弧菌所致的传染病,而相当于西医学的食物中毒、沙门菌属感染等疾病。

西医学所称的传染病霍乱是在第一次世界大流行期间(1817—1823年,即清嘉庆二十二年至道光三年间)首次传入我国,在沿海地区发生流行的。因此,清代晚期中医所说的霍乱可能既包括传染病霍乱也包括食物中毒等以呕吐下利为主症的疾病。如王孟英的《随息居重订霍乱论》,成书于1838年,就是总结传染病霍乱第一次传入我国,中医进行防治的经验著作。书中已能明确区别传染性的霍乱与个别人饮食起居不慎所致的霍乱。

《伤寒论》讨论霍乱病的概念是分析霍乱病与伤寒病的辨证施治的区别。

[原文]

问曰:病有霍乱者,何? 答曰:呕吐而利,此名霍乱。(霍乱病篇第382条)

问曰:病发热头痛,身疼恶寒,吐利者,此属何病? 答曰:此名霍乱。霍乱自吐下,又利止,复更发热也。(霍乱病篇第383条)

伤寒,其脉微涩者,本是霍乱,今是伤寒,却四五日,至阴经,上转入阴必利,本呕下利者,不可治也。欲似大便,而反失气,仍不利者,此属阳明也,便必鞕,十三日愈,所以然者,经尽故也。下利后当便鞕,鞕则能食者愈。今反不能食,到后经中,颇能食,复过一经能食,过之一日当愈,不愈者,不属阳明也。(霍乱病篇第384条)

[发微]

(一) 主旨

论述霍乱病的主症以及霍乱病与伤寒病(以阳明病为例)的区别。

（二）霍乱病的主症、主脉及基本病机

霍乱病的主症是呕吐与下利,并且早期就有这两个见症。发热恶寒、头痛身疼是比较次要的。霍乱病的主脉是微(稍微)涩,病情严重时可以出现微细沉涩的脉象。由这些脉症可以推知霍乱病的基本病机是在一定气候、环境条件下,饮食病邪直犯肠胃,导致气机逆乱,吐泻交作,伤津脱液,严重者阴竭阳亡。可能伴有轻微的表证或类似表证的由气血不和所引起的头痛身疼、发热恶寒等症。

（三）霍乱病与伤寒病的比较

1. 脉象的不同　霍乱病开始便多见细涩脉,病情加重脉搏更见细弱无力。伤寒病则开始多见浮脉,以后随证情发展而有多种变化,要发展到三阴病阶段才会出现细弱的脉象。

2. 临床见症的不同　霍乱病开始便见呕吐、下利,可能伴有轻微的表证或类似表证的由气血不和所引起的头痛身疼、发热恶寒等症。所以原文说"本呕下利者,不可(按伤寒)治也"。伤寒病开始有明显的表证,以后才有各种里证出现。伤寒病早期即使伴有呕吐下利,其性质大多属实热,要发展到三阴病阶段才会出现虚寒性的呕吐下利。伤寒病基本上多有一个由表入里、传经变化的过程。如原文所说的"经尽故也"到后经中"复过一经"等。霍乱病一般不出现明显的传经过程,吐利停止大多能进入恢复阶段。

[医案医话选]

（一）《灵枢》论霍乱

黄帝曰:何谓逆而乱?岐伯曰:清气在阴(下),浊气在阳(上)……清浊相干……乱于肠胃,则为霍乱。(用针刺法治疗)(《灵枢·五乱》)

（二）东晋葛洪论霍乱

凡所以得霍乱者,多起饮食,或饮食生冷杂物,以肥腻酒脍而当风履湿,薄衣露坐或夜卧失覆之所致。(《肘后备急方·治卒霍乱诸急方》)

（三）清代王孟英论霍乱

热霍乱流行似疫,世之所同也;寒霍乱偶有所伤,人之所独也。(《随息居重订霍乱论·寒证》)

第二节　霍乱病证治

本节所论的霍乱病均非传染性的真霍乱,而是葛洪所述的那种饮食起居

不慎的霍乱病,也就是王孟英所称的寒霍乱。所用方药偏于温阳和中。近代本节方药多用于食物中毒及严重的泄泻与消化不良。如在真霍乱或其他病证中,如有见症与此相符合者亦可选用本节的方药施治。

第一 四逆加人参汤证

[原文]

恶寒脉微而复利,利止亡血也,**四逆加人参汤**主之。(霍乱病篇第 385 条)

四逆加人参汤:

甘草二两,炙 附子一枚,生,去皮,破八片 干姜一两半 人参一两

上四味,以水三升,煮取一升二合,去滓,分温再服。

[发微]

(一)主旨

指出在恶寒、脉微而下利的基础上,即使利止,如见出血,应该用四逆加人参汤,温阳益气救急。符合"血脱益气"之治疗大法。

(二)对"亡血"的解释

从字面来理解,亡是丧失,亡血是丧失血液,大多由出血所致,也可直接理解为出血。后世注家对本条原文的"亡血"有疑义,认为出血不宜用四逆加人参汤。或将"利止亡血"改为"利不止亡阳";或认为亡阴即为亡血,未必是真脱血;《伤寒论》5 版教材也认为本条亡血是"阳亡液脱,津液内竭"。从文字看,《伤寒论》中除本条外,还有 6 条原文有"亡血",均可理解为出血。从医理看,本条之证用四逆加人参汤符合"血脱益气"之治疗大法。从临床看,用四逆加人参汤或附子理中汤治疗肠出血,已有不少医案发表。

(三)四逆加人参汤方药分析

"恶寒脉微而复利"属阳气虚寒之下利,用四逆汤可无疑义。本方的要点在于附子与人参相配,回阳救逆与益气固脱同用。参附相配后世应用颇多,源出于本方。本方人参在《伤寒论》原文中仅用一两,用量较小。在《备急千金要方》与《外台秘要》中所载本方的人参用量均为三两。从本条证候来看,从后世用药情况来看,本方人参以大量为宜。本方的主要作用不是直接止血,而是通过温阳益气,使元气充足,可以摄血,又能温振阳气以救大量失血所致的阳气虚脱,即西医学所称的出血性休克。

(四)《伤寒论》中参附相配的方剂的比较分析

在《伤寒论》中参附相配的方剂不多,共有四方:茯苓四逆汤、附子汤、乌梅丸与本方。此外,在理中汤方后加附子,在通脉四逆汤方后加人参,也形成参

附相配。而其所适应的证情又各有不同,简析如下:茯苓四逆汤用于亡阳烦躁,方中参附相配温阳益气,参苓相配安心宁神。附子汤中的主药是较大剂量炮附子,用于温散寒湿而止痛,由于脉沉,提示正气不足,气血亏损,故配人参、白术、芍药补益气血。通脉四逆汤方后加人参是针对"无脉"的,无脉是元气将脱,用参附相配,回阳救逆,挽回气脱。而本方则是回阳救逆而固血脱,二者主药基本相同,而证情则同中有异。理中汤方后加附子是温阳益气健脾,后世应用颇多,《太平惠民和剂局方》的附子理中丸已属临床常用方。乌梅丸中的参、附均非主药,分析从略。

[医案医话选]

(一)四逆加人参汤治自利不渴危重证

某。自利不渴者属太阴。呃忒之来,由乎胃少纳谷,冲气上逆,有土败之象。势已险笃,议金匮附子粳米汤。

人参、附子、干姜、炙甘草、粳米。(《临证指南医案·痢》)

笔者按:此方五味药为四逆加人参汤加粳米,也可看做附子粳米汤加人参、干姜,去半夏、大枣。

(二)四逆加人参汤加味治伤寒下血

姜某。伤寒十六日,邪陷三阴,厥阴不能藏血,下血成升成斗,色紫黑。汗多,四肢逆冷,脉象细微。气随血脱,真阳外亡,脉症合参,危在旦夕间矣!勉拟回阳救逆,敛阳崇土……尚希明正。

别直参一钱,熟附块一钱,炮姜炭八分,清炙甘草六分,抱茯神三钱,焦楂炭三钱,煅牡蛎三钱,花龙骨三钱,炒於术一钱五分,陈广皮一钱,陈仓米一合(干荷叶包),煎汤代水。服一剂。

复诊:真阳已得内返,脉起肢温,下血亦止,佳兆也。而口干欲饮,腹痛时作,舌苔干糙无津,阳回阴津已伤,津少上承。陷入厥阴之邪未得外达……再拟回阳救阴,和解祛瘀(复诊方药略)。(《孟河四家医集·丁甘仁晚年出诊医案·伤寒》)

(三)四逆加人参汤合生脉散治肺心病心衰

刘某,女,45 岁。素有肺心病,1 周前病情加重,咳嗽,咯白色泡沫痰,气急不能平卧。口唇紫绀,颈静脉怒张,血压降低,两肺布满湿啰音,心率 120 次 /min,心律不整。下肢水肿,肝脾肿大、质软。西医诊为"肺心病合并心衰",给予抗感染、强心、利尿。会诊时见病人神情委靡,面色苍白,气息急促,身凉肢冷,油汗淋漓,脉沉细欲绝。此乃阳气暴脱,阴气欲绝之象……用四逆加人参汤合生脉散治之。

人参9g,附片12g,干姜12g,炙甘草9g,五味子12g,麦冬15g。服上药1剂,脉搏徐缓有力,肢温,汗止,面色转润,呼吸平稳,病脱险境。效不更方,上方加当归12g、黄精15g,服3剂。以后调理方药未录。(《当代医家论经方·赵清理医案》)

第二　五苓散证与理中丸证

[原文]

霍乱,头痛发热,身疼痛,热多欲饮水者,**五苓散**主之,寒多不用水者,**理中丸**主之。(霍乱病篇第386条)

五苓散方:

　　猪苓去皮　　白术　　茯苓各十八铢　　桂枝半两,去皮　　泽泻一两六铢

上五味,为散,更治之,白饮和服方寸匕,日三服,多饮暖水,汗出愈。

理中丸方:

　　人参　干姜　甘草炙　白术各三两

上四味,捣筛,蜜和为丸,如鸡子黄许大。以沸汤数合,和一丸,研碎,温服之,日三四,夜二服。腹中未热,益至三四丸,然不及汤。汤法,以四物,依两数切,用水八升,煮取三升,去滓,温服一升,日三服。若脐上筑者,肾气动也,去术,加桂四两。吐多者,去术,加生姜三两。下多者,还用术。悸者,加茯苓二两。渴欲得水者,加术,足前成四两半。腹中痛者,加人参,足前成四两半。寒者,加干姜,足前成四两半。腹满者,去术,加附子一枚。服汤后如食顷,饮热粥一升许,微自温,勿发揭衣被。

[发微]

(一)主旨

指出较轻的霍乱病的两种基本辨证要点与治法方药——五苓散与理中丸。

(二)基本证候与辨证要点

1. 基本证候　原文指明霍乱,提示本证有呕吐、下利这两个霍乱病的主症。头痛、发热、身疼痛是常见于霍乱病的轻微表证或气血不和的见症。在这些见症的基础上再进一步辨证。

2. 热多与寒多的辨证意义　本证发热都不高,热多只是发热比较明显,提示需要一定的发散解热药。寒多表示恶寒比较明显,并不排除仍有发热,提示脾阳不振、脾胃虚寒比较明显,表证轻微,治疗宜以温中健脾益气为主(如果表证明显宜加桂枝)。

3. 欲饮水与不用水的辨证意义　本证有呕吐下利,或轻或重必有体液丧

失,这种体液丧失的病机是气机逆乱、气化失司,单纯饮水不能解决,需要在用通阳化气药的同时适当饮水,才能使水分吸收,进入体内。从而可以悟出五苓散证过多饮水,水入则吐,成为"水逆",与理中丸方后"渴欲得水者,加术"的机制。由此可知,本证虽欲饮水但药前不宜多饮(可以大量静脉补液,这与饮水不完全相同),服五苓散(通阳健脾利水)之后才可以多饮暖水。

本证的寒多不用水,不是病人体内水液过多,而是寒邪内侵,脾胃阳虚,失于运化。总体来看,此时人体内水液还是不足的。故而理中丸的服法是频频(日三四夜二)用沸汤和丸服用。服药的同时补充水液,但不能大量饮用冷水。

总之,本条霍乱病用五苓散与用理中丸的两个证候,有许多共同之处,只是轻重缓急有所不同而已。通过以上分析,可见本条的证候不符合传染病霍乱,而相当于细菌性食物中毒、沙门菌属感染。

(三)理中丸方药分析

理中丸由白术、人参、干姜与炙甘草四味药组成。白术的主要功能是健脾,也能益气。人参的主要功能是益气,也能健运脾胃。干姜温脾胃,化脾胃之湿。甘草本有益气和中的功能,当然也能协助诸药。总之,理中丸的基本功能是益气温中、健脾化湿。其四味药的配伍是平稳精确的,充分体现了本方的基本功能。也可以看出理中丸的功能与五苓散的功能(通阳健脾,利水化湿)颇多共同之处。

五苓散方药分析参见第二章太阳病中篇第五节五苓散证。

(四)理中丸的方后加减

8条方后加减中有5条与白术有关,通过分析可以细致地了解白术的作用。①脐上筑(跳动)去白术,反映白术有"滞气"的副作用,气机不利故出现脐上筑(跳动)、或腹满。脐上跳动加桂,可以降逆气。②腹满去白术,此腹满是阳气不足、气机不畅所致,故去滞气的白术,加附子温阳。③吐多去白术,反映白术有较好的健脾功能而无和胃作用,胃气上逆,呕吐严重者,宜去白术加生姜。④如呕吐的同时,下利严重则可保留白术,可见白术是健脾止泻的要药。⑤渴欲饮水,加重白术用量,可见白术虽能利水,并不伤阴。白术健脾利水是加强肠壁黏膜对水分的吸收。⑥腹痛加重人参用量,显然此为虚痛。⑦悸加茯苓,易理解。⑧寒加干姜,易理解。

(五)《伤寒论》中适用理中丸的其他证候回顾

包括:①太阳病中篇第163条证候,虽名协热利,但非热证,而是兼有表证发热。其下利性质为脾阳虚寒,故以人参汤(即理中汤)为主方。②太阴病篇第273条太阴病提纲证,"腹满而吐,食不下,自利益甚,时腹自痛……"此证基本上是脾阳虚,可能夹有气滞、食积,可以理中丸为主方,腹满而寒象明显者宜加附子。③太阴病篇第277条"自利不渴"是太阴病的主症之一,也是应用理中丸的主症,寒象明显者宜加附子,故原文称"宜服四逆辈"。④差后病篇第396条的"大病差后喜唾",病变部位已经不限于脾胃,但仍用理中丸为主治方。详见下一章。

（六）理中丸的近代临床应用

近代临床应用理中丸,仍按传统,主要应用于消化系统疾病,如急慢性肠胃炎、溃疡病等,只要辨证符合脾胃阳气虚寒者,颇多用理中丸加减治疗。近代应用理中丸的特点是广泛应用于消化系统之外的病证,如慢性支气管炎、肺心病、多种贫血等。但其辨证仍以脾气虚寒为基础,符合传统理论。

［医案医话选］

（一）五苓散治水泻

程。诊脉肝部独大,脾胃缓弱。平昔纳谷甚少,而精神颇好,其先天充旺不待言矣。目今水泻,少腹胀满。少腹为厥阴肝位,由阴阳不分,浊居于下,致肝失疏泄,当以五苓散导水利湿。仿古急开支河之法。(《临证指南医案·泄泻》)

（二）五苓散治便溏、足肿

倪,六七。阳伤湿聚,便溏足肿。粗桂枝、生白术、木防己、茯苓、泽泻。二诊加茵陈。三诊加附子,去防己。(《临证指南医案·泄泻》)

（三）五苓散治夏秋水泻

水泻3个月,日夜各10余次,不欲饮食,泛泛欲吐,小便极少,饮入即从大便出,发热,有汗,头痛,全身倦重,腹隐痛时鸣,舌淡苔薄,脉浮数。此乃外感挟湿。

宜五苓散加味:桂枝6g,猪苓12g,赤苓12g,泽泻10g,苍白术各10g,厚朴3g。服3剂痊愈。(《伤寒论方运用法·五苓散类方》)

（四）五苓散治疗腹泻引起的脱水症

用五苓散粉剂,成人6.0g,每日3次。小儿1.2~3.0g,每日3次。自由饮水。共计治疗116例,其中轻度脱水91例,中度脱水24例,重度脱水1例。治愈111例。平均治愈天数3.9日。与用SMZ~TMP口服加补液的116例比较,脱水严重程度相同,五苓散组疗效优于西药组、疗程短于西药组。［云南中医杂志,1987(8):1］

（五）理中丸加味治脾虚湿多洞泻

郁,四八。经营劳心,纳食违时,饥饱劳伤,脾胃受病,脾失运化。夜属阴晦,至天明洞泻黏腻。食物不喜,脾弱恶食柔浊之味。五苓通膀胱分泄,湿气已走前阴之窍,用之小效。东垣谓中气不足溲便乃变。阳不运行,湿多成五泄矣。

人参、白术、炙甘草、炮姜、茯苓、肉桂。(《临证指南医案·泄泻》)

(六)理中丸合小柴胡汤治湿温邪陷三阴

范童。(湿温多日,过用芩、连苦寒)变为泄泻无度,稀粥食升,犹不知饱,渴喜热饮,身热依然,舌灰淡黄,脉象濡数。此藜藿之体,中气本虚,寒凉太过,一变而邪陷三阴,太阴清气不升,浊阴凝聚……中虚求食,有似除中……势已入于险境。姑仿附子理中汤合小柴胡意,冀其应手则吉。

熟附块一钱五分,炒党参二钱,炮姜炭六分,炙甘草四分,炒冬术二钱,云茯苓三钱,煨葛根一钱五分,软柴胡七分,仙半夏二钱,陈皮一钱,炒谷芽三钱,炒苡仁三钱,红枣二枚,荷叶一角。连服三剂,身热泄泻渐减,腹满亦松……均属佳境……效方出入,毋庸更张。(《孟河四家医集·丁甘仁医案·湿温》)

(七)附子理中丸加味治慢性痢疾

陶某,男。夏秋痢下,至冬不止,日夜二十余次,腹痛后重,纳谷衰少,面色萎黄,舌苔薄腻,脉象沉细而迟,此脾脏受寒……肠中湿浊,胶阻不化……急宜温运太阴而化湿浊,勿因久痢而用兜涩也。更宜节饮食,薄滋味,亦是助药力之一端。

熟附块一钱五分,炒党参一钱,炮姜炭八分,炙甘草六分,生白术二钱,全当归二钱,炒赤白芍各一钱五分,软柴胡七分,川桂枝八分,焦楂炭三钱,砂仁一钱,炒焦赤砂糖三钱。服三剂,下痢赤白已减其半……更进一筹。原方去柴胡、桂枝,加炒谷麦芽各四钱、灶心黄土四钱。(《孟河四家医集·丁甘仁医案·泄泻》)

(八)理中丸加附子、黄连治下利而厥

王某,幼。泄泻次数虽不多,但经过 1 周之久,四肢厥冷,已属严重,何况又见高热,而脉沉细,心力大衰,非温药不能拨乱反正。

潞党参 12g,生白术 9g,炮姜炭 3g,炮附块 9g,炙甘草 3g,扁豆衣 9g,绿升麻 3g,陈红茶 6g,焦六曲 9g,川连 1.8g。(《章次公医案·儿科泄利》)

第三　四逆汤证

[原文]

吐利汗出,发热恶寒,四肢拘急,手足厥冷者,**四逆汤**主之。(霍乱病篇第388条)

甘草二两,炙　干姜一两半　附子一枚,生,去皮,破八片上三味,以水三升,煮取一升二合,去滓,分温再服,强人可大附子一枚、干姜三两。

既吐且利,小便复利,而大汗出,下利清谷,内寒外热,脉微欲绝者,四逆汤主之。(霍乱病篇第389条)

[发微]

(一)主旨

指出霍乱病之严重者,吐利汗出,因大量脱液而致亡阳,即使外有热象,仍当以四逆汤回阳救逆。

(二)证候分析

1. 呕吐、下利是霍乱病的主症,吐泻交作容易迅速导致脱液亡阳,也就是西医学所说的严重脱水与丧失电解质。以上两条原文所述之证,不仅有呕吐下利,还有大汗出、小便利,则其脱液亡阳必然严重。原文记载的四肢拘急、手足厥冷、脉微欲绝等症,也是脱液亡阳的表现。在古代,还没有补液与维持水、电解质平衡的治疗方法。中药汤方治疗宜用回阳救逆法,主方是四逆汤。

2. 从文献记载、临床实际来看,霍乱病除脱液亡阳所致虚寒证之外,也有不少伴有热性见症,如第386条原文所说的"头痛发热,身疼痛",第388条所说的"发热恶寒",第389条所说的"内寒外热"等。这些热象大多注家看做是假热。笔者认为,霍乱病伴见的热象基本上是真热,或为不典型的表证,或为胃肠道的湿热、热毒,或为风寒湿热等病邪引起的全身气血不和。但这些热证与脱液亡阳的危急重证同时存在,则其治疗必须以回阳救逆为主、为先,当然可以适当兼顾热证。在阳回液充之后可以治热证为主。

(三)方药分析

四逆汤方药分析见第二章太阳病中篇第七节"表里先后辨"。

[医案医话选]

(一)四逆汤加味治呕逆便溏,脉沉而厥

卫某,男。始由发热恶寒起见,继则表不热而里热,口干不欲饮,四肢逆冷,脉沉苔腻,加之呕恶呃逆,大便不实。外邪由太阳而陷入太阴,不得泄越,阳气被遏,胃阳不宣也……经所谓阳气衰于下,则为寒厥是也……姑拟四逆汤加味,通达阳气,和胃降浊。

熟附子一钱五分,淡干姜五分,炙甘草五分,川桂枝八分,丁香四分,六曲三钱,柿蒂三枚,川朴八分,陈皮一钱五分,仙半夏三钱,炒谷芽三钱,生姜三片。(《孟河四家医集·丁甘仁医案·伤寒》)

（二）四逆汤加味治寒热呕吐下利而厥

熊某,女,40岁。寒热、呕吐、下利,经治后,寒热呕吐止而下利未已,且日益加甚,由日二三次增加至五六次,完谷不化,腹胀满,胸腹脘中烦热,口苦口干,喜热饮,恶风寒……手足麻木冰冷,精神委靡……脉沉微细。投以附子理中汤加味。

熟附子10g,干姜10g,炙甘草5g,焦白术30g,党参30g,黄芪60g,防风15g,桂枝10g,厚朴10g,陈皮15g,黄连5g,川芎10g,白芷15g,附子理中丸3颗(分3次化服)。另用参茸散(红人参60g,鹿茸30g,共研细末,每服1g,日3次)。

3剂后下利等症均减,再服8剂,大便已成形,精神佳,行走自如,思食。继续用四君子汤调理。(《万友生医案·消化系统病案》)

第四 通脉四逆加猪胆汤证

[原文]

吐已下断,汗出而厥,四肢拘急不解,脉微欲绝者,**通脉四逆加猪胆汁汤**主之。(霍乱病篇第390条)

甘草二两,炙 干姜三两,强人可四两 附子大者一枚,生,去皮,破八片 猪胆汁半合

上四味,以水三升,煮取一升二合,去滓,内猪胆汁,分温再服,其脉即来。无猪胆,以羊胆代之。

[发微]

（一）主旨

指出霍乱病虽出现"吐已下断",但病情可能更加严重,可用通脉四逆加猪胆汁汤主治。

（二）证候分析

从"汗出而厥,四肢拘急不解,脉微欲绝"4个脉症来看,与上两条四逆汤原文(第388条与第389条)所述的"脱液亡阳"证相同。所不同的是上两条四逆汤证正在"既吐且利",本条是"吐已下断"。

出现"吐已下断"有3种可能:①病情好转。这不符合本条原文所列举的汗出而厥等脉症。②在脱液亡阳的同时,伴有阴竭。这与主治方药不太符合,通脉四逆汤将干姜、附子的剂量增加近1倍,所加猪胆汁虽有一定的滋阴作用,但其性味苦寒,主要作用在于清热解毒降火。③"吐已下断"是更为严重的脱液亡阳所导致的正气无力祛邪外出。呕吐下利虽然丧失大量水液,造成严

重后果,但毕竟是人体驱邪外出的一种反应。正气严重虚衰时,这种反应明显变得低下。从主治方通脉四逆加猪胆汁汤的功用来看,加强回阳救逆属于扶助正气。本证可能同时伴有一定的热证,所以加猪胆汁。后世医家治疗阳亡阴竭证时,往往在回阳救逆方中加用生地、麦冬或生脉散等滋养阴液且适当益气的药物。

(三)方药分析

参照少阴病篇第九节少阴下利证及厥阴病篇第四节下利辨治中的通脉四逆汤证。关于猪胆汁的作用可参照少阴病篇第九节少阴下利证中的白通加猪胆汁汤证。

[医案医话选]

(一)通脉四逆汤加味治吐泻汗出而厥

赵某,女。寒疫不正之气,挟湿滞互阻,太阴阳明为病,清浊相干,升降失常,忽然吐泻交作,脉伏肢冷,目陷肉削,汗出如冰……阴无退散之期,阳有散亡之象,危在旦夕。勉拟通脉四逆汤加味,驱内胜之阴,复外散之阳,未识能有挽回否?

熟附片三钱,淡干姜五分,炙甘草五分,姜川连八分,淡吴萸三分,制川朴八分,仙半夏一钱五分,赤猪苓各三钱,葱白头三个,猪胆汁三四滴(冲服)。(《孟河四家医集·丁甘仁医案·霍乱案》)

(二)温阳救逆合苦寒之剂治重证霍乱

罗某,男。触受寒疫不正之气,挟湿滞交阻,太阴阳明为病,清浊相干,升降失常,猝然吐泻交作,脉伏肢冷,目陷肉削,汗出如雨……浊阴盘踞中州,阳气不能外达……舌苔白腻,虚中夹实,阴霍乱之重证。亟拟白通四逆汤合附子理中汤加减,以期转机为幸。

熟附子块二钱,淡干姜一钱,炙甘草八分,川连三分,猪胆汁三四滴(冲服),童便一酒杯(冲服)姜半夏三钱,吴萸七分,炒党参三钱,生白术二钱,制川朴一钱,灶心黄土一两。阴阳水煎。(《孟河四家医集·丁甘仁医案·霍乱》)

第五 病后调理

[原文]

吐利止,而身痛不休者,当消息(斟酌)和解其外,宜**桂枝汤**小和之。(霍乱病篇第 387 条)

桂枝三两,去皮　芍药三两　生姜三两　甘草二两,炙　大枣十二枚,擘
上五味,以水七升,煮取三升,去滓,温服一升。

吐利发汗,脉平小烦者,以新虚不胜谷气故也。(霍乱病篇第 391 条)

[发微]

(一)主旨

提出霍乱病病后调理的两种方法:用桂枝汤调和气血与注意调节饮食。

(二)证治简析

1. 吐利停止,霍乱病即进入恢复期,此时出现身痛,对霍乱病来说不是表证发热未罢,而是全身性的气血不和。何以知之? ①霍乱病本无典型的表证,恢复期更少外邪余留(偶或兼而有之);②从桂枝汤方后来看,既不要温覆,也不要吃热稀粥,与解表之法不同;③桂枝汤本有调和气血的功能。

2. 吐、利、发汗是人体祛除病邪的反应或是治疗方法。脉平,提示经治之后,呕吐、下利等症消失,进入恢复期。霍乱病的病变主要在肠胃,如此时肠胃功能尚未完全恢复,可能出现食后轻度不适(小烦),首先应注意调节饮食,轻者不必服药。

[医案医话选]

(一)桂枝汤加味治汗后身痛

某男,33 岁。病人自以为感冒,昨日服用复方阿司匹林片后,汗出不少,衣衫尽湿。今晨反觉全身骨节酸痛,不愿行动,不发热,微恶风,有微汗,食欲不振,胸痛宿疾又作,舌淡无苔,脉沉迟。拟新加汤加味。

川桂枝 6g,白芍 12g,炙甘草 6g,生姜 10g,大枣 12 枚,党参 12g,瓜蒌仁 6g(打),薤白 12g。水煎加白酒少许冲服。1 剂症减,2 剂身痛胸痛均除。(《伤寒论方运用法·桂枝汤类方》)

(二)桂枝汤加味治腰髀痛

吴氏。脉虚身热,腰髀皆痛。少腹有形攻触,脏阴奇脉交伤,不可作外感治。

桂枝、炒白芍、炙甘草、煨姜、大枣、当归、茯苓。(《临证指南医案·腰腿足痛》)

第十章

辨阴阳易差后劳复病脉证并治

第一节　阴阳易病证治

《伤寒论》注家对阴阳易病有多种不同解释：或说是房劳后感受风寒等外邪（《重订通俗伤寒论》有夹阴伤寒证）；或说是伤寒恢复期病人因房事而复发（《诸病源候论》有伤寒交接劳复候，《重订通俗伤寒论》有伤寒房复证）；或说是原来无病者与伤寒恢复期病人交接后得病（《诸病源候论》有伤寒阴阳易候）。笔者支持第三种解释，这种解释符合《伤寒论》原文记载的证治，符合"阴阳易"这一病名，符合将阴阳易病与差后劳复病合为一篇而又在篇名、条文中分别清楚。可见，阴阳易是既与伤寒劳复有关，又不属于劳复的另一种疾病。兹将《诸病源候论·伤寒病诸候·伤寒阴阳易候》文字摘录于下，以资参考："其男子病新瘥，未平复，而妇人与之交接得病者，名阳易。其妇人得病新瘥，未平复，而男子与之交接得病者，名阴易。若二男二女，并不相易。所以呼为易者……如人之换易也……皆即死……或引岁月方死。"从这段文字看，阴阳易这个病名起得确当，病因也很清楚，用现代的话来说，这是因特别的性生活而导致的精神神经性疾病。在古代，对性生活有神秘感，因此出现的神经症，难以明说，不易解脱，因此，服用烧裈散，可能起精神解脱与安慰作用。如迁延日久，可能产生严重后果。笔者在 20 世纪 60 年代农村巡回医疗时，曾遇到因性生活不正常而导致的神经症，久病卧床，形瘦神委，病人难以启齿，医生难以解释，单靠药物，作用甚微。而今普及了性教育、性保健，这种疾病已经是少见的了。

［**原文**］

伤寒阴易之为病，其人身体重，少气，少腹里急，或引阴中拘挛，热上冲胸，头重不欲举，眼中生花，膝胫拘急者，**烧裈散**主之。（阴阳易差后劳复病篇第392 条）

妇人中裈（裈，满裆裤。中裈，内裤），近隐处，取烧作灰。

上一味，水服方寸匕，日三服，小便即利，阴头微肿，此为愈矣。妇人病，取男子裈烧服。

［**发微**］

（一）**主旨**

叙述阴阳易病的临床见症及治法。

（二）证候简析

原文所述的阴阳易病的见症有两个特点：一是症状从头到脚，遍及全身，少气、头重、眼花、胸中热、少腹急、阴中拘挛、膝胫拘急等。二是都是主观感觉症状（除方后的小便利、阴头微肿之外），几乎没有客观症状。这些症状用中医理论分析，主要为全身气虚、气机逆乱，究其脏腑以肝为主（肝气逆乱、气滞，肝主筋、主少腹、主阴部，伴有轻度肝阴肝血不足）。从西医学来看，出现这些症状，而检查检验在正常范围，可以考虑神经性疾病。

（三）烧裈散简析

陈藏器《本草拾遗》将"裈裆"收入书中，《本草纲目》将其归入器服类，仅补叙了《伤寒论》中的用法，然二书均未言其性味功能。笔者认为，可以把烧裈散看做是为了解除病人的思想包袱，令病人得到精神安慰，而采取的一种方法，用特殊的器服，以药物的形式出现，以取得病人的信任。后人有用烧裈散者或加人参，或与通脉四逆汤、理中汤等方同用。

[医案医话选]

（一）刘熹论阴阳易证治

近年来，有关阴阳易的成因和治疗被人们所忽略，凡遇此证大多按其一般外感病证或其他病证论治，故报道甚少。作者通过10年来的临床治疗体会，认为本证是因病人素体气虚血亏，复因房劳，耗伤精血，寒邪乘虚而入……临证以手足厥冷、少腹疼痛或牵引阴部等为主要特征。选用《伤寒论》中当归四逆汤治疗，常能获得满意的效果。（《当代医家论经方·刘熹医论医案》）

（二）当归四逆汤治阴易医案

王某，男，31岁。1个月来，自觉身体沉重，少气无力，时有寒热。多种治疗，效果不明显。病人面色萎黄，手足厥冷，关节痛，少腹疼痛或牵引阴部，舌淡苔白，脉细欲绝。追问病史，病人1个月前，与感冒未愈的妻子同房之后，出现上述症状，中医诊断为阴易证。方用当归四逆汤。当归10g，桂枝9g，芍药9g，通草6g，炙甘草6g，细辛3g，大枣5枚。连服3剂，症状大减，再服5剂，症状消失。（另有阳易1例，病状与上述近似，病程3个月，女病人有月经不调。也用当归四逆汤加减7剂治愈。具体医案从略）（《当代医家论经方·刘熹医论医案》）

第二节 差后劳复病证治

本节 6 条原文论述 6 种差后劳复病的证治。3 条为不同性质的发热,1 条为差后水肿,1 条为差后多唾,1 条为差后轻度消化不良。比较全面,但以治疗发热为主,应用了多种解热的方药,这是《伤寒论》贯彻全书的基本内容。

第一 差后劳复病——枳实栀子豉汤证

[原文]

大病差后劳复者,**枳实栀子豉汤**主之。(阴阳易差后劳复病篇第 393 条)

枳实三枚,炙　栀子十四个,擘　豉一升,绵裹

上三味,以清浆水(淘米泔水,性凉)七升,空煮取四升,内枳实、栀子,煮取二升,下豉,更煮五六沸,去滓,温分再服,覆令微似汗。若有宿食者,内大黄如博棋子五六枚,服之愈。(笔者注:近年考古出土的西汉墓中博棋子大小材质不一,如博棋子大小的大黄块,一枚重 2.5~4.0g)

[发微]

(一)主旨

指出差后劳复病证一般宜用枳实栀子汤。

(二)方药与证候简析

本条原文称为"劳复",可知病后恢复较好,已能从事轻度劳作。既称"复"则又有发热。但原文没有说明此前"大病"的病情,也没有当前的见症。因此,只能采用"以方测证"的方法。枳实栀子汤的基本功能是清热和胃,行气消滞。本方与栀子豉汤、栀子厚朴汤(参见太阳病中篇第五节第十二小节栀子豉汤证)相似,可知本证可能有发热、心烦、懊𢙐、腹满等症,而从方后称可能有"宿食"则加大黄来看,本证还有消化不良或便秘等症。从药物来看,本证不仅是劳复,还有明显的食复。

[医案医话选]

(一)枳实栀子汤治食复

病人,男,18 岁。20 日前患副伤寒,服氯霉素而瘥。热退尽 9 日,多吃番茄、香蕉等,复又发热,已 3 日,由 37.5℃逐日升高,今日 39.5℃,不恶寒,头晕,面红,口淡,腹微满,大便 2 日未行。舌红苔薄边黄中白,脉弦数。病属食复。

处方:枳实 12g,栀子 12g,豆豉 15g,厚朴 6g。服 2 剂,热退而愈。(《伤寒论方运用法·栀子豉汤类方》)

(二)枳实栀子豉汤治食复

许某,女,28 岁。患春温证,治疗月余才得恢复,初愈后,时觉腹空而索食……由于贪食不节,胃脘膨闷,噫气不除,心烦不寐,体温 38℃,头部眩晕,不思饮食,脉浮大。停食化热,为食复,宜与枳实栀子豉汤。

枳实 10g,生栀子 10g,淡豆豉 15g,建曲 10g,生姜 3g,郁金 6g,生山药 15g,甘草 3g。1 剂后,热退而烦满大减,连服 2 剂,诸证消失。(《伤寒论临床实验录·辨阴阳易差后病脉证并治篇》)

(三)枳实栀子豉汤治热病后不饥不寐

陈。热病后,不饥能食,不寐,此胃气不和。

香豉、黑山栀、枳实、半夏、广皮白。(《临证指南医案·温热》)

第二　差后发热辨治

[原文]

伤寒差以后,更发热,**小柴胡汤**主之。脉浮者,以汗解之;脉沉实者,以下解之。(阴阳易差后劳复病篇第 394 条)

柴胡八两　人参二两　黄芩二两　甘草二两,炙　生姜二两　半夏半升,洗　大枣十二枚,擘

上七味,以水一斗二升,煮取六升,去滓,再煎取三升,温服一升,日三服。

[发微]

(一)主旨

指出差后发热辨证主要分表里,一般可用小柴胡汤清解。

(二)证治简析

差后发热的证情大多没有典型的表证也没有典型的里实热结聚证,而正气大多有所不足,因此一般宜用小柴胡汤清解,可以兼顾止气。原文首先提出小柴胡汤,这是差后发热的正治。临床上差后发热颇多表现为营卫不和者,可用桂枝汤治疗,这不属于发汗解表法,而是和法。差后如确因恢复期复感外邪而有明显表证时,亦可用轻剂解表。如有明显食积或确有里实热病邪未净或邪热复燃之征,亦宜及时应用攻下法,但一般应轻下。

[医案医话选]

(一)小柴胡汤治痢后低热

任某,女,43 岁。秋季患菌痢,痢止后,每日下午有低热 37.5~37.7℃,已将

2个月,发热前怕冷。目前胃纳尚可,口淡自汗,头痛,睡眠不安,肢节烦疼,大便溏。脉弦细带数,舌苔薄滑。营卫不和,不能达邪外出。柴胡桂枝合玉屏风散治之。

银柴胡 3g,党参 9g,桂枝 6g,炒白芍 9g,黄芩 9g,姜半夏 9g,生黄芪 9g,炒防风 4.5g,炒白术 9g,炙甘草 3g,生姜 3 片,大枣 3 枚。2 剂后,得汗热退,此后热不再作,诸症皆愈。(《中国现代名中医医案精华》金寿山医案)

(二)小柴胡汤治大叶性肺炎恢复期低热

陈某,男,60 岁。患大叶性肺炎,咳嗽、咯痰。X 线透视:左肺大片阴影,边缘不规则。血常规:白细胞计数 $35 \times 10^9/L$,中性粒细胞 0.96。发热 39.7~40.2℃。用麻黄加术汤加味 2 剂之后,汗出热减。第 3 日体温 37.6℃,大便自解,咳嗽消失,呼吸平静,胸痛轻微,略有恶心。苔转黄腻,但已化薄,脉弦细滑,但不甚数。改用小柴胡汤加味。柴胡 9g,太子参 9g,姜半夏 9g,黄芩 4.5g,茯苓 9g,蔻仁 3g,六曲 9g,生姜 9g。1 剂,体温正常。用二陈汤加味调理 1 周后,X 线复查肺部炎症已消散吸收而出院。(《疑难病证思辨录》第 1 回老海员急病多反复)

(三)桂枝汤治外感余热

于某,女,15 岁。前月感冒,发热 38.5℃,热退之后,仍有低热,每日 37.5℃,已连续 20 余日。血、尿常规及胸透等多项检查均未见异常。曾用清热解毒中药无效。病人伴有头痛、乏力、纳差。二便正常。见其面色萎黄,舌质淡红,苔薄白,寸脉缓,尺弱。此乃余邪未尽,营卫不和。用仲景桂枝汤。

桂枝 10g,白芍 15g,炙甘草 10g,生姜 3 片,大枣 3 枚。1 剂热退,2 剂而愈。(《中国现代名中医医案精华》柯利民医案》)

(四)桂枝汤加味治差后营卫不和

唐某,五十八岁。(伤寒服药五剂后,身热已退)诸症向安,惟营气与卫气不和,寐后自觉身凉,以调和营卫为主。

桂枝三钱,白芍三钱,炙甘草二钱,生姜三片,大枣(去核)二枚,茯苓三钱,广皮一钱五分,半夏六钱。头煎两杯,二煎一杯,分三次服。六帖。营卫已和,即于前方内增白芍二钱,加胶饴三钱,服七帖而安。(《吴鞠通医案·伤寒》)

(五)斑疹后余热用调胃承气汤小和之

王某,三十三岁。发热斑疹,先用玉女煎合犀角地黄汤,继而因面赤、舌黄、大渴,脉沉,肢厥,十日不大便,谵语。而用小承气汤(生大黄八钱,小枳实五钱,厚朴四钱)攻下。得大便后,先用增液汤一剂。药后,仍思凉饮,舌黄腻,陷下之余邪不清。以调胃承气汤小和之。生大黄二钱,元明粉八分,生甘草一钱。次日改用增液承气合玉女煎法。(《吴鞠通医案·湿温》)

第三　差后水肿——牡蛎泽泻散证

[原文]

大病差后,从腰以下有水气者,**牡蛎泽泻散**主之。(阴阳易差后劳复病篇第 395 条)

牡蛎熬　泽泻　蜀漆暖水洗,去腥　葶苈子熬　商陆根熬　海藻洗,去咸　栝楼根各等分

上七味,异捣,下筛为散,更于臼中治之,白饮和服方寸匕,日三服。小便利,止后服。

[发微]

(一)主旨

指出差后水肿的一般治法方药。

(二)证候简析

原文指出本证水肿的两个要点:

1. 发生于大病之后,最常见的有两种病证,一是大病过程中饮食不周,营养不良导致水肿,中医辨证属于脾虚气虚;二是肾炎之后的水肿,如肾病综合征则水肿明显,中医辨证大多属于脾肾两虚。

2. 水肿主要在腰以下,这排除了因风邪引起的头面部水肿。总之,本条原文所指可能是多种疾病引起的水肿。

(三)方药分析

牡蛎泽泻散集多种利水药于一方,是利水作用较强、药性偏凉的综合性的利水剂。方中牡蛎咸寒,软坚利水;泽泻甘咸微寒,清热通淋利水;蜀漆,即常山的茎叶,辛苦寒,功能祛痰行水;葶苈子辛苦大寒,泻肺行水;商陆根苦寒有毒,泻水祛痰峻剂,可小量暂用,不宜久服;海藻咸寒,软坚化痰行水。以上六味均有不同程度的利水功能,由于其中有商陆根,量虽不大,但不宜久服,故方后有"小便利,止后服"之戒。栝楼根即大花粉,甘微寒,生津润燥,不是利水药。近年临床上,对心力衰竭、肝硬化所致的水肿亦有短暂应用本方者。

[医案医话选]

(一)牡蛎泽泻散加减治腹大肿胀

某,向有宿癖……腹形坚大,二便或通或闭……四肢恶冷,热自里升,甚则衄血牙宣……先用缓攻法(厚朴七物汤去甘草、大枣加芍药)。(二诊至四诊内容从略)

又（五诊），脉如涩，凡阳气动则遗，右胁汩汩有声，坠入少腹，可知肿胀非阳道不利，是阴道实，水谷之湿热不化也。议用牡蛎泽泻散。

左牡蛎四钱，泽泻一钱半，花粉一钱半，川桂枝木五分，茯苓三钱，厚朴一钱。午服。

又（六诊）……照前方去花粉，加生於术三钱。

又（七诊）……且用前方调治……朝服小温中丸五十粒……（《临证指南医案·肿胀》）

（二）牡蛎泽泻散治脾虚水肿

朱某，女，53岁。泄泻月余，用健脾利水固摄之剂治愈。愈后不到2周，下肢逐渐发生水肿，踝部按之有凹痕，之后腹部亦肿，脘满气短，小便不畅，脉沉伏有力，舌苔滑腻。前医曾用健脾利尿之剂无效，因与牡蛎泽泻散，用补气健脾消胀之剂送服。生黄芪15g，炒白术10g，厚朴6g，大腹皮10g，茯苓15g，生山药15g，木香6g，生米仁15g，送服牡蛎泽泻散10g。（《伤寒论临床实验录·阴阳易差后劳复篇》）

（三）牡蛎泽泻散治疗肺心病心衰

收治36例肺心病心衰病人（按1980年全国第三次肺心病会议修订的慢性肺心病诊断标准），男25例，女11例，年龄53~71岁。

处方：牡蛎30g，泽泻15~30g，葶苈子30g，海藻10~20g，天花粉15~30g，商陆5~15g，远志20g。水煎服。分别观察了血红蛋白、血清钾钠氯钙、心电图、24小时尿量变化等8项指标。对照组20例，按西医治疗肺心病心衰常规用药（笔者注：原文未载疗程）。总有效率分别为88.9%与65%，差异显著。中药组血钾在治疗前后无明显变化，治疗后，咳、喘、痰、悸显著减轻，水肿显著消退。体会：本方属于急则治标，不宜久服，标证得除，及时治本。（《当代医家论经方·王增济牡蛎泽泻散治肺心病心衰的临床研究》）

第四　差后喜唾——理中丸证

[原文]

大病差后，喜唾，久不了了者，胸上有寒，当以丸药温之，宜**理中丸**。（阴阳易差后劳复病篇第396条）

人参　白术　甘草炙　干姜各三两

上四味，捣筛，蜜和为丸，如鸡子黄许大，以沸汤数合，和一丸，研碎，温服之，日三服。

[发微]

（一）主旨

指出病后多吐涎沫之属于寒证者可用理中丸治疗。

（二）证候简析

1. 唾的含义　唾，作为名词是指唾沫，《说文解字》说是"口液"。作为动词就是"吐"。本条原文的"喜唾"，从字面解释是反复吐口水。从临床实际来看，吐出物色白清稀也不限于唾液，更可能是食管或支气管的分泌液。因此，本证的"喜唾"与吴茱萸汤证及《金匮要略》痰饮病篇五苓散证的"吐涎沫"相近，但伴有的其他见症不同，故证治有别。

2. 出现"喜唾"的病证　多吐口涎这一见症可见于多种病证，就笔者经验，如慢性支气管炎、多种肺炎恢复期、食管的慢性炎症、食管憩室、贲门失弛缓症、慢性胃炎及少数神经症，均有可能出现。就笔者所知，唾液腺的病变多为分泌液减少，并无分泌大量增多者。就中医辨证而言，病变部位主要在胸部，吐出物色白清稀者多属寒证。故用理中丸主治。吐出物除口涎之外，也可能是稀痰或食管分泌物。如吐出物味兼酸苦味者可能兼有热象。反复发作与情绪有关者可能兼有肝气。

[医案医话选]

（一）理中丸加味治虚寒吐涎

某女，71岁。2个月来时时呕吐白涎。每进餐不适，胃脘至咽喉间似有物梗阻……病人在吐白涎时，微汗恶风，略有咳嗽，痰色淡白……手指冷，大便溏，不渴。舌淡苔白中灰，脉浮涩。此乃胃寒兼外邪未清，宜理中丸加桂枝。

川桂枝12g，党参10g，苍术10g，炙甘草10g，干姜9g。2剂症减，7剂吐涎消失。(《伤寒论方运用法·理中汤类方》)

（二）理中丸治腹泻后喜吐涎沫

林某，女，23岁。1年前，急性胃肠炎之后，凡吃生冷油腻食物则胃脘隐痛不适，喜吐涎沫，伴反胃、嗳气。此次节日，呕吐泄泻发作，治愈后，但感疲乏、头晕、纳差，口中唾液特多。此属病后脾胃虚寒，用附桂理中丸，早晚各服1丸。5日后症状消失。(《伤寒论方医案选编》)

第五　差后气逆欲吐——竹叶石膏汤证

[原文]

伤寒解（热退）后，虚羸少气，气逆欲吐，**竹叶石膏汤**主之。（阴阳易差后劳复病篇第397条）

　　竹叶二把　石膏一斤　半夏半升,洗　麦门冬一升,去心　人参二两　甘草二两,炙　粳米半升

　　上七味,以水一斗,煮取六升,去滓,内粳米,煮米熟,汤成去米,温服一升,日三服。

[发微]

（一）主旨

指出差后肺胃余热,气逆欲吐,用竹叶石膏汤主治。

（二）证候简析

1. 本证的基本性质　原文明确指出本证是外感病高热解后的余热证。“虚羸少气”可见于一般大病之后,但以病变在肺者为多见。结合本证主治方竹叶石膏汤中用人参、麦冬来看,本证属气阴两虚。“气逆欲吐”提示余热在肺胃,可能为痰热。

2. 本证与栀子豉汤证余热的比较　二者均为余热。本证的主症为气逆欲吐,栀子豉汤证的主症为心中懊恼。本证余热在肺胃,栀子豉汤证在胸膈。本证余热为痰热兼有气阴两虚,栀子豉汤证为郁热或兼有气滞,少数有轻微气虚。

（三）方药分析

1. 本方由清热、化痰、益气、养阴四方面药物组成。竹叶与石膏清热,半夏化痰,人参与甘草益气,麦冬养阴,药引粳米可以和胃。本方配伍特点有二:一是滋腻养阴的麦冬与温燥化痰的半夏同用,达到养阴而不腻、祛痰而不燥之目的;二是清热化痰的祛邪药与益气养阴的扶正药同用,达到祛邪不伤正气、扶正不致留邪之目的。

2. 本方与白虎加人参汤的比较　本方清热用石膏与竹叶,清热力量小于白虎加人参汤的石膏与知母相配。本方扶正药人参、甘草与麦冬同用,气阴双补,白虎加人参汤只用益气的人参、甘草,但白虎加人参汤证气虚较重,故人参用量大于本方。

[医案医话选]

（一）叶天士用竹叶石膏汤加味治温热热蒸阴伤2例

1. 丁……（温热,痞闷不饥,热蒸形消,用桂枝白虎汤之后）又,气分之热稍平,日久胃津消乏,不饥不欲进食,大忌香燥破气之药,以景岳玉女煎,多进可效。忌食辛辣肥腻自安。

竹叶石膏汤加鲜枸杞根皮。（《临证指南医案·温热》）

2. 某。右脉未和,热多口渴,若再劫胃汁,怕有脘痞不饥之事,当清热生津,仍佐理痰。俟邪减便可再商。

麦冬、人参、石膏、知母、粳米、竹叶、半夏。(《临证指南医案·温热》)

(二)蒲辅周用竹叶石膏汤加味治肺炎后期2例

1. 麻疹后余热　韩某,女,9个月。麻疹后持续发热不退,喘而鼻扇,口唇青紫。听诊肺部水泡音。化验:白细胞计数1.5×10^9/L,中性0.5,淋巴0.48,单核0.02。Ⅰ度营养不良。

诊断:疹后肺炎……会诊时,发热而喘,脉滑数,舌红,苔糙白,由疹毒未净,余热稽留,蕴蓄肺胃,以致伤阴……方用竹叶石膏汤加味。

竹叶一钱五分,生石膏三钱,麦冬一钱,沙参一钱,炙甘草五分,半夏一钱,粳米三钱,鲜苇根三钱,白通草五分。1剂已,体温微降,仍喘而鼻扇……原方去石膏、麦冬、甘草,加苡仁二钱,冬瓜仁三钱,再进1剂,体温继续下降,喘渐减,已无鼻扇,口唇亦不青紫,咽间仍有痰……改用清肺气、通阳涤痰2剂,热退喘平。(《蒲辅周医案·儿科治验》)

2. 腺病毒肺炎汗解之后　陈某,男,1岁。腺病毒肺炎。咳嗽发热12日,6日来咳喘明显,发憋,咽肿而吞咽困难,发热39~40℃,无汗,纳少,胸腹满,大便稀、日9次。脉浮数右大,舌红少津,无苔。属肺闭津伤,治宜清宣。用葱豉汤加味(具体药物略)。1剂,头汗多,热见退,仍咳喘,烦躁,大便稀。脉数,舌红少津,少量白苔。属郁热未净,宜生津解热。

竹叶一钱,生石膏三钱,麦冬一钱,沙参二钱,甘草五分,法半夏一钱半,粳米三钱,射干八分,诃子二枚。1剂。身热退,调理而愈。(《蒲辅周医疗经验·儿科案例》)

(三)竹叶石膏汤加味治发热咳喘用大承气汤攻下之后

梁某,男,56岁。寒战发热,汗出,咳嗽喘促,躁扰不宁,烦渴引饮,四肢厥冷。望其面色晦暗,声音低沉,寸口脉伏,其他部沉细略数。用大承气汤合白虎汤(具体药物略)治之。药后腹中作响,排出球样燥屎10多枚,汗少,咳喘平,能入睡,但觉疲乏无力,此邪去而正虚之象,宜养阴救液,兼清余热。

竹叶10g,生石膏30g,麦冬20g,人参15g,炙甘草15g,半夏10g,粳米15g,生地15g,玄参15g,石斛15g。2剂。余热清,津液生。(《中国现代名中医医案精华》任继学医案)

第六　差后不能消谷

[原文]

病人脉已解,而日暮微烦,以病新差,人强与谷,脾胃气尚弱,不能消谷,故令微烦,损谷(减少进食量)则愈。(阴阳易差后劳复病篇第398条)

[发微]

（一）主旨

病后恢复期应特别注意饮食。

（二）证候简析

外感病发热初退，诸症乍消而进入恢复期，此时，人体各系统的功能尚未完全恢复正常，应注意保养。就《伤寒论》来看，消化道感染居多，而一般人仍认为增加饮食便可增长体力，因而勉强加餐，导致消化不良。如属轻微，但觉晚饭后不适，则不必服药，更毋需攻下，适当调节饮食即可。

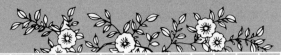

方 剂 索 引

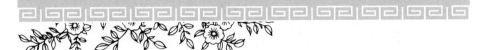

《伤寒论》原文二维码

辨脉法第一

辨太阳病脉证并治中第六

平脉法第二

辨太阳病脉证并治下第七

伤寒例第三

辨阳明病脉证并治第八

辨痉湿暍脉证第四

辨少阳病脉证并治第九

辨太阳病脉证并治上第五

辨太阴病脉证并治第十

辨少阴病脉证并治第十一

辨发汗后病脉证并治第十七

辨厥阴病脉证并治第十二

辨不可吐第十八

辨霍乱病脉证并治第十三

辨可吐第十九

辨阴阳易差后劳复病脉证并治第十四

辨不可下病脉证并治第二十

辨不可发汗病脉证并治第十五

辨可下病脉证并治第二十一

辨可发汗病脉证并治第十六

辨发汗吐下后病脉证并治第二十二